D1746540

Thieme

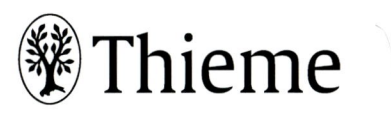

Röntgenmammographie

Verstehen, anwenden und optimieren

Herausgegeben von
Uwe Fischer

unter Mitarbeit von
K.-P. Hermann
F. Baum

717 Abbildungen
103 Tabellen

Georg Thieme Verlag
Stuttgart · New York

Bibliografische Information der Deutschen Bibliothek

Die Deutsche Bibliothek verzeichnet diese Publikation in der Deutschen Nationalbibliografie; detaillierte bibliografische Daten sind im Internet über http://dnb.ddb.de abrufbar.

Wichtiger Hinweis: Wie jede Wissenschaft ist die Medizin ständigen Entwicklungen unterworfen. Forschung und klinische Erfahrung erweitern unsere Erkenntnisse, insbesondere was Behandlung und medikamentöse Therapie anbelangt. Soweit in diesem Werk eine Dosierung oder eine Applikation erwähnt wird, darf der Leser zwar darauf vertrauen, dass Autoren, Herausgeber und Verlag große Sorgfalt darauf verwandt haben, dass diese Angabe **dem Wissensstand bei Fertigstellung des Werkes** entspricht.

Für Angaben über Dosierungsanweisungen und Applikationsformen kann vom Verlag jedoch keine Gewähr übernommen werden. **Jeder Benutzer ist angehalten,** durch sorgfältige Prüfung der Beipackzettel der verwendeten Präparate und gegebenenfalls nach Konsultation eines Spezialisten festzustellen, ob die dort gegebene Empfehlung für Dosierungen oder die Beachtung von Kontraindikationen gegenüber der Angabe in diesem Buch abweicht. Eine solche Prüfung ist besonders wichtig bei selten verwendeten Präparaten oder solchen, die neu auf den Markt gebracht worden sind. **Jede Dosierung oder Applikation erfolgt auf eigene Gefahr des Benutzers.** Autoren und Verlag appellieren an jeden Benutzer, ihm etwa auffallende Ungenauigkeiten dem Verlag mitzuteilen.

© 2003 Georg Thieme Verlag
Rüdigerstraße 14
D-70469 Stuttgart
Telefon: +49/0711/8931-0
Unsere Homepage: http://www.thieme.de

Printed in Germany

Zeichnungen: Helmut Holtermann, Dannenberg
Umschlaggestaltung: Thieme Verlagsgruppe
Umschlagfoto: PhotoAlto, Paris
Satz und Druck: Druckhaus Götz GmbH, Ludwigsburg,
  gesetzt auf CCS Textline

ISBN 3-13-131491-5   1 2 3 4 5 6

Geschützte Warennamen (Warenzeichen) werden **nicht** besonders kenntlich gemacht. Aus dem Fehlen eines solchen Hinweises kann also nicht geschlossen werden, dass es sich um einen freien Warennamen handelt.

Das Werk, einschließlich aller seiner Teile, ist urheberrechtlich geschützt. Jede Verwertung außerhalb der engen Grenzen des Urheberrechtsgesetzes ist ohne Zustimmung des Verlages unzulässig und strafbar. Das gilt insbesondere für Vervielfältigungen, Übersetzungen, Mikroverfilmungen und die Einspeicherung und Verarbeitung in elektronischen Systemen.

Anschriften

Herausgeber:

Prof. Dr. med. Uwe Fischer
Diagnostisches Brustzentrum Göttingen BZG
Bahnhofsallee 1 d+e
37081 Göttingen
Tel.: 05 51/8 20 74 11
www.brustzentrum-goettingen.de

Mitarbeiter:

Dr. med. Friedemann Baum
Diagnostisches Brustzentrum Göttingen BZG
Bahnhofsallee 1 d+e
37081 Göttingen

Dr. rer. nat. Klaus-Peter Hermann
Universitätsklinikum Göttingen
Abt. Diagnostische Radiologie
Robert-Koch-Str. 40
37075 Göttingen

Mammadiagnostik im Wandel

„Mammadiagnostik im Wandel der Zeit" – so lautete der Titel eines Informationsheftes aus den 80er Jahren, das im Rahmen der jährlich stattfindenden Göttinger Mammasymposien erstellt wurde. Seinerzeit waren es nicht wenige Kolleginnen und Kollegen, die den neuen Untersuchungsverfahren wie z. B. der Plattenthermographie oder der Transillumination der weiblichen Brust eine vielversprechende Perspektive vorhersagten. Einige von ihnen vertraten die Meinung, dass der Stellenwert der Röntgenmammographie zukünftig kontinuierlich abnehmen werde. Hinzu kamen zyklisch wiederkehrende Mitteilungen der Medien über die Strahlenexposition der Röntgenmammographie, die die Akzeptanz dieser Technik naturgemäß nicht förderten. Dennoch hat der vermutete Wandel im Spektrum der bildgebenden Verfahren der Mammadiagnostik nicht stattgefunden. Die Mammographie als fundamentale Grundlage der Brustdiagnostik hat alle Alternativverfahren überlebt, und ihr Stellenwert ist gegenwärtig höher denn je.

Heute – 20 Jahre später – sehen wir uns erneut mit der Frage nach einem Wandel in der Mammadiagnostik konfrontiert. Allerdings präsentiert sich diese Veränderung in einem gänzlich anderen Licht. Die Mammographie sieht sich aktuell nicht mit alternativen oder konkurrierenden Verfahren konfrontiert. Ultraschall, kontrastmittelgestützte MR-Mammographie und die Palette der perkutanen Biopsieverfahren stellen in diesem Zusammenhang weiterhin komplementäre Untersuchungsverfahren dar. Der aktuell stattfindende Wandel ist vielmehr innerhalb der Röntgenmammographie selbst zu sehen. Die Optimierung der Aufnahmetechnik durch den Einsatz digitaler Techniken, die gezielte Verbesserung, Standardisierung und Überwachung der Bildqualität sowie einheitliche Maßnahmen zur Qualitätskontrolle und -steigerung führen dazu, dass die Möglichkeiten der Röntgenmammographie noch besser genutzt werden können und der Benefit für die untersuchten Frauen deutlich gesteigert wird. Dies gilt natürlich in besonderem Maße für Untersuchungen im Rahmen der Früherkennung. Hier werden einerseits sehr viele gesunde Frauen vordergründig „unnötig" mammographiert, sodass Qualitäts- und Strahlenschutzaspekten eine große Bedeutung zukommt. Die Detektion sehr kleiner, klinisch noch okkulter Befunde, die in der Regel mit einer sehr guten Prognose einhergehen, stellt andererseits besonders hohe Anforderungen an die mammographische Erfahrung des Auswerters.

Die mammographierenden Ärzte sollten die angesprochenen Optimierungsschritte, die zum Teil bereits auf sie zugekommen sind und zu gewissen Teilen noch auf sie zukommen werden, als Chance sehen. Es ist die Chance, die Röntgenmammographie als aussagekräftiges und sehr effizientes Untersuchungsverfahren im Bereich der Gerätetechnik, Bildqualität und Befundsicherheit zu optimieren.

Weitere wesentliche Aspekte im Zusammenhang mit der Einführung qualitätsgesicherter flächendeckender Konzepte nach EU-Guidelines betreffen die konsequente Dokumentation relevanter Daten und Befunde, die Transparenz der jeweiligen Untersuchungsergebnisse und die Bereitschaft zur Kommunikation mit anderen mammographierenden Kolleginnen und Kollegen. Sie sind essenziell, um den hohen Ansprüchen einer modernen Präventionsdiagnostik zum Nutzen der untersuchten Frauen gerecht zu werden. Die Veränderungen, die im Zusammenhang mit der bildgebenden Mammadiagnostik bevorstehen, setzen somit in erster Linie einen mentalen Wandel voraus. Nur wenn diesbezüglich ein Umdenken erreicht wird kann die große Chance, vor der die Röntgenmammographie im Moment steht, genutzt werden.

Göttingen, im Mai 2003   Uwe Fischer

Vorwort

Mit dem vorliegenden Buch zur Röntgenmammographie wird ein Werk vorgelegt, das in besonderem Maße den aktuellen Aspekten der Thematik gerecht wird, da es neben innovativen technischen Entwicklungen, z.B. der digitalen Vollfeldmammographie, auch neue Trends in der Befundbeschreibung und -bewertung berücksichtigt. Erwähnt seien hier neu eingeführte Begrifflichkeiten wie z.B. BIRADS, ACR-Terminologie und PGMI. Gestützt werden die in eher pragmatischer Kürze verfassten Aussagen und Statements durch eine Vielzahl qualitativ hochwertiger Röntgenmammographien, die nach der o.g. aktuellen Terminologie präsentiert werden. So stellt die bildgebende Dokumentation benigner und maligner Befunde in der Röntgenmammographie (Kap. 10 und 11) auf über 110 Seiten das Herzstück dieses Buches dar. Wie schon in dem Buch zur MR-Mammographie erfolgt die Präsentation der Krankheitsbilder und deren typisches morphologisches Erscheinungsbild im Mammogramm eher stichwortartig und knapp. Vorangestellt ist ein ebenfalls umfangreich gehaltenes Kapitel zur Terminologie und Befundeinschätzung nach den Ausführungen des American College of Radiology (ACR), das als BIRADS-Lexikon oder kurzum als BIRADS im deutschen Sprachgebrauch geführt wird. Weitere Kapitel betreffen die Einstelltechnik und Bildqualität (Kap. 5), die essenzieller Bestandteil einer qualitativ hochwertigen Mammographie sind. Pitfalls und Fehlermöglichkeiten, die die Aussage der Mammographie reduzieren, werden in Kap. 6 präsentiert. Der physikalisch-technische Teil der Mammographie im Allgemeinen und der digitalen Mammographie im Besonderen wird in hochkompetenter Weise von Herrn Dr. K.-P. Hermann präsentiert. Aktuelle Ausführungen zur Strahlenexposition und zur Qualitätssicherung komplettieren diesen Teil (Kapitel 2 bis 4). Abgerundet wird das Buch durch kurze Beiträge zur Indikation (Kap. 7), dem normalen Erscheinungsbild der weiblichen Brust in Abhängigkeit verschiedener Faktoren (Kap. 8), Untersuchungsstrategien und -algorithmen (Kap. 12) sowie typischen Befundmustern nach plastischen Eingriffen (Kap. 13) bzw. bei Männern (Kap. 14). In Kapitel 15 gibt Herr Dr. Baum eine – dem Stil des Buches angemessene – knappe Darstellung der möglichen Interventionen im Rahmen der Mammadiagnostik und -abklärung. Den Abschluss bilden Steckbriefe zu additiven Untersuchungsverfahren und aktuelle Statements und Richtlinien zur Behandlung des Mammakarzinoms (Kap. 17 und 17).

Dieses Buch spiegelt aber auch sehr umfassende Erfahrungen mit der digitalen Vollfeldmammographie wider. Ein entsprechendes Detektorsystem (Senographe 2000 D der Fa. General Electric Medical Systems), das seit mehreren Jahren in der Radiologischen Abteilung der Universität Göttingen (Direktor: Prof. Dr. med. E. Grabbe) sowohl im Rahmen der Routineuntersuchungen als auch für wissenschaftliche Fragestellungen eingesetzt wird, bietet für die Präsentation mammographischer Aufnahmen in einem Fachbuch ideale Voraussetzungen, da die bekanntermaßen lästigen Zwischenschritte der Reproduktion analoger Aufnahmen komplett entfallen. Dies hat dazu geführt, dass letztendlich etwa 95 % der in diesem Buch abgebildeten Mammographieaufnahmen auf primär digital erstellte Röntgenaufnahmen zurückgehen und nur in wenigen Einzelfällen, in denen es z.B. um den Vergleich mit älteren Voraufnahmen geht, konventionelle Aufnahmen präsentiert werden. Kritiker der digitalen Mammographietechnik mögen sich mit Blick auf die präsentierte Bildqualität selbst ihr Urteil erlauben und dieses gegebenenfalls revidieren.

Natürlich ist auch dieses Buch nicht ohne die Hilfe anderer Mitmenschen, die an dieser Stelle nicht alle im Einzelnen aufgezählt werden können, entstanden. Dennoch möchte ich einzelne „mammophile" Personen erwähnen, die auf verschiedenste Weise zum Gelingen beigetragen haben. Da sind z.B. aus dem nichtradiologischen Bereich der Universität Herr Prof. L. Füzesi und Herr PD Dr. U. Brinck aus der Abteilung Pathologie, die bereits beim ersten Buch zur MR-Mammographie wichtige Hilfestellungen boten, wenn es um histopathologische Fragestellungen ging. Zu diesem Team gehört auch Frau Birkefeld aus der Abt. Pathologie, die jederzeit – auch in größeren Mengen – histologische Befundberichte prompt und engagiert aus dem PC gezaubert hat. Und auch Herrn Prof. A. Schauer, der trotz seiner Emeritierung immer wieder für interessante Fachgespräche zur Verfügung stand, sei an dieser Stelle mein Dank ausgesprochen.

Im Bereich der Schnittstelle zu den operativen Fächern danke ich ganz besonders Herrn Dr. Thorsten Liersch aus der Abt. Allgemeinchirurgie, durch den mir nicht nur im konkreten Fall, sondern auch im Rahmen zahlreicher prinzipieller Erörterungen Sachverhalte klarer wurden und ein effektiver interdisziplinärer Kontakt gepflegt wurde und wird. Ihm sowie den Herren PD Dr. Schmidtberger aus der Abteilung Strahlentherapie und PD Dr. Griesinger aus der Abt. Internistische Onkologie danke ich sehr für die prompte und kompetente Korrektur der Ausführungen zur Behandlung des Mammakarzinoms (Kap. 17). Außerhalb der Universität Göttingen geht mein Dankeschön an Frau Gudrun Roth-Ganter, die der Übernahme einzelner Schemazeichnungen aus ihrem Buch zur Einstelltechnik und Optimierung in der Röntgenmammographie zustimmte.

In der Abteilung Diagnostische Radiologie der Universität Göttingen danke ich den im Mammographiebereich tätigen Röntgendamen Frau Thekla Haupt, Frau Helga Hovey und Frau Veronika Wegener, mit denen ich über 19 Jahre in der Mammadiagnostik tätig war. Hinzu kommen Frau Anja El Hajab, Gudrun Meyer und Jutta Rüschoff, mit denen mich nicht nur unsere gemeinsamen Fortbildungsveranstaltungen für MTRA und mammographierende Ärzte verbinden. Ärztlicherseits danke ich besonders Frau Dr. Dorit von Heyden, die mich vor vielen Jahren als Oberärztin in die Geheimnisse der Röntgenmammographie einführte, und Frau Dr. Susanne Luftner-Nagel, mit der ich manches konstruktive Gespräch führen konnte. Herr Dr. Behzat Salamat darf in diesem Zusammenhang nicht unerwähnt bleiben, da er das Projekt ebenfalls konstruktiv begleitete. Klaus-Peter Hermann, dem Physiker der Abteilung und Koautor des Buches möchte ich an dieser Stelle ebenfalls danken. Meines Erachtens versteht es niemand so gut wie er, die gelegentlich doch sehr trockene Materie der Röntgenphysik inklusive der digitalen Mammographietechnik so verständlich und plausibel zu erläutern. Ich bin daher froh, dass er sich bereit erklärt hat, die entsprechenden Kapitel dieses Buches in derart kompetenter Weise zu verfassen. Eine weitere Person, bei der ich mich für viele Hilfestellungen und eine unglaubliche Zuverlässigkeit herzlich bedanken möchte ist Frau Heike Fischer, die im Sekretariat ständig alle Außenkontakte im Griff hatte. Zu guter Letzt ein Dankeschön an Herrn Prof. Dr. E. Grabbe, in dessen Abteilung ich die Gelegenheit hatte, das präsentierte Bildmaterial zu sichten. Auch in der Zeit nach meiner Habilitation hat er meine klinischen und wissenschaftlichen Aktivitäten stets kritisch begleitet.

Göttingen, im Mai 2003   Uwe Fischer

Inhaltsverzeichnis

1 Historische Entwicklung der Röntgenmammographie 1
Uwe Fischer

2 Grundlagen 3
K.-P. Hermann

Komponenten eines Mammographiesystems 3	Filmverarbeitung 8
Röntgenstrahler 3	Systemempfindlichkeit 8
Aufnahmegeometrie 4	Faktoren der Bildqualität 9
Streustrahlenraster 6	Digitale Mammographie 11
Kompressionsvorrichtung 6	Kenngrößen digitaler Systeme 12
Belichtungsautomatik 6	Detektortechnologie 13
Film-Folien-Mammographie 7	Digitale Bildverarbeitung 17
Mammographiefilm 7	Computerunterstützte Befundung 19
Verstärkungsfolie 7	Zukünftige klinische Anwendungen 19
Mammographiekassette 8	

3 Strahlenexposition 23
K.-P. Hermann

Rechtfertigende Indikation 23	Strahlenrisiko 24
Dosisgrößen zur Beschreibung der Strahlenexposition 23	Strahlenexposition 25
Strahlenschutzgrundsätze 23	Nutzen und Risiko einer Mammographie . 25

4 Qualitätssicherung 26
K.-P. Hermann

Qualitätssicherung 26	Qualitätssicherung an digitalen Mammographie-Einrichtungen 31
Abnahme- und Teilabnahmeprüfung 26	
Konstanzprüfung 27	

5 Einstelltechnik 35
U. Fischer

PGMI, Qualitätsbewertung von Mammographieaufnahmen 35	Weitere Projektionen 40
Standardprojektion: mlo 36	Tubuskompressionsaufnahme (TKA) 42
Standardprojektion: cc 37	Vergrößerungsmammographie 43
Standardprojektion: ml/lm 39	Galaktographie 45
	Pneumozystographie 45

6 Fehlermöglichkeiten 47
U. Fischer

Unvollständige Darstellung der Brust 47	Film- und Folienmängel 51
Ungenügende Kompression 48	Vorgetäuschte Verkalkungen („Deokalk") ... 53
Fehlbelichtung 50	Überlagerungen 54

7 Indikationen ... 56
U. Fischer

Screening	56	Tumornachsorge	59
Früherkennung	58	„Kurative" Mammographie	60
Erhöhtes Brustkrebsrisiko	58	Monitoring während neoadjuvanter Therapie	62

8 Normalbefund ... 63
U. Fischer

Anatomie	63	Beeinflussung der Parenchymdichte im Mammogramm	65
Physiologie der Brustdrüse	65	Bedeutung der Parenchymdichte	66

9 Terminologie ... 70
U. Fischer

BIRADS-Lexikon	70	Deskription galaktographischer Befunde	84
Herd	70	Befundeinschätzung nach BIRADS	85
Makroverkalkungen	75	Lokalisationsangabe	89
Mikroverkalkungen	76	Befunderstellung	89
Architekturstörungen	79		
Spezialfälle	80		
Begleitende Veränderungen	82		

10 Benigne Befunde ... 91
U. Fischer

Mastopathie	91	Benigner Phylloidestumor	114
Blande Zyste	92	Papillom	116
Komplizierte Zyste	94	Akute Mastitis	118
Adenose	96	Subakute/chronische Mastitis	120
Radiäre Narbe	98	Intramammärer Lymphknoten	122
Fibrosis mammae		Postoperative Narbe	124
Lipom	102	Bestrahlungsbedingte Veränderungen	126
Fibroadenom	104	Fettgewebsnekrose	128
Adenom	110	Serom, Hämatom, Abszess	130
Hamartom (früher: Fibroadenolipom)	112		

11 Borderline- und maligne Befunde ... 132
U. Fischer

Borderlinebefunde	132	Tubuläres Karzinom (TC)	192
Atypisch duktale Hyperplasie (ADH)	132	Invasiv papilläres Karzinom (IP)	196
Lobuläres Carcinoma in situ (LCIS, CLIS, LS)	134	Morbus Paget (PD)	198
Maligne Befunde	136	Inflammatorisches Mammakarzinom (IN)	200
Duktales Carcinoma in situ (DCIS, DS)	136	Maligner Phylloidestumor (MPT)	202
Invasiv duktales Karzinom (ID)	146	Sarkom der Mamma	204
Invasiv lobuläres Karzinom (IL)	175	Intramammäre Metastasierung	206
Medulläres Karzinom (MC)	188	Befall der Mamma bei maligner Systemerkrankung	208
Muzinöses Karzinom	190		

12 Diagnostische Algorithmen ... 210
U. Fischer

Asymptomatische Frau
(Früherkennung, Screening) ... 210
Hochrisikofrau ... 211
Symptomatische Patientin ... 212
    Knoten, Verhärtung (Alter < 30 Jahre) ... 212
    Knoten Verhärtung (Alter > 30 Jahre) ... 213

Inflammation ... 214
Sekretion ... 215
Ekzem der Mamille ... 216
Lokales Staging des Mammakarzinoms ... 217
Nachsorge des Mammakarzinoms ... 218

13 Plastische Eingriffe und Prothesen ... 219
U. Fischer

Mammographie nach plastischen Eingriffen ... 219
    Reduktionsplastik ... 219
    Rekonstruktion der weiblichen Brust nach Mastektomie (WAP) ... 220

Mammographie nach Brustprothetik
(Implantate) ... 221
    Prothesenkomplikationen ... 222

14 Mammographie beim Mann ... 224
U. Fischer

Gynäkomastie ... 224
    Neugeborenengynäkomastie, Pubertätsgynäkomastie, Altersgynäkomastie ... 224

Pseudogynäkomastie (Lipomastie) ... 224
Gynäkomastie ... 225
Mammakarzinom des Mannes ... 226

15 Interventionen ... 228
F. Baum

Feinnadelpunktion ... 228
Hochgeschwindigkeitsstanzbiopsie (SB) ... 229
Vakuum(saug)biopsie (VSB) ... 230

Minimalinvasive perkutane Gewebeentnahme (ABBI, site select) ... 232
Präoperative Markierung ... 233
Präparateradiographie und -sonographie ... 237

16 Steckbriefe anderer bildgebender Verfahren ... 239
U. Fischer

Sonographie ... 239
MR-Mammographie ... 240

17 Grundlagen der Behandlung des Mammakarzinoms ... 242
U. Fischer

Operative Behandlung ... 242
    Axilladissektion ... 242
Strahlentherapeutische Behandlung ... 243

Medikamentöse Behandlung ... 244
    Neoadjuvante Therapie ... 244
    Adjuvante Chemotherapie ... 244
    Adjuvante Hormontherapie ... 245

18 Abkürzungsverzeichnis ... 246

19 Literaturhinweise ... 247

Stichwortverzeichnis ... 249

1 Historische Entwicklung der Röntgenmammographie

Uwe Fischer

Die erste Mitteilung zur röntgenologischen Untersuchung der weiblichen Brust erfolgte im Jahre 1913 durch den Berliner Chirurgen *Albert Salomon* (Abb. 1.**1**), der Präparate der Mamma untersuchte und röntgenmorphologische Veränderungen der verschiedenen Wuchsformen des Mammakarzinoms beschrieb. Salomon verwies in seiner Arbeit insbesondere auf die einerseits knollige, andererseits zirrhöse Wachstumsform des Brustkrebses. Der Einsatz der Röntgentechnik bei Patientinnen wurde erst einige Jahre später beschrieben. *Otto Kleinschmidt* von der Payrischen Universitätsklinik Leipzig berichtete 1927 erstmalig über präoperative Untersuchungsergebnisse bei Frauen mit einem Mammakarzinom.

Anfang der 30er Jahre folgten Berichte über weitere Ergebnisse der Leipziger Arbeitsgruppe durch *Walter Vogel*. In dieser Zeit erschienen zahlreiche Mitteilungen zur röntgenologischen Untersuchung der Brust aus Süd- und Nordamerika sowie aus Frankreich. Es wurden damals bereits die typischen physiologischen Veränderungen in der Gravidität, im Rahmen zyklusbedingter Schwankungen und im höheren Alter beschrieben. Zudem nahmen die Erfahrungen in der Interpretation von Verkalkungsmustern in der Brust ständig zu. Intensive Studien zur Interpretation von Mikroverkalkungen legte in dieser Zeit der in Uruguay tätige *Raul Leborgne* (Abb. 1.**2**) vor. Er bemerkte insbesondere, dass sich Mammatumoren auch ohne auffälligen Tastbefund großflächig in der Brust ausdehnen können. Später wurden durch Leborgne richtungsweisende Forderungen zur Untersuchungstechnik aufgestellt. Hierzu zählten die niedrige Aufnahmespannung, eine geringe Fokus-Film-Distanz, der Einsatz folienloser Filme, die Anfertigung standardisierter Aufnahmen im kraniokaudalen und ggf. mediolateralen Strahlengang und die Notwendigkeit einer leichten Kompression der Brust während der Untersuchung. Mitteilungen über das röntgenmorphologische Erscheinungsbild intraduktaler Karzinome und anderer Tumorentitäten und deren pathomorphologisches Korrelat folgten insbesondere durch die amerikanische Arbeitsgruppe um *Jacob Gershon-Cohen* (Abb. 1.**3**) und *Helen Ingleby*. Auf diese beiden Autoren geht letztendlich das erste Standardwerk der Röntgenmammographie zurück.

Über die Darstellung des Milchgangsystems nach Füllung mit Lipiodol berichtete erstmalig *Ries* im Jahre 1937. Spezifizierungen dieser Technik und detailliertere Befundbeschreibungen der Galaktographie folgten wenige Jahre später durch den Amerikaner *Frederick Hicken*. Im deutschsprachigen Raum war es viele Jahre später *Anton Gregl* (Abb. 1.**4**), der in einer ausführlichen Monographie galaktographische Befunde beschrieb.

Anfang der 60er Jahre folgten erneut Mitteilungen zur Verbesserung der Untersuchungstechnik. Entsprechende Arbeiten stammten insbesondere von *Robert L. Egan* (Abb. 1.**5**), der u. a. den Einsatz von Industrieprüffilmen empfahl und erstmalig den Begriff der „Mammographie" einführte. Der nächste innovative Schritt in der Entwicklung der Mammographie erfolgte durch den Franzosen *Charles Gros* (Abb. 1.**6**), der 1966 eine Molybdän-Anodenröhre für die Untersuchung der Mamma einsetzte. Aus den hiermit verbundenen Entwicklungen entstand letztendlich das erste dedizierte Röntgengerät für die weibliche Brust, der Senograph. Aufgrund der nunmehr deutlich verbesserten Bildqualität wuchsen die Erkenntnisse in der Feinanalyse der parenchymalen Strukturen in der Folgezeit sehr rasch.

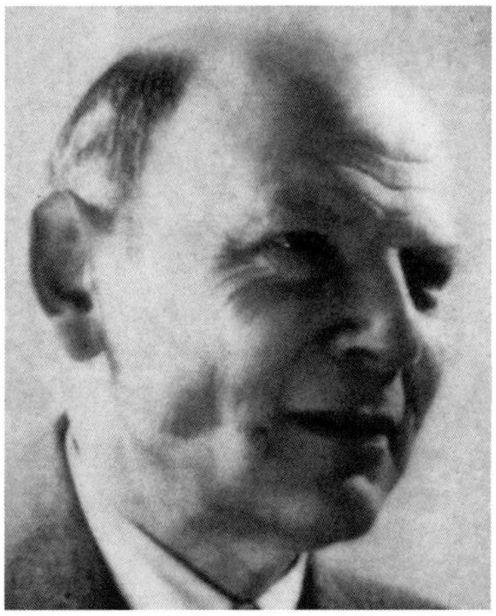

Abb. 1.**1** **Albert Salomon.**

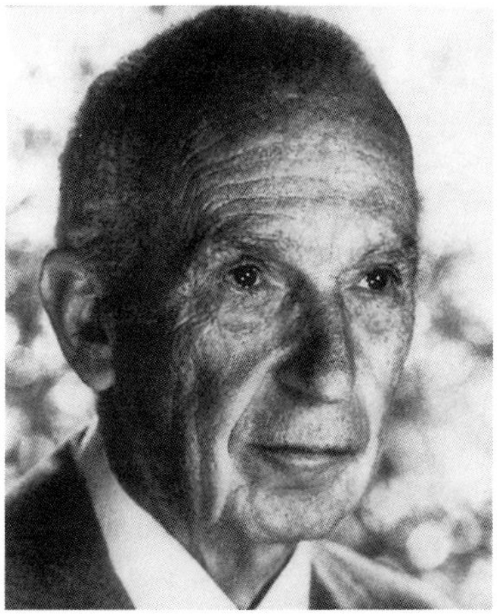

Abb. 1.**2** **Raul Leborgne.**

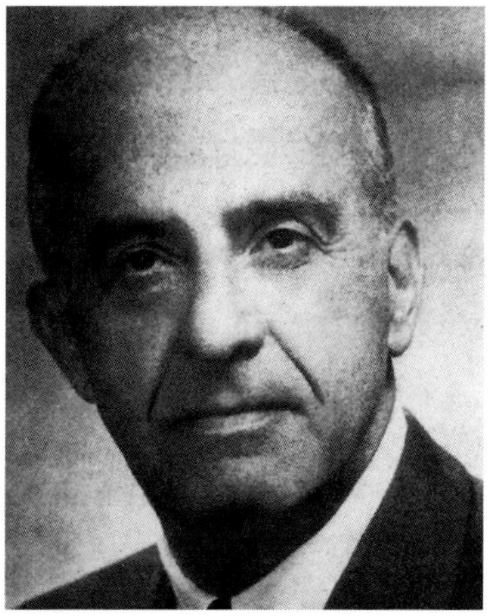

Abb. 1.**3** **Jacob Gershon-Cohen.**

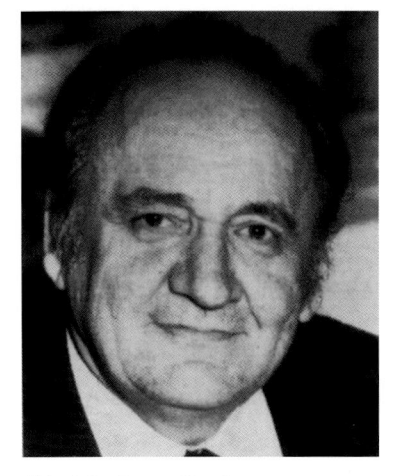

Abb. 1.4 **Anton Gregl.**

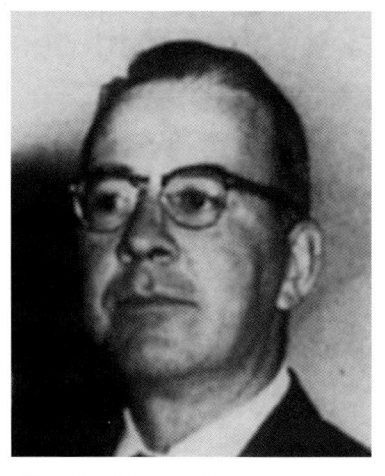

Abb. 1.5 **Robert L. Egan.**

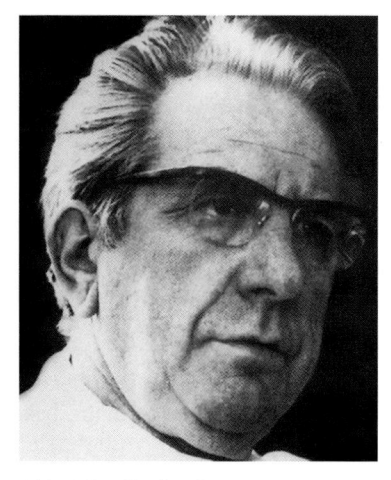

Abb. 1.6 **Charles Gros.**

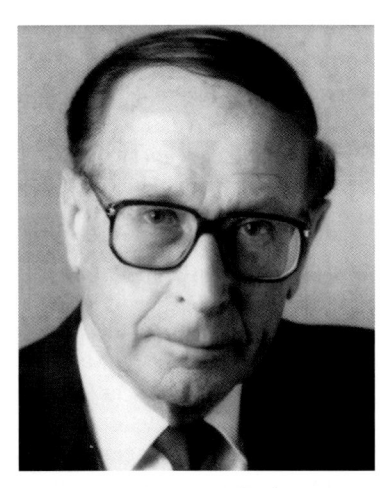

Abb. 1.7 **Walther Hoeffken.**

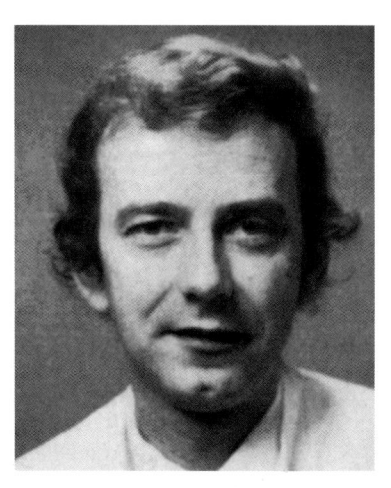

Abb. 1.8 **Michael Friedrich.**

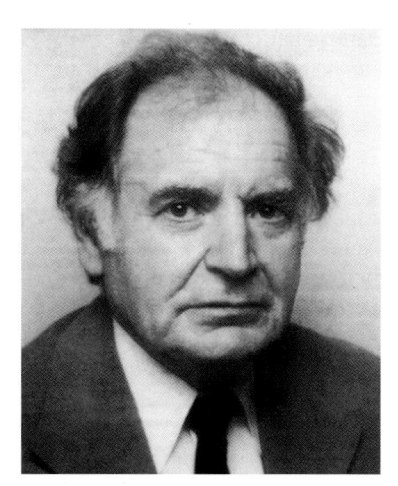

Abb. 1.9 **Morton Lanyi.**

Es folgten konsequenterweise zahlreiche Publikationen auch im deutschsprachigen Raum.

Auch die technischen Komponenten wurden in der Folgezeit modifiziert und optimiert: Mit Blick auf die variable Objektdicke der weiblichen Brust wurde die Belichtungsautomatik eingesetzt und u.a. von *Walther Hoeffken* (Abb. 1.7) evaluiert. *Michael Friedrich* (Abb. 1.8) führte Mitte der 70er Jahre umfangreiche Studien zum Einsatz von Rasterblenden in der Mammographie zur Reduktion der Streustrahlung ein. Auf der Basis dieser Arbeiten wurde 1978 die sog. Raster-Mammographie eingeführt. Weitere Fortschritte in den folgenden Jahren betreffen die Reduzierung der Fokusgröße auf 3 ×3 mm für die konventionelle Untersuchung und 1 × 1 mm für die Feinfokus-Vergrößerungsmammographie, die Entwicklung einer Bimetall-Anodenröhre (Molybdän, Rhodium) Anfang der 90er Jahre und die sich hieraus ergebenden Optionen der Dosisreduktion durch eine geeignete Anpassung der Anoden- und Filtermaterialien. Unabhängig hiervon kam es durch die Bemühungen der Industrie zu einer ständigen Verbesserung des Film- und Folienmaterials. Mit Blick auf die kontinuierlich zunehmende Verbesserung der Bildqualität darf auch *Morton Lanyi* (Abb. 1.9) nicht unerwähnt bleiben, der in seiner Monographie sehr ausführlich röntgenmorphologische Kriterien für die Interpretation von Mikroverkalkungen erarbeitet hat.

Durch den Einsatz digitaler Techniken ist die Röntgenmammographie in den letzten Jahren in eine neue Ära eingetreten, die diese Untersuchungstechnik partiell revolutioniert hat und zukünftig noch weiter verbessern wird. Stichworte sind in diesem Zusammenhang die digitale Stereotaxie und die Einführung digitaler Vollfeldsysteme auf der Basis von hochauflösenden Speicherfolien (offline) einerseits und adäquater Detektorsysteme (online) andererseits. Die Aspekte der digitalen Mammographie werden an anderer Stelle dieses Buch im Detail ausführlicher dargestellt und beschrieben.

2 Grundlagen

K.-P. Hermann

Komponenten eines Mammographiesystems

Die Zusammensetzung der weiblichen Brust aus Fettgewebe sowie Drüsen- und Bindegewebe, d. h. Gewebearten, die bezüglich der Absorption von Röntgenstrahlung nur geringe Unterschiede besitzen, erfordert bei den gleichzeitig hohen Ansprüchen an den Kontrast und die Detailerkennbarkeit im Röntgenbild der Mamma Spezialröntgeneinrichtungen.

Bildgüte und Strahlenexposition bei der Mammographie werden durch den Röntgenstrahler bzw. die Strahlungsqualität, die Aufnahmegeometrie und das Bildempfangssystem bestimmt. Die Strahlungsqualität muss außerdem auf die Dicke und die gewebliche Zusammensetzung der Brust abgestimmt sein (Tab. 2.1).

Tabelle 2.1   Komponenten und Parameter mit Einfluss auf Bildgüte und Strahlenexposition

Komponenten	Parameter
Röntgenstrahler	Anodenmaterial / Filtermaterial / Röhrenspannung } Strahlungsqualität
Aufnahmegeometrie	Brennfleckgröße / Abbildungsmaßstab / Streustrahlenraster
Bildempfänger (Film-Folien-System, digitaler Detektor)	Ortsauflösung/Kontrastauflösung / Empfindlichkeit (effektive Quantenausnutzung)
Brust	Dicke / gewebliche Zusammensetzung

Röntgenstrahler

Der für den Kontrast einer Röntgenaufnahme maßgebende Unterschied der Schwächungskoeffizienten zweier ähnlich stark absorbierender Gewebearten wie Muskel- und Fettgewebe nimmt mit zunehmender Photonenenergie bzw. Röhrenspannung ab. In der Mammographie werden deshalb ausschließlich Röhrenspannungen zwischen 25 und 35 kV benutzt.

Die Anode ist wie bei Diagnostikröhren üblich als Drehanode ausgebildet, da nur so eine ausreichende thermische Belastung des Brennfleckes erreicht werden kann. Seit den 70er Jahren hat sich für Mammographieröhren Molybdän (Mo) als Anodenmaterial durchgesetzt. Durch die gleichzeitige Verwendung eines etwa 30 µm starken Molybdän-Kantenfilters wird erreicht, dass die der charakteristischen Strahlung überlagerte Bremsstrahlung sowohl im energieärmeren als auch im energiereicheren Spektralbereich stärker absorbiert wird als die Molybdän-K-Strahlung. Dadurch entsteht eine angenähert monoenergetische Strahlung, was hinsichtlich Strahlenexposition und Bildqualität von großem Vorteil ist.

Die Möglichkeiten, die Strahlungsqualität für dicke und dichte Brüste weiter zu optimieren, sind bei derartigen Mo/Mo-Systemen jedoch begrenzt, da eine Erhöhung der Röhrenspannung die relative Energieverteilung der aus dem Strahler austretenden Röntgenstrahlung nur unwesentlich verändert. Insbesondere wird natürlich die das Spektrum prägende Photonenenergie der K-Strahlung durch die Röhrenspannung nicht beeinflusst. Daher sind moderne Systeme häufig mit Bimetallanoden ausgerüstet, die neben dem Molybdänstandard Rhodium (Rh) oder Wolfram (W) als zweites Anodenmaterial in Kombination mit einem Rhodiumfilter anbieten. Mit einer solchen Rh/Rh-Kombination wird ein Photonenspektrum erzeugt, dessen wirksamer Energiebereich gegenüber dem eines Mo/Mo-Systems um etwa 3 keV zu höheren Energien hin verschoben ist. Die Kombination einer Molybdänanode mit einem Rhodiumfilter (Mo/Rh) liefert eine Übergangsform zwischen beiden Spektren (Abb. 2.1 u. 2.2, Tab. 2.2).

Während bei einer Molybdän- oder Rhodiumanode die charakteristische Strahlung (Linienstrahlung) ausgenutzt wird, handelt es sich bei dem Wolframspektrum um ein reines Bremsspektrum, das durch geeignete Kantenfilter für die Mammographie angepasst werden muss.

Systeme mit selektiver Anoden- und Filtertechnik ermöglichen dem Anwender abhängig von der Brustdicke die Wahl zwischen verschiedenen Anoden/Filter-Kombinationen. Rh oder W als zweites Anodenmaterial ist dabei in Form einer zusätzlichen Brennfleckbahn auf dem Anodenteller untergebracht.

2 Grundlagen

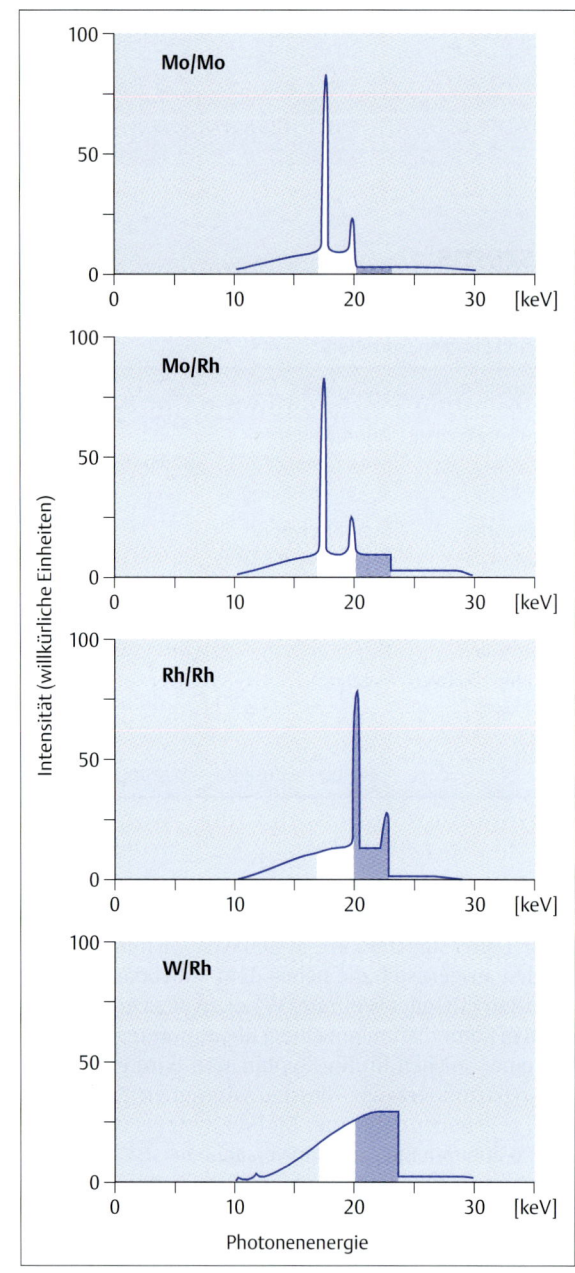

Abb. 2.1 Die für verschiedene Anoden-Filter-Kombinationen resultierenden Photonenspektren bei einer Röhrenspannung von 30 kV.

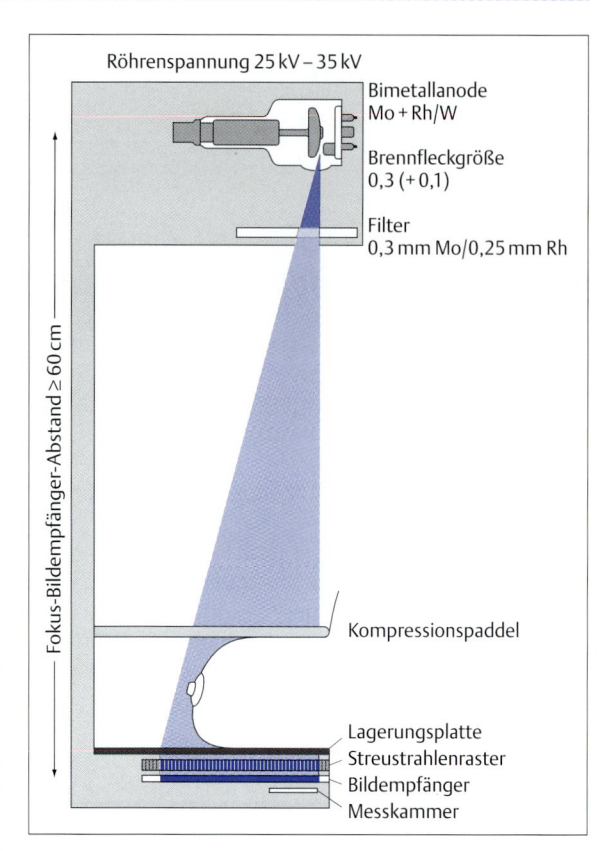

Abb. 2.2 Schema einer Standardmammographieanlage. Die Hälfte des Strahlenkegels wird kathodenseitig ausgeblendet, dadurch verläuft die Strahlung parallel zur Brustwand.

Tabelle 2.2 Energiewerte der K-Absorptionskante und der K-Strahlung von Molybdän (Mo), Rhodium (Rh) und Wolfram (W)

Element	K-Kante (keV)	K_α-Linie (keV)	K_β-Linie (keV)
Mo	20,0	17,4	19,6
Rh	23,2	20,1	22,7
W	69,5	58,6	67,2

Aufnahmegeometrie

Brennfleckgröße

Für Mammographieanlagen ist ein maximaler Brennflecknennwert von 0,4 zulässig. Dieser Wert ist nicht mit einer Größenangabe in Millimetern gleichzusetzen, er entspricht jedoch einem genau definierten Größenbereich, innerhalb dessen die tatsächliche Breite und Länge des Brennfleckes schwanken dürfen (Tab. 2.3).

Da der Brennfleck eines Röntgenstrahlers nicht ideal punktförmig ist, sondern eine flächenhafte Ausdehnung besitzt, kommt es bei einer Röntgenaufnahme zu Halb-

Tabelle 2.3 Zulässige Brennfleckmaße zu Brennflecknennwerten nach DIN EN 60336

Brennfleck-nennwert	Zulässige Brennfleckmaße in mm	
	Breite	Länge
0,10	0,10–0,15	0,10–0,15
0,15	0,15–0,23	0,15–0,23
0,20	0,20–0,30	0,20–0,30
0,25	0,25–0,38	0,25–0,38
0,30	0,30–0,45	0,45–0,65
0,40	0,40–0,60	0,60–0,85

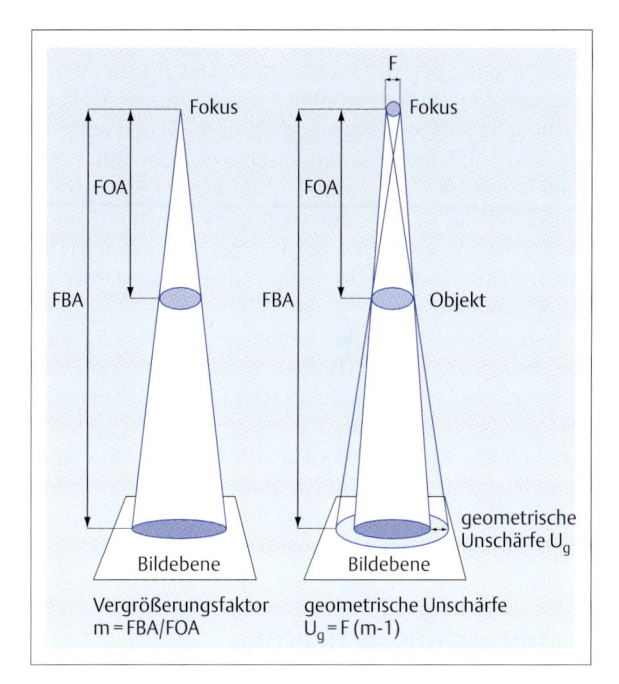

Abb. 2.3 Brennfleckgröße und geometrische Unschärfe.
Der Vergrößerungsfaktor m ist der Quotient aus Fokus-Bildempfänger-Abstand (FBA) und Fokus-Objekt-Abstand (FOA). Bei einem in Relation zum abgebildeten Objekt großen Fokus entsteht eine geometrische Unschärfe mit Halbschatten.

Tabelle 2.4   Minimierung der geometrische Unschärfe

Maximaler Brennflecknennwert 0,4 (internationaler Standard 0,3)
Geringer Objekt-Bildempfänger-Abstand
Gleichzeitig Fokus-Bildempfänger-Abstand ≥ 60 cm
Für Vergrößerungsaufnahmen: – Brennflecknennwert 0,1 – Fokus-Bildempfänger-Abstand ≥ 55 cm

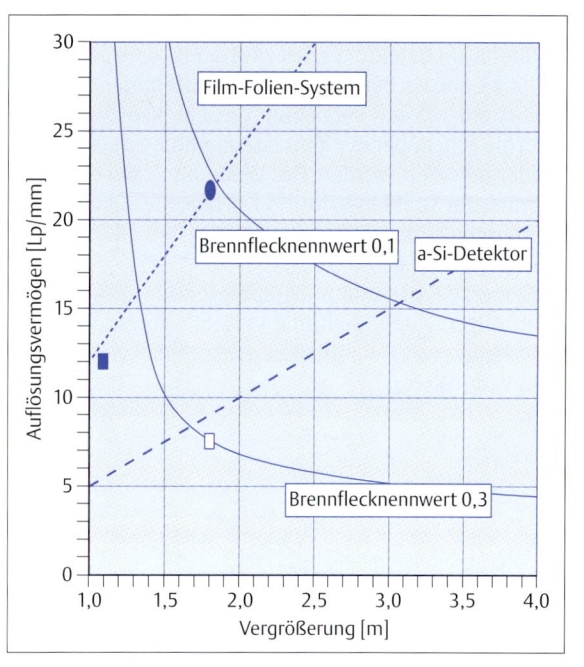

Abb. 2.4 Auflösungsvermögen in Abhängigkeit von der Vergrößerung und der Brennfleckgröße (unter Vernachlässigung des Rauschens).
Das Auflösungsvermögen für das Film-Folien-System beträgt bei einer Kontaktaufnahme etwa 12 Lp/mm (■). Mit einem Brennflecknennwert von 0,3 ist durch eine 1,8fache Vergrößerung ein Auflösungsvermögen von etwa 7,5 Lp/mm (□) zu erzielen, da das Auflösungsvermögen durch das geringere geometrische Auflösungsvermögen limitiert wird. Mit einem Brennflecknennwert von 0,1 kann bei gleicher Vergrößerung ein Auflösungsvermögen von 21,6 Lp/mm (●) erzielt werden. Eine weitere Vergrößerung bringt dann jedoch auf Grund des abnehmenden geometrischen Auflösungsvermögens keinen weiteren Informationsgewinn, sondern würde sogar einen Auflösungsverlust mit sich bringen („leere" Vergrößerung). Auch für den digitalen Detektor aus amorphem Silicium liefert die 1,8fache Vergrößerung einen Anstieg des Auflösungsvermögens von 5 Lp/mm für die Kontaktaufnahme auf 9 Lp/mm, aber auch hierzu ist der kleinere Brennfleck erforderlich.

schattenbildungen, die eine unscharfe Abbildung bewirken. Mit zunehmender Brennfleckgröße wächst die Halbschattenbildung und damit die Unschärfe, sie wird als geometrische Unschärfe bezeichnet (Abb. 2.3, Tab. 2.4).

Abbildungsmaßstab

Man hat schon frühzeitig versucht, das Auflösungsvermögen von Röntgensystemen für die Mammographie durch Anwendung der geometrischen Direktvergrößerung zu erhöhen. Entsprechend den Gesetzen der Zentralprojektion erhält man durch eine detektorferne Lagerung der zu untersuchenden Brust ein vergrößertes Röntgenbild. Der Vergrößerungsfaktor m ergibt sich aus dem Verhältnis des Fokus-Bildempfänger-Abstands (FBA) zum Fokus-Objekt-Abstand (FOA). Je kleiner der Fokus-Objekt-Abstand bei konstantem Fokus-Bildempfänger-Abstand gewählt wird, desto stärker ist die Vergrößerung.

Eine Vergrößerung ist jedoch nur bis zu einem optimalen Vergrößerungsfaktor mit der Auflösung neuer Strukturen und zusätzlicher diagnostischer Informationen verbunden. Jede weitere Vergrößerung über diesen optimalen Vergrößerungsfaktor hinaus ist eine „leere" Vergrößerung, die lediglich kleine Details in eine günstige Abbildungsgröße überführt oder sogar mit einer Verringerung des Auflösungsvermögens verbunden ist. Der optimale Vergrößerungsfaktor wird sowohl durch die Brennfleckgröße des Röntgenstrahlers (geometrisches Auflösungsvermögen) als auch durch das Auflösungsvermögen des Film-Folien-Systems oder des digitalen Detektors bestimmt (Abb. 2.4).

Durch den kleineren Fokus-Objekt-Abstand bei der Vergrößerungsaufnahme ist die Oberflächendosis an der Brust größer als bei einer unvergrößerten Kontaktmammographie. Durch den größeren Objekt-Bildempfänger-

Abstand wird jedoch bereits eine Reduktion der Streustrahlung am Detektor erzielt (Abstands- oder „air-gap"-Technik), sodass bei Vergrößerungsaufnahmen auf das Streustrahlenraster verzichtet werden kann. Dadurch kann die gegenüber der Kontaktaufnahme erhöhte Dosis wieder reduziert werden. Des Weiteren ist bei einer Bewertung der Strahlenexposition zu beachten, dass bei einer Auschnittsvergrößerung nur ein Teilvolumen der Brust exponiert wird.

Moderne Rastermammographiegeräte verfügen heute im Allgemeinen über eine Vergrößerungsoption zur Anfertigung von Zielaufnahmen mit einer 1,7- bis 1,9fachen Vergrößerung.

> **!** Die Vergrößerungsmammographie ist als Zusatzmethode zur Rastermammographie anzusehen. Ihr Wert liegt nicht im Nachweis bisher unentdeckt gebliebener Tumoren, sondern in der größeren diagnostischen Sicherheit bei unklarem mammographischen Befund.

Streustrahlenraster

Streustrahlung, die während der Mammographie in der strahlenexponierten Brust entsteht, kann die Bildqualität erheblich vermindern. Insbesondere bei dicken und dichten Mammae ist auf Grund der Streustrahlung eine Verringerung der Detektierbarkeit von Mikrokalk und eine Kontrastverschlechterung zu beobachten. Um den Einfluss der Streustrahlung auf die Bildqualität zu verringern, sind spezielle Weichstrahlraster für die Mammographie entwickelt worden. Sie sind dünner als konventionelle Raster (Schachtverhältnis 4–5) und anstelle der sonst üblichen Aluminiumschutzschicht mit einer Kohlefaserplatte ausgestattet. Der relative Streustrahlungsanteil an der Gesamtstrahlung kann durch solch ein Raster von etwa 45% auf 15% gesenkt werden. Die Rastermammographie ist heute allgemeiner Untersuchungsstandard.

Neben den bekannten Linienrastern (Abb. 2.5) wird von einem Hersteller (Hologic/Lorad, Danbury, USA) auch ein zellulär aufgebautes Raster für die Mammographie eingesetzt (Abb. 2.6). Die Zellen zwischen dem absorbierenden Rastermaterial sind luftgefüllt. Eine hohe Durchlässigkeit für die Primärstrahlung und eine Erfassung der Streustrahlung in zwei Richtungen sind die angestrebten Vorteile dieser Rasterkonstruktion.

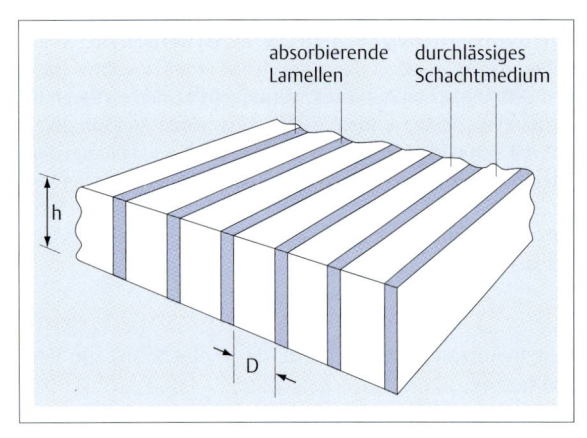

Abb. 2.5 **Aufbau eines Linienrasters.**
Der Quotient aus Lamellenhöhe h und Lamellenabstand D wird als Schachtverhältnis h/D bezeichnet.

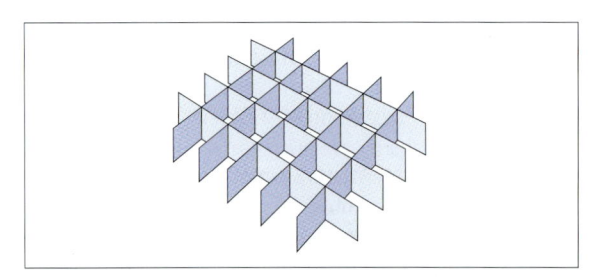

Abb. 2.6 **Prinzip eines zellulären Rasters.**

Kompressionsvorrichtung

Zur effektiven Reduzierung von Bewegungsartefakten während der Aufnahme muss die Brust der Patientin mit Hilfe einer Kompressionsvorrichtung fixiert werden. Die Umwandlung der konischen Form der Brust in eine weitgehend planparallele Schicht reduziert außerdem die geometrische Unschärfe und verringert den Streustrahlenanteil. Neben einer deutlichen Verbesserung der Bildqualität wird durch die Kompression auch eine Verringerung der Strahlenexposition der Patientin erreicht.

Das individuelle Schmerzempfinden der Patientinnen ist sehr unterschiedlich. Eine Aufklärung der Frauen über den Sinn der Kompression kann dazu beitragen, kurze Momente des Missempfindens als sinnvoll einzuordnen. Die Kompression wird zumeist über einen Fußtaster geregelt, damit beide Hände für die genaue Positionierung der Mamma frei sind. Um bei Folgeuntersuchungen die gleichen Aufnahmebedingungen zu gewährleisten, müssen die Kompressionskraft in der Einheit Newton (N) und die erreichte Kompressionsschichtdicke am Gerät angezeigt werden.

> **!**
> - Auf eine ausreichende Kompression der Brust kann nicht verzichtet werden.
> - Als Richtwert für eine ausreichende Kompression werden 150 N angesehen.
> - Auf keinen Fall darf durch eine als schmerzhaft empfundene Mammographie eine Barriere für notwendige Wiederholungsaufnahmen aufgebaut werden.

Belichtungsautomatik

Die stark variierenden, individuellen Dichteunterschiede der Brustdrüse erschweren in der Mammographie eine optimale Belichtung. Bei gleicher Mammadicke kann die Belichtung um das 3- bis 4fache variieren. Nur durch den Einsatz einer Belichtungsautomatik können Fehlbelichtungen vermieden werden. Die Messkammer der Belichtungsautomatik befindet sich bei der Mammographie im Gegensatz zu anderen Systemen in der Projektionsradiographie hinter dem Bildempfänger. Die weiche Röntgenstrahlung würde sonst die Kammer abbilden und den diagnostischen Wert der Mammographie negativ beeinträchtigen. Die Aufgabe der Belichtungsautomatik besteht darin, eine konstante mittlere optische Dichte der Röntgenaufnahme zu garantieren. Für die Film-Folien-Mammographie wird eine Bruttodichte von 1,2–1,6 gefordert. Dichtewerte unter 0,6 und über 2,2 gehen im Allgemeinen mit einer Einschränkung des Informationsgehaltes einher.

Von einem modernen Mammographiesystem wird eine Belichtungsautomatik mit veränderbarer Messfeldlage und guter Anpassung an Dicke, Dichte und Röhrenspannung als Standardausrüstung erwartet. Eine maximale Schwankung der resultierenden optischen Dichte von ± 0,15 für Röhrenspannungen zwischen 25 und 35 kV und Brustdicken zwischen 2,5 und 8 cm ist anzustreben.

Einige Mammographieanlagen ermitteln die Belichtungsparameter über eine kurze Testexposition, bei der die Strahlentransparenz der Brust bestimmt wird. Dieser Testschuss trägt bereits zur Bildgebung bei, erhöht also die Gesamtexposition der Patientin nicht. Die optimal an die vorliegende Aufnahmesituation angepasste Wahl der Röhrenspannung und der Anoden-Filter-Kombination wird von einer Automatik vorgenommen. Der Nutzer hat dabei die Wahl zwischen 2 Optimierungszielen, er kann maximalen Kontrast oder minimale Dosis anstreben. Eine als Kompromiss zwischen beiden Extremforderungen angebotene Standardeinstellung steht ebenfalls zur Verfügung.

Film-Folien-Mammographie

Das Bildempfangssystem der konventionellen Röntgenmammographie besteht aus: **Mammographiefilm**, **Verstärkungsfolie** und **Mammographiekassette**. Die Filmverarbeitung ist integraler Bestandteil des Bildaufzeichnungsprozesses; sie hat wesentlichen Einfluss auf die Abbildungseigenschaften einer Film-Folien-Kombinaon.

Mammographiefilm

Der heute gebräuchliche Mammographiefilm ist ein orthochromatischer Spezialfilm von hoher Empfindlichkeit und hohem Kontrast, der in Kombination mit einer Verstärkungsfolie benutzt werden muss. Die Anwendung von folienlosen Industriefilmen ist wegen der damit verbundenen hohen Strahlenexposition für die Patientin in der Mammographie verboten. Überwiegend werden Mammographiefilme mit nur einer Emulsionsschicht eingesetzt. Der Silberbromidgehalt eines einseitig beschichteten Filmes ist höher als bei anderen Röntgenfilmen, er reagiert daher sehr empfindlich und muss mit besonderer Sorgfalt behandelt und gelagert werden.

Dichteumfang und Belichtungsspielraum eines Films kann man aus der Film- oder Gradationskurve ersehen, die den Zusammenhang zwischen Belichtung und erzielter optischer Dichte graphisch darstellt (Abb. 2.7). Der diagnostische Bildumfang eines Mammogramms liegt zwischen 0,8 und 2,8 auf dem geraden Abschnitt der Kurve. Die mittlere Dichte einer Mammographieaufnahme soll zwischen 1,3 und 1,8 liegen.

Verstärkungsfolie

Da die Empfindlichkeit eines photographischen Films für Röntgenstrahlung wesentlich geringer ist als für sichtbares Licht, werden Leuchtstoffe eingesetzt, die die Röntgenstrahlung zunächst in sichtbares Licht umwandeln. Die anschließende Filmbelichtung geschieht dann im Wesentlichen durch das Lumineszenzlicht; nur zu knapp 3% wird der Röntgenfilm durch direkte Röntgenstrahlung belichtet. Die für eine adäquate Belichtung erforderliche Strahlenexposition kann auf diese Weise stark herabgesetzt werden. Das Emissionsspektrum der Verstärkerfolie und die spektrale Empfindlichkeit des Röntgenfilmes müssen aufeinander abgestimmt sein (Abb. 2.8).

Verstärkungsfolien bestehen aus einer dünnen Polyesterunterlage, auf die der Leuchtstoff mit einem Bindemittel aufgetragen wurde. Eine gute Mammographie-Verstärkungsfolie zeichnet sich durch eine hohe Verstärkung und hohe Auflösung bei geringem Rauschen aus. Diese Eigenschaften hängen direkt von Art und Größe der Leuchtstoffkristalle, der Belegungsdicke und -dichte,

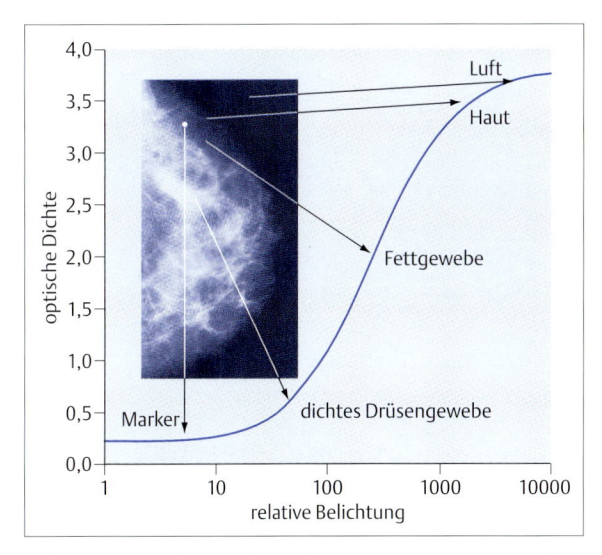

Abb. 2.7 Typische Gradationskurve eines Mammographiefilmes mit befundrelevanten Strukturen.

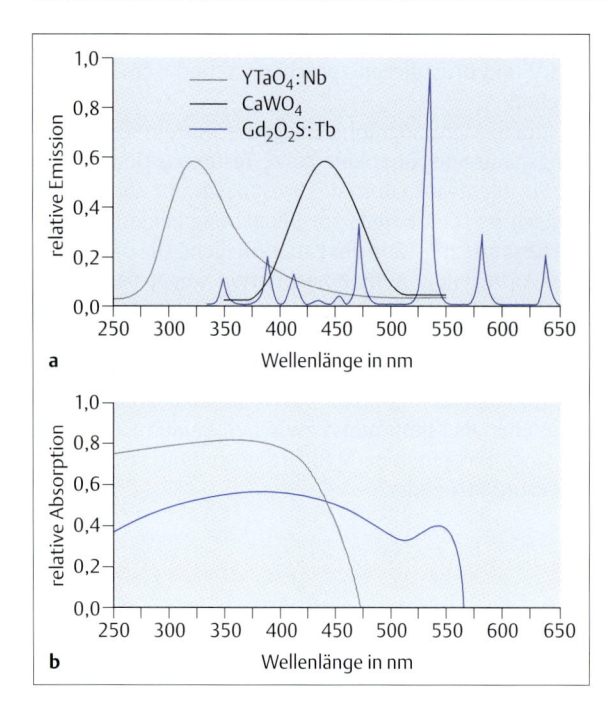

Abb. 2.8 a, b Relative Emission und Absorption.
a Emissionsspektren verschiedener Verstärkungsfolien.
b Spektrale Empfindlichkeit verschiedener Mammographiefilme.

sowie von dem Bindemittelanteil ab. In der Mammographie wird im Allgemeinen mit einer Einzelfolie als Rückfolie in Kombination mit einem einseitig beschichteten Film gearbeitet.

Mammographiekassette

Röntgenkassetten ermöglichen das Arbeiten bei Tageslicht und sorgen mit einer Schaumstoffeinlage für einen engen Kontakt zwischen Film und Verstärkungsfolie. Befindet sich auf Grund einer unzureichenden Kassettenanpressung Luft zwischen Film und Folie, führt dies zu Unschärfen auf dem Mammogramm. Damit die Luft sicher entweichen kann, wird nach dem Beladen der Kassetten eine Lagerungszeit von 10–15 min empfohlen. Für die Mammographie werden aus strahlenhygienischen Gründen ausschließlich Kunststoffkassetten benutzt. In den sonst üblichen Metallkassetten wäre die Absorption der weichen Mammographiestrahlung zu hoch und würde so eine erhöhte Strahlenexposition für die Patientin verursachen. Mammographiekassetten müssen darüber hinaus eine sehr geringe Distanz zwischen Filmkante und äußerem Kassettenrand aufweisen, damit es brustwandnah nicht zu Abbildungsverlusten kommen kann.

Filmverarbeitung

Notwendige Voraussetzung einer qualitätsgesicherten Mammographie ist eine gleichbleibend gute Filmverarbeitung. Zur optimalen Anpassung der Verarbeitungschemikalien, der -zeiten und der -temperaturen ist eine separate maschinelle Verarbeitung dieser Filme erforderlich. Die Verarbeitung sollte nach den Empfehlungen des Filmherstellers erfolgen. Um Staub und Fingerabdrücke zu vermeiden, sind bevorzugt Tageslichtsysteme einzusetzen. Eine langfristige Stabilität des Verarbeitungsprozesses ist nur bei ausreichender Auslastung der Entwicklungsmaschine zu erreichen.

Systemempfindlichkeit

Auf Grund des komplexen Zusammenhanges zwischen dem Emissionsspektrum einer Verstärkungsfolie und der spektralen Empfindlichkeit eines Röntgenfilmes können keine allgemeinen Werte für den Verstärkungsfaktor einer Folie oder die Empfindlichkeit eines Filmes angegeben werden, sondern nur Werte für die Empfindlichkeit eines aus Mammographiefilm, Verstärkungsfolie und Mammographiekassette bestehenden Film-Folien-Systems unter Berücksichtigung einer genau definierten Filmverarbeitung.

> ! Werte der Empfindlichkeit, die mit anderen als den vom Filmhersteller angegebenen Verarbeitungsverfahren erzielt werden, können von der vom Hersteller angegebenen Empfindlichkeit beträchtlich abweichen.

Die Empfindlichkeit (engl.: speed, S) eines Film-Folien-Systems ist als Kehrwert der Belichtung (Dosis) definiert, die erforderlich ist, um auf dem Film eine optische

Tabelle 2.5 Dosis in der Filmebene K_S, Empfindlichkeit S und Empfindlichkeitsklasse SC

K_S in µGy	Empfindlichkeit S	Empfindlichkeitsklasse SC
26,9	29,5	36
30,2	33,1	32
33,9	37,2	28
38,0	41,7	25
42,7	46,8	22
47,9	52,5	20
53,7	58,9	18
60,3	66,1	16
67,6	74,1	14
75,9	83,2	12,5
85,1	93,3	11
95,5	104,7	10

(Empfindlichkeitsklasse SC: 25 für die oberen sechs Zeilen, 12 für die unteren sechs Zeilen)

Der Wechsel von einem Film-Folien-System der Empfindlichkeitsklasse 12 auf ein 25er System bedeutet nicht in jedem Fall eine Halbierung der Dosis

Dichte von 1 über der Minimaldichte (Dichte über Schleier und Unterlage) zu erzeugen. Im Allgemeinen wird jedoch nicht die genaue Empfindlichkeit eines Film-Folien-Systems angegeben, sondern nur auf die Empfindlichkeitsklasse (engl.: speed class, SC) verwiesen. Man versteht darunter ein Einteilungsschema, bei dem sich von Klasse zu Klasse die (mittlere) Empfindlichkeit jeweils verdoppelt bzw. halbiert (Tab. 2.5). Für die Mammographie werden Systeme mit einer Empfindlichkeitsklasse 25 oder 12 empfohlen.

Tabelle 2.6 Ursachen für Unschärfe

Art der Unschärfe	Einflussgrößen
Bewegungsunschärfe:	Belichtungszeit, Patientenbewegung
Geometrische Unschärfe:	Fokusgröße, Abbildungsmaßstab
Film-Folien-Unschärfe:	Leuchtschicht
Kassettenunschärfe:	Kassettenandruck

Faktoren der Bildqualität

Unter Qualität eines Mammographiebildes wird die Eigenschaft verstanden, die Schwächung der Röntgenstrahlung in der Brust möglichst objektgetreu in ein wahrnehmbares Bild zu übertragen. Die wichtigsten Kenngrößen der Bildqualität sind **Kontrast**, **Schärfe** und **Rauschen**.

> ! Die für die vorgesehen Art der Untersuchung erforderliche Bildqualität muss stets mit möglichst geringer Strahlenexposition erreicht werden.

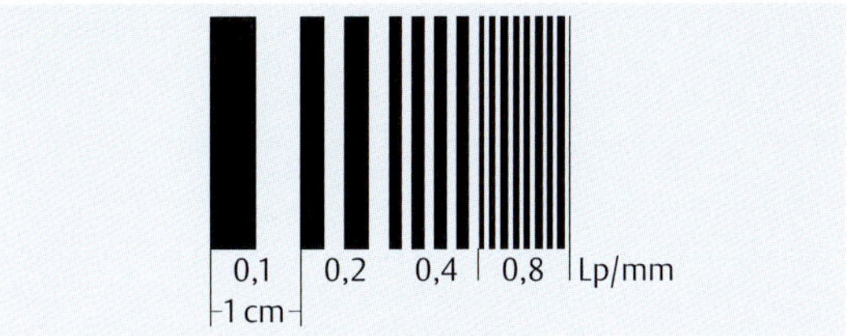

Abb. 2.9 **Definition der Ortsfrequenz.**
Die Ortsfrequenz wird in Linienpaaren pro Millimeter (Lp/mm) angegeben. Ein Linienpaar (auch Periode) besteht aus einem dunklen und einem hellen Streifen.

Bildkontrast

Die Differenz der optischen Dichten auf einer Röntgenaufnahme, betrachtet für einzelne Bildpunkte oder die gesamte Aufnahme, bezeichnet man als Bildkontrast. Er ist das Resultat aus Strahlungskontrast und Filmkontrast.

Der Strahlungskontrast wird durch unterschiedliche Schwächung der Röntgenstrahlung in der Brust bestimmt. Er ist abhängig von der Dicke, Dichte und Ordnungszahl (Objektumfang) der Brust, aber auch von der Kompression, der Streustrahlung und der verwendeten Strahlungsqualität.

Der Filmkontrast bestimmt den Belichtungsumfang eines Filmes, d. h. ein wie großer Belichtungsunterschied oder Strahlungskontrast im erforderlichen Dichtebereich dargestellt werden kann. Je steiler die Gradationskurve eines Films verläuft, desto höher ist der Filmkontrast. In der Mammographie werden bevorzugt steile Filme eingesetzt, damit diagnoserelevante Strukturen mit einem hohen Detailkontrast abgebildet werden. Zu den Nachteilen eines steilen Filmes zählt der enge Belichtungsspielraum, der eine gut abgestimmte Belichtungsautomatik erfordert.

Schärfe

Der Schärfeeindruck, den ein Bildinhalt hervorruft, ist von der Größe des Details, seinem Kontrast und von der Auflösung des Abbildungssystems abhängig (Tab. 2.6).

In der Mammographie müssen kritische Strukturen wie z. B. Mikroverkalkungen nach Größe, Form und Anordnung erkennbar sein. Alle wichtigen Bilddetails sind bis zu einer Größe von 150–200 µm scharf abzubilden. Grundsätzlich kann es jedoch nur eine scharfe Abbildung geben, wenn sich die Schwächung der Strahlung am Objektrand sprunghaft ändert. Bei einem fließenden Übergang ist keine scharfe Abgrenzung möglich.

Darüber hinaus ist es erforderlich, dass die Objekte klar voneinander abzugrenzen sind. Die Grenzauflösung eines Abbildungssystems wird durch die kleinsten Strukturen festgelegt, die gerade noch getrennt wahrgenommen werden können. Die Auflösung feiner Strukturen ist allerdings nur möglich, wenn der Kontrast genügend hoch ist. Deshalb muss zwischen der Kontrastauflösung und der Ortsauflösung unterschieden werden.

Als **Ortsauflösung** oder auch Auflösungsvermögen wird die kleinste visuell noch wahrnehmbare Ortsfrequenz bezeichnet. Die Ortsfrequenz wird in Linienpaaren pro Millimeter (Lp/mm) angegeben (Abb. 2.9). Noch feinere Details d. h. höhere Ortsfrequenzen können nicht mehr gesehen werden, weil sie von dem Abbildungssystem mit einem zu geringen Helligkeitsunterschied abgebildet werden. Der Verlauf der Kontrastübertragung in Abhängigkeit von der Ortsfrequenz wird als **Modulationsübertragungsfunktion** (engl.: modulation transfer function, MTF) bezeichnet.

Die MTF eines Mammographiesystems kann dadurch bestimmt werden, dass man eine Röntgenaufnahme von einem Bleistrichraster mit immer feiner werdenden Bleistreifen und bleilosen Zwischenräumen, d. h. mit steigenden Ortsfrequenzen, anfertigt und die am Bildempfänger resultierenden Helligkeitsschwankungen bestimmt. Die breiten Rasterstreifen mit den breiten Zwischenräumen (niedrige Ortsfrequenzen) werden

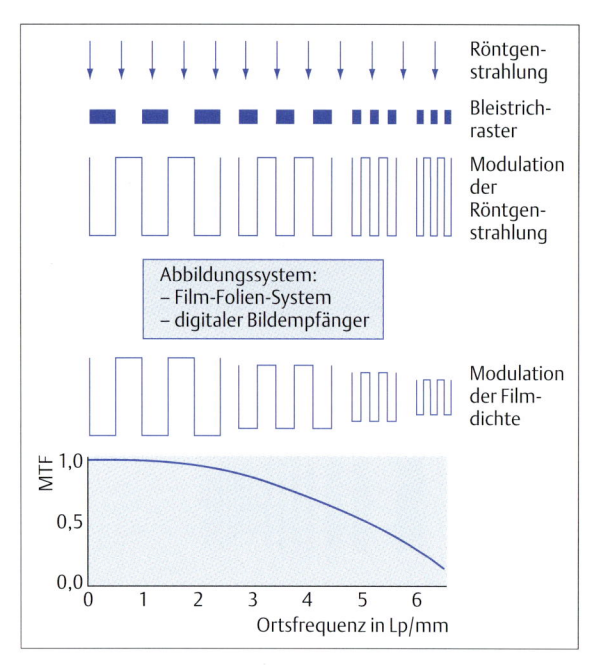

Abb. 2.10 Messprinzip der Modulationsübertragungsfunktion (MTF).
Der Verlauf der MTF-Kurve beschreibt das Verhältnis von Bildkontrast zu Objektkontrast in Abhängigkeit von der Ortsfrequenz. Die Modulation der Strahlung wird bei dieser Messmethode von einer Folge von Bleistreifen und Zwischenräumen erzeugt.

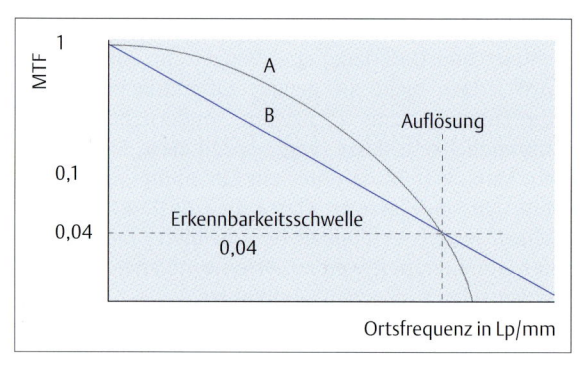

Abb. 2.11 Zusammenhang zwischen Ortsauflösung und MTF.
2 Abbildungssysteme A und B haben 2 unterschiedlich verlaufende MTF. Für beide Systeme schneidet die MTF die Erkennbarkeitsschwelle von 4% im gleichen Punkt, sie haben damit das gleiche Auflösungsvermögen. Die alleinige Angabe dieser Grenzfrequenz führt jedoch zu einer Unterschätzung der tatsächlichen Abbildungseigenschaften des besseren Systems A.

kontrastreich abgebildet. Mit kleiner werdenden Streifen und Zwischenräumen, d. h. mit zunehmender Ortsfrequenz, werden die Kontraste schlechter übertragen (Abb. 2.**10**).

Die Erkennbarkeitsschwelle für das menschliche Auge liegt erfahrungsgemäß bei einer MTF von 0,04, das entspricht einem Helligkeitsunterschied von 4%. Die Angabe dieser Grenzfrequenz ist allerdings nur bei einem vorgegebenen Verlauf der MTF als Kenngröße für die Abbildungsqualität eines Systems sinnvoll. Um verschiedene Systeme vergleichen zu können, muss für eine Beurteilung der Abbildungseigenschaften die gesamte Modulationsübertragungsfunktion vermessen und schwerpunktmäßig im diagnostikrelevanten Ortsfrequenzbereich (etwa 1,5–3,5 Lp/mm) verglichen werden (Abb. 2.**11**). Diese Einschränkung gilt insbesondere auch für die Beurteilung digitaler Bildempfänger, deren Grenzfrequenz in der Regel keinen Rückschluss auf den Verlauf der MTF im Bereich der kleineren, für die Diagnose aber bedeutenderen Ortsfrequenzen erlaubt.

Rauschen

Alle Störungen in einem Bild, die nichts mit dem darzustellenden Objekt zu tun haben, werden als Rauschen bezeichnet. Es handelt sich dabei um viele kleine Intensitätsschwankungen, deren Auftreten nicht vorhergesagt werden kann. Sie machen sich durch eine subjektiv empfundene Körnigkeit des Bildes bemerkbar und setzen die Erkennbarkeit kleiner Details herab. Als Ursachen sind das **Quantenrauschen** als Folge einer zu geringen Anzahl absorbierter Röntgenquanten pro Fläche und das **Systemrauschen** als Folge z. B. der Filmkörnigkeit bei Film-Folien-Systemen oder der Analogdigitalwandlung bei digitalen Bildempfängern zu unterscheiden. Das Verhältnis von Nutz- zu Störsignal wird als **Signal-Rausch-Verhältnis** (engl.: signal to noise ratio, SNR) bezeichnet, es gilt als wesentliches Maß für die Bildgüte. Im Bereich niedriger Dosiswerte überwiegt das Quantenrauschen. Mit steigender Dosis nimmt das Quantenrauschen ab und das Systemrauschen tritt in den Vordergrund, sodass auch mit sehr hoher Dosis das SNR nicht weiter zu verbessern ist.

Normale und pathologische anatomische Strukturen, die sich in der Projektionsrichtung vielfach überlagern, rufen in der Bildebene oft ein morphologisches Rauschen hervor, welches die Wahrnehmung kleiner Details ebenfalls deutlich stören kann.

Betrachtungsbedingungen

Die technisch einwandfreie Erstellung von Mammogrammen ist sicher die Grundlage einer qualitativ hochwertigen mammographischen Diagnostik. Letztlich entscheidend für die Befundqualität sind aber die Bedingungen, unter denen das Mammogramm betrachtet und analysiert wird. Optimale Betrachtungsbedingungen müssen auf das menschliche Sehen abgestimmt sein, sonst werden alle Bemühungen, die medizinisch notwendige Bildqualität mit rein physikalischen Parametern wie z. B. Kontrast, Ortsauflösung, MTF und Rauschen herzustellen, nicht zum Erfolg führen.

Digitale Mammographie

Bei der digitalen Mammographie wird das in der konventionellen Technik übliche Film-Folien-System durch einen elektronischen Detektor ersetzt, der die einfallende Röntgenstrahlung absorbiert und ein elektrisches Signal erzeugt. Dieses wird in einem Analogdigitalwandler quantisiert, d. h. digitalisiert und kann damit in einem Rechner weiterverarbeitet, dargestellt und gespeichert werden. Einer der großen Vorteile der digitalen Radiographie besteht darin, dass der Bildgebungsprozess in die 3 Teilschritte Bildaufnahme, Bildverarbeitung und Bildwiedergabe aufgeteilt wird (Abb. 2.**12**). Die methodische Trennung erlaubt die individuelle Optimierung jedes Einzelschrittes. Zudem ermöglichen die in digitaler Form vorliegenden Bilddaten auch die Bildübertragung und Bildspeicherung. In der konventionellen Mammographie dient der Film gleichzeitig als Detektor, Darstellungs- und Speichermedium.

Ein digitales Mammogramm ist aus einer begrenzten Anzahl von Bildpunkten (Pixel, von engl. picture matrix element) aufgebaut, die in einer 2-dimensionalen Bildmatrix angeordnet sind (Abb. 2.**13**). Anders als beim Film, der räumliche Information praktisch kontinuierlich aufzeichnet, erfasst der digitale Detektor die Röntgenstrahlungsintensitäten des zugrunde liegenden Strahlenbildes nur an einer begrenzten Anzahl diskreter Orte. Intensitätsvariationen, die zwischen diesen Punkten vorkommen, werden gemittelt und sind daher nicht ausdrücklich auf dem Bild zu sehen. Der Abstand zwischen 2 benachbarten Bildpunkten wird als Abtastabstand oder allgemeiner als **Pixelgröße** bezeichnet.

In ähnlicher Weise wird der Grauwert jedes einzelnen Pixels quantisiert, d. h. durch eine begrenzte Anzahl von Signalwerten repräsentiert. Die Werte reichen von 0 bis 2^n-1, wobei n die Anzahl der Bits (von engl. binary digit) ist, die für die Digitalisierung der analogen Signalvariation im Detektor benutzt wird. Da ein Bit nur die Werte 0 oder 1 annehmen kann, würde eine 1-Bit-Auflösung lediglich ein Bild ergeben, bei dem die Bildpunkte nur zwischen Schwarz und Weiß wechseln könnten. In einem 8-Bit-System kann jedes Pixel bereits $2^8 = 256$ unterschiedliche Graustufenwerte annehmen (Abb. 2.**14**). Für die Mammographie nutzbare Systeme erfassen die

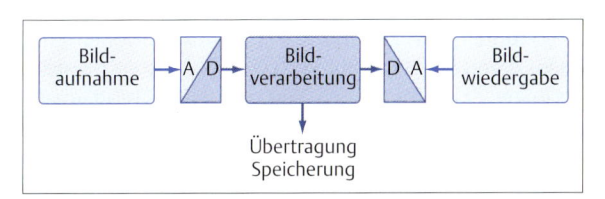

Abb. 2.12   Einzelschritte des digitalen Bildgebungsprozesses.
A/D Analogdigitalwandler, D/A Digitalanalogwandler

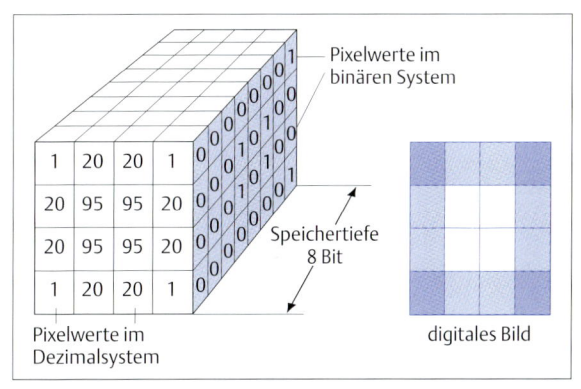

Abb. 2.14   Darstellung einer 4 × 4-Bildmatrix mit 8 Bit Speichertiefe.
Dem Graustufenwert eines jeden Pixels entspricht ein Zahlenwert im Dezimalsystem. In einem 8-Bit-System wird jeder Grauwert mit einer Folge von 8 Ziffern als binärer Zahlenwert gespeichert.

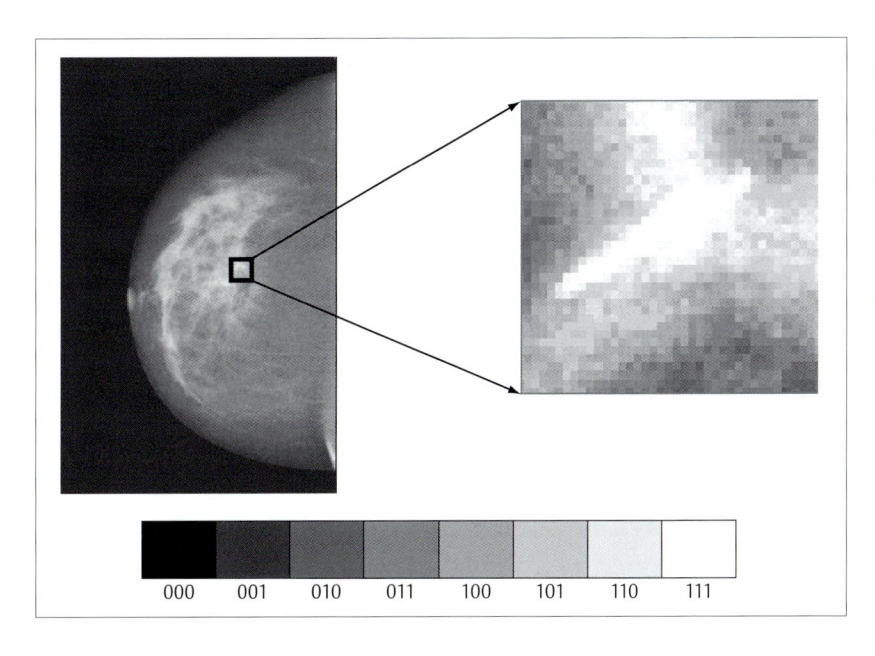

Abb. 2.13   Aufbau eines digitalen Bildes.
Ein digitales Bild ist aus einer Matrix einzelner flächenhafter Bildelemente (Pixel) aufgebaut. Der Pixelwert in einem digitalen Röntgenbild ist eine diskrete Zahl, welche bei einer vorgegebenen digitalen Darstellung der Bildinformation den Signalwert im Pixel beschreibt. Die Anzahl der möglichen Grauwerte eines digitalen Bildes wird als Bildtiefe bezeichnet.

Bildtiefe	1	2	3	4	6	8	10	12	14	16
Graustufen	2	4	8	16	64	256	1024	4096	16384	65536

Abb. 2.**15** Zusammenhang zwischen Bildtiefe und Anzahl der darstellbaren Grauwerte.

Daten mit einer Speicher- bzw. Digitalisierungstiefe von 12–16 Bit pro Pixel, das ist gleichbedeutend mit 4096 bzw. 65 536 darstellbaren Graustufen (Abb. 2.**15**). Je größer die Anzahl der Bildpunkte und der Graustufen ist, um so größer ist natürlich auch der Speicherbedarf des digitalen Bildes. Bei einer Pixelgröße von 50 µm und einer Speichertiefe von 14 Bit wären für die Beschreibung eines 18 × 24 cm großen digitalen Mammogrammes ca. 30,2 Megabyte nötig.

Kenngrößen digitaler Systeme

Die Abbildungsleistung eines Systems zur digitalen Vollfeldmammographie kann in gleicher Weise wie auch konventionelle Systeme durch physikalische Kenngrößen beschrieben werden. Im Vergleich zur Film-Folien-Mammographie ergeben sich dabei allerdings einige Besonderheiten, auf die im folgenden kurz eingegangen werden soll.

Dynamikbereich

Ein wesentliches Kennzeichen digitaler Aufnahmesysteme ist ihr großer Dynamikbereich. Darunter versteht man den Dosisbereich, der von einem Detektor sinnvoll in Bilddaten umgesetzt werden kann. Digitale Systeme haben einen um mindestens den Faktor 100 größeren Dynamikbereich als Film-Folien-Systeme.

Im Gegensatz zum sigmoiden Verlauf der Dichtekurve eines Film-Folien-Systems verläuft die charakteristische Kurve digitaler Detektoren im Allgemeinen linear. Der lineare Verlauf hat einen deutlich erweiterten Belichtungsspielraum zur Folge (Abb. 2.**16**). Wiederholungsaufnahmen auf Grund von Fehlexpositionen entfallen damit bei digitalen Systemen, da auch eine nicht optimale Exposition noch eine diagnostisch adäquate Bildqualität liefert (Abb. 2.**17**).

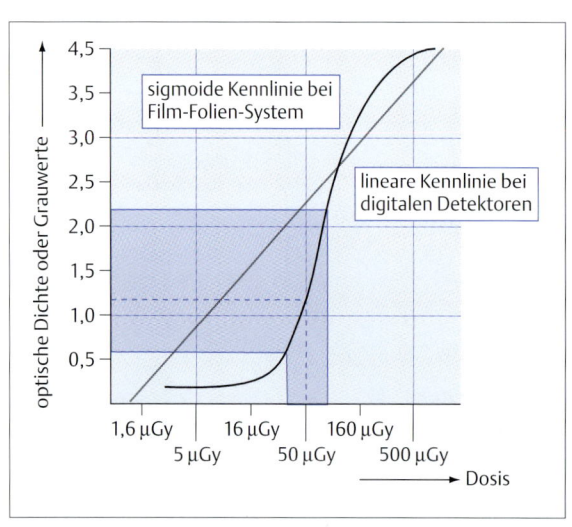

Abb. 2.**16** Lineare Kennlinie eines digitalen Detektors im Vergleich zur sigmoiden Filmkurve.

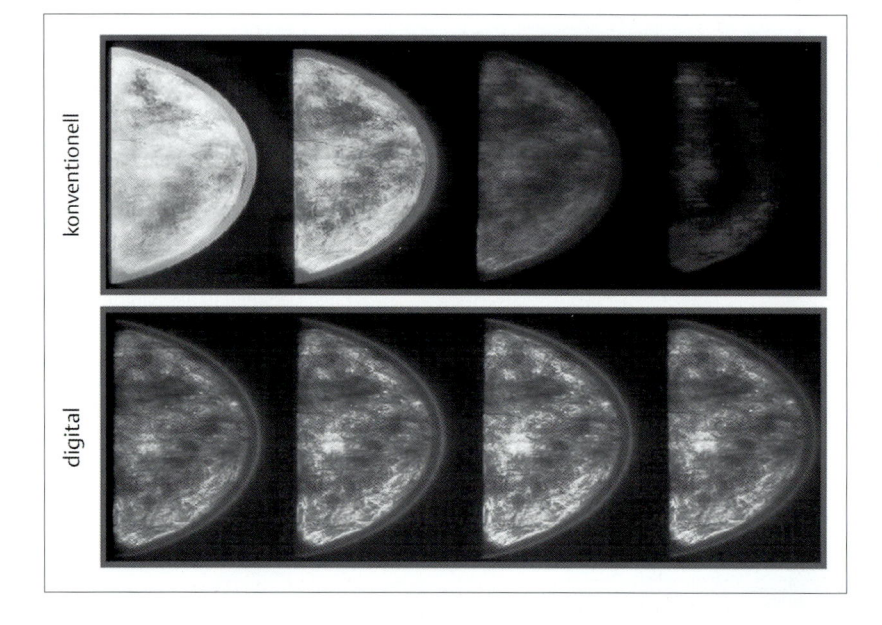

Abb. 2.**17** Auswirkung unterschiedlicher Expositionswerte auf das resultierende Mammogramm bei konventioneller und digitaler Aufnahmetechnik.
Bei dem digitalen System ist die Wiedergabe unabhängig von der Exposition.

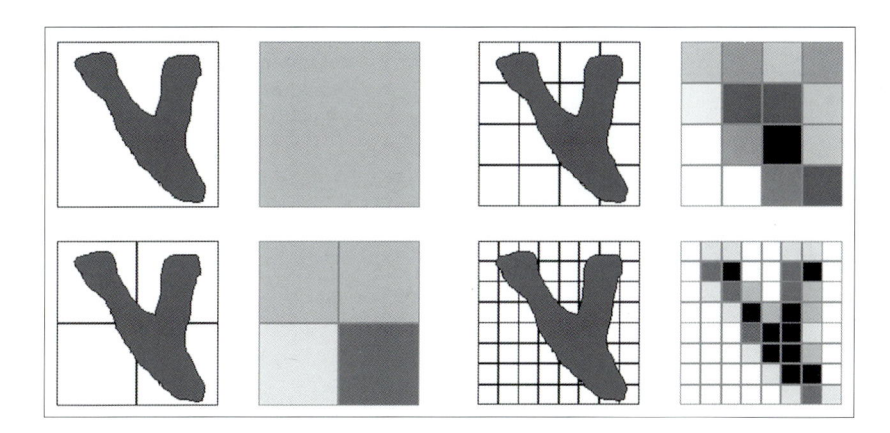

Abb. 2.18 Abbildung einer ca. 200 μm großen Mikroverkalkung durch einen Detektor mit einer Pixelgröße von 200 μm, 100 μm, 50 μm und 25 μm. Stark vereinfachte Darstellung unter Vernachlässigung des Rauschens.

Pixelgröße

Je kleiner die Pixelgröße eines digitalen Detektors ist, desto kleiner sind auch die Strukturen, die von diesem Detektor abgebildet werden können (Abb. 2.18). Da für eine gleichbleibende Bildqualität die Dosis pro Pixel konstant bleiben muss, erfordern Detektoren mit kleinerer Pixelgröße eine höhere Dosis.

Zur erforderlichen Pixelgröße für die digitale Mammographie gibt es keine abschließende Festlegung. Vorhandene Vollfeldsysteme arbeiten mit Pixelgrößen zwischen 30 μm und 100 μm. Unabhängig von den technischen Grenzen der Miniaturisierung wird die Pixelgröße in der Regel unter Einbeziehung der Aspekte Dosis, Bildqualität und Datenmenge optimiert.

Die mit Hilfe des Abtasttheorems aus der Pixelgröße eines digitalen Detektors zu $1/(2 \times \text{Pixelgröße})$ abgeleitete maximale Ortsauflösung ist nicht das richtige Maß zur alleinigen Beurteilung der Abbildungseigenschaften eines digitalen Systems. Die Detektion von kritischen Strukturen wird stärker durch ein zu niedriges SNR und durch zu geringen Kontrast als durch eine begrenzte Ortsauflösung des Bildempfangssystems limitiert.

Effektive Quantenausnutzung

Die effektive Quantenausnutzung (engl.: effective quantum efficiency, DQE) ist ein Maß dafür, wie effektiv die im Strahlenbild enthaltene Information – erzeugt durch die Röntgenstrahlung, die die Brust durchdrungen hat – letztlich auf das Mammogramm übertragen wird. Ein ideales Abbildungssystem würde eine perfekte Übertragung der Bildinformation erreichen und hätte als Ergebnis eine DQE von 100%. Solch ein System würde am Ausgang ein Bild erzeugen, dessen SNR exakt dem SNR vor dem Bildempfängersystem entspricht. Reale bildgebende Systeme verringern stets das SNR am Eingang durch Überlagerung von Rauschstrukturen und andere Kontrastverlustprozesse. Als Ergebnis wird die Bildqualität weiter herabgesetzt und das System hat eine DQE < 100%.

Die DQE ist abhängig von der Stahlungsqualität, der Dosis und der Ortsfrequenz. Sie nimmt für niedrige Dosen ab und verringert sich insbesondere für kleine Details, d. h. für zunehmende Ortsfrequenzen. Ein System mit hoher DQE liefert bei gleicher Dosis Bilder mit geringerem Rauschen oder Bilder gleicher Qualität mit geringerer Dosis als ein System mit niedrigerer DQE (Abb. 2.19).

> **!** Es gibt derzeit, insbesondere für die Mammographie, kein standardisiertes Verfahren zur Bestimmung der DQE. Konkrete DQE-Werte, die von verschiedenen Herstellern für unterschiedliche Detektoren angegeben werden, sind daher nur bedingt vergleichbar.

Detektortechnologie

Unterschiedliche Detektortechnologien stehen für die Anwendung in der digitalen Mammographie zur Verfügung (Abb. 2.20). Dabei ist zwischen **kassettenbasierten** (offline) und **integrierten** (online) Bildempfangssystemen zu unterscheiden. Zu den kassettenbasierten Systemen zählen die Speicherfolien, die bei entsprechender Wahl der Belichtungsparameter an jeder konventionellen Mammographieeinrichtung einsetzbar sind. Integrierte Bildempfangssysteme dagegen sind fest in die jeweilige Mammographieeinrichtung eingebaut.

Die **integrierten** Systeme werden auch als **direkt digitale Systeme** bezeichnet, weil bei ihnen das digitale

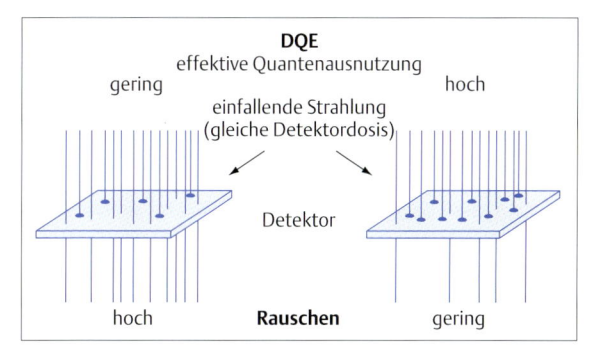

Abb. 2.19 Die effektive Quantenausnutzung als Kenngröße für Bildqualität und Dosiseffizienz.

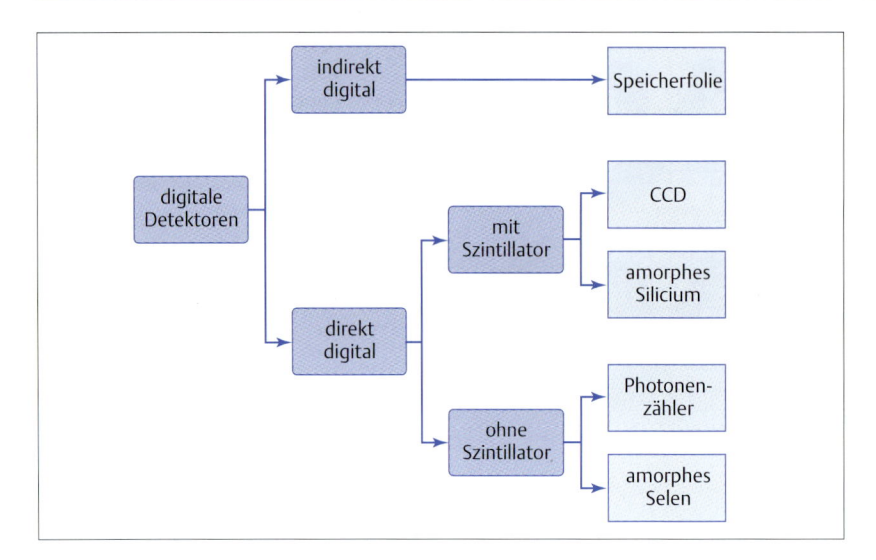

Abb. 2.20 Klassifizierung der unterschiedlichen digitalen Detektortechnologien.

Röntgenbild ohne den Zwischenschritt einer optischen oder mechanischen Abtastung direkt erzeugt wird. Bei den **indirekt digitalen Systemen** wird hingegen zunächst auf einem Transportmedium, wie z. B. der Speicherfolie, lediglich ein latentes Bild erzeugt, das erst bei einem folgenden Ausleseprozess in einen digitalen Datensatz umgewandelt wird.

Die Umwandlung der Röntgenstrahlung in ein elektrisches Signal kann mit oder ohne einen Szintillator erfolgen. Bei Systemen **ohne Szintillator** wird die Röntgenstrahlung in einem Photohalbleiter direkt in ein elektrisches Signal konvertiert. Systeme **mit Szintillator** konvertieren die Röntgenstrahlung zunächst in sichtbares Licht, das dann in einem 2. Schritt in elektrische Signale umgewandelt wird (Abb. 2.21). Da jeder Konversionsschritt potenziell mit einem Informationsverlust verbunden ist, bieten theoretisch die direkt umwandelnden Systeme die bessere Abbildungsqualität.

Systeme zur digitalen Vollfeldmammographie erfordern in der Regel Detektoren mit einer Feldgröße von mindestens 18 × 24 cm, damit die komplette Brust während einer Exposition aufgenommen werden kann. Eine Alternative stellen **Scansysteme** dar. Bei diesen Systemen wird der Röntgenstrahl zu einem Fächerstrahl kollimiert und tastet synchron zu einem Zeilendetektor über die Brust, der dabei die durchgelassene Strahlung aufnimmt. Kleinere Detektoren sind nur für Ausschnittsvergrößerungen oder die digitale Stereotaxie geeignet.

Alle 5 aufgeführten Technologien wurden bereits in klinischen Mammographiesystemen realisiert, und sind mit Ausnahme des Photonenzählers in unterschiedlichen Ausführungen kommerziell verfügbar.

Speicherfolientechnik

Bei der Speicherfolientechnik hebt die Röntgenstrahlung Elektronen im Kristallverband auf ein höheres Energieniveau an. Anzahl und Verteilung dieser Elektronen entsprechen der Intensität der einfallenden Röntgenstrahlung. In einer separaten Leseeinheit tastet ein Laserstrahl die Speicherfolie ab. Bei diesem Vorgang gehen Elektronen unter Lichtaussendung wieder in den

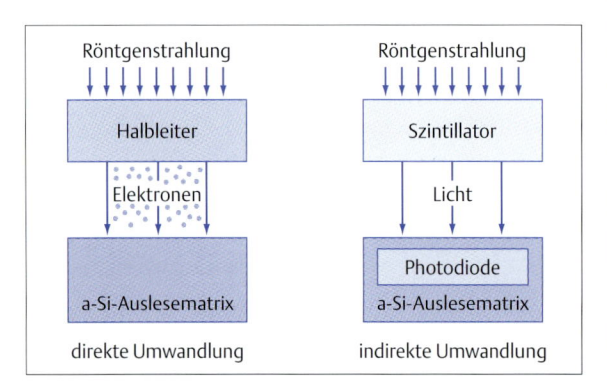

Abb. 2.21 Direkte und indirekte Umwandlung der Röntgenstrahlung.

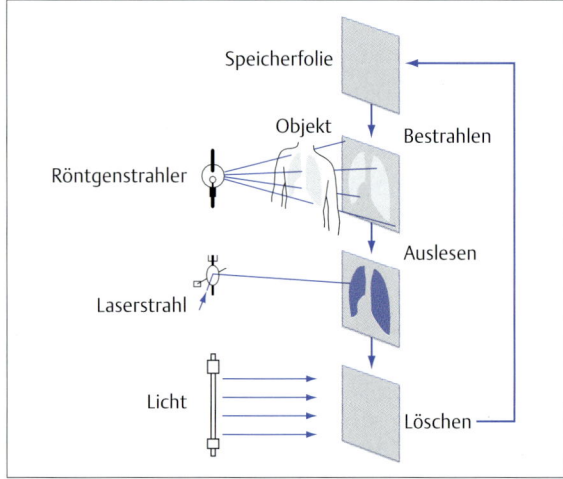

Abb. 2.22 Zyklus der Speicherfolienradiographie.
Die Speicherfolie ist nach dem Auslesen wiederverwendbar.

Grundzustand zurück. Ein Photomultiplier registriert die lokale Lichtausbeute. Nach Umwandlung der analogen Signale in digitale Werte wird jedem Punkt des Bildes ein Intensitätswert zugeordnet. Eine abschließende homogene Lichteinstrahlung löscht die verbliebene Bildinformationen (Abb. 2.22).

In der Mammographie werden teilweise sog. hochauflösende Speicherfolien eingesetzt, die mit einer Abtastrate von 10 Pixel/mm ausgelesen werden können. Die dabei erzielte diagnostische Bildqualität der Speicherfolienmammographie wird unterschiedlich bewertet. Einige Arbeitsgruppen haben versucht durch den regelhaften Einsatz der radiographischen Direktvergrößerung für die Übersichtsaufnahme der kompletten Brust eine adäquate Bildqualität zu erreichen.

Seit 2001 ist für die digitale Mammographie eine Speicherfolie mit transparenter Trägerschicht verfügbar (FCR 5000 MA, Fuji, Tokyo, Japan), die simultan auf beiden Seiten mit einer Abtastrate von 20 Pixel/mm ausgelesen werden kann (Abb. 2.23). Auf diese Weise wird nicht nur die theoretisch erreichbare Ortsauflösung von 5 Lp/mm auf 10 Lp/mm erhöht, sondern durch das doppelseitige Auslesen auch die DQE angehoben. Wegen der innerhalb der Speicherfolie stattfindenden Streuung des Fluoreszenzlichtes können herkömmliche Speicherfolien eine bestimmte Dicke nicht überschreiten. Daher haben Speicherfolien bislang eine relativ geringe DQE von etwa 25–30 %.

CCD-Detektoren

Bei der CCD- (engl.: charge couple device) Technologie wird die Eigenschaft von Silicium ausgenutzt, einfallendes Licht in bewegliche Ladungsträger umzuwandeln. Da die CCD-Sensoren für Röntgenstrahlung wenig empfindlich sind, muss die einfallende Strahlung zunächst über Szintillatoren in sichtbares Licht umgewandelt werden. Die Leuchtdichteverteilung hinter dem Szintillator wird dann in einer Vielzahl von flächenhaft angeordneten Einzelelementen als Ladungsbild aufgenommen und in eine digitale Bildinformation umgewandelt.

Da zur Herstellung der CCD-Sensoren einkristalline Siliciumscheiben benutzt werden müssen, ist ihre Größe auf etwa 5 × 5 cm begrenzt. Für Röntgenanwendungen ist daher eine verkleinernde optische Abbildung vom Strahlbild auf den Sensor nötig. Diese Lichtübertragung ist mit einer deutlichen Verminderung des Signal-Rausch-Verhältnisses verbunden (Abb. 2.24).

Die CCD-Technologie bewährt sich immer dann, wenn ein einzelner CCD-Sensor das gewünschte Bildformat vollständig abdeckt, wie z. B. bei Kleinfeldaufnahmen für die Stereotaxie. Zur Realisierung der Vollfeldmammographie muss ein Detektor aus vielen kleinen CCD-Sensoren mosaikartig zusammengesetzt werden oder die Brust muss mit einer geringeren Zahl zusammengesetzter Detektorelemente abgetastet werden.

Scan-Systeme sind mechanisch sehr empfindlich und erfordern im Allgemeinen längere Belichtungszeiten. Bewegungsunschärfen, wie sie bei der Film-Folien-Mammographie mit Belichtungszeiten von mehreren Sekunden bekannt sind, treten nicht auf, da jeder Teil der Brust nur für einen kurzen Moment exponiert wird. Durch eine Bewegung der Brust während des Scanvorgangs können jedoch andere Bildartefakte entstehen. Für Scansysteme liegt die Akquisationszeit für ein komplettes Mammogramm zwischen 3 und 6 s, was neben einer Verlängerung der Kompressionszeit der Brust auch zu einer erhöhten Röhrenbelastung führt.

Grundsätzlich gelten CCD-Mosaikdetektoren als aufwändig und zerbrechlich. Darüber hinaus müssen auf Grund der mechanisch bedingten Abstände zwischen den einzelnen CCD-Sensoren die entsprechenden Bildteile zusammengefügt werden. Daher sind Bildartefakte nicht auszuschließen.

Amorphes Silicium mit Szintillator

Die größte praktische Erfahrung existiert weltweit mit Systemen zur digitalen Vollfeldmammographie, die mit einem szintillatorgekoppelten Detektor aus amorphem Silicium arbeiten. Bei diesen Detektoren wird auf einem Glassubstrat eine Schicht von amorphem, d. h. nicht kristallinem Silicium aufgebracht, die als Matrix von Silici-

Abb. 2.**23** Doppelseitiges Auslesen einer Speicherfolie mit transparenter Trägerschicht (Fuji).

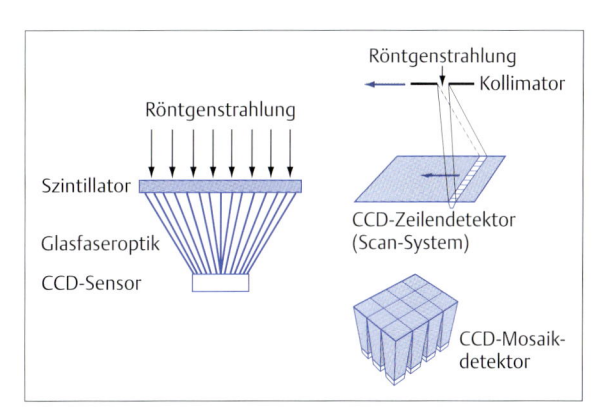

Abb. 2.**24** Prinzip des CCD-Detektors (links) sowie eines Scansystems mit einem CCD-Zeilendetektor (rechts oben) und eines aus 12 CCD-Sensoren zusammengesetzten Mosaikdetektors (rechts unten).

um-Photodioden strukturiert ist. Ein Schalttransistor, der über eine Ausleseleitung angesteuert werden kann, ist mit jedem Element verbunden. Über den Siliciumelementen liegt eine Szintallatorschicht aus Cäsiumiodid, in der die Umwandlung der Röntgenstrahlung in sichtbares Licht erfolgt. Die nadelförmige Struktur der Cäsiumiodidkristalle fokussiert die Lichtquanten auf die Detektorelemente. Bei entsprechender Ansteuerung wird die Ladung der einzelnen Photodioden ausgelesen und einem Analog-Digital-Wandler zugeführt (Abb. 2.**25**).

Einen entscheidenden Impuls erhielt die digitale Vollfeldmammographie 1999 mit der Zulassung des ersten kommerziell verfügbaren digitalen Mammographiesystems Senographe 2000 D (GE Medical Systems, Waukesha, USA) durch die amerikanische Food and Drug Administration (FDA). Dieses System arbeitet mit einem 19 × 23 cm großen Flachbilddetektor auf der Basis von amorphem Silicium (Abb. 2.**26**). Es handelt sich um einen großflächigen Detektor aus einem Stück, daher treten weder Lücken noch Stichartefakte auf. Die Pixelgröße beträgt 100 × 100 µm bei einer Bildtiefe von 14 Bit. Als Szintillatormaterial wird Cäsiumiodid eingesetzt. Die automatische Belichtungskontrolle stützt sich auf die Messung einzelner Pixel, die Positionierung einer Messkammer entfällt.

Direkt umwandelnde Detektoren ohne Szintillator

Röntgenstrahlung ist eine elektromagnetische Strahlung, als deren Quant das Photon angesehen wird. Bei den meisten digitalen Detektortypen werden die einfallenden Röntgenquanten in dem Detektorelement, in welchem sie auftreffen und in elektrische Ladung umgewandelt werden, während einer Exposition integriert, d. h. aufsummiert. Bei der Photonenzählertechnik wird jedes Photon in dem Moment individuell gezählt, in dem es im Pixel ankommt und in ein Elektron umgewandelt wird. Nachdem das Photon bzw. das Elektron im Pixel gezählt wurde, wird das Pixel wieder gelöscht. Nach der Exposition geben die zu dem jeweiligen Pixel gehörigen Zähler die digitalen Bilddaten an. Bei dem in der klinischen Erprobung befindlichen MicroDose-Mammographiesystem (Sectra Imtec, Linköping, Schweden) werden die Photonen in einer Schicht aus kristallinem Silicium absorbiert, die in 50 µm große Bildelemente aufgeteilt ist.

Diese Technologie erfordert für jedes Detektorpixel einen eigenen Zähler. Um den Elektronikaufwand in Grenzen zu halten, muss ein derartiger Detektor daher fast zwangsläufig als Zeilendetektor, d. h. als Scan-System ausgebildet werden. Geringer Dosisbedarf bei gleichzeitig minimalem Rauschen sind die erwarteten Vorteile dieser Detektortechnologie. Des Weiteren kann wie bei allen Scan-Systemen auf ein Streustrahlenraster verzichtet werden. Hohe mechanische Anforderungen wie z. B. die exakte Fokussierung der Detektorelemente und die systembedingte längere Expositionszeit für Scan-Systeme sind Nachteile dieser Technik, für die es bislang in der medizinischen Bildgebung keine Erfahrungswerte gibt.

Flachbilddetektoren mit einer Matrix aus amorphem Silicium lassen sich nicht nur mit einem Szintillator, sondern auch mit einer Konversionsschicht aus amorphem Selen betreiben. Selen wandelt die Röntgenquanten direkt in elektrische Ladung. Hierzu wird an eine etwa 250 µm dicke Selenschicht eine Spannung von ca. 2,5 kV angelegt. Hinter der Selenschicht liegen die Pixelmatrix aus Elektroden zur Ladungsaufnahme, Speicherkondensatoren und Feldeffekttransistoren. Die durch Röntgenquanten in der Selenschicht erzeugte Ladung wird entlang der Feldlinien zur darunter liegenden Ladungselektrode transportiert und im Kondensator gespeichert. Seitliche Diffusion und Streuung der Ladungsträger wird so weitestgehend vermieden. Wird der entsprechende Transis-

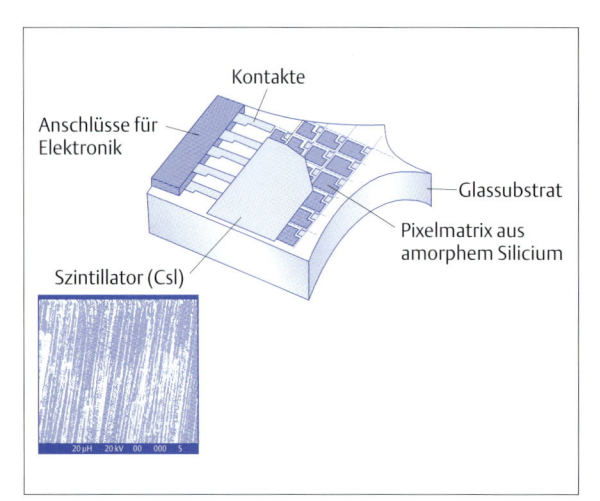

Abb. 2.25 Schematischer Aufbau eines szintillatorgekoppelten Flachbilddetektors aus amorphem Silicium.
Die elektronenmikroskopische Aufnahme (links unten) zeigt die Stäbchenstruktur der Cäsiumiodidkristalle, die zu einer Minimierung der Lichtstreuung im Szintillator beiträgt.

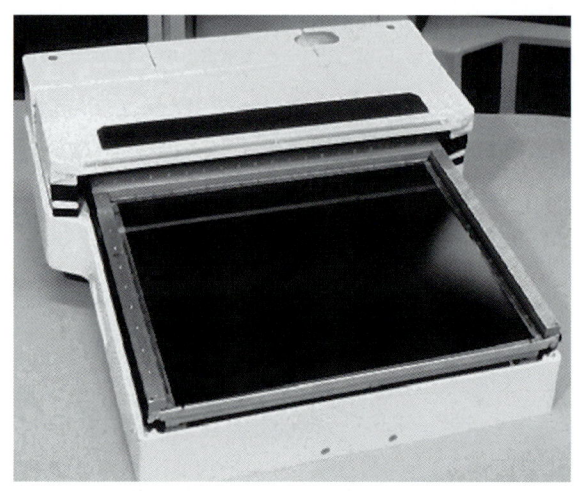

Abb. 2.26 Flachdetektor aus dem digitalen Mammographiesystem Senographe 2000 D (GE Medical Systems).
Im klinischen System ist der Detektor durch das Streustrahlenraster und die Lagerungsplatte verdeckt.

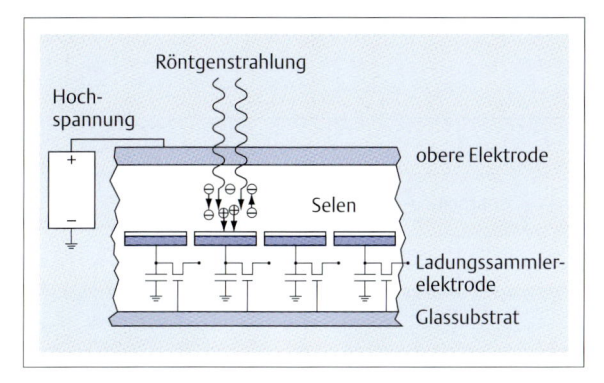

Abb. 2.27 Schematischer Aufbau eines Selen-Flachbilddetektors.

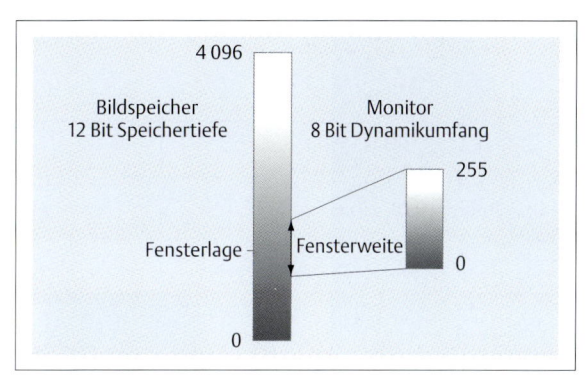

Abb. 2.28 Fenstertechnik.
Aus dem Grauwertbereich von 4096 Stufen wird ein Fenster mit 255 Graustufen selektiert und über den gesamten Grauwertbereich des Monitors dargestellt.

tor angesteuert, erfolgt die Weiterleitung der Ladung an einen Analogdigitalwandler (Abb. 2.**27**).

Seit Herbst 2002 steht mit dem Selenia-System (Hologic/Lorad) auch die digitale Selentechnik für die Mammographie zur Verfügung. Ähnliche Systeme anderer Hersteller werden in absehbarer Zeit folgen.

Digitale Bildverarbeitung

Ein entscheidender Vorteil der digitalen Mammographie ist die Möglichkeit zur elektronischen Bildverarbeitung. Als Bildverarbeitung wird jede bewusste Veränderung der digitalen Pixelwerte durch mathematische Operationen (Algorithmen) bezeichnet. Sie wird gezielt eingesetzt, um die Darstellung diagnoserelevanter Bildinformationen zu optimieren. Bei der digitalen Mammographie geschieht dies z.T. automatisch als integraler Bestandteil des Bildgebungsprozesses. Anschließend besteht an der Workstation in der Regel die Möglichkeit zu einer benutzergesteuerten Bildnachverarbeitung.

> ❗ Durch digitale Bildverarbeitung wird dem Bild keine neue Information hinzugefügt; es kann lediglich im Bild bereits enthaltene Information besser dargestellt werden.

Fenstertechnik

Die einfachste Form der digitalen Bildverarbeitung ist die Veränderung der Fenstereinstellung zur gezielten Kontrastveränderung. Während die Digitalisierung des Bildsignals in der digitalen Mammographie mindestens mit einer Auflösung von 12 Bit oder 4096 Graustufen erfolgt, kann das menschliche Auge nur etwa 35 Graustufen unterscheiden und damit nur einen kleinen Teil der angebotenen Information aufnehmen. Durch eine gezielte Einengung des angebotenen Kontrastumfanges können jedoch Details mit geringerem Kontrast deutlich hervorgehoben werden. Hierbei wird ein durch Fensterlage und Fensterweite definiertes Fenster innerhalb der Grauwerteskala der digitalen Bilddaten gewählt und anschließend auf den gesamten Grauwertebereich aufgespreizt. Dadurch ist es möglich, beliebige Bereiche des digitalisierten Signals mit maximaler Kontrastauflösung am Monitor oder auf einem Laserfilm darzustellen (Abb. 2.**28**).

Zur nichtlinearen Beeinflussung der Kennlinien werden Umwandlungstabellen für die Pixelwerte sog. Lookup-Tables (LUT) verwendet. Sie geben an, auf welchen Ausgangswert ein bestimmter Pixel abgebildet werden soll und dienen insbesondere zur Anpassung des Pixelwertbereichs an ein Ausgabemedium. Die meisten digitalen Mammographiesysteme führen zunächst eine automatische Histogrammanalyse durch, die der Ermittlung des Wertebereiches und der Häufigkeiten der im Bild auftretenden Pixelwerte dient. Danach wird die Kennlinie auf Grund der Lage der diagnostisch relevanten Bildwerte im Dynamikbereich automatisch an den zur Verfügung stehenden Dichtebereich des Ausgabemediums angepasst.

Ortsfrequenzfilterung

Während bei der Grauwertanpassung jeder Pixelwert individuell bearbeitet wird, erfolgt bei der Ortsfrequenzfilterung eine gezielte Veränderung unter Berücksichtigung der Pixelumgebung. Durch eine Kantenlänge oder eine Pixelanzahl wird zunächst ein als **Filterkernel** bezeichneter Bereich definiert, der zwischen 3 und einigen hundert Pixeln groß sein kann. Bei einer Tiefpassfilterung wird jedem Pixel im Filterkernel der Mittelwert aller Pixel zugewiesen. Die lokale Mittelwertbildung führt abhängig von der Kernelgröße zu einer Rauschreduktion bei gleichzeitiger Zunahme der Unschärfe bis hin zur Auslöschung kleiner Bilddetails.

Eine Verstärkung der hochfrequenten Anteile im Bild kann durch eine Hochpassfilterung erreicht werden. Hierzu wird das unscharfe Tiefpassbild pixelweise von dem Ausgangs- oder Basisbild subtrahiert. Man erhält ein Hochpassbild, das nur noch die höheren Frequenzanteile enthält. Dieses hochfrequente Bild wird dann mit

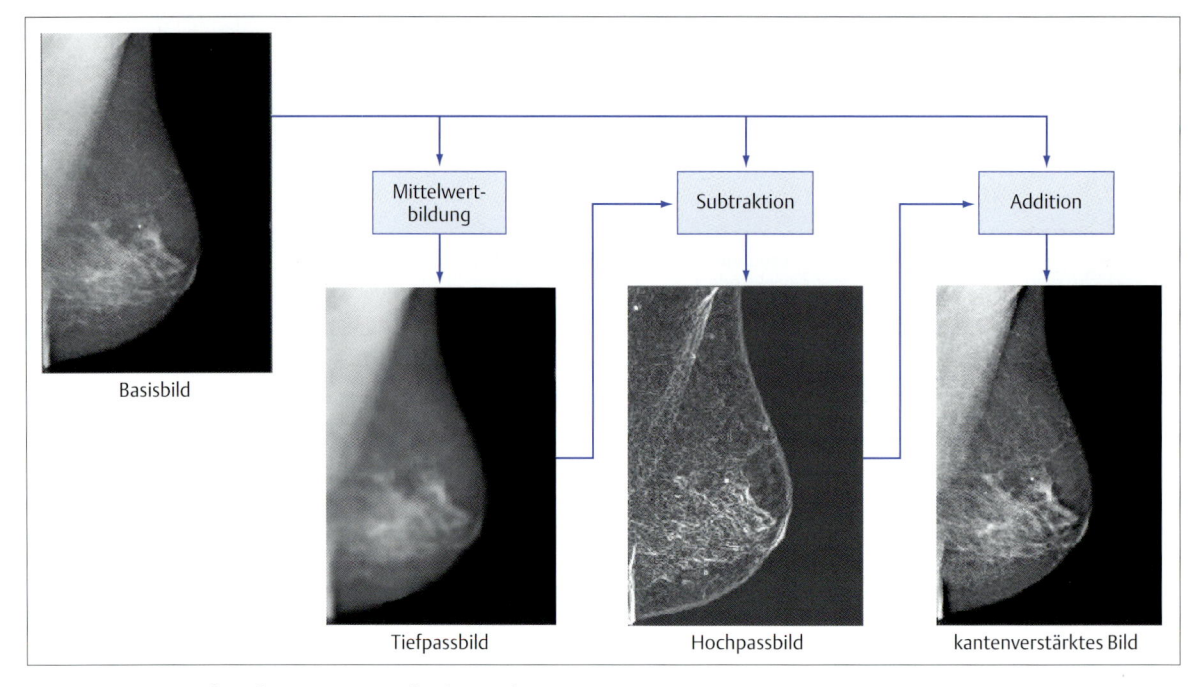

Abb. 2.29 Prinzip der Filterung mit unscharfer Maske.
Durch eine gewichtete Addition von Hochpassbild und Basisbild entsteht ein kantenverstärktes Bild.

einem Wichtungsfaktor multipliziert wieder zum Originalbild hinzuaddiert. Das Resultat ist ein kantenverstärktes Bild. Durch selektive Verstärkung hoher Ortsfrequenzen kann die Sichtbarkeit von Mikroverkalkungen verbessert werden. Nachteilig hierbei ist jedoch, dass es durch die Kantenbetonung auch gleichzeitig zu einer Verstärkung des Bildrauschens kommt (Abb. 2.**29**).

Abhängig von Kernelgröße und Wichtungsfaktor können bei der Ortsfrequenzfilterung verschiedene Bildeffekte resultieren. Ein *kleiner* Kernel führt zu einer Verbesserung der Bildschärfe, ein *mittelgroßer* Kernel führt zur Kantenbetonung und ein *großer* Kernel führt zu einer Reduktion der großflächigen Kontraste bei gleichzeitiger Beibehaltung des Detailkontrastes.

Digitale Vergrößerung (Zooming)

Wenn man den Grauwert jedes einzelnen Bildpunktes mehreren Bildpunkten zuordnet, erhält man einen vergrößerten Bildausschnitt. Gegenüber dem Originalbild enthält die Vergrößerung natürlich keine zusätzlichen Informationen. In vergrößerten Bildausschnitten kann man aber Bilddetails oft besser erkennen. Mit zunehmendem Vergrößerungsfaktor kommt es bei gleicher Abbildungsgröße jedoch auch zum Verlust des harmonischen Bildeindruckes, da die Kanten der Pixel zunehmend in den Vordergrund treten (Abb. 2.**30** u. 2.**31**).

Der Einsatz der digitalen Vergrößerung ist mit der Verwendung einer Lupe bei der Filmbetrachtung ver-

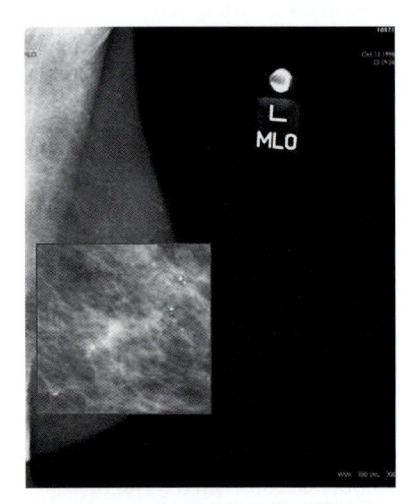

Abb. 2.30 Digitale Ausschnittsvergrößerung.

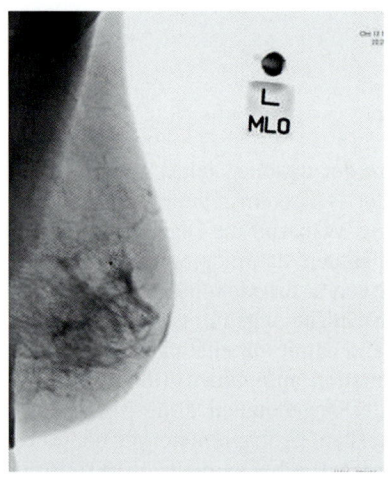

Abb. 2.31 Invertiertes Mammogramm.

Tabelle 2.7 Möglichkeiten der digitalen Bildverarbeitung

Kontrast und Helligkeitsveränderungen (Grauwerttransformation)
Dynamikkompression
Kantenanhebung oder Hochpassfilterung (vermehrtes Rauschen)
Kantenglättung oder Tiefpassfilterung (verringertes Rauschen)
Unscharfe Maskentechnik
Ausschnittsvergrößerung (Zooming)
Bildumkehr (Inversion)
Bildsummation zur Verringerung des Rauschens
Bildsubtraktion zum Vergleich von Bildern

gleichbar. Eine Verbesserung des Auflösungsvermögens wie bei der radiographischen Direktvergrößerung kann durch Zooming nicht erreicht werden (Tab. 2.7).

> **!** Die völlige Freigabe der unendlichen Vielfalt von Bildverarbeitungsmöglichkeiten bringt für einen diagnostischen Routinebetrieb wenig Vorteil. Für den Betrachter in der täglichen Routine ist die Beschränkung auf einige wenige Standardeinstellungen zu empfehlen.

Computerunterstützte Befundung

Das Vorliegen der Bilddaten in digitaler Form ermöglicht eine computergestützte Auswertung (engl: computer aided detection bzw. computer assisted diagnosis, CAD) der Mammogramme. Der Computer übernimmt hierbei die Rolle eines Zweitbefunders, der auf Befunde hindeutet, die möglicherweise zunächst von dem befundenden Radiologen übersehen wurden. Ziel des CAD-Einsatzes ist wie bei einer konsekutiven Doppelbefundung die Reduktion von falsch negativen, übersehenen Befunden.

Die Anwendung eines CAD-Systems auf konventionell erstellte Mammogramme, die zunächst mit Hilfe eines Scanners digitalisiert werden, ist möglich, entspricht aber nicht mehr dem aktuellen Stand der Technik.

Eingebettet in den klinischen Ablauf einer digitalen Mammographie bereitet ein Bildanalyseverfahren die Bilddaten für die Befundung auf. Ein CAD-Verfahren lässt sich dabei in die Schritte Bildsegmentation, Bildnachverarbeitung sowie automatische Befunddetektion und -klassifikation untergliedern. In mehr als 90% der nichttastbaren, mammographisch diagnostizierten Karzinome sind entweder ein umschriebener Verdichtungsherd oder gruppierte Mikroverkalkungen nachweisbar. Dieses sind daher auch die mammographischen Zeichen eines Mammakarzinoms, auf die die automatische Befunddetektion ausgerichtet ist. Ziel der anschließenden Befundklassifikation ist es, bestimmte bereits detektierte Läsionen näher zu charakterisieren. In der Mammographie geht es um die Frage, ob es sich bei einem bestimmten Befund um eine benigne oder maligne Veränderung handelt. Bei der computergestützten Differenzierung zwischen benignen und malignen Verdichtungsherden werden Dichte, Form, Konturschärfe und das Vorhandensein von sternförmigen Randausziehungen bzw. von Verkalkungen durch den Computer analysiert und beurteilt. Zur Differenzierung zwischen benignen und malignen Mikroverkalkungen werden in der Regel die Zahl, Kontrast, Form und räumliche Anordnung der Verkalkungen berücksichtigt.

Die Ergebnisdarstellung erfolgt auf einem Monitor oder als Papierausdruck, jeweils mit getrennter Markierung von Mikroverkalkungen und Herdbefunden durch unterschiedliche Symbole (Abb. 2.**32**).

Das Image Checker System (R2 Technology, Los Altos, USA) markiert z. B. Mikroverkalkungen, wenn mehr als 3 Kalkpartikel auf einer Fläche von 0,5 cm^2 zur Darstellung kommen. Das Second Look System (CADx Medical Systems, Laval, Canada) klassifiziert Mikroverkalkungen als maligne, wenn mindestens 3 Verkalkungen mit einem Abstand von unter 5 mm detektiert wurden. Herdbefunde müssen größer als 6 mm sein und werden bis zu einem maximalen Durchmesser von 3,2 cm (Image Checker) bzw. 4 cm (Second Look) markiert.

Die computergestützten Detektionsverfahren sind z. T. in der Lage, bis zu 90% auch kleinster, nichtpalpabler, allein mammographisch erfassbarer Karzinome automatisch zu detektieren. Problematisch ist derzeit jedoch, dass diese hohe Sensitivität mit einer relativ großen Zahl falsch positiver Befunde, d. h. einer niedrigen Spezifität erkauft wird. Die Zahl der falsch positiven Marker pro Aufnahme beträgt derzeit durchschnittlich 0,5 für Mikroverkalkungen und 1,0 für Herdbefunde. Dies bedeutet für den Einsatz in der Routinediagnostik einen positiven Vorhersagewert von unter 1%, d. h. bei einem Einsatz in der klinischen Praxis ist bei 100 durch das CAD-System markierten Befunden in weniger als einem Fall mit einem Karzinom zu rechnen. Für den erfahreneren Untersucher stellt dies nach einer Lernphase kein Problem dar. Beim Unerfahrenen besteht die Gefahr unnötiger weiterer Abklärung dieser Befunde und nicht indizierter Biopsien.

CAD-Systeme können den gründlich ausgebildeten Radiologen nicht ersetzen, sie können jedoch zur Unterstützung des Radiologen eingesetzt werden. Die Systeme können einerseits auf Läsionen hinweisen, die eindeutig erkennbar sind, jedoch durch den Radiologen übersehen wurden. Andererseits kann auf Grund ihrer hohen Sensitivität die Nichtmarkierung eines fraglichen Befundes auch als deutlicher Hinweis gewertet werden, dass vermutlich kein maligner Befund vorliegt.

Zukünftige klinische Anwendungen

Durch die herausragende Bildqualität und die Möglichkeit, sehr schnell hintereinander mehrere Aufnahmen akquirieren zu können, ergeben sich für die digitale Vollfeldmammographie zukünftig neue klinische Anwendungen, die sich zu gegebener Zeit in die digitalen Mammographiesysteme integrieren lassen.

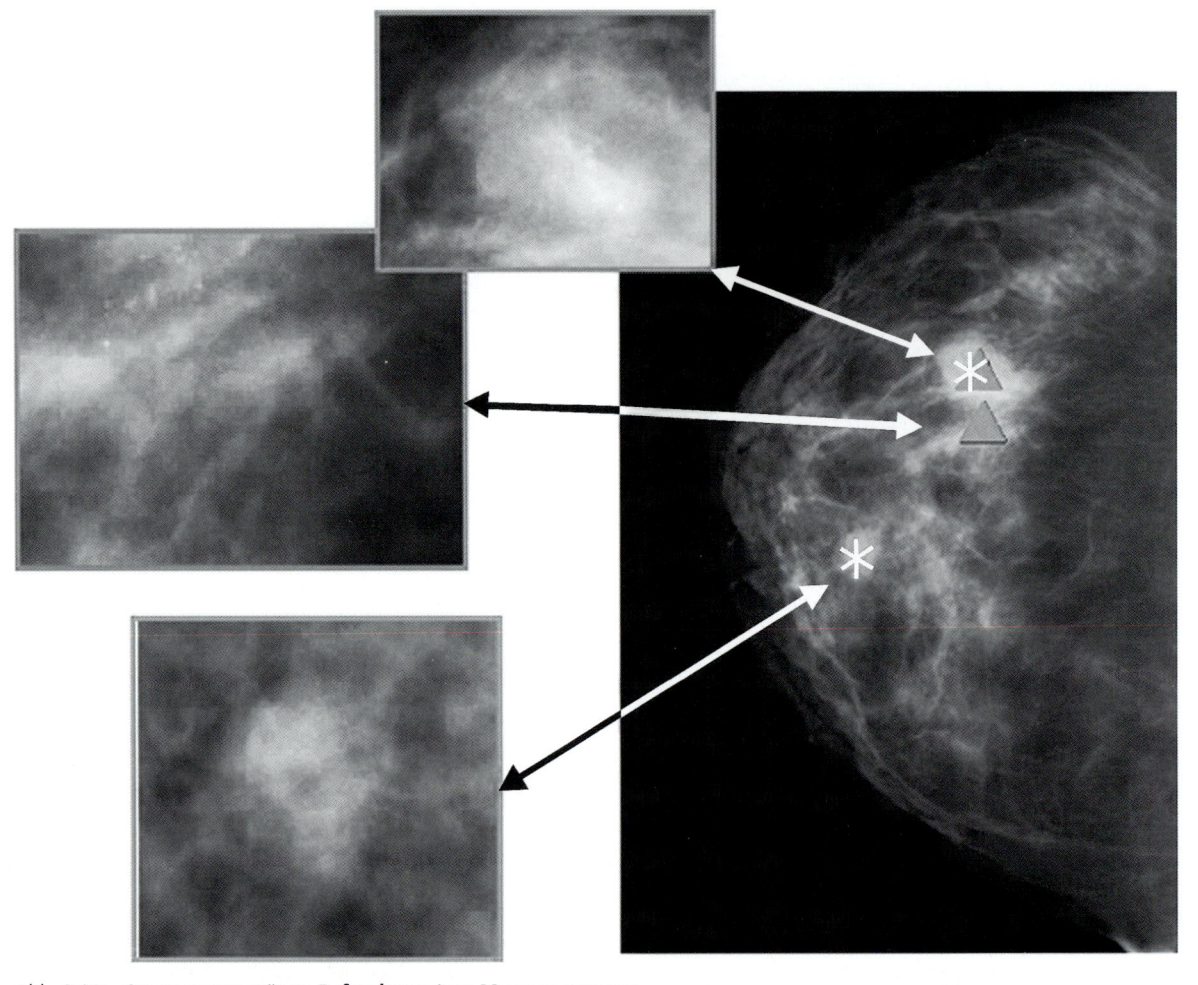

Abb. 2.**32** **Computerunterstützte Befundung eines Mammogramms.**
Als maligne bewertete Gruppen von Mikrokalzifikationen wurden vom Computer mit einem Dreieck markiert; Sterne markieren einen malignen Herdbefund.

Digitale Schicht- oder 3-D-Mammographie

Ein großes Hindernis bei der Detektion kleiner mammographischer Läsionen stellt bei der Projektionsmammographie die Überlagerung von normalem Gewebe dar. Die Reduzierung dieses strukturellen Rauschens ist ein Vorteil der radiologischen Schichtverfahren. Der Röntgen-Computertomographie fehlt allerdings bei zusätzlich signifikant erhöhter Dosis die Ortsauflösung der Projektionsmammographie. Konventionelle lineare oder polyzyklische Tomographie im Brustbereich ist schwierig, da Kopf und Körper der Patientin bei der erforderlichen Bewegung von Detektor und Röntgenröhre stören. Schichtaufnahmen der in der Kompressionsvorrichtung eines Standardmammographiesystems fixierten Brust bei gleichzeitig stationärem Detektor ermöglichen jedoch die digitale Tomosynthese oder das TACT-Verfahren (von engl.: Tuned Aperture Computed Tomography).

Bei diesen Verfahren handelt es sich um digitale Volumenmammographie auf der Basis von 5–8 Einzelprojektionen, die in schneller Folge nacheinander aufgenommen werden, während die Röntgenröhre einen Bogen von etwa 20°–30° über die Brust beschreibt. Röhre und Detektor werden dabei entkoppelt, so dass die Röhre unabhängig vom stationär bleibenden Detektor mit einer Schrittweite von ca. 6° bewegt werden kann (Abb. 2.**33**). Die Belichtungsparameter für jede Einzel-

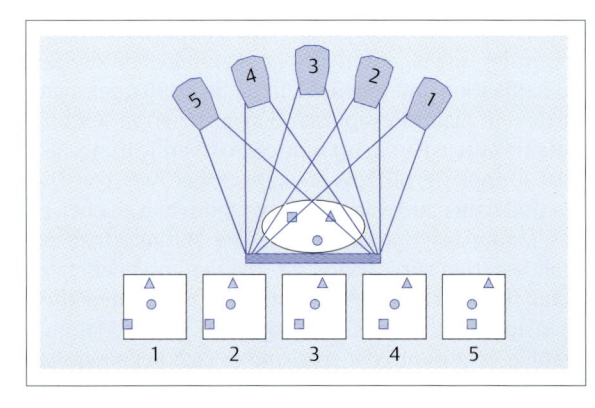

Abb. 2.**33** **Prinzip der Tomosynthese.**

aufnahme werden so gewählt, dass die aus allen Aufnahmen resultierende Strahlenexposition etwa der Dosis einer normalen Projektionsmammographie entspricht. Mit Hilfe unterschiedlicher Rekonstruktionsalgorithmen wird anschließend die Brust in interessierenden Schichten oder als beliebig drehbares 3-dimensionales Bild dargestellt.

Digitale Schicht- oder 3-D-Darstellungen der Brust können sich überlagernde Strukturen auflösen und es so ermöglichen, tatsächliche Läsionen von Projektionsartefakten zu unterscheiden. Des Weiteren ermöglicht die Methode die sichere Detektion von Mikroverkalkungen und Herdbefunden, die auf Grund ihrer Lage andernfalls durch überlagerte Strukturen verdeckt würden.

Kontrastmittelmammographie

Maligne Tumoren in der Brust nehmen im Allgemeinen schneller und intensiver Kontrastmittel auf als normales Drüsengewebe und benigne Veränderungen. Mit der digitalen Vollfeldmammographie ist ein derartiger Kontrastanstieg nach intravenöser Injektion von iodhaltigem Kontrastmittel quantitativ zu erfassen. Aus der Subtraktion einer vorab erstellten Leeraufnahme von einer kontrastmittelgestützten Aufnahme resultiert eine kontrastreiche Darstellung der Gefäßstrukturen in der Brust (Abb. 2.**34**). Da Mammakarzinome in der Regel eine vermehrte Vaskularisation aufweisen, könnte die digitale Subtraktionsmammographie zukünftig eine bedeuten-

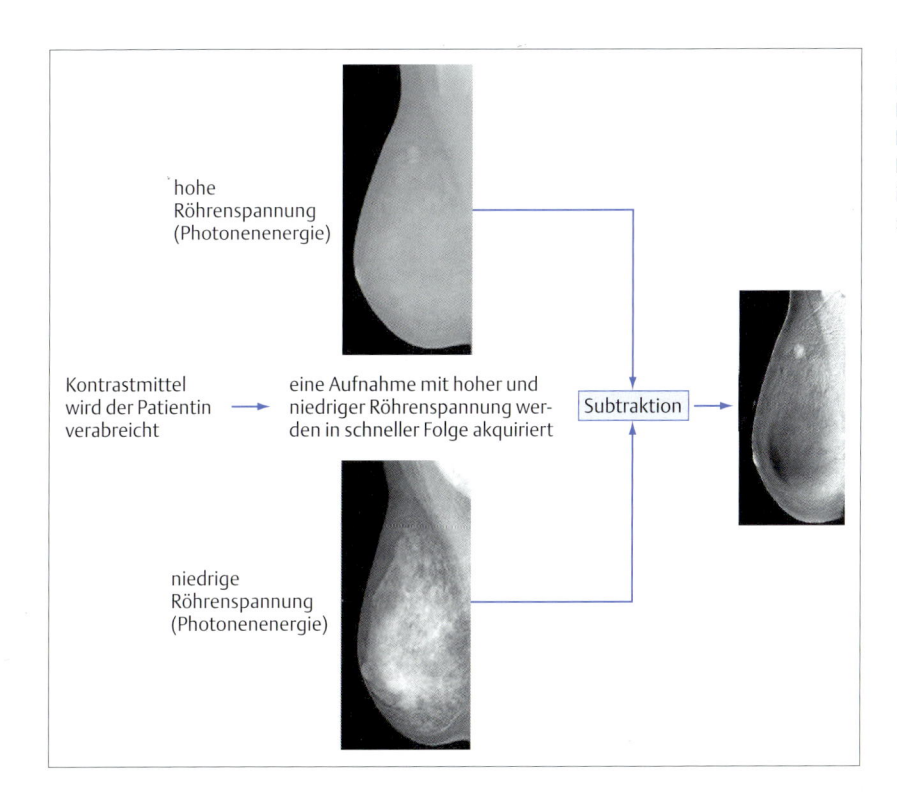

Abb. 2.**34** **2-Energie-Verfahren zur kontrastmittelverstärkten Darstellung mammographischer Läsionen.**
Im Subtraktionsbild tritt die Läsion infolge der vermehrten Vaskularisation deutlich hervor.

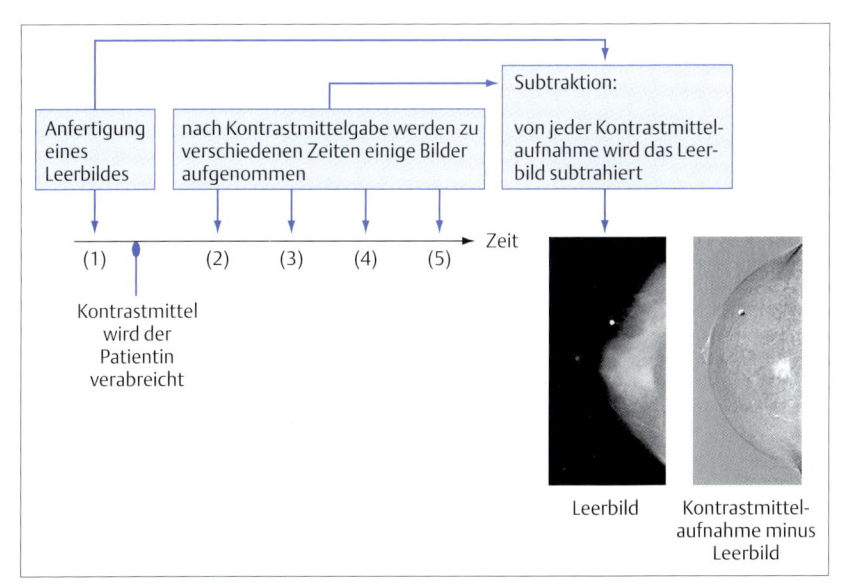

Abb. 2.**35** **Zeitliche Subtraktion zur Ermittlung der Kontrastmitteldynamik.**
Der Bereich mit verstärkter Kontrastmittelaufnahme (lobuläres Karzinom) tritt im Subtraktionsbild deutlich hervor.

de Rolle beim Nachweis und bei der Beurteilung von Mammakarzinomen sowie bei der Therapieverlaufskontrolle spielen. Aus einer zu unterschiedlichen Zeiten nach Kontrastmittelgabe aufgenommenen Serie lässt sich darüber hinaus auch die Kontrastmitteldynamik in Form von Zeit-Signalintensitäts-Kurven ermitteln. Digitale Röntgenmammographie mit Kontrastmittelgabe könnte daher für diese Fragestellung eine schnelle und kostengünstige Alternative zur Tumorcharakterisierung mittels MR-Mammographie werden.

Neben der zeitlichen Subtraktion, bei der von aufeinanderfolgenden Kontrastbildern jeweils die vorab erstellte Leeraufnahme abgezogen wird, kann auch die Differenz aus 2 mit unterschiedlicher Photonenenergie (Röhrenspannung) nahezu zeitgleich erstellten Bildern gebildet werden (Abb. 2.**35**).

3 Strahlenexposition

K.-P. Hermann

Rechtfertigende Indikation

Jede Röntgenmammographie führt zu einer Exposition der Patientin mit ionisierender Strahlung. Es ist davon auszugehen, dass durch die Einwirkung dieser Strahlung auf die Patientin ein geringes zusätzliches Brustkrebsrisiko verursacht wird. Vor jeder Mammographie muss daher – wie vor jeder anderen Röntgenuntersuchung auch – von einem Arzt, der die für die Anwendung der Röntgenstrahlung notwendige Fachkunde besitzt, festgestellt werden, dass der gesundheitliche Nutzen der Mammographie für die Patientin gegenüber dem Strahlenrisiko überwiegt. Dies wird als rechtfertigende Indikation bezeichnet. Sie ist auch dann zu stellen, wenn die Anforderung eines überweisenden Arztes vorliegt.

Die Abwägung muss in jedem Einzelfall erfolgen. Die Zugehörigkeit einer Frau zur Gruppe der über 50-Jährigen reicht allein nicht aus, um eine Röntgenmammographie zu rechtfertigen. Ein auf die Gesamtbevölkerung bezogenes statistisch-epidemiologisches Risiko ist nicht gleichbedeutend mit dem abklärungsbedürftigen individuellen Risiko. Es müssen also weitere konkrete Verdachtsmomente, wie etwa Hinweise auf zusätzliche Risikofaktoren, fokaler Schmerz oder ein Tastbefund vorliegen, um eine Mammographie als ärztlich indiziert anzusehen.

Etwas anderes gilt, wenn die Mammographie im Rahmen eines durch die zuständige oberste Landesgesundheitsbehörde zugelassenen Screening-Programms durchgeführt wird. In diesem Fall ist die gesonderte rechtfertigende Indikation für den einzelnen Teilnehmer nicht nötig, wenn bei der zu untersuchenden Person die in der Zulassung der Reihenuntersuchung für den einzubeziehenden Personenkreis festgelegten persönlichen Voraussetzungen (z.B. Alter, Geschlecht, Zugehörigkeit zu einer Risikogruppe) vorliegen.

Dosisgrößen zur Beschreibung der Strahlenexposition

Die Einwirkung ionisierender Strahlung auf den menschlichen Körper wird Strahlenexposition genannt. Die Strahlung tritt dabei mit dem Körpergewebe in Wechselwirkung und wird in unterschiedlichem Maße absorbiert. Zur Quantifizierung von Wirkung und Menge der ionisierenden Strahlung im Gewebe sind verschiedene **Dosisgrößen** definiert worden. Die Energiemenge (Maßeinheit: Joule), die durch die Strahlung an eine bestimmte Gewebemenge (Maßeinheit: Kilogramm) abgegeben wird, bezeichnet man als **Energiedosis**. Die Maßeinheit der Energiedosis ist das Gray; Kurzzeichen Gy. Ein Gray entspricht dabei einem Joule pro Kilogramm (1 Gy = 1 J/kg).

Da unterschiedliche Strahlungsarten bei gleicher Energiedosis im Körpergewebe jedoch unterschiedlich starke biologische Wirkung zeigen, muss die Energiedosis mit Hilfe sog. **Strahlungswichtungsfaktoren** präzisiert werden, die die biologischen Unterschiede der Strahlungswirkung berücksichtigen. Die Dosis, die die biologische Wirksamkeit der Strahlung wichtet, wird als **Äquivalentdosis** bezeichnet. Man erhält sie durch Multiplikation der Energiedosis, angegeben in Gray (Gy), mit dem Strahlungswichtungsfaktor. Die Maßeinheit der Äquivalentdosis ist das Sievert (Kurzzeichen: Sv).

Für außerhalb strahlenbiologischer Feinheiten angesiedelte Probleme des praktischen Strahlenschutzes wird der Strahlungswichtungsfaktor für Röntgenstrahlung unabhängig von der Photonenenergie gleich 1 gesetzt. Einige in jüngster Zeit durchgeführte strahlenbiologische Experimente weisen darauf hin, dass Röntgenuntersuchungen mit weicher Röntgenstrahlung, wie sie bei der Röntgenmammographie eingesetzt wird, eine höhere biologische Wirksamkeit aufweisen können als bisher angenommen. Für Risikoabschätzungen der Mammographie sollte man daher sicherheitshalber mit einem Strahlungswichtungsfaktor von 3 arbeiten.

Bei der Mammographie ist das Drüsengewebe der Brust das empfindlichste Gewebe im Hinblick auf die Induktion eines Karzinoms durch ionisierende Strahlung. Die Ganzkörper- oder auch die Uterusexposition ist bei einer Mammographie derart gering, dass sie vernachlässigt werden kann. Entsprechend wird ausschließlich die mittlere Organenergiedosis des Brustdrüsengewebes bei der Abwägung eines möglichen strahlenbedingten Risikos herangezogen. Diese **mittlere Parenchymdosis** (engl.: average glandular dose) kann allerdings nicht direkt gemessen werden, sondern muss mit Hilfe von Konversionsfaktoren aus der Einfalldosis ermittelt werden.

Strahlenschutzgrundsätze

Rechtfertigungsgebot

Der diagnostische Nutzen für jede Patientin ist individuell abzuwägen gegenüber der von der Strahlenexposition möglicherweise verursachten Schädigung der Patientin. Dabei muss der gesundheitliche Nutzen gegenüber dem Strahlenrisiko überwiegen. Andere Verfahren mit vergleichbarem gesundheitlichen Nutzen, die mit keiner oder einer geringeren Strahlenexposition verbunden sind, sind bei der Abwägung zu berücksichtigen.

Nur im Rahmen eines zugelassenen, qualitätsgesicherten Screeningprogramms ist es nicht erforderlich, dass die einzelnen Teilnehmerinnen vorher zum Zwecke des Stellens einer rechtfertigenden Indikation gesondert ärztlich untersucht werden. In diesem Fall reicht es aus, wenn bei der Patientin die in der Zulassung der Reihenuntersuchung für den einzubeziehenden Personenkreis festgelegten persönlichen Voraussetzungen vorliegen.

Optimierungsgebot

Die Dosis muss unter Berücksichtigung wirtschaftlicher und sozialer Faktoren so niedrig wie vernünftigerweise erreichbar gehalten werden. Für diagnostische medizinische Expositionen wird dies ausgelegt als möglichst niedrige Dosis, die zur erforderlichen Bildqualität führt und für die Gewinnung der gewünschten diagnostischen Information notwendig ist.

Begrenzungsgebot

Gesetzlich festgelegte Dosisgrenzwerte dürfen nicht überschritten werden. Für medizinische Expositionen gibt es solche Grenzwerte jedoch nicht. Wenn die Anwendung gerechtfertigt und der Schutz optimiert ist, wird die Dosis für die Patientin so niedrig sein, wie es mit dem medizinischen Zweck zu vereinbaren ist. Jede weitere Anwendung von Dosisgrenzwerten könnte zum Schaden der Patientin sein.

Diagnostische Referenzwerte sind keine Dosisgrenzwerte, es handelt sich um Richtwerte für die Optimierung von Standarduntersuchungen; sie sagen nichts über die individuelle Exposition einzelner Patientinnen aus.

Strahlenrisiko

Bereits seit den Pioniertagen der Röntgendiagnostik ist bekannt, dass Röntgenstrahlung wie andere ionisierende Strahlung biologische Veränderungen verursachen kann. Wichtige Erkenntnisse über den Zusammenhang zwischen Brustkrebsinzidenz und Strahlung lieferte eine Studie mit extrem häufig durchleuchteten Tuberkulose-Patientinnen in den USA und die Untersuchung der Überlebenden der Atombombenabwürfe von Hiroshima und Nagasaki.

Eine statistisch signifikante Risikoerhöhung konnte allerdings hier wie bei anderen Untersuchungen auch nur für Dosiswerte oberhalb 200 mSv nachgewiesen werden. Solche Expositionswerte kommen in der Röntgendiagnostik und insbesondere in der Mammographie jedoch nicht vor. Um Aussagen über die Wirkung von mammographisch relevanten Strahlenexpositionen zu gewinnen, wird unter der Annahme einer linearen Dosis-Wirkungs-Beziehung von den hohen Strahlendosen auf den Bereich kleiner Dosiswerte extrapoliert.

Diese Art der rechnerischen Abschätzung von Strahlenrisiken bei kleinen Dosen ist mit erheblichen Unsicherheiten verbunden. Sie liefert im Idealfall einen über alle Lebensalter gemittelten Risikokoeffizienten. Das Risiko, an einem strahleninduzierten Brustkrebs zu sterben, ist jedoch stark vom Alter der Frau bei der Strahlenexposition abhängig (Tab. 3.1). Von diesem Mortalitäts-

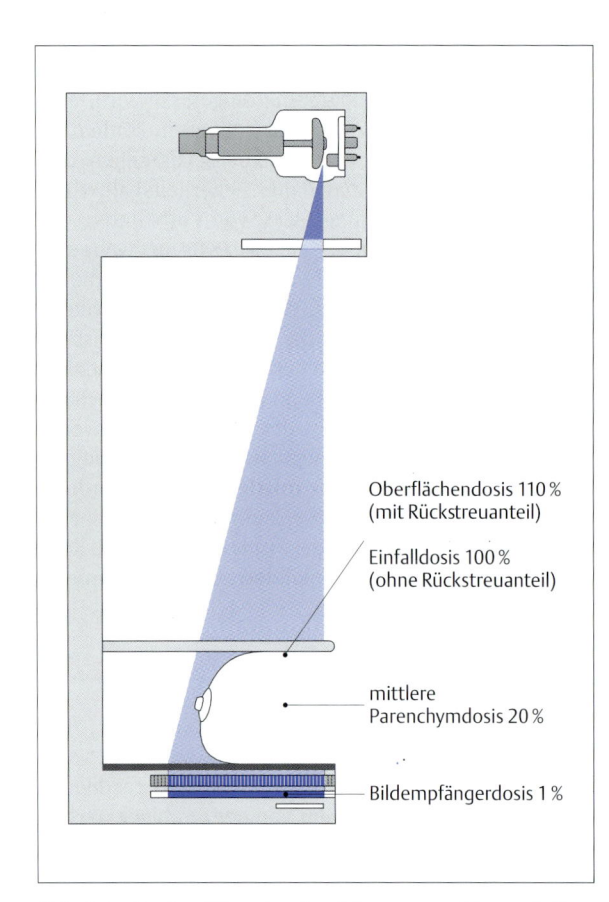

Abb. 3.1 Dosisgrößen in der Mammographie und ihre Messorte.
Die Prozentwerte geben für die Oberflächendosis, die mittlere Parenchymdosis und die Bildempfängerdosis grobe Schätzwerte relativ zur Einfalldosis an.

Oberflächendosis 110 % (mit Rückstreuanteil)
Einfalldosis 100 % (ohne Rückstreuanteil)
mittlere Parenchymdosis 20 %
Bildempfängerdosis 1 %

Tabelle 3.1 Lebenszeitmortalitätsrisiko durch strahleninduzierten Brustkrebs in Abhängigkeit vom Lebensalter bei Strahlenexposition (nach BEIR V)

Alter bei Exposition (Jahre)	Risikokoeffizient (% Sv^{-1})
0 – 9	1,29
10 – 19	2,95
20 – 29	0,52
30 – 39	0,43
40 – 49	0,20
50 – 59	0,06
60 – 69	0,00
70 – 79	0,00
80 – 89	0,00
Mittelwert	0,70

risiko ist das um etwa den Faktor 2,3 höhere Erkrankungsrisiko deutlich zu unterscheiden.

In Deutschland erkranken etwa 10% aller Frauen im Laufe ihres Lebens an Brustkrebs (Morbidität). Trotz großer Fortschritte im Therapiebereich sterben immer noch ca. 43% der betroffenen Frauen an dieser Erkrankung (Mortalität).

Strahlenexposition

In den zurückliegenden 25 Jahren konnte die mit einer Mammographie verbundene Strahlenexposition der Patientien durch technische Weiterentwicklungen kontinuierlich gesenkt werden. Dies muss besonders betont werden, weil viele Bedenken gegenüber der Mammographie noch auf diesen alten um den Faktor 10 höheren Dosiswerten beruhen. Aktuelle Untersuchungen geben Mittelwerte für die mittlere Parenchymdosis zwischen 1,3 mGy und 2,8 mGy an. Bei einer durchschnittlich dichten Brust und einer mittleren Kompressionsschichtdicke von 50–55 mm beträgt die mittlere Parenchymdosis derzeit etwa 2 mGy pro Aufnahme. Der Einsatz neuerer Film-Folien-Systeme der Empfindlichkeitsklasse 25 oder digitaler Bildempfängersysteme kann tendenziell zu geringeren Werten der Strahlenexposition führen.

Nutzen und Risiko einer Mammographie

Einmalige Mammographie

Patientin 45 Jahre:
Klinische Mammographie: beidseitig, je 2 Aufnahmen in 2 Ebenen
Mittlere Parenchymdosis: 2 × 2 mGy = 4 mGy
Angenommener Strahlungswichtungsfaktor für Mammographiestrahlung: 3*[)]
Äquivalentdosis: 12 mSv = 0,012 Sv

Zusätzliches strahleninduziertes Morbiditätsrisiko (45 J.): $0{,}46\% \, Sv^{-1} \times 0{,}012 \, Sv = 0{,}0055\%$
Zusätzliches strahleninduziertes Mortalitätsrisiko (45 J.): $0{,}20\% \, Sv^{-1} \times 0{,}012 \, Sv = 0{,}0024\%$

	Spontanes Risiko	Strahlungs-bedingte Erhöhung	Neues Gesamtrisiko
Morbidität:	10,0%	0,0055%	10,0055%
Mortalität:	4,3%	0,0024%	4,3024%

Durch die einmalige Mammographieuntersuchung im 45. Lebensjahr steigt das Risiko, irgendwann im Leben an Brustkrebs zu erkranken, von etwa 10% rechnerisch auf 10,0055% an. Die Risikozunahme beträgt also lediglich ein 1800 stel des ohne Strahlenexposition vorhandenen Erkrankungsrisikos.

Screeningmammographie

Patientin 50 Jahre:
Jährliche Untersuchung bis zum 70. Lebensjahr (20 Mammographien)
Beidseitig, je 1 Aufnahme in mediolateraler Projektion
Mittlere Parenchymdosis: 2 mGy pro Untersuchung
Angenommener Strahlungswichtungsfaktor für Mammographiestrahlung: 3*[)]
Äquivalentdosis: 6 mSv = 0,006 Sv pro Untersuchung

Zusätzliches strahleninduziertes Morbiditätsrisiko (50–59 J.): $0{,}14\% \, Sv^{-1} \times 10 \times 0{,}006 \, Sv = 0{,}0084\%$
zusätzliches strahleninduziertes Mortalitätsrisiko (50–59 J.): $0{,}06\% \, Sv^{-1} \times 10 \times 0{,}006 \, Sv = 0{,}0036\%$
Mammographien nach dem 60. Lebensjahr tragen zu keinem quantifizierbaren Strahlenrisiko bei.

	Spontanes Risiko	Strahlungs-bedingte Erhöhung	Neues Gesamtrisiko
Morbidität:	10,0%	0,0084%	10,0084%
Mortalität:	4,3%	0,0036%	4,3036%

Auf Grund vieler Studien ist davon auszugehen, dass durch ein qualitätsgesichertes Mammographiescreening die Mortaliät um 20–30% gesenkt werden kann. Dies bedeutet, dass 1,1% (25% von 4,3%) aller strahlenexponierten Frauen nicht am Mammakarzinom sterben. Diesem Nutzen steht zunächst ein Risiko von 0,0036% gegenüber. Da aber auch 25% der strahleninduzierten Karzinome durch das Screening heilbar werden, verringert sich dieses Risiko auf 0,0027% (75% von 0,0036%). Das Verhältnis von Nutzen zu Risiko (1,1 : 0,0036) ist demnach etwa 300 : 1.

> **!** Der Nutzen einer Mammographie zeigt sich innerhalb weniger Jahre.
> Mögliche Nebenwirkungen infolge der Strahlenexposition manifestieren sich jedoch erst in 20 oder 30 Jahren.

---

*[)] Die Berücksichtigung eines Strahlungswichtungsfaktors in dieser Höhe ist auf Grund derzeitiger wissenschaftlicher Erkenntnisse nicht notwendig, soll aber von vornherein einer Unterschätzung des möglichen strahlungsbedingten Risikos vorbeugen.

4 Qualitätssicherung

K.-P. Hermann

Qualitätssicherung

Die Ergebnisqualität der Mammographie ist stets ganzheitlich zu betrachten, weil ihr Nutzen von der technischen und radiologischen Qualität sowie von der Durchführung der Folgediagnostik und der gegebenenfalls notwendig werdenden anschließenden Behandlung abhängt.

Ziel der technischen Qualitätssicherung ist es, die diagnostisch erforderliche Bildqualität mit einer möglichst geringen Strahlenexposition zu erreichen. Rechtliche Grundlage für die technische Qualitätssicherung in der Röntgenmammographie ist die zuletzt durch Verordnung vom 21. Juni 2002 geänderte Verordnung über den Schutz vor Schäden durch Röntgenstrahlen (Röntgenverordnung RöV). In § 16 dieser Verordnung wird ein Qualitätssicherungs-System aus Abnahmeprüfung und Konstanzprüfung definiert, dessen inhaltliche Ausgestaltung durch verschiedene Normenblätter des Normenausschusses Radiologie (NAR) im Deutschen Institut für Normung (DIN) und eine Qualitätssicherungs-Richtlinie erfolgt.

Zusätzlich liegt mit dem „European Protocol for the Quality Control of the Physical and Technical Aspects of Mammography Screening" aus den „European Guidelines for Quality Assurance in Mammography Screening, 3rd Edition" vom Januar 2001 eine aktuelle europäische Leitlinie für eine umfassende physikalisch-technische Qualitätssicherung an Mammographie-Einrichtungen vor (Abb. 4.1).

Eine Harmonisierung zwischen den DIN-Normen für Abnahme- und Konstanzprüfung an Mammographie-Einrichtungen und dem „European Protocol" wird angestrebt. Darüber hinaus bestehende Abweichungen liegen hauptsächlich darin begründet, dass die Anwendung der DIN-Normen nicht auf Mammographie-Einrichtungen in Screening-Zentren begrenzt ist.

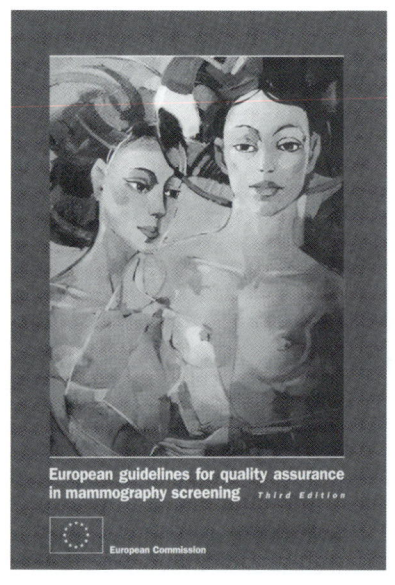

Abb. 4.1 European Guidelines for Quality Assurance in Mammography Screening, 3rd Edition, Luxemburg 2001.
Bezugsquelle: Bundesanzeiger Verlag GmbH, 50735 Köln

Abnahme- und Teilabnahmeprüfung

Ziel der Abnahmeprüfung ist die Spezifikationen eines neu installierten Systems bezüglich der Einhaltung von Normen und technischen Anforderungen zu überprüfen. Die Durchführung erfolgt durch den Systemhersteller oder eine akkreditierte Prüfstelle. Die Prüfung umfasst die Komponenten:
- Mammographie-Einrichtung
  (DIN EN 61223 – 3 – 2 und DIN V 6868 – 152),
- Filmverarbeitung (DIN V 6868 – 55),
- Filmkassetten (DIN 6832 – 2),
- Dunkelraum (DIN V 6868 – 55),
- Filmbetrachtungseinrichtung (DIN 6856 – 1)
  (Tab. 4.1).

Im Rahmen der Abnahmeprüfung werden auch die Bezugswerte für die Konstanzprüfung bestimmt. Alle Messgeräte, die für die Konstanzprüfung erforderlich sind (Prüfkörper, Sensitometer, Densitometer etc.) müssen zum Zeitpunkt der Abnahmeprüfung bereits zur Verfügung stehen und verwendet werden.

Nach jeder Änderung der Einrichtung oder ihres Betriebes, welche die Bildqualität oder die Höhe der Strahlenexposition nachteilig beeinflussen kann, müssen für die veränderten Komponenten erneut Teilabnahmeprüfungen durchgeführt werden. Damit ist in der Regel auch eine Neufestlegung der Bezugswerte für die Konstanzprüfung verbunden.

Tabelle 4.1 DIN-Normen zur Qualitätssicherung in der Mammographie

DIN	Teil	Stand		Inhalt
				Filmverarbeitung:
6868	02	07/1996		Sicherung der Bildqualität in röntgendiagnostischen Betrieben Konstanzprüfung der Filmverarbeitung
6868	55	10/1996	V	Sicherung der Bildqualität in röntgendiagnostischen Betrieben Abnahmeprüfung an medizinischen Röntgen-Einrichtungen Funktionsprüfung der Filmverarbeitung
				Mammographie-Einrichtung:
6868	07	10/1989		Sicherung der Bildqualität in röntgendiagnostischen Betrieben Konstanzprüfung für die Mammographie
6868	07	02/2003	E	Sicherung der Bildqualität in röntgendiagnostischen Betrieben Konstanzprüfung an Röntgen-Einrichtungen für Mammographie
61223	3–2	03/2001	EN	Bewertung und routinemäßige Prüfung in Abteilungen für medizinische Bildgebung Abnahmeprüfungen – Abbildungsqualität von Röntgen-Einrichtungen in der Mammographie (IEC 61 223 – 3-2 : 1996)
6868	152	04/2003	V	Sicherung der Bildqualität in röntgendiagnostischen Betrieben Abnahmeprüfung an Röntgen-Einrichtungen für Mammographie
				Filmkassetten:
6832	2	05/1992		Kassetten für medizinische Röntgenaufnahmen Röntgenkassetten und Mammographie-Kassetten Prüfung der Lichtdichtheit und Anpressung zwischen Röntgenfilm und Verstärkungsfolie(n)
6832	3	05/1992		Kassetten für medizinische Röntgenaufnahmen Mammographie-Kassetten – Maße und Anforderungen
				Filmbetrachtungseinrichtung:
6856	1	10/1995		Betrachtungsgeräte und -bedingungen Anforderungen für die Herstellung und den Betrieb von Betrachtungsgeräten zur Befundung von Durchsichtsbildern in der medizinischen Diagnostik
6856	2	04/1995		Betrachtungsgeräte und -bedingungen Qualitätssichernde Maßnahmen in der medizinischen Diagnostik Prüfverfahren und Messgeräte

Zeichenerklärung: E (Entwurf), V (Vornorm), EN (Europäische Norm). Alle genannte Normen sind erhältlich beim Beuth-Verlag GmbH, 10772 Berlin

Konstanzprüfung

Ziel der Konstanzprüfung ist es, die im Rahmen der Abnahmeprüfung festgestellten Bezugswerte mit den gleichen Messgeräten regelmäßig zu verifizieren, um Veränderungen mit negativen Auswirkungen auf Bildqualität und Strahlenexposition festzustellen, unverzüglich Ursachen zu ermitteln und zu beseitigen. Die Konstanzprüfung ist so konzipiert, dass sie ohne mechanische oder elektrische Eingriffe durch das eigene Personal des Betreibers durchgeführt werden kann. Es können aber auch Dritte beauftragt werden, wobei die Verantwortung für die ordnungsgemäße Durchführung der Konstanzprüfung aber beim Betreiber verbleibt. Die RöV legt die entsprechenden Fristen arbeitstäglich (Filmverarbeitung) bzw. mindestens monatlich (Röntgen-Einrichtungen und Subsysteme) fest.

Folgende Komponenten sind im Rahmen der Konstanzprüfung zu kontrollieren:
- Mammographie-Einrichtung (DIN 6868 – 07),
- Filmverarbeitung (DIN 6868 – 2),
- Filmkassetten (DIN 6832 – 2),
- Dunkelraum (DIN 6868 – 2),
- Filmbetrachtungseinrichtung (DIN 6856 – 2).

Mammographie-Einrichtung

Die Konstanz von Mammographie-Einrichtungen wird über die standardisierte Abbildung von Prüfkörpern durchgeführt (Abb. 4.2 – 4.4, Tab. 4.2). Diese Prüfkörper erlauben die Ermittlung folgender Kenngrößen:
- visuelle optische Dichte,
- Lage des Nutzstrahlenfeldes,
- Auflösungsvermögen des Systems,
- Konstanz der Dosis.

Die Störstellenfreiheit wird mit Hilfe der Röntgenaufnahme eines homogenen Schwächungskörpers aus PMMA geprüft.

Durch eine Bleiabdeckung an der hinteren Phantomkante wird die zusätzliche Aufbelichtung eines Stufenkeils mit dem Sensitometer ermöglicht. Durch die Lichtsensitometrie mit gleichzeitiger Röntgensensitometrie auf dem selben Film kann bei Abweichungen zum Bezugswert zwischen verarbeitungsbedingten Einflüssen und solchen durch Unregelmäßigkeiten der Röntgenanlage unterschieden werden.

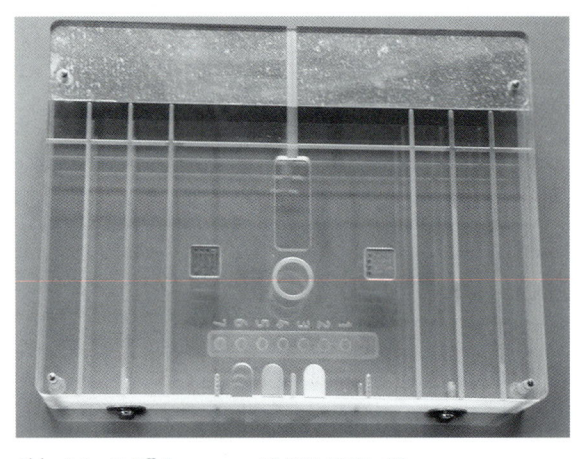

Abb. 4.2 **Prüfkörper** gemäß DIN 6868–07 (Stand: Februar 2003).

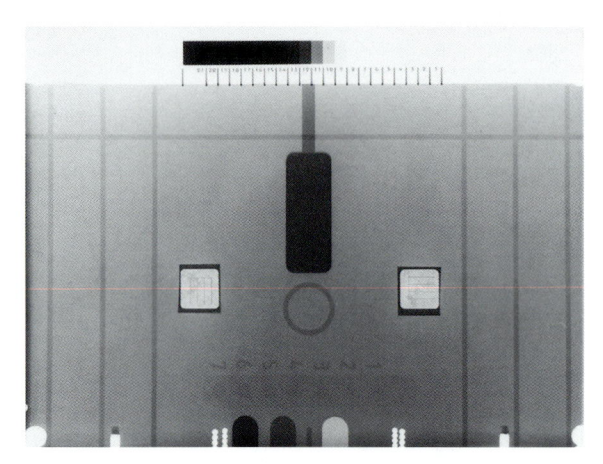

Abb. 4.3 **Röntgenaufnahme des Prüfkörpers.**

Tabelle 4.2 Prüfpunkte bei der Konstanzprüfung an Mammographie-Einrichtungen und Prüfhäufigkeiten

	Prüfpunkt	Prüfhäufigkeit
1	**Sicht- und Funktionsprüfung der mechanischen Einstellhilfen**	monatlich
2	**Optische Dichte:**	
	• Dichteanpassung	täglich
	• Konstanz der Einrichtung	monatlich
3	**Artefakte**	täglich
4	**Ortsauflösungsvermögen:**	
	• mit meist verwendetem Brennfleck	wöchentlich
	• mit den übrigen Brennflecken	jährlich
5	**Kontrastauflösungsvermögen:**	
	• mit meist verwendetem Filter/Target	wöchentlich
	• mit den übrigen Filtern/Anodentargets	jährlich
6	**Bildkontrast**	wöchentlich
7	**Objekt- und Röhrenspannungs-Kompensation**	monatlich
8	**Korrekturschalter der Belichtungsautomatik**	jährlich
9	**Dosis:**	
	• bei Belichtungsautomatik	monatlich
	• bei freier Einstellung	jährlich
10	**Nutzstrahlenfeld**	jährlich
11	**Kassetten:**	
	• Strahlungsschwächung und Verstärkungsfaktor	jährlich
	• Film-Folien-Anpressung	jährlich
12	**Konstanzprüfung der Filmverarbeitung**	täglich
13	**Prüfung des Dunkelraums**	jährlich
14	**Filmbetrachtungsgerät (Schaukasten):**	
	• Leuchtdichte und Homogenität	jährlich

Die durch die DIN-Normen und das European Protocol empfohlenen Prüfhäufigkeiten weichen in einigen Punkten von einander ab.
Bei Verdacht auf Unregelmäßigkeiten ist in jedem Fall die entsprechende Überprüfung unverzüglich durchzuführen.

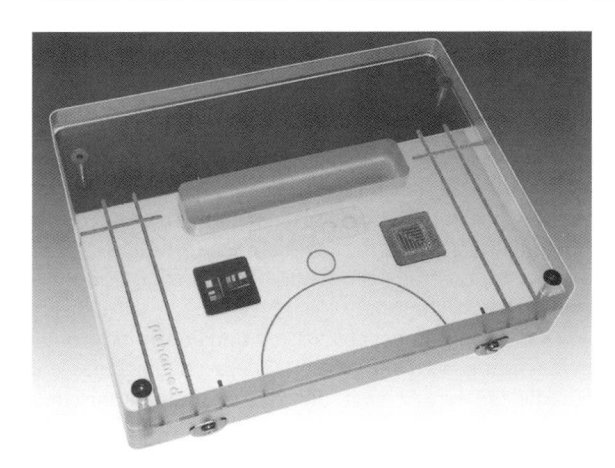

Abb. 4.4 **Europhantom gemäß European Guidelines.**

Filmverarbeitung und Dunkelraum
(Abb. 4.**5** u. 4.**6**)

Den empfindlichsten Teil in der mammographischen Bildgebung stellt die Filmverarbeitung dar, da Schwankungen in den Konzentrationen der Chemikalien sowie der Entwicklertemperatur die Ergebnisse stark beeinflussen. Demgemäß ist die Konstanzprüfung der Filmverarbeitung in der Mammographie arbeitstäglich durchzuführen. Die Bezugswerte folgen aus der Abnahmeprüfung der Filmverarbeitung. Es ist zu beachten, dass jede Änderung der Filmart, des Filmherstellers oder ein Wechsel der Entwicklerchemikalien eine erneute Teilabnahmeprüfung und damit eine optimale Einstellung der Filmentwicklung gemäß Herstellerspezifikationen erfordert.

Als Kenngrößen für die Filmverarbeitung werden die Minimaldichte, der Empfindlichkeitsindex und der Kontrastindex gemessen. Dies erfolgt durch Aufbelichten eines 21-Stufen-Keils auf der Emulsion des Mammographiefilmes mit einem Sensitometer unter Beachtung des erforderlichen Spektralbereiches (blau oder grün). Nach der Entwicklung (innerhalb von 5 min) wird die **Minimaldichte** als optische Dichte an einer unbelichteten Stelle gemessen. Als **Empfindlichkeitsindex** wird die Dichte der in der Abnahmeprüfung festgelegten Stufe des Graukeils gemessen (das ist diejenige Stufe, die am nächsten zur Minimaldichte +1, nicht aber über 1,35 liegt). Ebenso wird als **Kontrastindex** die Differenz der Dichten einer 2. festgelegten Stufe (das ist diejenige Stufe, die am nächsten zur Minimaldichte +2,4 liegt) und des Empfindlichkeitsindex ermittelt. Abweichungen von Empfindlichkeitsindex, Kontrastindex und Minimaldichte von den Bezugswerten geben Hinweise auf die Art der Veränderungen in der Filmentwicklung.

Mindestens einmal jährlich ist auch der Zustand des Dunkelraums, insbesondere in Hinsicht auf eine zusätzliche Exposition der Filme durch die Dunkelraumbeleuchtung oder Lichtlecks zu prüfen. Dies geschieht mit einem homogen auf die Dichte 0,6–1,0 vorexponierten Film, der im Dunkelraum durch Abdecken mit einem Karton stufenweise mit unterschiedlichen Zeiten der Dunkelraumbeleuchtung ausgesetzt wird. Die maximale Dauer, welcher der überprüfte Filmtyp vor und nach der Belichtung der vorhandenen Dunkelraumbeleuchtung ausgesetzt werden kann, entspricht maximal der halben Expositionszeit, die eine merkliche zusätzliche Schwärzung ergeben hat.

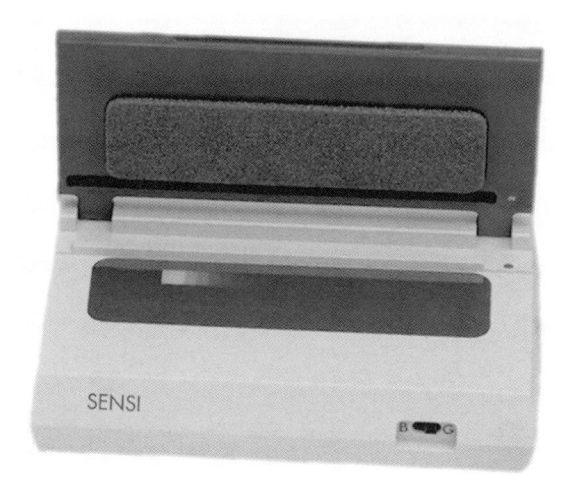

Abb. 4.**5** **Sensitometer.**
Geräteanforderungen bei der Konstanzprüfung:
– 21 Dichtestufen mit einer Keilkonstanten von 0,15,
– umschaltbar von blauem auf grünes Licht,
– Wiederholungsgenauigkeit Δlog H < 0,01.
– Langzeitabweichung Δlog H < 0,02.

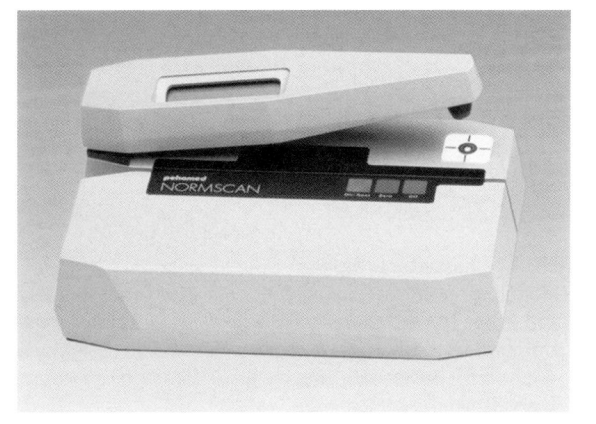

Abb. 4.**6** **Densitometer.**
Geräteanforderungen bei der Konstanzprüfung:
– eine eigene Lichtquelle besitzen,
– für 2 Dichtewerte kalibriert sein,
– eine Möglichkeit für Einzelmessung haben.

Filmkassetten (Abb. 4.7)

Neben der Forderung nach der Sauberkeit der Verstärkungsfolie ist der ideale Kontakt von Verstärkungsfolie und Film eine wesentliche Voraussetzung für die Erzielung der geforderten Bildschärfe. Bei Verdacht kann der unzulängliche Film-Folien-Kontakt durch Aufnahme eines festen Drahtgitters verifiziert werden. Es ist dabei zu beachten, dass sich auf Grund einer unzureichenden Kassettenanpressung Luft zwischen Film und Folie befinden kann, die zu nicht reproduzierbaren Unschärfen auf dem Mammogramm führt. Damit die Luft sicher entweichen kann, wird nach dem Beladen der Kassetten eine Lagerungszeit von 10–15 min empfohlen.

Eine weitere wichtige Eigenschaft ist die Homogenität der Empfindlichkeit für alle verwendeten Kassetten. Macht man Aufnahmen mit Belichtungsautomatik von demselben Objekt (z.B. 45 mm PMMA), dann darf die Schwärzung für alle Kassetten um maximal 0,20 schwanken. Hierbei ist zu beachten, dass die optische Dichte stets an derselben Stelle im Strahlenfeld gemessen wird, um den Einfluss des Heel-Effektes auf die Schwärzung zu eliminieren.

Filmbetrachtung

Die Mindestanforderungen an Betrachtungsgeräte und -bedingungen bei der Befundung von Mammogrammen sind in der Norm DIN 6856 festgelegt. In Teil 1 werden sowohl die Anforderungen an Geräte wie auch an die Gestaltung von Befundarbeitsplätzen und an die Durchführung qualitätssichernder Maßnahmen formuliert. Teil 2 der Norm beschreibt die Prüfverfahren und Messgeräte zur Qualitätssicherung.

Der Helligkeit der Schaukästen und der Hintergrundbeleuchtung wird oft wenig Stellenwert beigemessen. Für die mittlere Schwärzung der mammographischen Aufnahmen ist zwar ein relativ großer Bereich (1,3–1,8) zulässig, es ist aber eine optische Dichte um 1,6 für eine optimale Bildgebung (Bildkontrastauflösung) angemessen. Für diese Schwärzung sind Leuchtdichten von 3000–6000 cd/m^2 erforderlich. Die Hintergrundbeleuchtung des Raumes muss parallel dazu auf eine Beleuchtungsstärke von unter 50 lx reduziert werden, da Raumlicht, das vom Film zum Betrachter reflektiert wird, die Bildkontraste deutlich verringert (Abb. 4.8).

Ganz wesentliche Beachtung kommt der Pflege der Betrachtungsgeräte zu. Sie sollten regelmäßig, zumindest einmal pro Jahr gereinigt werden. Bei Ausfall einer Leuchtstoffröhre sollte der gesamte Röhrensatz ausgetauscht werden. Die Nutzbrenndauer von Leuchtstoffröhren liegt bei etwa 7500 Stunden. In dieser Zeit ist die Leuchtdichte auf ca. 80% abgefallen. Die Gleichmäßigkeit nach einem teilweisen Austausch wäre nicht mehr gewährleistet.

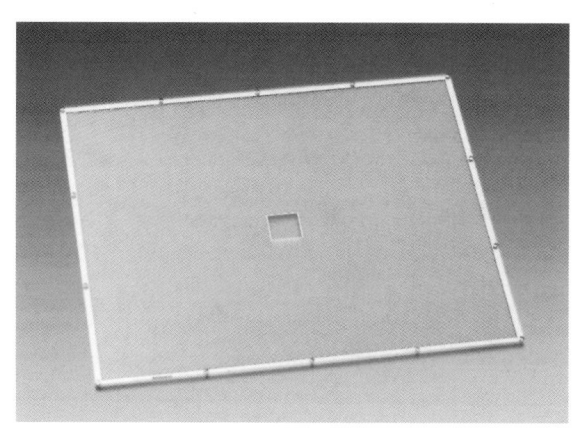

Abb. 4.7 Kassettenprüfgitter.
Die Prüfplatte enthält ein Drahtnetz mit einer Maschenweite von 1,6 mm. Die Helligkeit der Prüfaufnahme wird visuell an einem qualitätsgesicherten Leuchtkasten kontrolliert, sie muss außerhalb der Aussparung über die ganze Filmfläche gleichmäßig erscheinen.

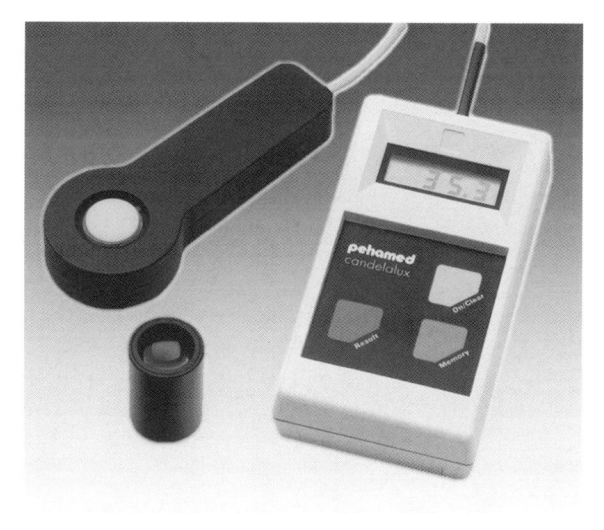

Abb. 4.8 Leuchtdichtemessgerät.
Die Beleuchtungsstärke an der Oberfläche des Schaukastens wird in Lux (lx) gemessen. Ohne den Luminance-Vorsatz kann die Leuchtdichte in Candela pro Quadratmeter (cd/m^2) gemessen werden.

Qualitätssicherung an digitalen Mammographie-Einrichtungen

Die Anzahl der für den klinischen Einsatz zugelassenen Mammographiesysteme mit digitalem Bildempfänger steigt seit dem Jahr 2000 langsam aber stetig an. Normen und Leitlinien für digitale Mammographiesysteme sind allerdings im Frühjahr 2003 weder national noch international verfügbar. Die Abnahme- und Konstanzprüfung für digitale Einrichtungen erfolgt daher in leicht modifizierter Form ebenfalls auf der Basis von DIN EN 61223-3-2 bzw. DIN V 6868-152 und DIN 6868-7. Natürlich entfallen alle Prüfungen, die auf die Nutzung eines Film-Folien-Systems ausgerichtet sind, wie z.B. die Bestimmung der Nenndosis.

Es wurde in Kap. 2 bereits darauf hingewiesen, dass die mit einem Bleistrichraster als kleinste visuell noch wahrnehmbare Ortsfrequenz ermittelte Ortsauflösung kein geeignetes Maß zur Beurteilung der Abbildungseigenschaften eines digitalen Mammographiesystems ist. Der Länderausschuss Röntgenverordnung hat daher bereits im März 2001 beschlossen, dass bei der Abnahmeprüfung von digitalen Mammographiesystemen eine Hochkontrastauflösung von 5 Lp/mm ausreichend ist, sofern die Detektordosis 100 µGy nicht überschreitet. Dies ist als Kompromiss zwischen den teilweise physikalisch divergierenden Forderungen nach optimaler Auflösung und gleichzeitig hinreichend kleiner Detektordosis zu verstehen. Eine weitere Absenkung der maximal zulässigen Systemdosis auf 75 µGy wird derzeit diskutiert.

Während für die Film-Folien-Mammographie erstmals mit dem neuen Prüfkörper (Abb. 4.**2** u. 4.**3**) auch das Kontrastauflösungsvermögen überprüft wird, wurde die Niedrigkontrastauflösung bei der digitalen Mammographie von Beginn an als wichtige Prüfgröße angesehen. In Ermangelung normativer Vorgaben erwies sich dabei u.a. das SIB-Phantom (Abb. 4.**9**) als geeigneter Niedrigkontrastprüfkörper.

Das SIB-Phantom lässt nicht nur die Darstellung physikalisch-technischer Details zu, sondern ermöglicht auch die Überprüfung der Bildwiedergabe diagnostisch relevanter Strukturen. Es enhält unter anderem Nachbildungen von Mikroverkalkungen (Glaskörnchen), Tumorschatten (Bohrungen unterschiedlicher Tiefe) und Bindegewebe (Nylonfäden) jeweils mit unterschiedlichem Durchmesser und ist daher in besonderem Maße auch zur Überprüfung digitaler Systeme geeignet. Auch für das DIN-Phantom ist eine spezielle Strukturplatte für digitale Mammographiesysteme in Vorbereitung (Abb. 4.**10**). Die senkrecht und parallel zur thoraxwandseitigen Kante angeordneten Bleistrichraster mit Liniengruppen bis zu 16 Lp/mm entfallen und werden durch ein aufgelegtes Bleistrichraster mit Liniengruppen bis mindestens 9 Lp/mm ersetzt. Die dabei erforderliche Winkelorientierung des Rasters (eventuell 45°) wird derzeit noch diskutiert, sodass der Einsatz eines frei beweglichen Rasters empfohlen wird.

Ergänzende Richtlinien

Um eine einheitliche Durchführung und Bewertung der Abnahme- und Konstanzprüfungen sicherzustellen, wird derzeit eine Richtlinie zur Durchführung der Qualitätssicherung bei Röntgeneinrichtungen zur Untersuchung und Behandlung von Menschen nach RöV (Qualitätsrichtlinie, QS-RL) erarbeitet. Diese Richtlinie wird Prüfparameter mit Bedeutung für den Strahlenschutz des Patienten und der erforderlichen Bildqualität, Anforderungen zur Durchführung der Prüfungen sowie Sollwerte und zulässige Abweichungen von diesen Werten enthalten. Insoweit ergänzt die QS-RL deutsche Normen, vor allem aber europäische Normen (DIN-EN), die deut-

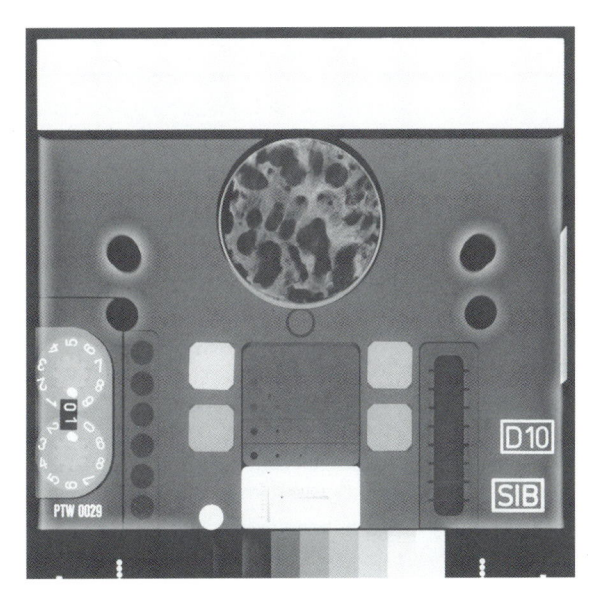

Abb. 4.**9** **Röntgenaufnahme des SIB-Phantoms.**

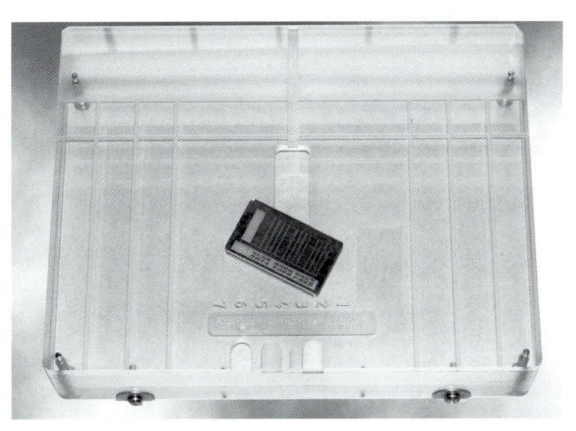

Abb. 4.**10** **Modifizierter DIN-Prüfkörper für digitale Mammographie-Einrichtungen.**

sche Normen in zunehmenden Maße ersetzen, aber in der Regel keine konkreten Sollwerte für Prüfparameter enthalten. Die zuständigen nationalen und internationalen Gremien arbeiten derzeit daran, die speziellen Anforderungen an digitale Systeme in die entsprechenden Normen einzuarbeiten. Solange diese Standards nicht vorliegen, wird der Richtlinie besondere Bedeutung zukommen, denn sie gilt für Röntgeneinrichtungen mit analogen und digitalen Bildempfängern.

Gemäß Qualitätsrichtlinie (Stand: Februar 2003) umfasst die Konstanzprüfung an digitalen Mammographie-Einrichtungen folgende Prüfpositionen:
- Sicht und Funktionsprüfung (DIN 6868-7),
- Dosis (DIN 6868-7),
- Dosisindikator (DIN 6868-13),
- optische Dichte bzw. Leuchtdichte (DIN 6868-7),
- Ortsauflösung (SV-RL),
- Kontrastauflösung (DIN V 6868-152),
- Artefakte (DIN 68688-7),
- Nutzstrahlenfeld (DIN 6868-7).

Die Mindestanforderungen an die Ortsauflösung von Mammographiesystemen werden in einer neuen Richtlinie für die technische Prüfung von Röntgeneinrichtungen (Sachverständigenrichtlinie, SV-RL) geregelt. Gemäß dem seit Februar 2003 vorliegenden Entwurf wird für digitale Systeme bei einer Detektordosis von höchstens 75 μGy eine Mindestauflösung von 5 Lp/mm gefordert. Bei einer Höchstdosis von 100 μGy ist eine minimale Ortsauflösung von 7 Lp/mm erforderlich. Für digitale Mammographiesysteme, die nach der bisherigen Genehmigungspraxis bei einer Detektordosis von 100 μGy nur eine Ortsauflösung von 5 Lp/mm errreichen, ist eine Übergangszeit bis zum 31.12.2005 vorgesehen. Gleichzeitig wird in der SV-RL für konventionelle Systeme bei einer Nenndosis von höchstens 100 μGy eine Mindestauflösung von 10 Lp/mm gefordert.

Bildwiedergabe und Dokumentationssysteme

Mit Zunahme der digitalen Mammographiesysteme gewinnt auch die Befundung am Monitor und die Erstellung von digitalen Mammogrammen an Bedeutung. Die Datenmenge eines digitalen Bildes ist durch Bildmatrixgröße und Bildtiefe gegeben. Einer zu geringen Bildmatrix und/oder geringen Leuchtdichte von Bildwiedergabegeräten kann mit digitaler Bildbearbeitung (Zooming und Fenstertechnik) entgegengewirkt werden. Jedoch bietet die Bildnachverarbeitung auch neue Möglichkeiten für die Befundung. Die Qualitätsrichtlinie fordert von einem in der digitalen Mammographie als Bildwiedergabegerät eingesetzten Monitor mindestens eine $2 \times 2\,k$ Matrix bei einer Leuchtdiche von mehr als 200 cd/m^2.

Auf Grund der röhrencharakteristischen Kennlinie eines Monitors unterscheidet sich die Zuordnung der Intensitäts-(Grau-)werte zur Leuchtdichte von der Zuordnung zur optischen Dichte eines Durchsichtfilms. Aus sehphysiologischer Sicht und im Hinblick auf Sehgewohnheiten in der Radiologie sollten Monitorkennlinie und Look-up-Tables dem Bildeindruck eines Röntgenfilms angepasst sein. Ebenso wichtig ist die adäquate Wiedergabe des Bildeindruckes eines Monitorbildes durch das Bilddokumentationssystem (Laserprinter). Die Konstanzprüfung an Bilddokumentations- bzw. Bildwiedergabegeräten erfolgt mit Hilfe von Testbildern (Abb. 4.11). Das SMPTE-Testbild wurde von der Society of Motion Picture and Television Engineers für die Prüfung der Wiedergabeverhältnisse von Graustufenbildern auf elektronischen Bildwiedergabegeräten (Monitore) entwickelt. Es enthält verschiedene Strukturen zur Beurteilung von Kontrastumfang, Grauwertwiedergabe, des räumlichen Auflösungsvermögens und der Bildgeometrie. Beim Monitor sollen die visuellen Prüfverfahren täglich wiederholt werden. Messungen der optischen Dichte bzw. Leuchtdichte (Abb. 4.12) sollen in regelmäßigen

Tabelle 4.3 Weitere DIN-Normen mit Bedeutung für die Qualitätssicherung in der digitalen Mammographie

DIN	Teil	Stand		Inhalt
				digitale Bildempfängersysteme:
6868	13	02/2003		Sicherung der Bildqualität in röntgendiagnostischen Betrieben Konstanzprüfung bei Projektionsradiographie mit digitalen Bildempfängersystemen
6868	58	01/2001	V	Sicherung der Bildqualität in röntgendiagnostischen Betrieben Abnahmeprüfung an medizinischen Röntgeneinrichtungen der Projektionsradiographie mit digitalen Bildempfängersystemen
				Bildwiedergabe und -dokumentation:
6868	12	03/1996	V	Sicherung der Bildqualität in röntgendiagnostischen Betrieben Konstanzprüfung an Bilddokumentationssystemen
6868	56	05/1997		Sicherung der Bildqualität in röntgendiagnostischen Betrieben Abnahmeprüfung an Bilddokumentationssystemen
6868	57	02/2001	V	Sicherung der Bildqualität in röntgendiagnostischen Betrieben Abnahmeprüfung an Bildwiedergabegeräten

Alle genannten Normen sind erhältlich beim Beuth-Verlag GmbH, 10772 Berlin

zeitlichen Abständen und unmittelbar nach Abnahmeprüfungen, Wartungen und bei Verdacht auf Funktionsstörungen erfolgen. In Tab. 4.3 sind die entsprechenden Prüfpositionen zusammengestellt.

Der Raumbeleuchtung kommt auf Grund der in der Regel geringeren maximalen Leuchtdichte von Monitoren eine noch stärkere Beachtung zu. Seit April 2000 müssen Monitore, die zur Befundung genutzt werden, entsprechend DIN 6868-57 (Tab. 4.2) einer Abnahmeprüfung unterzogen werden. In dieser Norm wird für den Dynamikbereich der Befundmonitore ein Mindestwert von $L_{max}/L_{min} > 100$ gefordert. Dabei ist L_{max} die maximale Weißleuchtdichte und L_{min} die Schleierleuchtdichte. Die Schleierleuchtdichte wird im Wesentlichen durch die Beleuchtungsstärke an der Monitoroberfläche auf Grund der Raumbeleuchtung verursacht. Während der Befundung, wie auch bei der Abnahme- und Konstanzprüfung müssen dementsprechend die Raumbeleuchtungsbedingungen konstant gehalten werden. Es muss darauf geachtet werden, dass möglichst wenig Fremdlicht vom Monitor reflektiert wird.

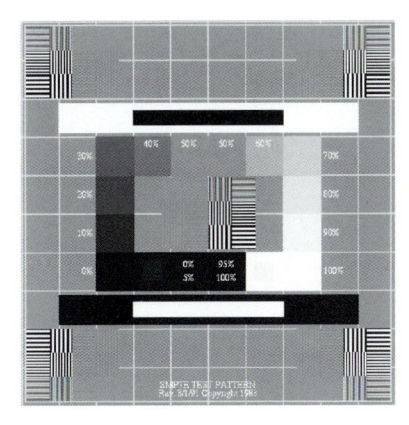

Abb. 4.11　**SMPTE-Testbild.**

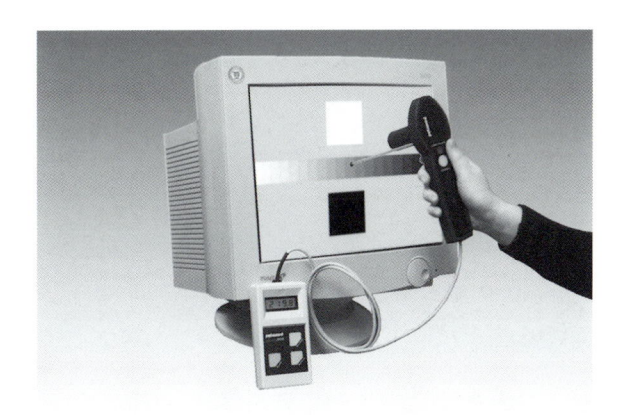

Abb. 4.12　**Leuchtdichtemessung am Monitor.**

Tabelle 4.4　Prüfung von Bildwiedergabegeräten und Umgebungsbedingungen

Prüfung	Anforderung	Bemerkung
Grauwertwiedergabe	Wiedergabe eines Graustufenkeils spezieller Testbilder	z. B. SMPTE-Testbild, Sichtprüfung, Leuchtdichtemessung
Bildgeometrie	Begrenzung des Bildes sichtbar, keine Bildverschiebung oder -drehung, keine Verzeichnung	Sichtprüfung, Monitor muss mindestens 30 Minuten eingeschaltet sein
Räumliche Auflösung und Niederkontrastauflösung	horizontale und vertikale Strichraster mit Modulation 100%; 25%; 6,25%; höchstmögliche Frequenz	Sichtprüfung alternierend: Pixel hell – Pixel dunkel
Zeilenstruktur	50-%-Bildpegel als Hintergrund mit horizontalen und vertikalen Strichrastern	Sichtprüfung
Bildstabilität und -artefakte	Flimmerfreiheit, keine Artefakte	Sichtprüfung
Farbwiedergabe	Testmuster in Rot, Blau und Grün	Sichtprüfung
Umgebungsbedingungen	Raumbeleuchtungsstärke konstant, keine Blendung, keine Reflexion	Beleuchtungsstärkemessung bei ausgeschaltetem Monitor, Sichtprüfungen

5 Einstelltechnik

U. Fischer

PGMI, Qualitätsbewertung von Mammographieaufnahmen

PGMI-Klassifikation

Zur definierten Qualitätsbewertung von Mammographieaufnahmen hat die NHSBSP eine sog. PGMI-Klassifikation definiert, die insgesamt 4 Qualitätsstufen (P, G, M und I) vorsieht. Durch diese Bewertungskriterien ist jeder mammographisch tätige Arzt in der Lage, die Qualität der in der eigenen Praxis/Abteilung angefertigten Mammographieaufnahmen zu kontrollieren (Tab. 5.1).

Der geforderte Qualitätsstandard ist erreicht, wenn mindestens ³/₄ der Mammogramme als P (perfekt) oder G (gut) eingestuft werden und nicht mehr als 3 % der Bilder eine inadäquate (I) Qualität besitzen (Tab. 5.2).

Es sei an dieser Stelle angemerkt, dass die Qualitätskriterien nur für die Standardaufnahmen gelten. Sie sind bei Mammographieaufnahmen nach BET, nach Reduktionsplastik und bei Frauen mit Prothesenimplantaten nicht anzuwenden.

PNL (Pektoralis-Nipple-Linie)

Ein Qualitätskriterium stellt die sog. Pektoralis-Nipple-Linie (PNL-Linie) (Abb. 5.1) dar, die die abgebildeten Parenchymabschnitte der mlo- und der cc-Aufnahmeebene in Beziehung setzt und hierdurch eine ungenügende Abbildung der Brustdrüse in der cc-Ebene erkennen lässt.

Tabelle 5.1 Qualitätsstufen der PGMI-Klassifikation der NHSBSP

PGMI-Qualitätsstufen	
P	perfekt
G	gut
M	moderat
I	inadäquat

Tabelle 5.2 Geforderte Grenzbereiche der verschiedenen PGMI-Qualitätsstufen

PGMI-Qualitätsbewertung	
Qualitätsstufen P und G zusammen	mindestens 75 %
Qualitätsstufe P, G und M zusammen	mindestens 97 %
Qualitätsstufe I	höchstens 3 %

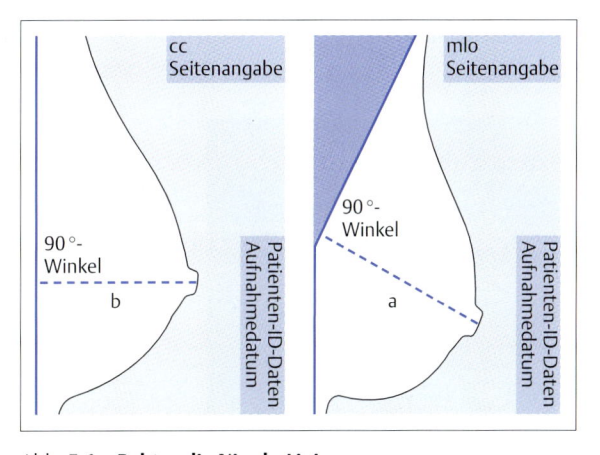

Abb. 5.1 **Pektoralis-Nipple-Linie.**
Strecke „a" und Strecke „b" sollten zumindest die gleiche Länge aufweisen. Für eine gute cc-Aufnahme gilt: b > a − 15 mm.

Standardprojektion: mlo

Die mediolaterale (mlo) Schrägaufnahme, die in einem Winkel von 45–60° angefertigt wird, stellt die wichtigste mammographische Einstellung dar, da mit ihr die meisten Parenchymabschnitte in einer Ebene zu erfassen sind. In einigen Screeningprojekten ist diese Aufnahme die einzige Projektion, die pro Seite angefertigt wird (Abb. 5.**2**–5.**4**, Tab. 5.**3**–5.**6**).

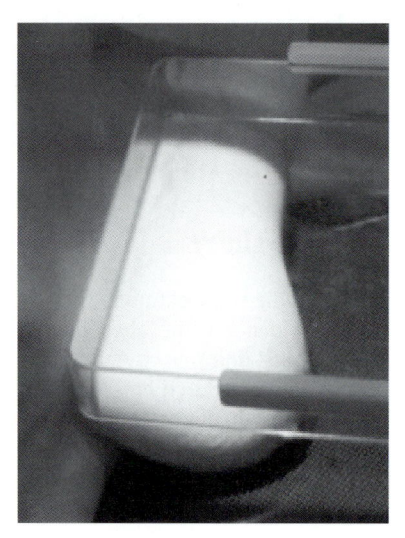

Abb. 5.**2** **Positionierung der Patientin für eine Aufnahme in mlo-Projektion der linken Mamma.**

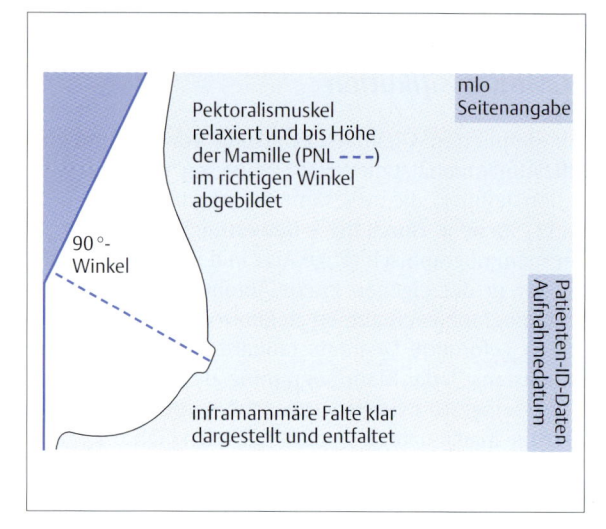

Abb. 5.**3** **Relevante Strukturen einer mlo-Aufnahme.**

Tabelle 5.**3** Darstellung der seitens der NHSBSP geforderten Qualitätskriterien für eine *perfekte* mlo-Schrägaufnahme

Folgende Kriterien sollten auf beiden Aufnahmen erfüllt sein:
1. Komplette Abbildung der Brust: Pektoralismuskel bis in Mamillenhöhe: – korrekter Pektoraliswinkel (ca. 20°) – Mamille im Profil – klare Abbildung der Inframammärfalte
2. Eindeutige Beschriftung: Patientenidentifikation: – Beschriftung der Seite (rechts/links) und der Projektion (mlo) – Aufnahmedatum – Untersucheridentifikation
3. Geeignete Belichtung
4. Adäquate Kompression
5. Keine Bewegungsartefakte
6. Korrekte Filmverarbeitung
7. Keine Entwicklungs- und Handhabungsartefakte
8. Frei von Hautfalten
9. Symmetrische Aufnahmen

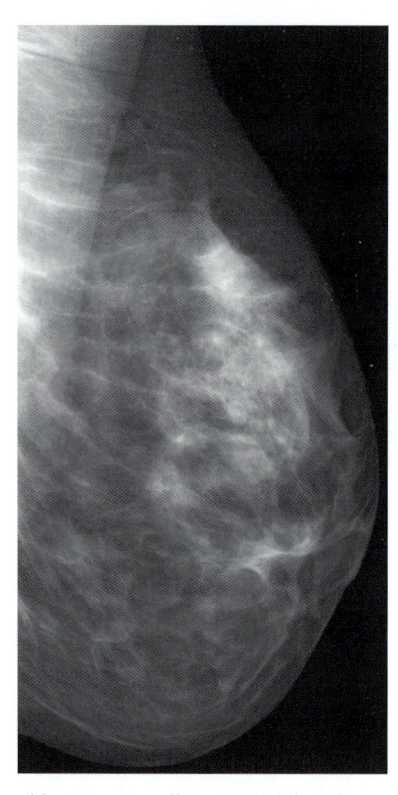

Abb. 5.**4** **Einstellung einer mlo-Schrägaufnahme der linken Mamma.**

Tabelle 5.4 Darstellung der seitens der NHSBSP geforderten Qualitätskriterien für eine *gute* mlo-Schrägaufnahme

Beide Aufnahmen erfüllen die Kriterien 1–6 der perfekten Aufnahme und weisen Mängel bei den Punkten 7–9 auf:
7. Geringe Entwicklungs- und Handhabungsartefakte
8. Geringes Ausmaß an Hautfalten
9. Gering asymmetrische Aufnahmen

Tabelle 5.5 Darstellung der seitens der NHSBSP geforderten Qualitätskriterien für eine *moderate* mlo-Schrägaufnahme

Beide Aufnahmen erfüllen die Kriterien 2–6 der perfekten Aufnahme, zeigen jedoch Mängel bei Punkt 1, 7 und 8:
1. Unvollständige Abbildung des Drüsenparenchyms, da Pektoralismuskel nicht bis Mamillenhöhe: – Pektoraliswinkel nicht korrekt   – Mamille nicht im Profil   – Inframammärfalte nicht dargestellt
7. Geringe Entwicklungs- und Handhabungsartefakte
8. Deutliches Ausmaß an Hautfalten

Tabelle 5.6 Darstellung der seitens der NHSBSP geforderten Kriterien für eine *inadäquate* mlo-Schrägaufnahme

Eines der nachfolgend dargestellten Kriterien liegt vor:
1. Unvollständige Abbildung des Drüsenparenchyms
2. Ungenügende Kompression
3. Inkorrekte Belichtung
4. Fehlerhafte Filmverarbeitung
5. Überlagerte Parenchymabschnitte durch Artefakte
6. Unzureichende Beschriftung

Standardprojektion: cc

Neben der Aufnahme im mediolateral-schrägen Strahlengang (mlo-Projektion) stellt die Untersuchung im kraniokaudalen Strahlengang (cc-Aufnahme) die 2. Standardprojektion dar. Obligat wird sie als 2. Aufnahmeebene zur weitergehenden Abklärung symptomatischer Frauen und im Rahmen der Früherkennung bei Frauen ab dem 40. Lebensjahr eingesetzt (Abb. 5.5–5.7, Tab. 5.7–5.10).

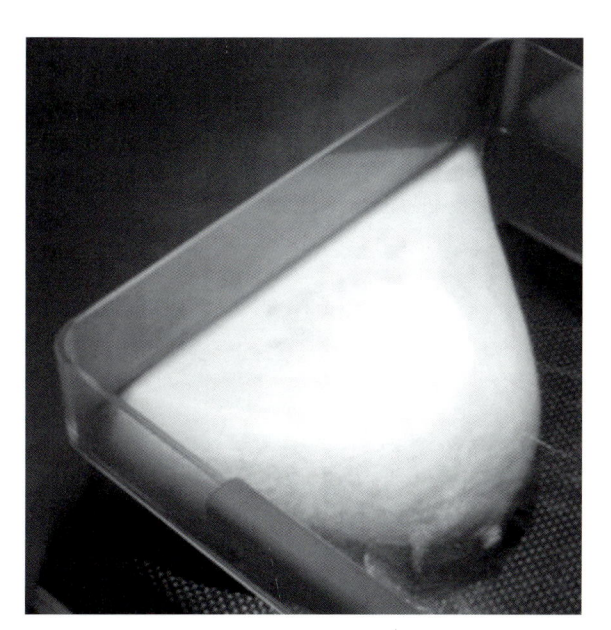

Abb. 5.5 **Positionierung der Patientin für eine Aufnahme in cc-Projektion der linken Mamma.**

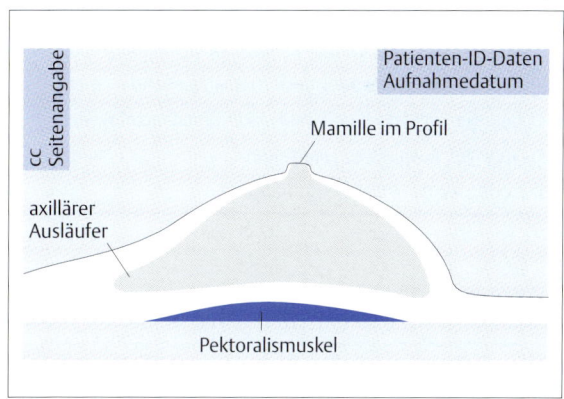

Abb. 5.6 **Relevante Strukturen einer cc-Aufnahme.**

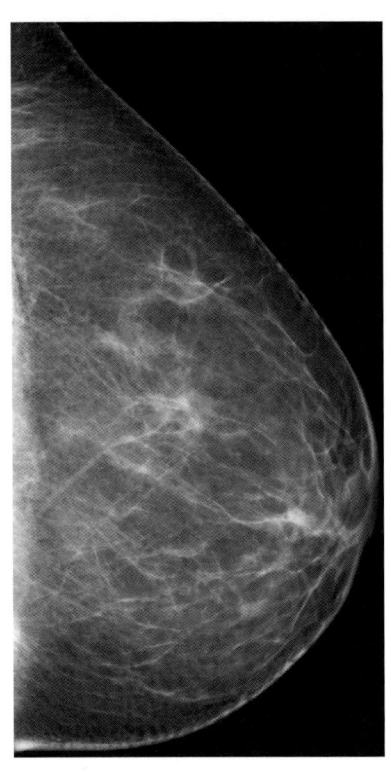

Abb. 5.**7 Korrekte Einstellung einer cc-Aufnahme der linken Mamma.**

Tabelle 5.**7** Darstellung der seitens der NHSBSP geforderten Qualitätskriterien für eine *perfekte* cc-Aufnahme

Folgende Kriterien sollten auf beiden Aufnahmen erfüllt sein:

1. Komplette Abbildung der Brust: brustwandnaher Anschnitt des Pektoralismuskels:
   - mediale Anteile des Parenchyms abgebildet
   - Mamille im Profil
   - maximale Abbildung axillärer Brustanteile
2. Eindeutige Beschriftung: Patientenidentifikation:
   - Beschriftung der Seite (rechts/links) und der Projektion (cc)
   - Aufnahmedatum
   - Untersucheridentifikation
3. Geeignete Belichtung
4. Adäquate Kompression
5. Keine Bewegungsartefakte
6. Korrekte Filmverarbeitung
7. Keine Entwicklungs- und Handhabungsartefakte
8. Frei von Hautfalten
9. Symmetrische Aufnahmen

Tabelle 5.**8** Darstellung der seitens der NHSBSP geforderten Qualitätskriterien für eine *gute* cc-Aufnahme

Beide Aufnahmen erfüllen die Kriterien 2–6 der perfekten Aufnahme und weisen Mängel bei Punkt 1 sowie 7–9 auf:

1. Unvollständige Abbildung des Drüsenparenchyms, da Pektoralismuskel nicht abgebildet, PNL: b > a–15 mm:
   - axillärer Ausläufer weitestgehend abgebildet
   - Mamille medial oder nach medial weisend
7. Geringe Entwicklungs- und Handhabungsartefakte
8. Geringes Ausmaß an Hautfalten
9. Gering asymmetrische Aufnahmen

Tabelle 5.**9** Darstellung der seitens der NHSBSP geforderten Qualitätskriterien für eine *moderate* cc-Aufnahme

Beide Aufnahmen erfüllen die Kriterien 2–6 der perfekten Aufnahme, zeigen jedoch Mängel bei Punkt 1, 7 und 8:

1. Unvollständige Abbildung des Drüsenparenchyms, da Pektoralismuskel nicht abgebildet, PNL: b < a–15 mm:
   - axillärer Ausläufer zu großen Teilen nicht abgebildet
   - Mamille nicht im Profil
7. Geringe Entwicklungs- und Handhabungsartefakte
8. Deutliches Ausmaß an Hautfalten

Tabelle 5.**10** Darstellung der seitens der NHSBSP geforderten Kriterien für eine *inadäquate* cc-Aufnahme

Eines der nachfolgend dargestellten Kriterien liegt vor:

1. Unvollständige Abbildung des Drüsenparenchyms:
   - axillärer Ausläufer zu großen Teilen nicht abgebildet
   - Mamille zeigt nach lateral
2. Ungenügende Kompression
3. Inkorrekte Belichtung
4. Fehlerhafte Filmverarbeitung
5. Überlagerte Parenchymabschnitte durch Artefakte
6. Unzureichende Beschriftung

Standardprojektion: ml/lm

Die Aufnahme im streng mediolateralen Strahlengang (ml-Projektion) ist durch die mediolaterale Schrägaufnahme weitestgehend verdrängt worden. Sie kann als sog. 3. Aufnahmeebene angefertigt werden, um unklare Befunde der cc- und mlo-Projektion weiter abzuklären. Sie kommt zudem zum Nachweis von Sedimentationseffekten kalkmilchhaltiger Mikrozysten (Teetassenphänomen) zum Einsatz. Zur Planung einer präoperativen „Freihand"-Markierung erlauben die ml- und die cc-Projektionen außerdem die Befunddarstellung in 2 streng seitlich zueinander stehenden Ebenen.

Bisher gibt es noch keine Bewertung nach PGMI für die mediolaterale Aufnahme. Nach Roth-Ganter kann hier jedoch tendenziell von ähnlichen Kriterien ausgegangen werden wie bei der mlo-Projektion (Abb. 5.8 u. 5.9).

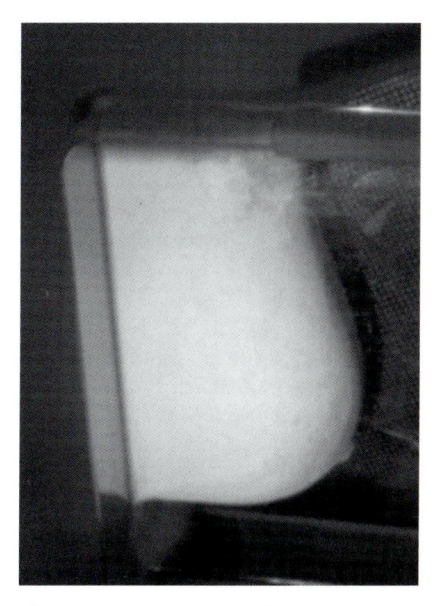

Abb. 5.**8** Positionierung der Patientin für eine Aufnahme in lm-Projektion der linken Mamma.

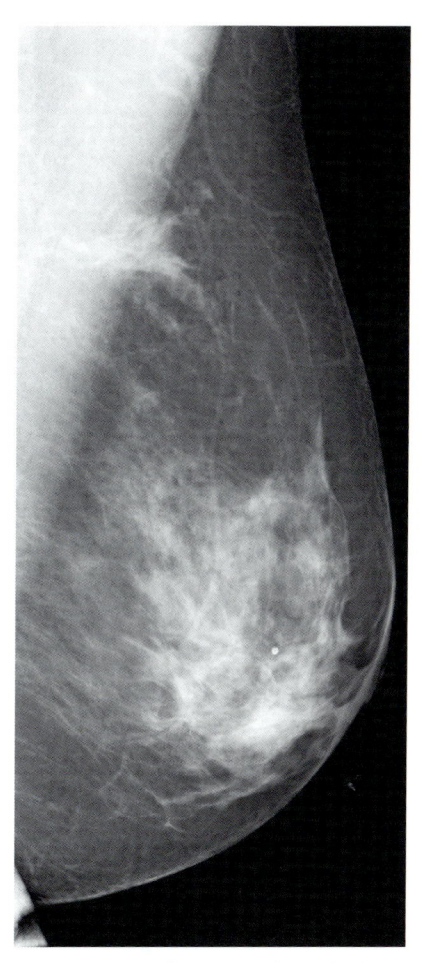

Abb. 5.**9** Einstellung einer lm-Aufnahme der linken Mamma.

Weitere Projektionen

In Abhängigkeit von der Fragestellung und der Körperform kann es im Einzelfall notwendig sein, über das Maß der o.g. Standardprojektionen hinaus weitere Zusatzaufnahmen zur besseren Darstellung eines unklaren Befundes anzufertigen. Ein großer Teil der hierfür eingesetzten Aufnahmeebenen stellt letztendlich Variationen der cc-Standardeinstellung dar (Tab. 5.**11**, Abb. 5.**10** – 5.**12**). Weitere Zusatzaufnahmen betreffen die selten eingesetzte „axilläre Aufnahme" zur Darstellung axillärer Lymphknoten und die „tangential eingestellte Aufnahme" zur Dokumentation von Kalzifikationen im Hautniveau.

Tabelle 5.**11** Variationen der Standard-cc-Einstelltechnik für gesonderte Fragestellungen

Variationen der cc-Aufnahmetechnik	Indikation
Lateral orientierte cc-Aufnahme	Befund weit lateral gelegen
Medial orientierte cc-Aufnahme	Befund weit medial gelegen
Kleopatra-Aufnahme (extended cc-view)	Befund im axillären Ausläufer
Gekippte cc-Aufnahme mit 5 – 10° nach lateral und medial	Superposition der Strukturen
Gerollte cc-Aufnahme (nach Kimme-Smith)	Superposition der Strukturen
Cleavage-Aufnahme (Syn.: Busenaufnahme)	Befund weit medial gelegen
cc-Aufnahme	Befund weit kranial gelegen, kleine Mamma, Schrittmacher

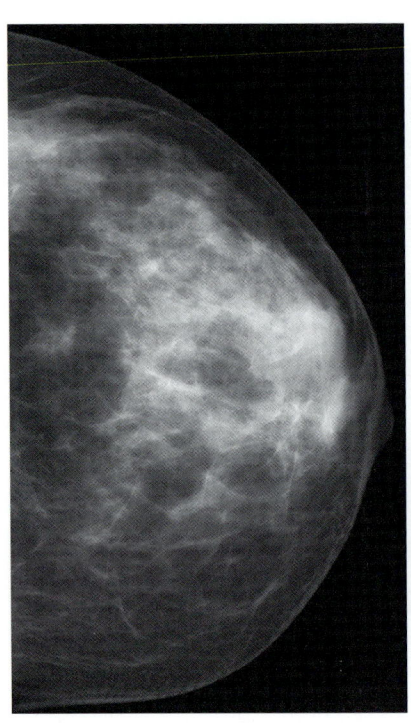

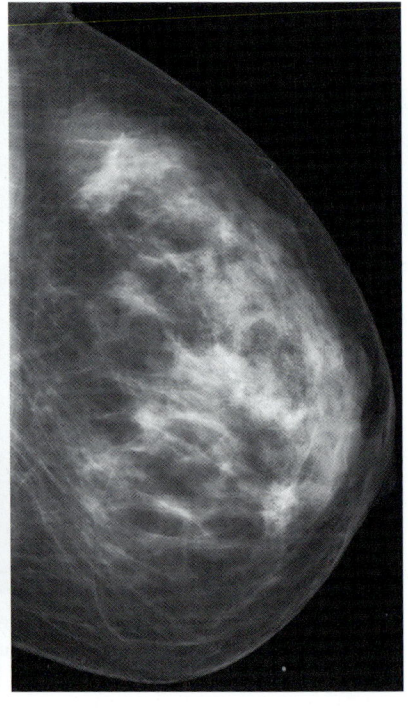

Abb. 5.**10a, b** **Lateral orientierte cc-Aufnahme.**
a Normale cc-Aufnahme mit inkompletter Abbildung der lateralen Parenchymabschnitte.
b Lateral orientierte cc-Zusatzaufnahme mit kompletter Darstellung der seitlichen Parenchymabschnitte.

Weitere Projektionen **41**

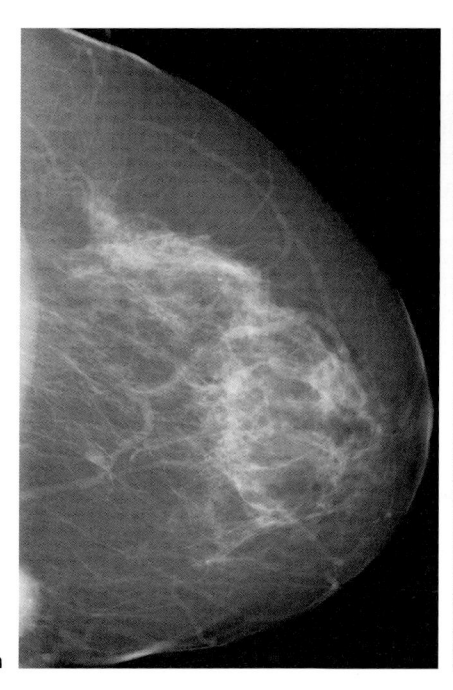

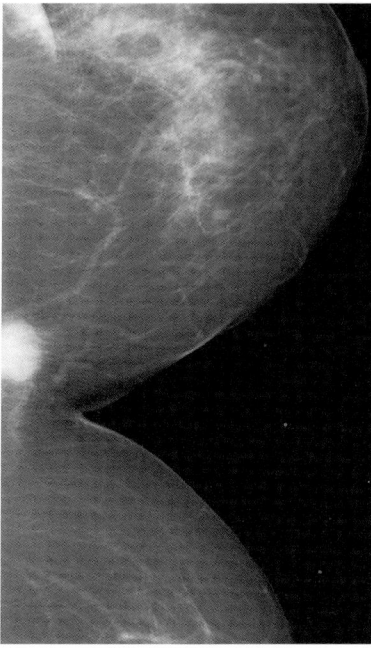

Abb. 5.**11 a**, **b**
Cleavage-Aufnahme.
a Normale cc-Aufnahme mit randständiger Abbildung eines offensichtlichen Herdbefundes links innen thoraxwandnah.
b Zusätzlich angefertigte Cleavage-Aufnahme mit annähernd kompletter Darstellung des Rundherdes.

Histologie: Invasiv wachsendes duktales Mammakarzinom.

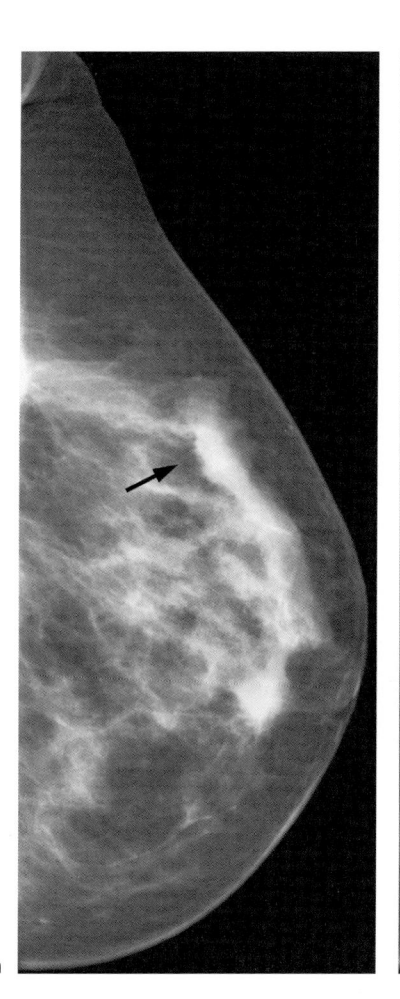

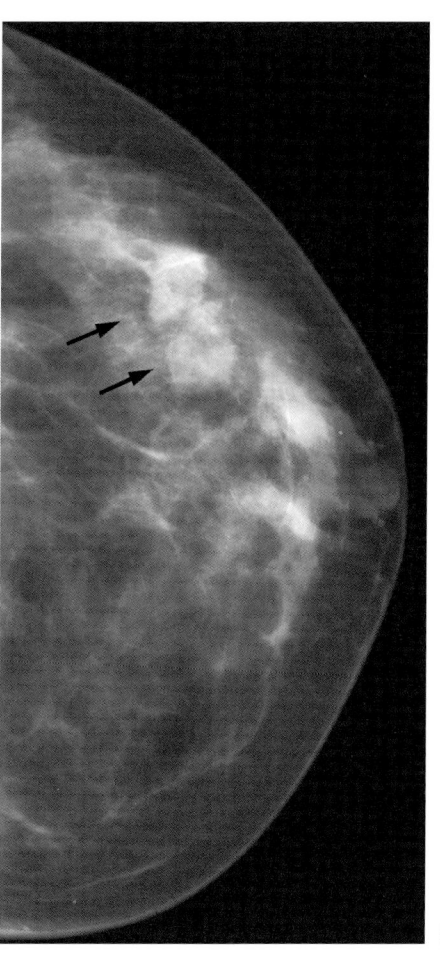

Abb. 5.**12 a**, **b**
Gerollte cc-Aufnahme.
a Normale cc-Aufnahme mit offensichtlichem Herdbefund (Pfeil) innerhalb des Parenchyms lateralseitig.
b Auf der nach innen gedrehten cc-Aufnahme eindeutigere Darstellung von insgesamt 2 dicht beieinander liegenden Herdbefunden (Pfeile).

Histologie: Invasiv wachsendes duktales Mammakarzinom.

Tubuskompressionsaufnahme (TKA)

Die Tubuskompressionsaufnahme (TKA, Spotaufnahme) stellt eine Ausschnittsaufnahme eines bestimmten Gewebeabschnittes dar, der durch ein zusätzlich angebrachtes Paddel komprimiert wird. Die Spotaufnahme kann prinzipiell in jeder Abbildungsebene (cc, mlo, ml) angefertigt werden. Die Zielsetzung der Tubuskompressionsaufnahme ist die überlagerungsfreie Darstellung eines unklaren Herdbefundes durch eine zentripetale Verschiebung der Parenchymstrukturen. Dieser Effekt kann allerdings nur gelingen, wenn die Größe des eingesetzten Paddels nicht zu hoch gewählt wird. Üblicherweise kommen Systeme mit einem Durchmesser von etwa 5 cm zum Einsatz (Abb. 5.13 – 5.15, Tab. 5.12 u. 5.13).

! Bei fehlender Darstellung eines unklaren Herdbefundes in der TKA muss sehr genau geprüft werden, ob die entsprechende Aufnahme das Areal mit dem unklaren Befund repräsentativ erfasst hat (Fehlplatzierung des Paddels).

Tabelle 5.12 Der „unklare Herdbefund" als Hauptindikation für die TKA

Unklarer Herdbefund
Von dem nicht die gesamte oder zumindest ein überwiegender Teil der Begrenzung zu beurteilen ist, da eine partielle oder komplette Überlagerung durch Drüsengewebe vorliegt
Bei dem nicht entschieden werden kann, ob tatsächlich ein Herd vorliegt oder die Summation des Parenchyms einen fokalen Befund vortäuscht
Der aufgrund seiner thoraxwandnahen Lage mit den Standardaufnahmeebenen pektoralseitig nicht komplett abgebildet werden kann
Der in einer Aufnahmeebene suspekt ist, in der 2. Aufnahmeebene allerdings nicht eindeutig reproduziert werden kann (1-Ebenen-Befund)

Tabelle 5.13 Einfluss der TKA auf die Befundinterpretation

Befund in der TKA	
Nicht mehr abgebildet	eindeutige Interpretation (benigne, z. B. Superpositionseffekt)
In veränderter Form abgebildet	Interpretation gelegentlich schwierig (benigne? maligne?)
In unveränderter Form abgebildet	zuverlässigere Interpretation mit Blick auf die bessere Beurteilbarkeit des Herdes und seiner Begrenzung sowie die bekannten Auswertekriterien

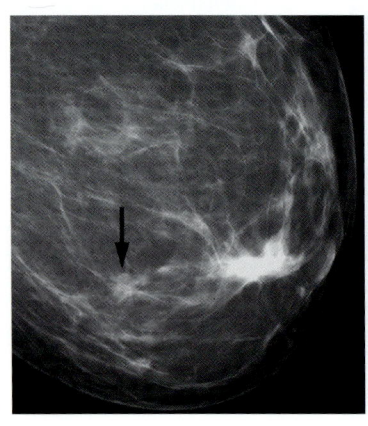

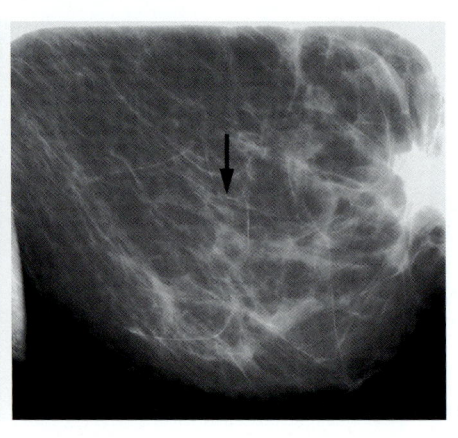

Abb. 5.13 a, b TKA: Superposition des Gewebes.
a In der mlo-Aufnahme (Ausschnitt) irregulär begrenzte Verdichtung in den kaudalen Brustabschnitten (Pfeil).
b In der ergänzend angefertigten TKA Präsentation von unauffälligem Drüsengewebe (Pfeil). Infolge der Kompression komplette Auflösung der abzuklärenden Verdichtung. Kategorisierung BIRADS 1.

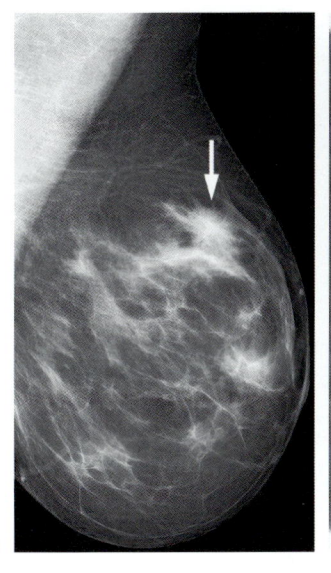

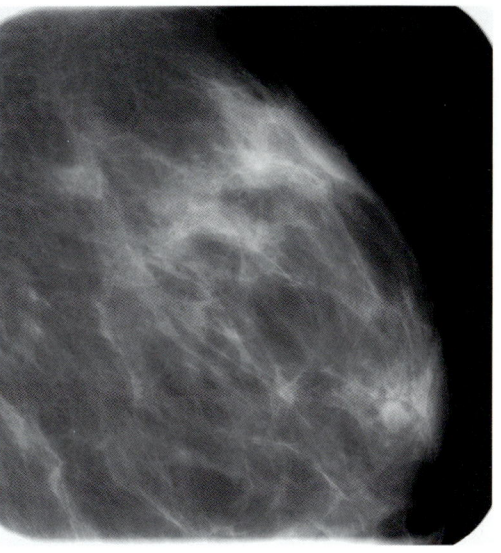

Abb. 5.**14 a, b** TKA: dichtes Parenchym.
a In der mlo-Aufnahme irregulär begrenzte Verdichtung (Pfeil) mit fraglichen Ausläufern in die Peripherie.
b In der ergänzend angefertigten TKA fehlende Reproduzierbarkeit der Verdichtung und insbesondere der fraglichen spikulaeartigen Ausziehungen. Kategorisierung BIRADS 1.

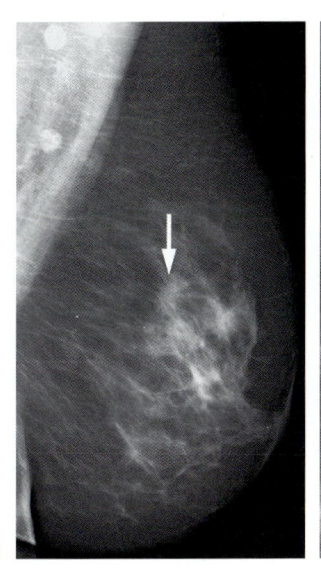

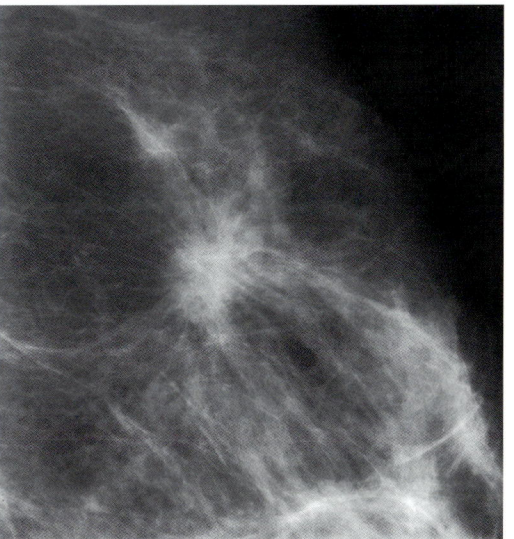

Abb. 5.**15 a, b** TKA: Mammakarzinom.
a In der mlo-Aufnahme irregulär begrenzte Verdichtung mit fraglichen Ausläufern in die Peripherie (Pfeil).
b In der ergänzend angefertigten TKA wesentlich eindrucksvollere Darstellung des unscharf begrenzten Herdbefundes und der ausgeprägten spikuläartigen Ausziehungen. Kategorisierung BIRADS 5.

Vergrößerungsmammographie

Die Vergrößerungsmammographie stellt eine mammographische Abbildung einer ausgewählten Parenchymregion mit einem vergrößerten Objekt-Film- bzw. Objekt-Detektor-Abstand dar. Hierbei werden unter Verwendung eines Mikrofokus Vergrößerungsfaktoren zwischen 1,4 und 2,0 (üblicherweise 1,8) gewählt. Die Hauptindikation für die zusätzliche Anfertigung einer Vergrößerungsaufnahme ist die weitergehende Abklärung unklarer Mikrokalzifikationen. Darüber hinaus kommt diese Technik im Einzelfall bei unklaren Verdichtungen oder Herdbefunden zum Einsatz, zumal durch die Verwendung eines entsprechenden Kompressionspaddels auch bei der Vergrößerungsmammographie ein komprimierender Effekt vorhanden ist (Abb. 5.**16** u. 5.**17**, Tab. 5.**14**).

Tabelle 5.**14** Zielsetzungen der Vergrößerungsmammographie bei Kalzifikationen und bei Herdbefunden

Optimierung der Beurteilung von Mikrokalzifikationen hinsichtlich:
– der Morphologie der Kalkpartikel
– der Anzahl der Mikroverkalkungen
– der Anordnung der Kalzifikationen
Verbesserung der Beurteilung von Verdichtungen/Herdbefunden hinsichtlich:
– der Reproduzierbarkeit einer Läsion
– der Verformung eines Befundes
– der Randkonturen eines Herdes

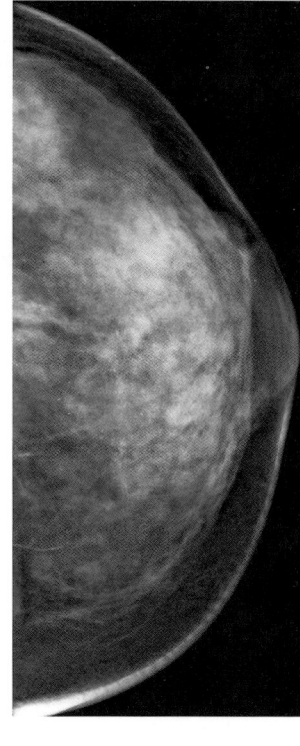

Abb. 5.16a, b Vergrößerungsmammographie: sklerosierende Adenose.
a In der cc-Aufnahme innerhalb des dichten Drüsenparenchyms Darstellung zahlreicher Mikrokalzifikationen in diffuser Anordnung.
b In der ergänzend angefertigten Vergrößerungsmammographie (Faktor 1,8) bessere Darstellung und Beurteilbarkeit der Polymorphie mit Nachweis teils rundlicher, teils länglicher und y-förmiger Kalzifikationen. BIRADS 4.

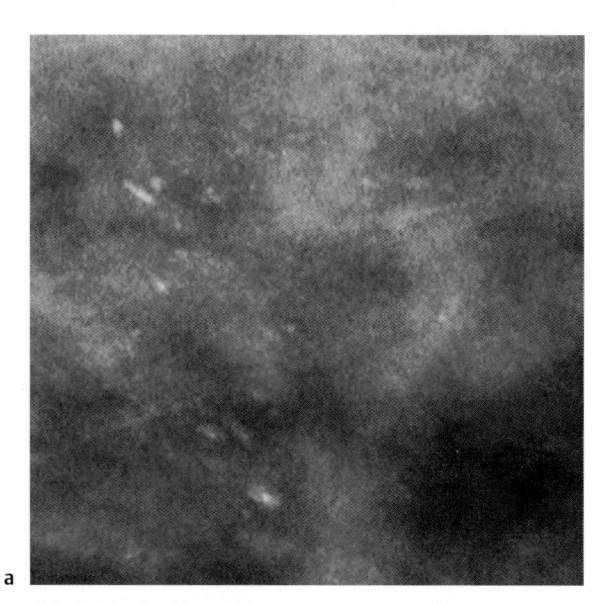

Abb. 5.17a, b Vergrößerungsmammographie versus Monitor-Zooming.
a In der direkten Vergrößerungsmammographie (Faktor 1,8; Ausschnitt) gruppierte Anordnung polymorpher Mikrokalzifikationen (BIRADS 4).

Histologie: sklerosierende Adenose.

b In der Dokumentation nach Zooming der Verkalkung vom Monitorbild (Faktor 1,8; Ausschnitt) weniger exzellente Darstellung der Mikrokalkpartikel bei identischer Einschätzung des Befundes (BIRADS 4).

Galaktographie

Unter einer Galaktographie versteht man die Kontrastierung eines Milchganges und seiner Segmentäste durch Einbringung eines wasserlöslichen Kontrastmittels. Die Milchgangsdarstellung erfolgt zur Bestimmung der Ausdehnung und der Lokalisation einer intraduktalen Raumforderung. Sie wird immer durch eine Exfoliativzytologie des Sekretes, das vor der Galaktographie abgenommen wird, ergänzt.

Für die Sondierung der Milchgänge werden mehrheitlich Lymphographiekanülen oder speziell zu diesem Zweck hergestellte stumpfe Hohlnadeln verwendet. Hierbei ist zu beachten, dass das Lumen vorher mit dem Kontrastmittel durchgespült wird, damit nicht mögliche Luftbläschen im Milchgang einen intraduktalen Tumor vortäuschen. Das Volumen des applizierten wasserlöslichen Kontrastmittels (z. B. 300er Klasse) beträgt üblicherweise zwischen 1 und 3 ml. Bei Patientinnen mit ausgeprägter Duktektasie können im Einzelfall jedoch auch bis zu 10 ml verabreicht werden. Nach Entfernung der Kanüle empfiehlt sich zum vorübergehenden Verschluss der Milchgangsöffnung ein Pflastersprühverband, sodass das eingebrachte Kontrastmittel auf dem Weg zum Mammographiegerät nicht vorzeitig herauslaufen kann.

Die Galaktographie wird in mindestens 2 Ebenen (z. B. ml und cc) angefertigt, um mit Blick auf die segmentale Aufspreizung der Milchgangssegmente störende Überlagerungseffekte zu reduzieren. Zur Anfertigung der Aufnahmen ist ein milder Kompressionsdruck zu wählen, da ansonsten die Gefahr des frühzeitigen Kontrastmittelaustrittes droht. Nach Anfertigung der Galaktogramme kann der Sprühverband vorsichtig entfernt und das Kontrastmittel durch Ausstreichen der Mamma mamillenwärts zu großen Teilen entfernt werden (Tab. 5.**15**).

Tabelle 5.**15** Indikationen zur Galaktographie

Obligat	klinischer Nachweis einer blutigen Sekretion (Sekretfarbe: hellrot, rot, dunkelrot) zytologischer Nachweis einer blutigen Sekretion (Erythrozyten im Exfoliativabstrich) Nachweis von Atypien oder Tumorzellen im Exfoliativabstrich
Fakultativ	unilaterale spontane nichtmilchige Sekretion aus einem Milchgang

Bei blutiger Sekretion und Nachweis einer intraduktalen Raumforderung im Galaktogramm erfolgt üblicherweise eine operative Entfernung des entsprechenden Milchgangsegmentes (Duktektomie). Die Galaktographie erlaubt hierbei i. d. R. keine zuverlässige Differenzierung zwischen einem benignen und einem malignen Tumor. Sie ermöglicht allerdings eine genaue Lokalisation der intraduktalen Läsion.

Liegen galaktographisch bei blutiger Sekretion keine Hinweise auf einen intraduktalen Prozess vor, so kann alternativ eine klinische Kontrolle zur Frage der Persistenz der Sekretion erfolgen.

Bei zytologischem Nachweis von atypischen Zellen oder Tumorzellen im Sekret erfolgt obligat eine Duktektomie, sofern nicht der Befund der konventionellen Mammographie einen ausgedehnteren Eingriff nahe legt.

> **!** Das bilaterale Auftreten einer Sekretion ist fast immer hormoneller Genese. Eine unilaterale nichtblutige Sekretion aus mehreren Milchgängen ist extrem selten karzinombedingt.
> Eine unilaterale Sekretion (blutig/nichtblutig) ist meistens durch ein Papillom bedingt.

Pneumozystographie

Die mammographische Darstellung einer Zyste nach Punktion, Aspiration des Inhaltes und anschließender Auffüllung mit Raumluft bezeichnet man als Pneumozystographie. Diese Aufnahme dient der röntgenologischen Beurteilung der Binnenstruktur einer Zyste und hier insbesondere ihrer inneren Bewandung. Die Bedeutung der Pneumozystographie ist seit Einführung der Mammasonographie deutlich zurückgegangen, da die entsprechenden Fragestellungen sonographisch zuverlässig beantwortet werden können. Die Pneumozystographie ist daher nur noch bei schmerzhaften Zysten (therapeutische Indikation) und ggf. bei unklaren sonographischen Befunden indiziert. Darüber hinaus kann sie erfolgen, wenn die symptomatische Patientin mit zystenbedingtem Tastbefund eine entsprechende Punktion wünscht (Abb. 5.**19**).

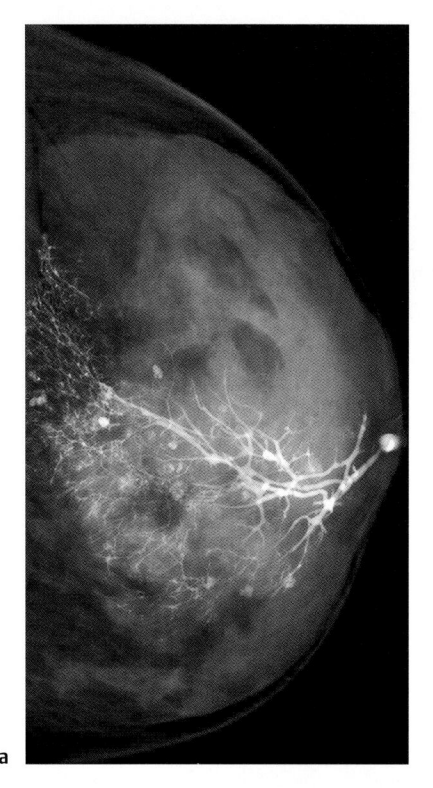

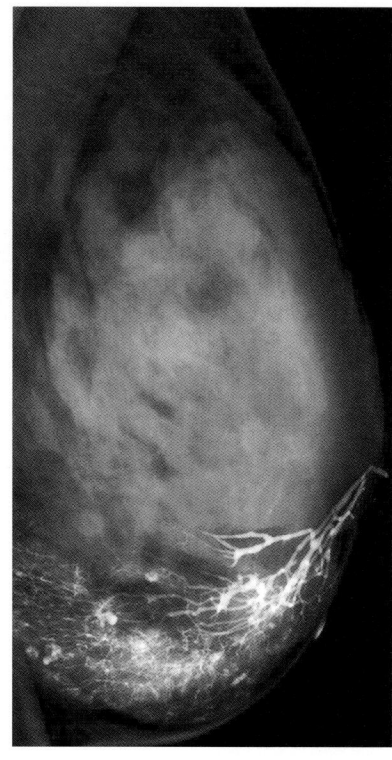

Abb. 5.18a, b Galaktographie: Normalbefund.
Darstellung mehrerer kontrastmittelgefüllter Milchgangssegmente der linken Mamma mit physiologischer Kaliberverjüngung der Milchgänge höherer Ordnung und partieller Anfärbung einzelner Drüsenläppchen. Einzelne paraduktale Zysten. Kein therapeutisch relevanter Befund.
a cc-Projektion.
b mlo-Projektion.

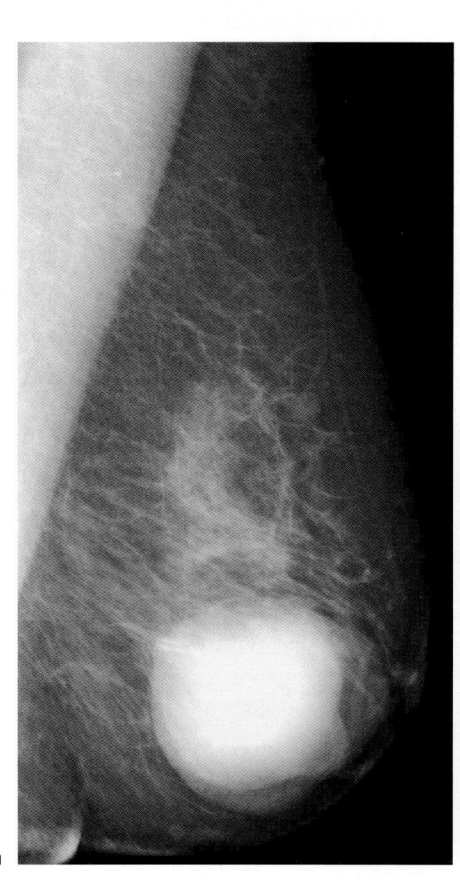

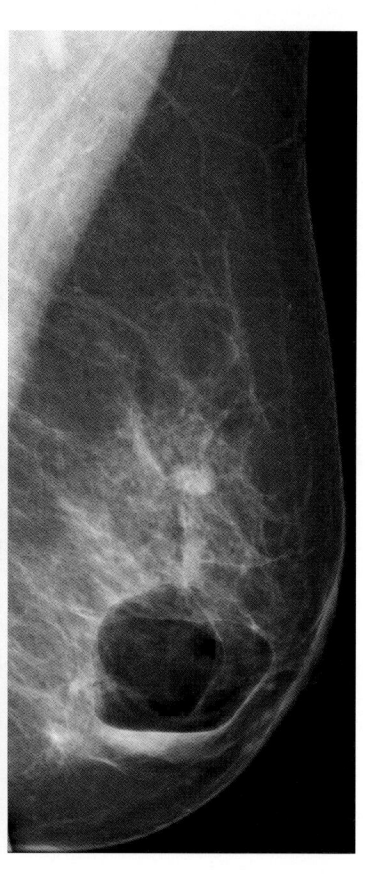

Abb. 5.19a, b Pneumozystographie: Normalbefund.
Darstellung einer partiell lobulierten, insgesamt rundlichen Raumforderung retromamillär mit glatter Begrenzung (BIRADS 3). Aspiration von insgesamt 22 ml klarer Flüssigkeit nach US-gesteuerter Feinnadelpunktion. Auffüllung des Zystenlumens mit 25 ml Luft und anschließende Befunddokumentation. Glatte Begrenzung der Zysten-Binnenbewandung. Spiegelbildung bei verbliebener Restflüssigkeit (BIRADS 2).
a Dokumentation vor Zystenpunktion.
b Dokumentation nach Zystenpunktion und Applikation von Luft (Pneumozystographie).

Zytologie: Schaumzellen. Befund vereinbar mit blander Zyste. Kein Hinweis auf Malignität.

6 Fehlermöglichkeiten
U. Fischer

Unvollständige Darstellung der Brust

Die lagerungsbedingte inkomplette Abbildung des Drüsenparenchyms ist einer der häufigsten Mängel in der Röntgenmammographie. Entsprechende Fehler können deutlich reduziert werden, wenn die Aufnahmen durch MTRA angefertigt werden, die ständig im mammographischen Bereich tätig sind und deren Kenntnisse durch regelmäßige gezielte Fortbildungsveranstaltungen zu dieser Thematik aufgefrischt bzw. erweitert werden (Abb. 6.1 u. 6.2).

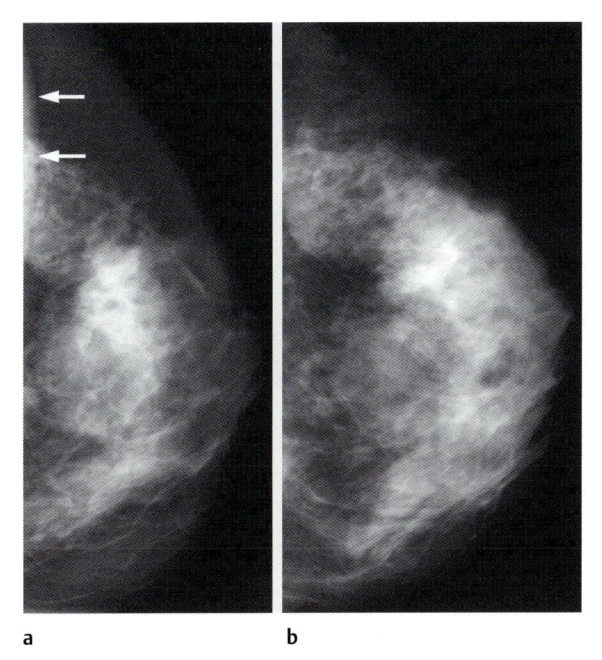

Abb. 6.1 a, b Ungenügende cc-Einstellung der linken Mamma.
a In der primär angefertigten cc-Aufnahme unvollständige Abbildung des Drüsenparenchyms und der retroparenchymalen Abschnitte der Mamma. Vorgetäuschter Anschnitt des Pektoralismuskels (Anschnitte der Bauchdecke, Pfeile).
b Anhand der cc-Wiederholungsaufnahme deutlich umfassendere Abbildung der relevanten Strukturen der Brust.

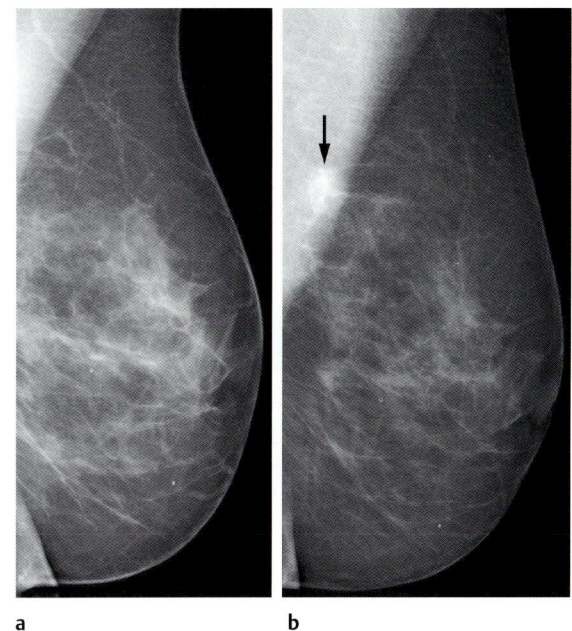

Abb. 6.2 a, b Ungenügende mlo-Einstellung der linken Mamma.
a Mängel der mlo-Aufnahme aufgrund einer ungenügenden Darstellung des Pektoralismuskels und einer Abbildung der Bauchdecken im Bereich der kaudalen Umschlagfalte.
b Anhand der mlo-Wiederholungsaufnahme deutlich umfassendere Abbildung der linken Mamma. Erst in dieser Einstellung Darstellung der malignomverdächtigen Raumforderung in den kranialen Abschnitten der Mamma pektoralisnah (Pfeil).

Ungenügende Kompression

Die Brust muss während der Mammographie adäquat komprimiert werden. Dies dient nicht nur der Erzielung qualitativ besserer Mammographien, sondern in besonderem Maße auch Strahlenschutzaspekten. Während die Kompression früher in der Regel manuell durch die MTRA erfolgte, geschieht dies heutzutage automatisch über eine druckgesteuerte Einrichtung am Untersuchungsgerät. Die Empfehlungen für die Kompressionsstärken liegen in einer Größenordnung von etwa 12–15 N (Abb. 6.**3**–6.**5**).

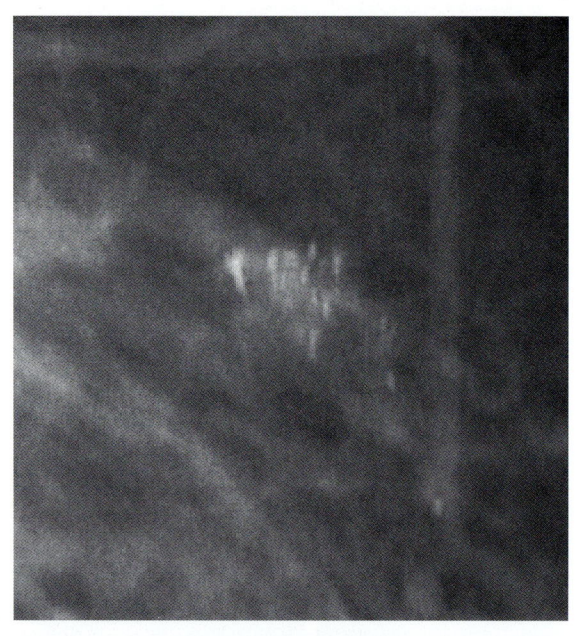

Abb. 6.**3 a**, **b** **Ungenügende Kompression.**
a Verwischung der gruppiert angeordneten Mikrokalzifikationen und der abgebildeten Parenchymstrukturen aufgrund von Bewegung bei ungenügender Kompression.

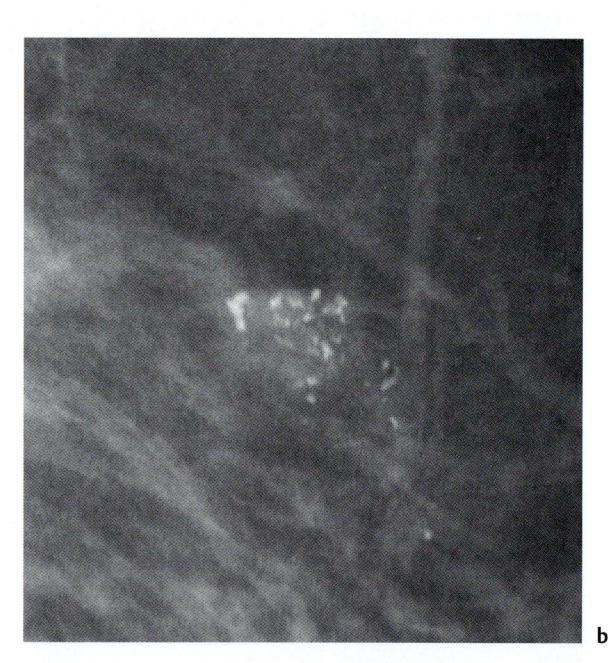

b Präzise Darstellung der polymorph konfigurierten Kalkpartikel nach Wiederholung der Aufnahme mit angemessener Kompression.

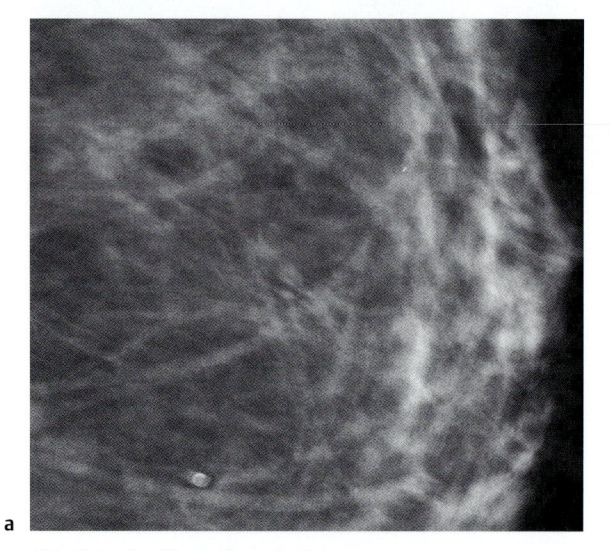

Abb. 6.**4 a**, **b** **Ungenügende Kompression.**
a Verwischung und Unschärfe der retroareolären Parenchymstrukturen aufgrund von Bewegung bei ungenügender Kompression.

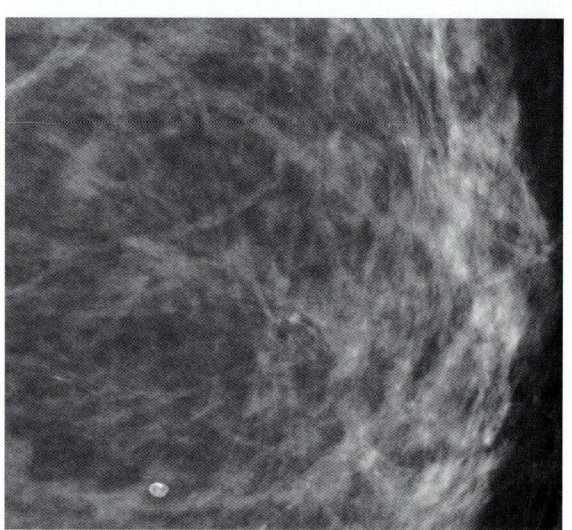

b Präzise Darstellung der Trabekel- und Parenchymstrukturen nach Wiederholung der Aufnahme mit angemessener Kompression.

Ungenügende Kompression **49**

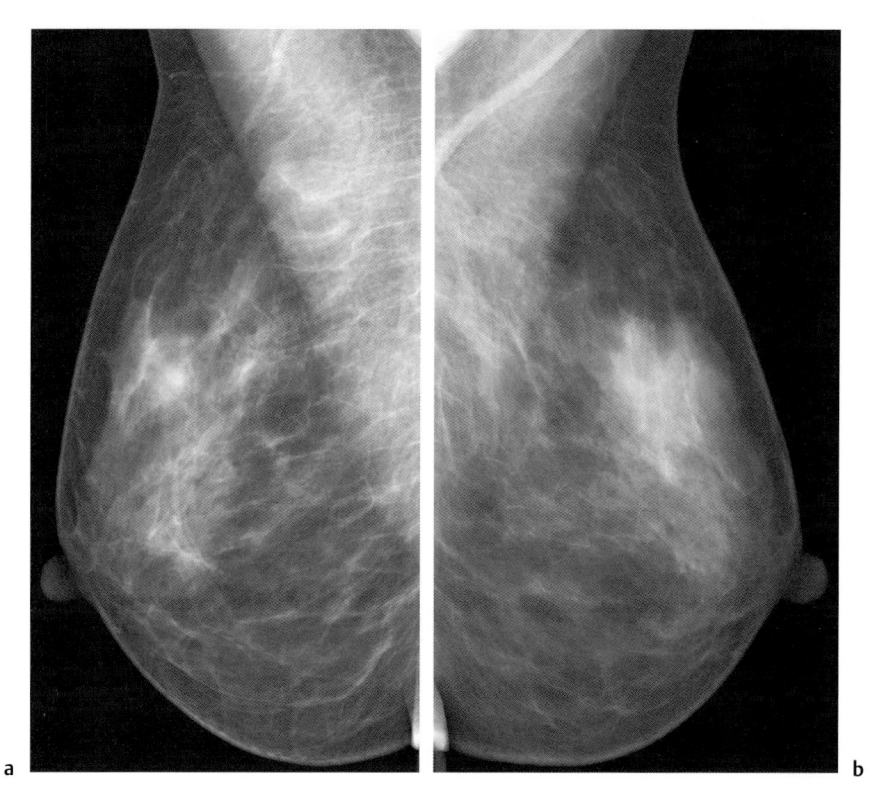

Abb. 6.5 a – d
Ungenügende Kompression.
a, b Verwischung der Parenchymstrukturen im kranialen Abschnitt der linken Mamma bei ungenügender Kompression (b). Regelrechte und scharfe Darstellung der Gewebestrukturen rechts (a).

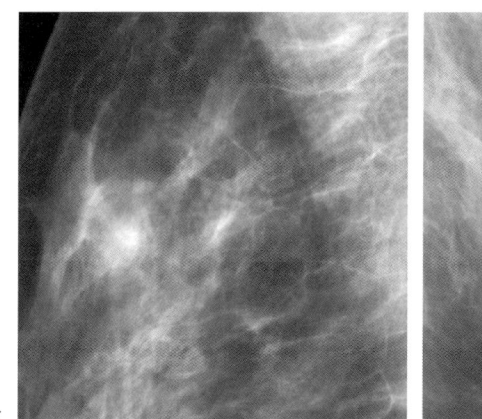

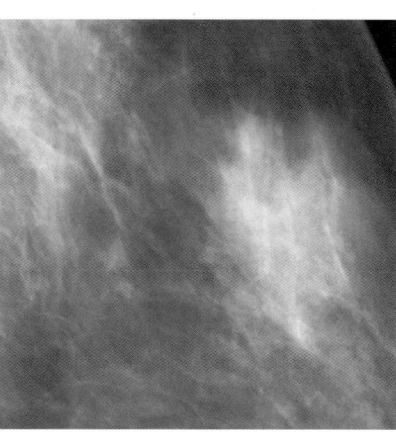

c, d Anhand des gezielten Vergleiches der kranialen Abschnitte beider Mammae im Seitenvergleich (Zooming) Dokumentation der ungenügenden Darstellung der Feinstrukturen.

Fehlbelichtung

Generell wird in der Röntgenmammographie in analoger Technik eine mittlere optische Dichte von 1,2 angestrebt. Trotz Belichtungsmesskammer finden sich jedoch im Einzelfall Fehlbelichtungen in Form von Unter- oder Überexpositionen, die die Aussagekraft der Mammographie in relevanter Weise limitieren können. Bei Einsatz der digitalen Technik besteht diese Fehlermöglichkeit nicht, da das Bildmaterial aufgrund der geradlinigen Beziehung zwischen Dosis und Schwärzung immer in einem Bereich mit optimaler Schwärzung präsentiert wird (Abb. 6.6).

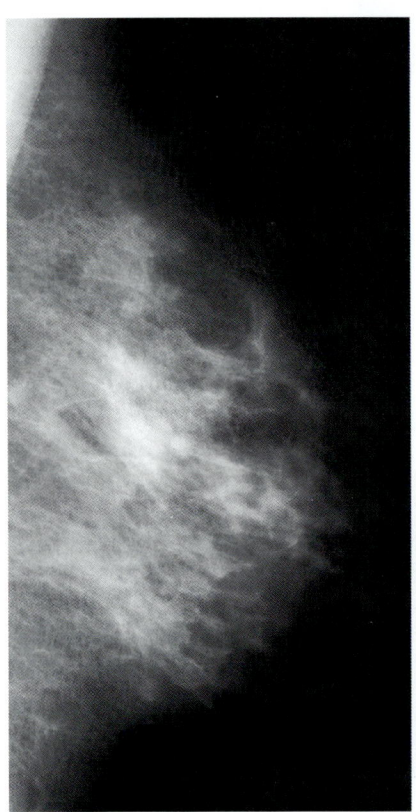

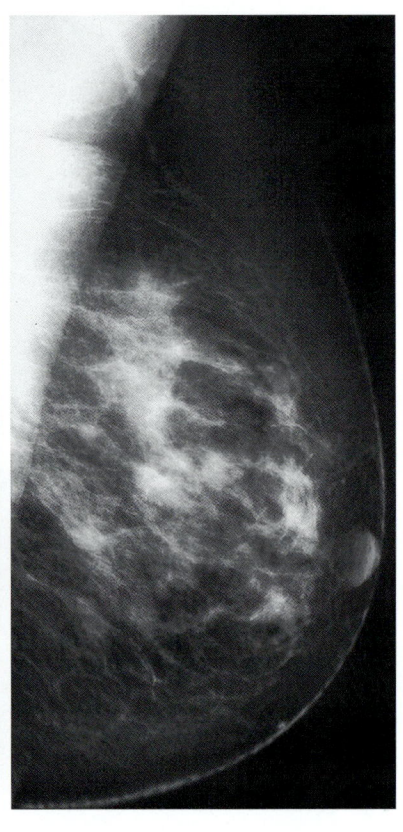

Abb. 6.6a, b
Fehlerhafte Filmbelichtung.
a Unterexposition der analogen Röntgenmammographie. Fehlende Penetranz des Organs und konsekutiv unzureichende Schwärzung des Bildes und Informationsverlust.
b Angemessene Exposition des Bildes mit guter Beurteilbarkeit sowie der parenchymalen als auch der lipomatösen Gewebekomponenten in der Brust.

Film- und Folienmängel

Film- und Folienmaterial sind sehr spezifisch auf die Belange der Röntgenmammographie abgestimmt. Der adäquate Umgang und die Pflege sind unabdingbar mit einer hohen Qualität dieser Technik verbunden. Dies trifft in besonderem Maße für die Reinigung der Folienkassetten zu, da es durch Schmutz zu einer Limitation der Beurteilbarkeit von Mammographien kommen kann (Abb. 6.**7** – 6.**9**).

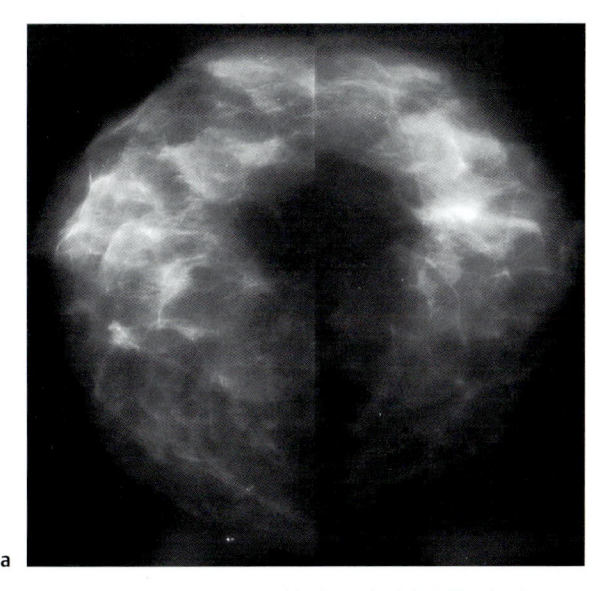

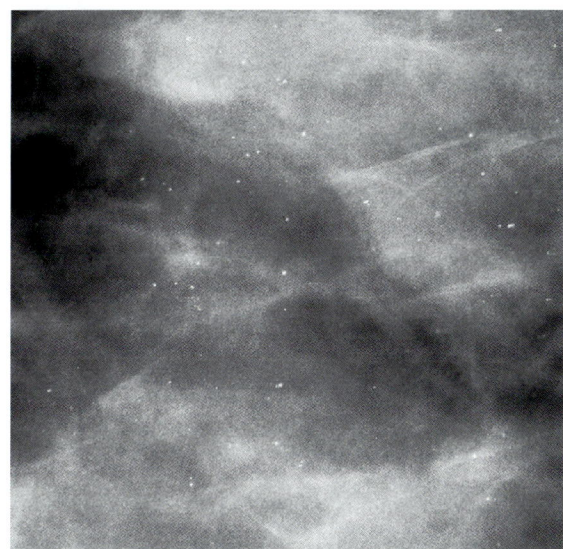

Abb. 6.**7 a – c** **Verschmutzte Film-Folien-Kassette.**

a, **b** Analoge Röntgenmammographie beidseits mit zahlreichen Artefakten aufgrund von Verschmutzungen der Verstärkerfolien. Deutlichere Demonstration der störenden Schmutzartefakte auf der photographisch vergrößerten Ausschnittsaufnahme (Anm.: Vorstellung der Patientin zur weitergehenden Beurteilung bzw. Abklärung von diffusen „Mikroverkalkungen").

c Auf der ergänzend angefertigten digitalen Röntgenmammographie (Ausschnitt, Zooming) Darstellung von 2 Arealen mit gruppierten, monomorphen Kalzifikationen links oben außen (Pfeile). Kein Kalknachweis im restlichen Parenchym.

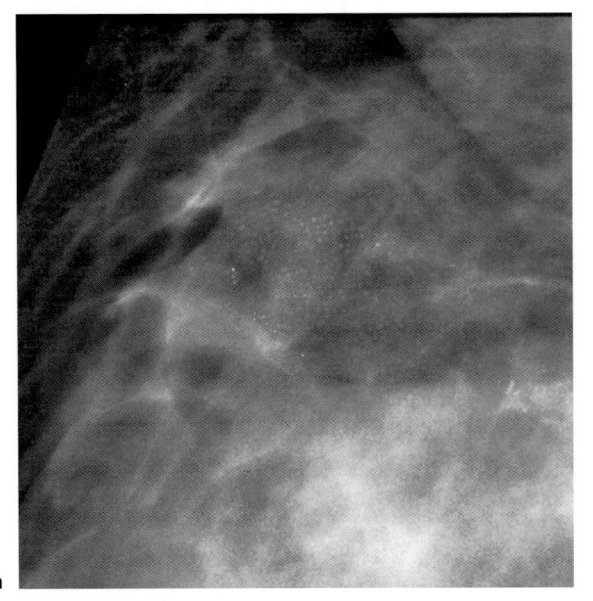

Abb. 6.8 a, b **Fingerabdruck auf dem Film.**
a Seltener Artefakt im Zeitalter der Tageslicht-Entwicklungssysteme: Charakteristischer Fingerprint auf dem Mammogramm (photographische Vergrößerung der primär digital erstellten Aufnahme).

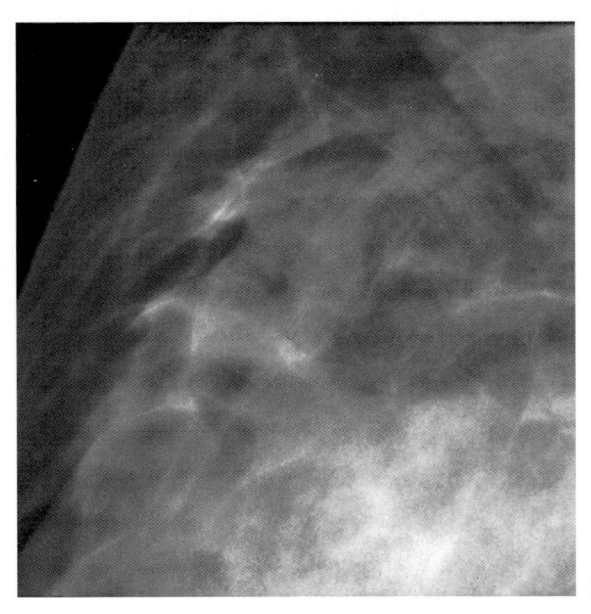

b Auf der daraufhin neuerlich ausgedruckten digitalen Röntgenmammographie (Ausschnitt, Zooming) artefaktfreie Darstellung der Gewebestrukturen.

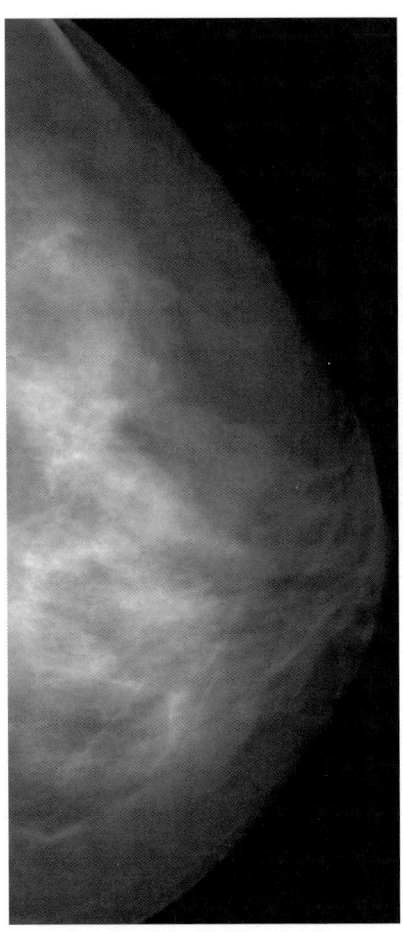

Abb. 6.9 a, b **Stehendes Raster.**
a Quer verlaufende störende Linien auf dem Mammogramm aufgrund der fehlenden Bewegung der Rasterlamellen.
b Deutlichere Darstellung der lamellenbedingten Streifenartefakte auf dem Film.

Vorgetäuschte Verkalkungen („Deokalk")

Einige Deodorants enthalten röntgendichte Partikel, die Mikroverkalkungen im axillären Ausläufer der Brustdrüse vortäuschen können (Abb. 6.**10** u. 6.**11**).

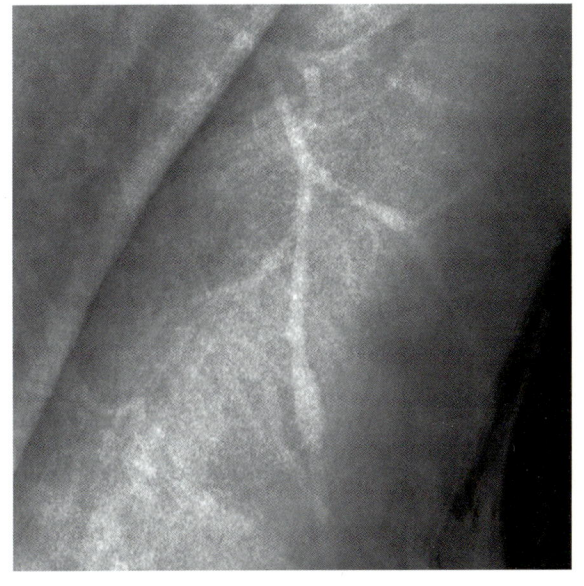

Abb. 6.**10 a**, **b** „**Deokalk**".
a Vermeintliche Mikrokalkgruppe in atypischer Lage hochaxillär.

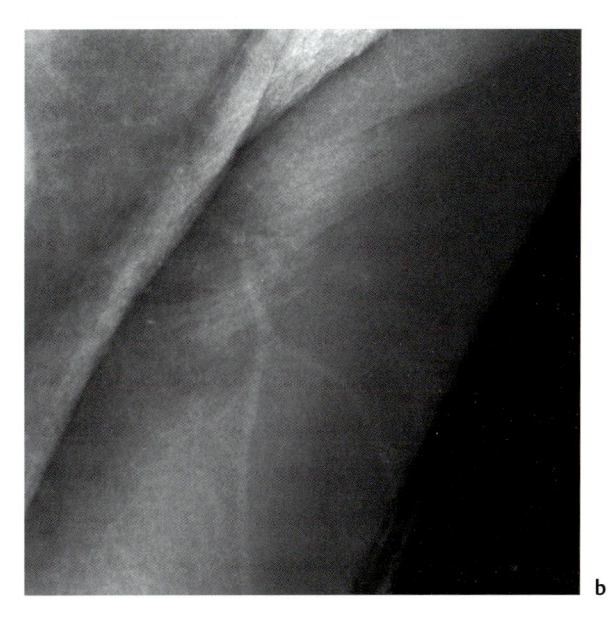

b Wiederholung der Aufnahme nach gründlicher Entfernung des axillär aufgetragenen Deodorants. Vollständige Entfernung der kalkähnlich imponierenden Artefakte.

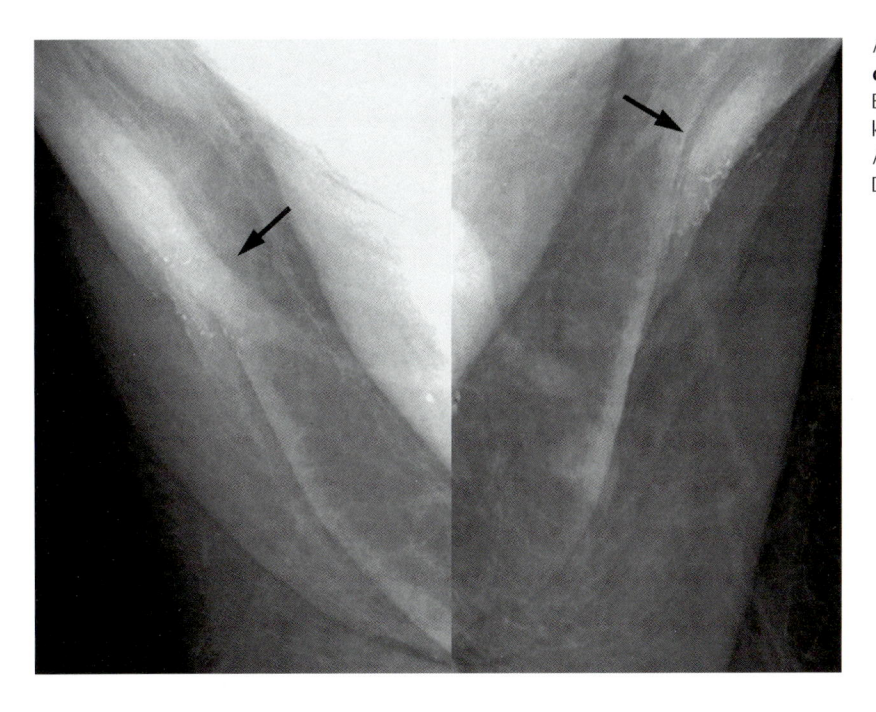

Abb. 6.**11 Artefakte durch Deodorant.**
Beidseits axillär und eindeutig als kutan zu bewertende kalkdichte Artefakte durch aufgetragenes Deodorant (Pfeile).

Überlagerungen

Überlagerungen durch externe Strukturen (z.B. Haare, Zopfspangen) oder durch Hautfaltenbildung bei inadäquater Lagerung der Brust können zur Einschränkung der Bildinterpretation führen (Abb. 6.12 u. 6.13).

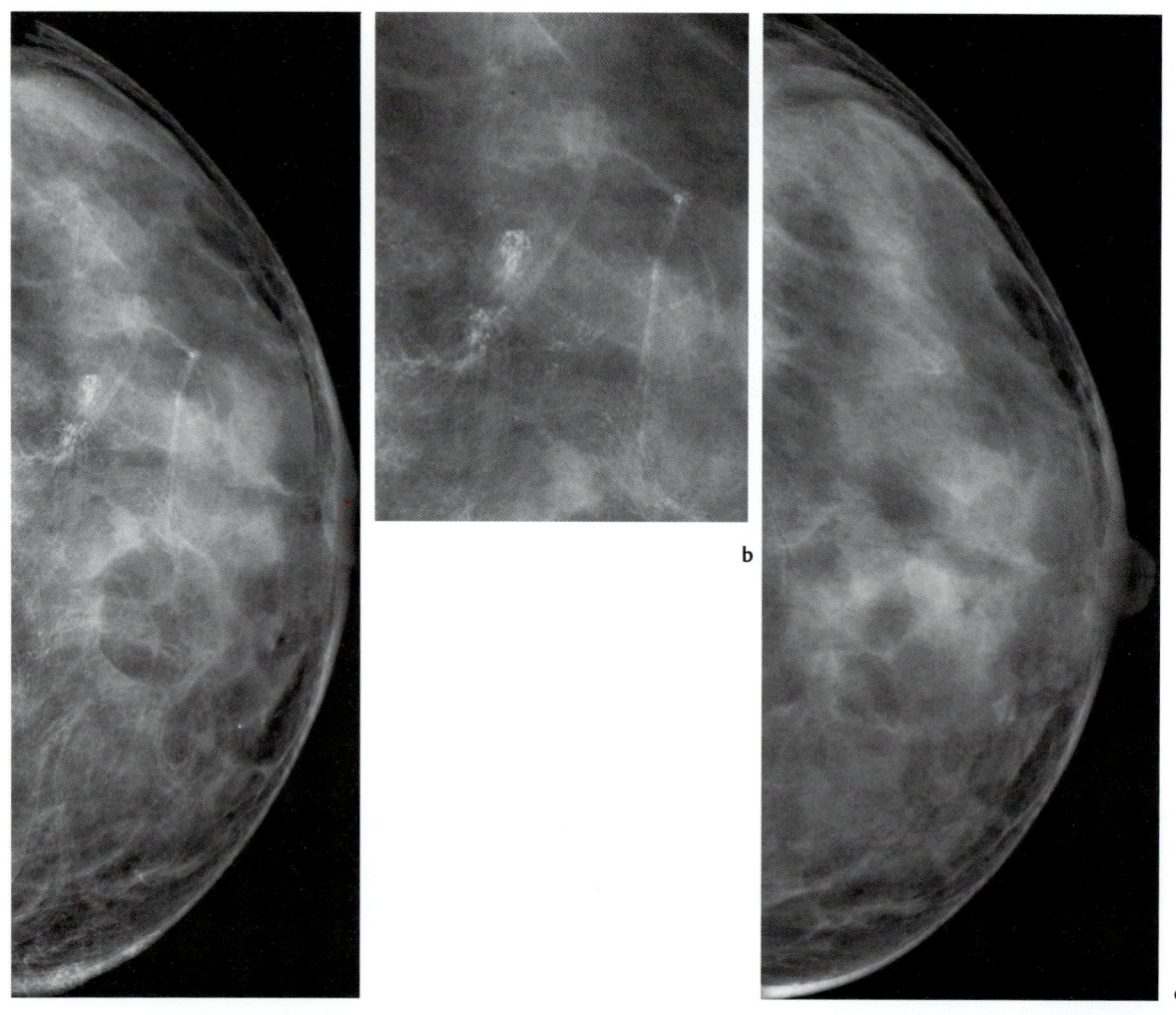

Abb. 6.12 a–c **Überlagerung mit Haarzopf.**
a, b Büschelartige Anordnung streifiger Artefakte aufgrund einer Superposition der Mammastrukturen mit dem Haarzopf der jungen Patientin. Zusätzlich Abbildung dichterer „Gewebestrukturen" durch das Zopfband (**a**). Darstellung der artifiziellen Veränderungen im Ausschnitt (Zooming) (**b**).
c Wiederholung der Aufnahme mit dorsalseitig positioniertem Zopf und artefaktfreier Abbildung der Mammastrukturen.

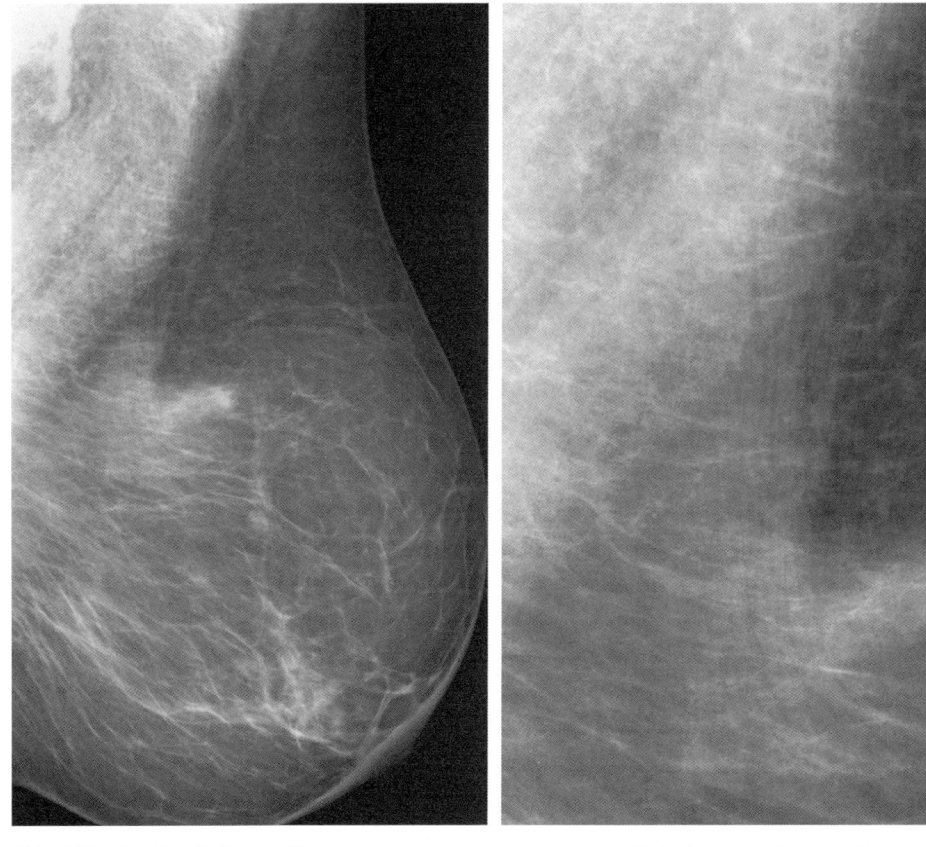

Abb. 6.**13 a**, **b** **Hautfalten im Mammogramm.**
a Parallel verlaufende streifenartige Artefakte infolge einer lagerungsbedingten Kutisfältelung. Im Gegensatz zur radiären Narbe kein gemeinsames Zentrum dieser radiär anmutenden Streifenartefakte.
b Ausschnittsvergrößerung dieses Artefakts (Zooming).

7 Indikationen

U. Fischer

Screening

Unter dem Begriff Mammographiescreening versteht man im Allgemeinen die flächendeckende Untersuchung von asymptomatischen Frauen einer definierten Altersgruppe. Entsprechende Programme existieren in verschiedenen Ländern in Form nationaler (z. B. Niederlande, Großbritannien, Frankreich, Schweden) sowie regionaler Programme (z. B. Belgien, Italien, Portugal, Spanien) schon seit mehreren Jahrzehnten, wobei durchaus unterschiedliche Untersuchungskonzepte zur Anwendung kommen (1-Ebenen- vs. 2-Ebenen-Mammographie, alleinige Mammographie vs. Mammographie + klinische Untersuchung, unterschiedliche Untersuchungsintervalle) (Tab. 7.1).

Die Ergebnisse der bisherigen Screeningprogramme belegen eine deutliche Senkung der Mortalität in der Altersgruppe der Frauen zwischen dem 50. und 69. Lebensjahr in einer Größenordnung zwischen 20 und 30 %. In einzelnen Studien konnten auch höhere Werte erreicht werden. Für die Altersgruppe der Frauen zwischen dem 40. und 49. Lebensjahr ergaben sich mit zunehmender Beobachtungszeit ähnliche Resultate. Für Frauen unter dem 40. und über dem 70. Lebensjahr liegen derzeit keine statistisch signifikanten Ergebnisse vor.

! Die Effektivität des klassischen Brustkrebsscreenings beruht auf der Erfassung großer Anteile (> 70 %) der weiblichen Bevölkerung in einer definierten Altersgruppe. Die diagnostischen Möglichkeiten werden hierbei jedoch nicht maximal ausgenutzt.

Anforderungen an Radiologen für die Screeningdiagnostik

Die Empfehlungen der Royal College of Radiologists (RCR) Breast Group lauten:
- Beschäftigung für mindestens 3–4 halbe Tage/Woche in der Mammadiagnostik,
- Mindestanzahl an mammographischen Fällen (Screening, kurative Mammographie): 5000/Jahr,
- Qualifikation durch einen RCR-anerkannten Trainingskurs.

Weitere Voraussetzungen für Radiologen in der Screeningdiagnostik betreffen u. a. Erfahrungen in der Anwendung und Interpretation von speziellen Röntgen- und Ultraschalluntersuchungstechniken, den Zugang zu

Tabelle 7.1 Übersicht bisheriger Mammographiescreeningstudien

Name	Beginn	Land	Alter	Konzept	Mortalitätsreduktion
HIP-Studie	1963	USA	40–64	MG + K	29 %
Two-County-Studie	1977	Schweden	40–74	MG	18–32 %
Malmö-Studie	1976	Schweden	45–69	MG	36 %
Stockholm-Studie	1981	Schweden	40–64	MG	ca. 20 %
Göteborg-Studie	1982	Schweden	40–59	MG	44 %
Uppsala-Studie	1988	Schweden	40–59	MG	nicht abgeschlossen
Edinburgh-Studie	1978	Großbritannien	45–64	MG+K	ca. 21 %
TEDBC	1979	Großbritannien	45–64	MG+K	27 %
NBSS 1	1980	Kanada	40–49	MG+K vs. K	keine Vorteile der MG
NBSS 2	???	Kanada	50–59	MG+K vs. K	keine Vorteile der MG
BCDDP	1973	USA	35–74	MG+K	ca. 20 %

MG Mammographie
vs. versus
K klinische Untersuchung
HIP-Studie Health Insurance Plan, New York
TEDBC Trial of Early Detection of Breast Cancer
NBSS National Breast Screening Study
BCDDP Breast Cancer Detection Demonstration Project

Tabelle 7.2 Anforderungen an ein sinnvolles Screeningprogramm (European Guidelines for Quality Assurance in Mammography Screening)

Parameter	Akzeptabel	Wünschenswert
Teilnehmerquote	> 70 %	> 75 %
Recall-Rate*) erste Screeningrunde Weitere Runden	< 7 % < 5 %	< 5 % < 3 %
Wiederholungsaufnahmen	< 3 %	< 1 %
Zusatzaufnahmen	< 5 %	< 1 %
Histologische Abklärung maligner Befunde vor Behandlungsbeginn	> 70 %	> 90 %
Bei Einsatz der FNAP: Quote insuffizienter Punktionen	< 25 %	< 15 %
Quote benigner/maligner Biopsien: – erste Screeningrunde – weitere Runden	 ≤ 1 : 1 ≤ 1 : 1	 ≤ 0,5 : 1 ≤ 0,2 : 1

*) Anzahl der Frauen des gesamten Screeningkollektivs, die aufgrund einer inadäquat angefertigten Mammographieaufnahme zur Wiederholung dieser Mammographie („technical recall") oder zur weitergehenden Abklärung eines unklaren Befundes durch ergänzende Untersuchungsverfahren („recall for further assessment") erneut einbestellt werden.

Tabelle 7.3 Surrogat-Indikatoren zur Abschätzung der Effektivität des Screenings (European Guidelines for Quality Assurance in Mammography Screening)

Indikator	Akzeptabel	Wünschenswert
Rate an Intervallkarzinomen/erwarteter Karzinome im Kollektiv: – nach 0–11 Monaten – nach 12–23 Monaten	 30 % 50 %	 < 30 % < 50 %
Rate an erkannten Karzinomen: – erste Screeningrunde – weitere Runden	 3 × IR 1,5 × IR	 > 3 × IR > 1,5 × IR
Anteil der Karzinome im Stadium II/Zahl aller detektierten Malignome: – erste Screeningrunde – weitere Runden	 3 × IR 1,5 × IR	 > 3 × IR > 1,5 × IR
Anteil der Karzinome ≤ 10 mm/Zahl aller detektierten Malignome: – erste Screeningrunde – weitere Runden	 ≥ 20 % ≥ 25 %	 ≥ 25 % ≥ 30 %
Anteil der invasiven Karzinome/Zahl aller detektierten Malignome	90 %	80–90 %
Anteil der nodal negativen Karzinome/Zahl aller detektierten Malignome: – erste Screeningrunde – weitere Runden	 70 % 75 %	 > 70 % > 75 %

histopathologischen Ergebnissen sowie zu chirurgischen Follow-up-Daten, die Teilnahme an anerkannten Qualitätszirkeln für Mammographie sowie die Qualitätssicherung durch eine autorisierte Kommission (Tab. 7.2).

Sog. „Surrogat-Indikatoren" erlauben eine vergleichsweise frühzeitige Abschätzung der Effektivität eines Screeningprogrammes. Die entsprechenden Indikatoren und deren Größenordnung sind in Tab. 7.3 dargestellt.

Früherkennung

Im deutschsprachigen Raum erfolgten bisher keine flächendeckenden Screeninguntersuchungen. Dennoch wurden auch hier asymptomatische Frauen klinisch und bildgebend im Sinne einer sog. „Früherkennung" untersucht. Die entsprechenden Untersuchungen umfassten in aller Regel eine komplette Diagnostik einschließlich klinischer Untersuchung, Mammographie, ggf. Mammasonographie, perkutane Biopsieverfahren und/oder MR-Mammographie. Hieraus resultierte letztendlich eine für die Einzelperson effektive und präzise Diagnostik, die sich allerdings nur auf die Frauen beschränkte, die sich zu einer entsprechenden Untersuchung vorstellten.

Die Empfehlungen der verschiedenen Gesellschaften für einen entsprechenden Einsatz der Röntgenmammographie sind uneinheitlich. Die Früherkennungsmammographie wird von einigen Gesellschaften ab dem 40., von anderen Gesellschaften ab dem 50. Lebensjahr empfohlen (Tab. 7.**4** u. 7.**5**).

> **!** Bei der Früherkennungsmammographie werden nur solche Frauen erfasst, die sich ohne klinische Symptomatik zur Untersuchung vorstellen. Hiervon machen in der Regel nur ca. 30% der entsprechenden Frauen Gebrauch. Die Palette diagnostischer Möglichkeiten (klinische Untersuchung, Mammographie, Mammasonographie, Biopsie, MRT) kann allerdings im Rahmen der Früherkennung maximal genutzt werden, so dass bei dieser Vorgehensweise die höchste diagnostische Sicherheit besteht.

Tabelle 7.**4** Einsatz der Röntgenmammographie bei *asymptomatischen* Frauen ohne familiäres Risiko (Empfehlungen der Deutschen Röntgengesellschaft 1999 und der American Cancer Society 1997)

Alter	Untersuchung
40–50 Jahre	Mammographie (2 Ebenen) in 1-Jahres-Abständen
> 50 Jahre	Mammographie (2 Ebenen) in 1- bis 2-Jahres-Abständen (bei dichten Parenchymstrukturen eher jährlich)

Tabelle 7.**5** Einsatz der Röntgenmammographie bei *asymptomatischen* Frauen ohne familiäres Risiko (Empfehlungen der Deutschen Gesellschaft für Senologie 2000)

Alter	Untersuchung
50–70 Jahre	Mammographie (2 Ebenen) in Intervallen von längstens 2 Jahren in Kombination mit einer ärztlich-klinischen Untersuchung

Erhöhtes Brustkrebsrisiko

Es gibt Faktoren, die das ohnehin hohe Brustkrebsrisiko (ca. 10%) einer Frau in der westlichen Welt erhöhen. Hierzu zählen einerseits hormonelle, alimentäre und/oder psychosoziale Aspekte (*Risikofrauen*). Andererseits liegt bei 5–10% der Frauen mit Mammakarzinom eine familiäre Disposition vor. Ein Teil dieser Frauen trägt das Brustkrebsgen BRCA 1 (breast cancer gene 1) und/oder BRCA 2 (breast cancer gene 2). Bei diesen Hochrisikofrauen ist das Risiko einer Brust-oder Ovarialkarzinomerkrankung um das 5- bis 7fache erhöht. Andere, seit längerem bekannte genetische Konstellationen mit erhöhtem Brustkrebsrisiko betreffen Mutationen in den Genen AT (Ataxia teleangiectasia) und TP53 (Tumorsuppressorgen 53) (Tab. 7.**6** u. 7.**7**).

Bei Vorliegen einer der in Tab. 7.**6** genannten familiären Konstellationen kann überlegt werden, ob eine genetische Diagnostik zum Nachweis eines BRCA-Gens sinnvoll ist. Unabhängig hiervon erscheint der Einsatz der Röntgenmammographie und anderer bildgebender Verfahren sinnvoll (Tab. 7.**8** u. 7.**9**).

Tabelle 7.**6** Risikofaktoren

Konstellation	Risikosteigerung um Faktor
Eigenes (behandeltes) Mammakarzinom	5
Histologisch nachgewiesene ADH, LDH	3
Adipositas per magna	2
Nullipara, Alter bei Erstgeburt > 30 Jahre	2
Frühe Menarche (< 12 Jahre), späte Menopause (> 52 Jahre)	2
Lebensalter > 50 Jahre	2

Tabelle 7.**7** Risikofrauen (gemäß Programm „Familiärer Brustkrebs" der Deutschen Krebshilfe)

Familiäre Konstellation:
Mindestens 2 Frauen mit Brust- und/oder Ovarialkarzinom, davon eine jünger als 50 Jahre
Eine Frau mit einseitigem Brustkrebs und Erkrankungsalter < 30 Jahre
Eine Frau mit bilateralem Brustkrebs und Erkrankungsalter < 40 Jahre
Eine Frau mit Ovarialkarzinom und Erkrankungsalter < 40 Jahre
Eine Frau mit Mamma- *und* Ovarialkarzinom
Ein Mann mit Mammakarzinom

Tabelle 7.8 Einsatz der Röntgenmammographie bei Risikofrauen

Alter	Untersuchung
Ab 25. Lebensjahr	Anleitung zur regelmäßigen Selbstuntersuchung
Ab 40. Lebensjahr	2-Ebenen-Mammographie jährlich, Sonographie, ggf. MRT
5 Jahre vor dem Erkrankungsalter der jüngsten betroffenen Angehörigen, sofern Alter unter 40 Jahre	1-Ebenen-Mammographie, Sonographie, ggf. MRT

Tabelle 7.9 Hochrisikofrauen

Genkonstellation	Risikosteigerung um Faktor
Positiver Nachweis des BRCA-1-Gens	ca. 7
Positiver Nachweis des BRCA-2-Gens	ca. 5

Genträgerinnen sollten im Rahmen kontrollierter Studien mammographisch, sonographisch und mit der MRT untersucht werden.

Tumornachsorge

Patientinnen mit einem Mammakarzinom haben ein deutlich erhöhtes Risiko erneut an einem Mammakarzinom zu erkranken. Es besteht einerseits die Gefahr des ipsilateralen Rezidives bzw. Zweitkarzinoms, andererseits die Möglichkeit der Entstehung eines metachron auftretenden kontralateralen Tumors. Der Einsatz der Mammographie wird daher übereinstimmend im Rahmen der Tumornachsorge empfohlen. Von Seiten der verschiedenen Gesellschaften besteht allerdings kein absoluter Konsens hinsichtlich der Untersuchungsintervalle und der Überwachung der kontralateralen Brust (Tab. 7.**10** u. 7.**11**).

Neben der Röntgenmammographie gehören die Selbstuntersuchung der Brust, die Anamneseerhebung, die ärztlich-klinische Untersuchung, die gynäkologische Untersuchung und die Unterweisung der Patienten in die Erkennung von Rezidivsymptomen zu den Empfehlungen im Rahmen der Brustkrebsnachsorge.

Regelmäßige Laboruntersuchungen sowie bildgebende Diagnostik zum Ausschluss einer möglichen hämatogenen Metastasierung (Röntgenuntersuchung des Thorax, Knochenszintigraphie, Sonographie der Leber, CT-Diagnostik) werden hingegen nicht empfohlen und sollten daher nur symptombezogen zum Einsatz kommen.

> ! Die Verhinderung des In-Brust-Rezidives und/oder dessen frühzeitige Erkennung stellen wichtige Aufgaben im Rahmen der Brustkrebsdiagnostik und -nachsorge dar.

aber:

> ! Der frühzeitige Nachweis einer hämatogenen Metastasierung bei asymptomatischen Patientinnen mit behandeltem Mammakarzinom verbessert nicht deren Überlebenszeit und erhöht auch nicht deren Lebensqualität.

Tabelle 7.10 Indikationen zur Röntgenmammographie im Rahmen der Tumornachsorge (Guidelines der American Society of Clinical Oncology [ASCO] 1997)

Zeitpunkt	Untersuchung
6 Monate nach Beendigung der Bestrahlungsbehandlung bei BET	Erstuntersuchung beider Mammae
In jährlichen Abständen	weitere mammographische Untersuchungen beider Mammae

Tabelle 7.11 Indikationen zur Röntgenmammographie im Rahmen der Tumornachsorge (Empfehlungen der Deutschen Gesellschaft für Senologie)

	Untersuchungszeiträume
Ipsilaterale Brust (nach BET)	Mammographie in 6-Monats-Abständen für 3 Jahre, anschließend in 1-Jahres-Abständen
Kontralaterale Brust	Mammographie in 1-Jahres-Abständen

„Kurative" Mammographie

Die Röntgenmammographie stellt das wichtigste bildgebende Verfahren zur Abklärung symptomatischer Patientinnen dar. Für gezielte Fragestellungen wird diese Methode durch andere bildgebende Verfahren (Sonographie, MR-Mammographie) und/oder perkutane Biopsieverfahren (FNP, Stanzbiopsie, Vakuumstanzbiopsie, ABBI) ergänzt. Die wichtigsten klinischen Symptome sind in Tab. 7.12 aufgelistet.

Tabelle 7.12 Inspektorische und/oder palpatorische Befunde symptomatischer Patientinnen

Befund	Abbildung
Unklarer Tastbefund (Resistenz, Knoten, Verhärtung)	
Unilaterale Mastodynie	
Kutisretraktion	Abb. 7.1, 7.8, 7.9
Brustwarzeneinziehung	Abb. 7.7
Nichtmilchige Sekretion	Abb. 7.6, 7.12
Inflammatorische Brustveränderungen	Abb. 7.3, 7.4, 7.5, 7.10
Ekzematöse Veränderungen der Brustwarze oder Areola	Abb. 7.2, 7.11

Die bilaterale Mastodynie stellt primär keinen karzinomtypischen Befund dar. Hier muss durch eine sorgfältige Anamneseerhebung geklärt werden, ob es sich um zyklus- bzw. hormonabhängige Beschwerden handelt (häufig), oder ob die Beschwerdesymptomatik Ausdruck eines zugrunde liegenden Tumorgeschehens ist (selten).

Bei Patientinnen mit einem klinisch auffälligen Befund, der mammographisch aufgrund dichter Parenchymstrukturen (Typ ACR III und IV) nicht mit ausreichender Sicherheit abzuklären ist, müssen additive Untersuchungsverfahren eingesetzt werden. Hierzu zählen in erster Linie die Mammasonographie und die perkutane Biopsie.

! Bei dichtem Parenchym (Typ ACR III und IV) entkräftet das „unauffällige" Mammogramm nicht den auffälligen Palpationsbefund. Entsprechende Konstellationen (Überweiser schickt Patientin zur Abklärung eines unklaren Palpationsbefundes zur Mammographie – Mammographie wird als unauffällig beschrieben – Überweiser beruhigt Patientin – Palpationsbefund nimmt an Größe zu – Diagnose des Mammakarzinoms wird um Monate bis Jahre verzögert) sind überproportional häufig Gegenstand gutachterlicher Auseinandersetzungen.

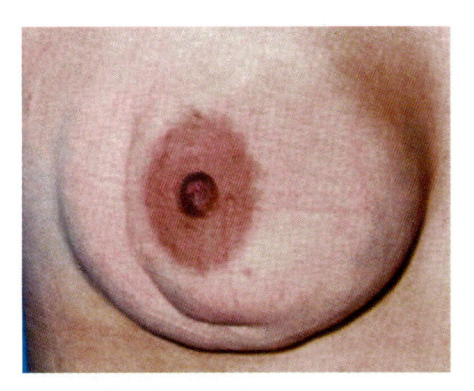

Abb. 7.1 **Morbus Mondor.**

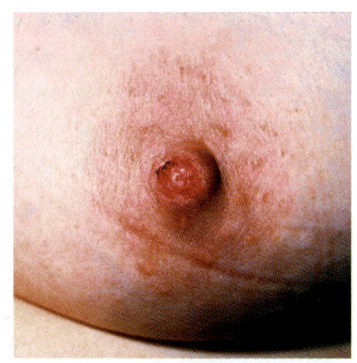

Abb. 7.2 **Mamillenekzem.**

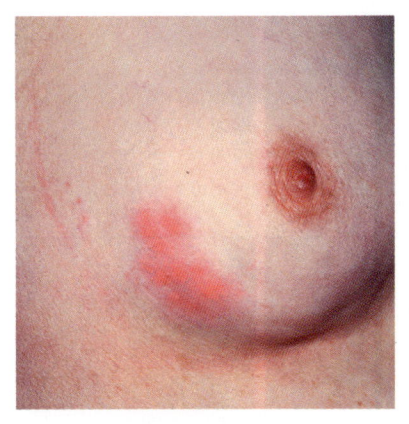

Abb. 7.3 **Zosterinfektion.**

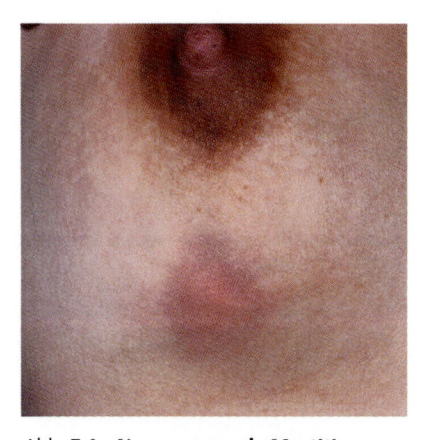

Abb. 7.4 **Non-puerperale Mastitis.**

„Kurative" Mammographie

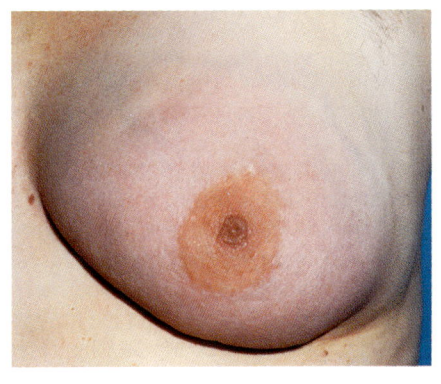

Abb. 7.**5** **Abszess.**

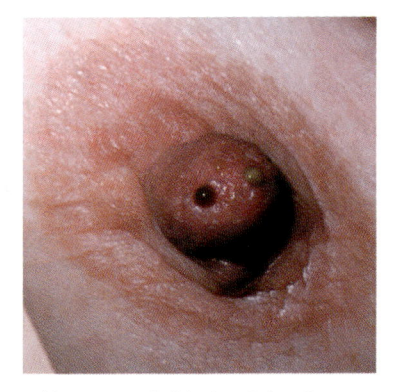

Abb. 7.**6** **Nichtblutige Sekretion.**

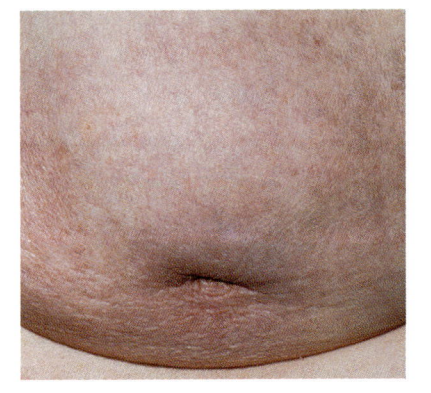

Abb. 7.**7** **Brustwarzenretraktion bei Karzinom.**

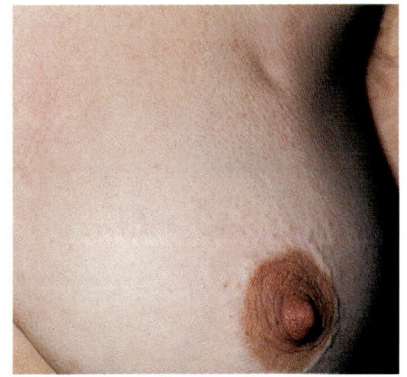

Abb. 7.**8** **Kutisretraktion (gering) bei Karzinom.**

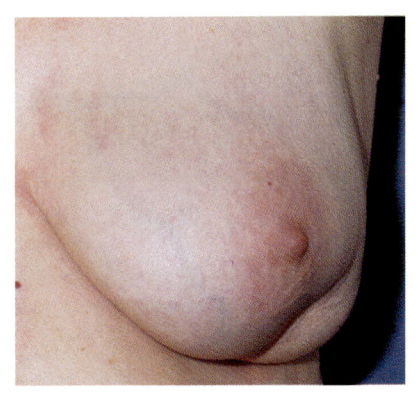

Abb. 7.**9** **Kutisretraktion (ausgedehnt) bei Karzinom.**

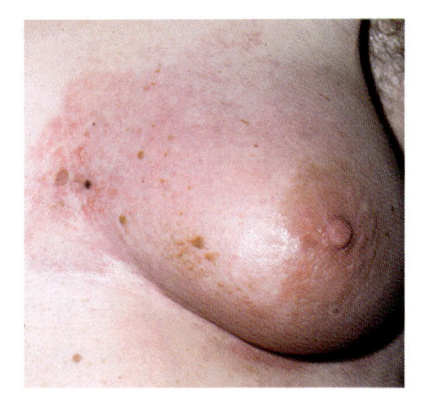

Abb. 7.**10** **Inflammatorisches Karzinom.**

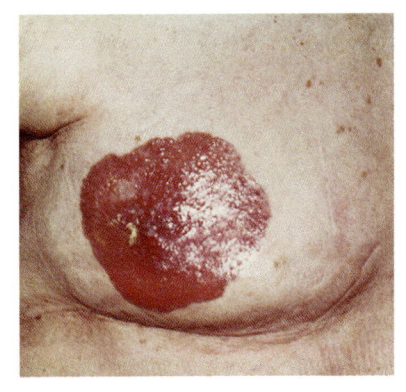

Abb. 7.**11** **Morbus Paget.**

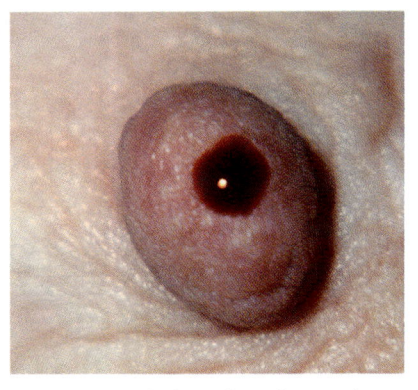

Abb. 7.**12** **Pathologische Sekretion bei Karzinom.**

Monitoring während neoadjuvanter Therapie

In den letzten Jahren gab es in zunehmendem Maße Mitteilungen über den Einsatz einer chemotherapeutischen Behandlung im Vorfeld der operativen Therapie des Mammakarzinoms (sog. neoadjuvante Therapie oder Induktionstherapie). Sie ist von der adjuvanten Therapie, die im Anschluss an eine chirurgische Entfernung eines Mammakarzinoms erfolgt, abzugrenzen. In der Vergangenheit erfolgte die neoadjuvante Chemotherapie obligat bei Patientinnen mit einem inflammatorischen Mammakarzinom. Aktuell laufen mehrere Studien zu diesem Therapiekonzept auch bei nichtinflammatorischen Karzinomen (NSABP-B-18, GEPARDUO-Studie, Münchener neoadjuvante Studie, Bayreuther-Studie).

In der Vergangenheit konnten neue Wirkstoffe im Rahmen ihres adjuvanten Einsatzes nur auf der Basis langfristiger Verlaufsbeobachtungen beurteilt werden. Das Monitoring von neoadjuvant behandelten Tumoren erlaubt hingegen die kurzfristige und vor allem die individuelle Beurteilung der Effektivität eines chemotherapeutischen Regimes. Hierin liegt die übergeordnete Bedeutung solcher Konzepte. Die Hoffnung, durch eine entsprechende Vorbehandlung auch das Ausmaß des operativen Eingriffes zu reduzieren (sog. Downstaging) muss allerdings mit Blick auf die bisherige Datenlage in der Literatur überaus skeptisch gesehen werden (Tab. 7.**13**).

Bei Patientinnen mit überwiegend lipomatösen oder fibroglandulären Parenchymmustern (Typ ACR I oder II) ist eine mammographische Therapieüberwachung sinnvoll. Ergänzend kann insbesondere bei höherer Parenchymdichte die Sonographie eingesetzt werden. Bisherige Untersuchungen belegen allerdings, dass die KM-gestützte MR-Mammographie für das Monitoring einer neoadjuvanten Therapie zur Frage der Effektivität (Responder/Non-Responder) der klinischen Untersuchung sowie anderen bildgebenden Verfahren überlegen ist.

Tabelle 7.**13** Zielsetzungen der neoadjuvanten Chemotherapie

1. Kurzfristige und individuelle Überprüfung der Effektivität einer Chemotherapie
2. Histologische Komplettremission von Karzinom und evtl. Metastasen (Downsizing)
3. Erhöhung der Rate brusterhaltender Operationen (???)

8 Normalbefund

U. Fischer

Anatomie

Die weibliche Brustdrüse ist die größte Drüse des menschlichen Körpers. Bei der erwachsenen Frau besteht die Mamma grundsätzlich aus 3 Komponenten:
- Kutis,
- subkutanes Gewebe,
- Brustgewebe (Parenchym und Stroma).

Die Kutis ist dünn und enthält Haarfollikel, Talg- und exokrine Schweißdrüsen. Die Brustwarze besitzt ebenfalls Talg- und exokrine Schweißdrüsen sowie eine Vielzahl von Nervenendigungen, jedoch keine Haarfollikel. Der Warzenhof (*Areola*) ist pigmentiert. Montgomery-Drüsen, eine Übergangsform zwischen Schweiß- und Brustgewebsdrüse, münden in der Peripherie der Areola als kleine Erhebungen, den sog. Morgagni-Knötchen. Das Parenchym gliedert sich in 15–20 kegelförmige Drüsenlappen (*Lobi glandulae mammariae*), deren jeweilige Milchgänge sich retromamillär zu Milchsäckchen (*Ductus lactiferi colligentes*) erweitern und letztendlich in Form von 5–10 Hauptmilchgängen auf der Brustwarze (*Papilla mammae*) münden. Die Lobi wiederum bestehen aus 20–40 Drüsenläppchen (*Lobuli glandulae mammariae*) (Abb. 8.1). Jedes dieser Lobuli beinhaltet etwa 10–100 Sekretionseinheiten (terminaler Milchgang und Drüsenendstück [*Azinus*]). Das Stroma beinhaltet individuell stark schwankende Mengen von Fettgewebe, Binde- und Stützgewebe sowie Blutgefäße, Nerven und Lymphgefäße. Mantelbindegewebe findet sich innerhalb der Drüsenläppchen sowie entlang der peripheren Milchgänge. Interlobuläres Stützgewebe umgibt die Drüsenläppchen und die zentralen Milchgänge. Fibröse Bänder (*Cooper-Ligamente*), die an den Faszien des M. pectoralis major sowie des M. serratus anterior ansetzen, stützen die Brust (Abb. 8.2).

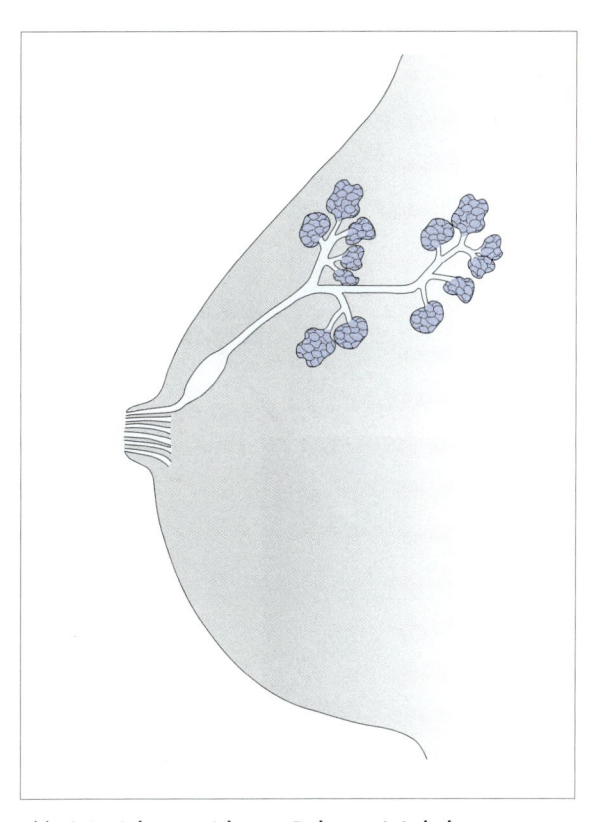

Abb. 8.1 **Schemazeichnung Duktus mit Lobulus.**

64 8 Normalbefund

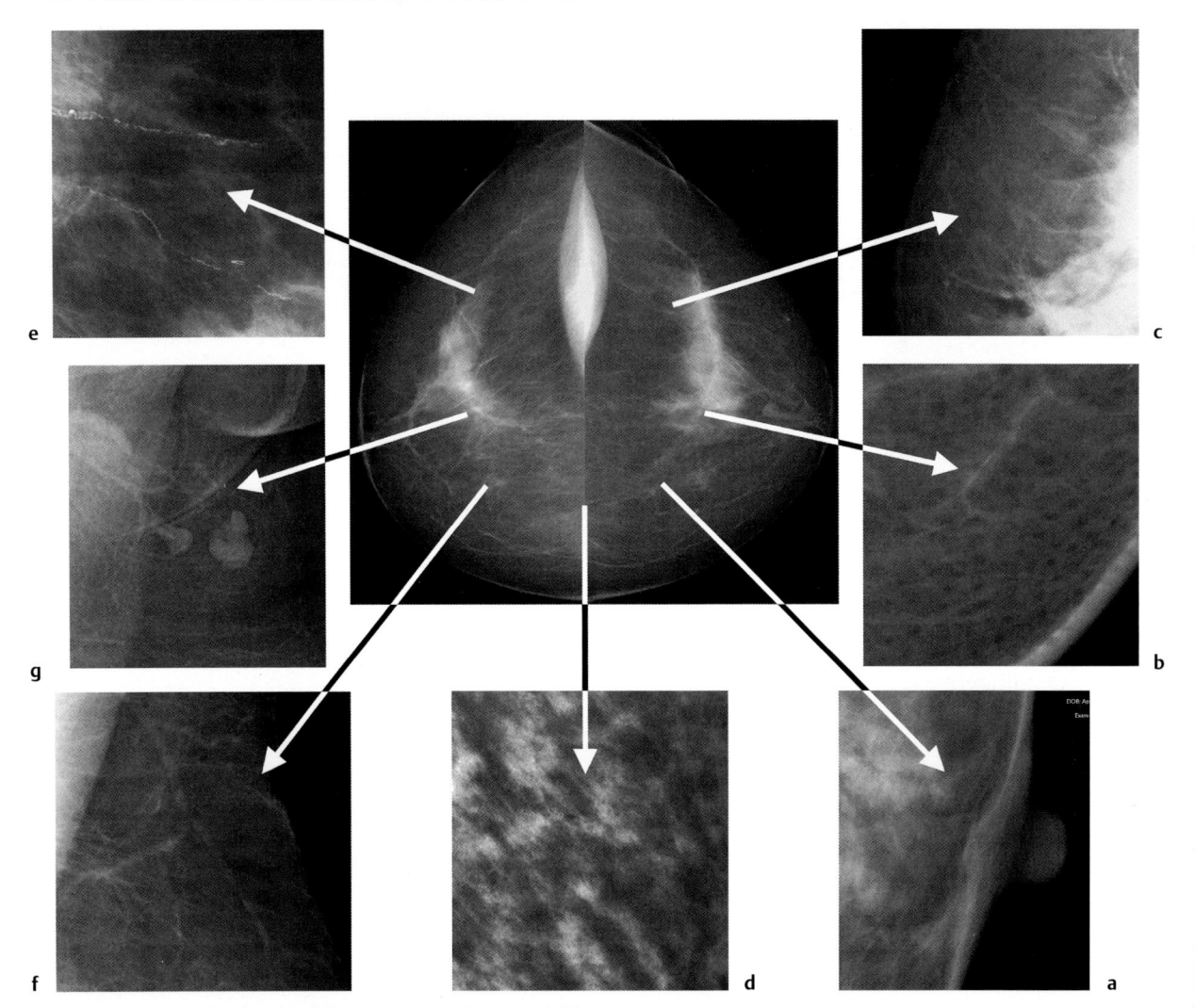

Abb. 8.2 a–g Röntgenmorphologisches Erscheinungsbild anatomischer Strukturen der weiblichen Brust.
a Brustwarze.
b Hautporen.
c Cooper-Ligamente.
d Parenchym.
e Arterien.
f Venen.
g Lymphknoten.

Physiologie der Brustdrüse

Grundsätzlich unterliegt der Aufbau der weiblichen Brust den wechselnden hormonellen Einflüssen, die mit dem ovariellen Zyklus, der Schwangerschaft und der Laktation verbunden sind. Bis zum Eintritt der Gravidität sind die tubuloalveolären Drüsenendstücke in der nichtlaktierenden Mamma schwach ausgebildet. Sie liegen zusammen mit den Endzweigen des Ductus lactiferus in einer großen Masse kollagener Fasern. Während der Thelarche, also 2 – 3 Jahre vor der Menarche, vergrößert sich die Brustdrüse. Die Milchgänge teilen sich und breiten sich im umliegenden Bindegewebe aus. Fettgewebe ist in dieser Phase in aller Regel nur spärlich vorhanden, und die Drüsenläppchen entwickeln sich erst allmählich nach der Menarche. Im Laufe des Zyklus tritt während der Ovulation ein geringes Wachstum der Milchgänge auf. In der prämenstruellen Phase wird vermehrt Flüssigkeit eingelagert, sodass eine Vergrößerung und eine Verdichtung der Parenchymstrukturen im Mammogramm resultiert, die sich üblicherweise bis zum 7. Tag des folgenden Zyklus zurückbildet. Der Ausbau der Glandula mammae zu einer funktionstüchtigen Drüse erfolgt erst während der Schwangerschaft. Während der Gravidität werden die regulierenden Vorgänge an der Brustdrüse hormonell gesteuert: Östrogene rufen eine Proliferation der Ausführungsgänge und des Mantelgewebes hervor, Progesteron stimuliert die Entwicklung der Drüsenendstücke, und Prolaktin regelt die apokrine Sekretion.

Beeinflussung der Parenchymdichte im Mammogramm

Verschiedene Faktoren beeinflussen die Dichte der Brustdrüse im Mammogramm. Es handelt sich hierbei überwiegend um Aspekte, die mit Veränderungen des hormonellen Status einhergehen (z.B. Menstruationszyklus, Schwangerschaft, exogene Zufuhr von Hormonen).

Menstruationszyklus

Der monatliche Zyklus der Frau unterliegt einer hormonellen Steuerung, die erwartungsgemäß auch einen Einfluss auf die Dichte des Gewebes im Röntgenmammogramm besitzt. Es wird allgemein empfohlen, die Mammographie in der ersten Zyklushälfte durchzuführen, da zu diesem Zeitpunkt eine höhere Transparenz des Parenchyms vorliegt und die Druckempfindlichkeit in dieser Phase geringer ist als z.B. prämenstruell. Für die Abklärung symptomatischer Patientinnen gilt diese Empfehlung üblicherweise nicht.

Gravidität und Stillzeit

In der Schwangerschaft und der anschließenden Laktationsperiode kommt es zu einer ausgeprägten Gewebeproliferation und schließlich zur Produktion von Muttermilch. Hieraus resultiert eine extreme Verdichtung der Parenchymstrukturen im Mammogramm, sodass die Beurteilbarkeit deutlich reduziert wird.

Hormonsubstitution

Die Dichte des Parenchyms im Mammogramm kann auch durch eine Hormonsubstitutionstherapie bei postmenopausalen Frauen beeinflusst werden. Östrogenhaltige Präparate führen hierbei in erster Linie zu einer Proliferation der Milchgänge, zur Ausbildung und/oder Vergrößerung von Zysten sowie zu Fibrosierungen. Der Gestagenanteil in Mischpräparaten führt eher zur lobuloalveolären Differenzierung und zur Proliferation des duktalen und periduktalen Gewebes. Im Mammogramm resultieren in der Folge einer hormonellen Substitution in einem Teil der Fälle symmetrische oder asymmetrische Gewebeverdichtungen sowie eine Zunahme rundlicher Herdbefunde (Zysten, Fibroadenome) (Abb. 8.**3**). Zudem kann es zu einer Verzögerung der physiologischen Involution des Parenchyms kommen. Mit Blick auf technische Innovationen (z.B. Anoden- und Filtermaterialien, Film-Folien-Kombinationen, digitale Aufnahmetechnik) kommt den hormonbedingten Limitationen der Mammographie heute nicht mehr die große Bedeutung zu, die sie noch vor mehreren Jahren hatten. Besteht dennoch eine diagnostische Unsicherheit, so kann eine Wiederholung der Untersuchung nach Absetzen der Hormontherapie sinnvoll sein.

Über den Einfluss oraler Kontrazeptiva auf das Mammogramm liegen bisher keine fundierten Erkenntnisse vor.

Ernährungseinfluss

Eine Zunahme der Gewebedichte wird auch im Rahmen einer Gewichtsreduktion beschrieben. In dem Maße, in dem hierbei ein Abbau des intramammären Fettgewebes stattfindet, kommt es zu einer Verschiebung der Gewebekomponenten zugunsten des Drüsenparenchyms und konsekutiv zu einer Dichtesteigerung im Mammogramm (Abb. 8.**4**).

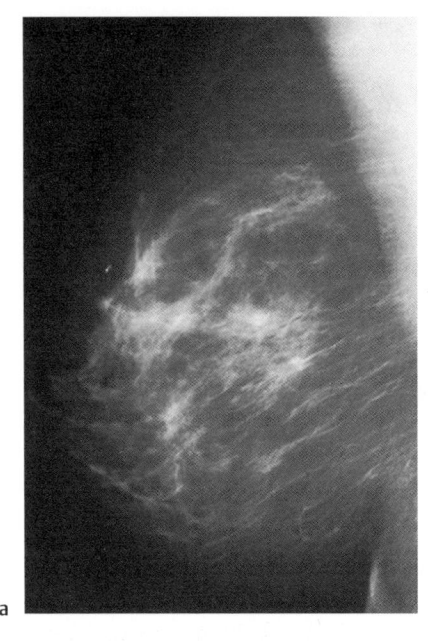

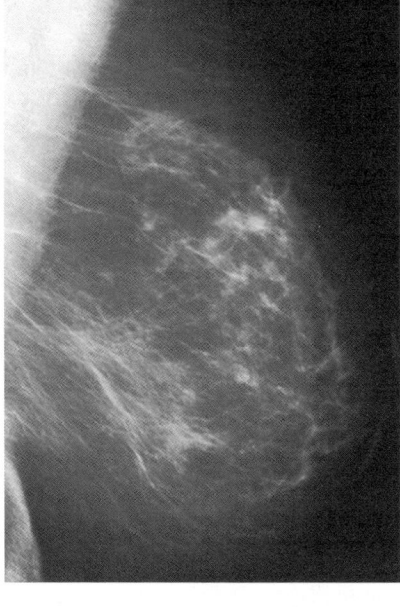

Abb. 8.**3 a – d   Dichtezunahme nach Hormoneinnahme.**
a, **b** 64-jährige Frau. Fibroglanduläres Parenchymmuster Typ II nach ACR. Keine Hormoneinnahme.
c, **d** Untersuchung 16 Monate später. Zwischenzeitlich Beginn einer Hormonsubstitutionstherapie. Im Vergleich zur Voruntersuchung deutliche Dichtezunahme der Drüsenstrukturen (ACR Typ III) sowie prominentere Darstellung einzelner Zysten.

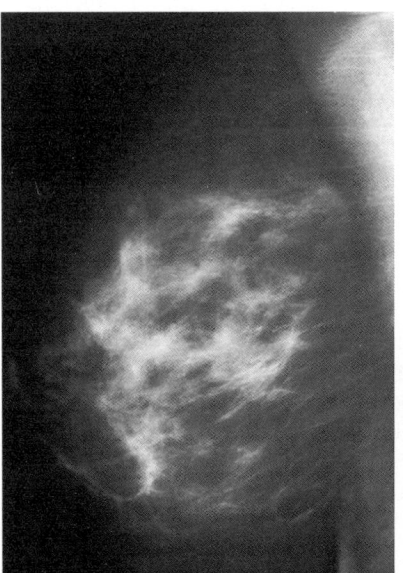

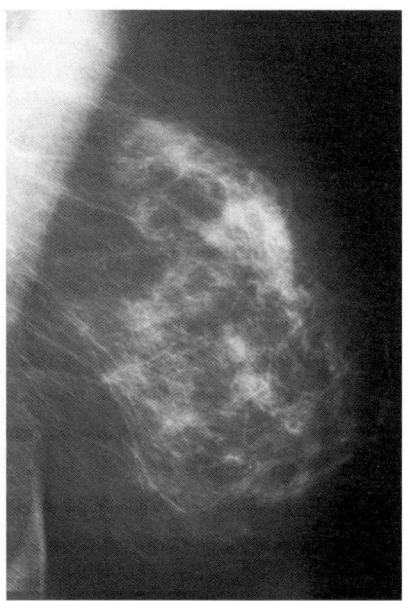

Altersabhängigkeit

Physiologischerweise kommt es ab dem 35.–40. Lebensjahr zu einer Rückbildung des Drüsengewebes und damit zu einer Abnahme der Parenchymdichte im Mammogramm. Diese findet üblicherweise seitengleich und in Richtung der Retroareolärregion statt. Die Variationsbreite der Involution im Mammogramm ist jedoch interindividuell sehr breit (Abb. 8.**5**).

Bedeutung der Parenchymdichte

Die Aussagekraft der Röntgenmammographie hängt zu einem großen Teil von der Dichte der Parenchymstrukturen ab. Dies gilt insbesondere für pathologische Veränderungen, die nicht mit Verkalkungen einhergehen. Die Detektion von Kalzifikationen ist hingegen weitestgehend unabhängig von der vorliegenden Parenchymdichte.

Physiologie der Brustdrüse   **67**

In der Vergangenheit gab es vielfache Versuche, die Dichte des Parenchyms im Mammogramm zu klassifizieren. Die gängige Einteilung über viele Jahre hinweg basierte auf der Gruppierung von Wolfe, der insgesamt 4 Gruppen unterschiedlicher Gewebedichten definierte und Aussagen zur diagnostischen Sicherheit für jede dieser Gruppen evaluierte (Tab. 8.**1**).

Das American College of Radiology definiert eine Einteilung der Parenchymdichte im Mammogramm, die insgesamt 4 Gruppen unterscheidet (ACR-Typ I bis ACR-Typ IV) (Tab. 8.**2**, Abb. 8.**6** – 8.**9**).

> **!** Die Dichte des Parenchyms im Mammogramm muss im Befund beschrieben werden, damit die Aussagekraft der Mammographie im konkreten Fall für den Überweiser einzuschätzen ist.

Tabelle 8.**1** Unterscheidung verschiedener Parenchymtypen nach Wolfe

Parenchymdichte nach Wolfe	Parenchymanteil in %	Karzinomrisiko
N1	1 – 14	nicht erhöht
P1	25 – 49	nicht erhöht
P2	50 – 74	Faktor 2,5
DY3	75 und mehr	Faktor 4,5

Tabelle 8.**2** Unterscheidung verschiedener Parenchymtypen gemäß ACR

ACR-Typ	Beschreibung	Diagnostische Sicherheit
I	überwiegend lipomatös	sehr hoch (> 95 %)
II	fibroglandulär	hoch (~ 90 %)
III	inhomogen dicht	reduziert (~ 80 %)
IV	extrem dicht	stark reduziert (~ 70 %)

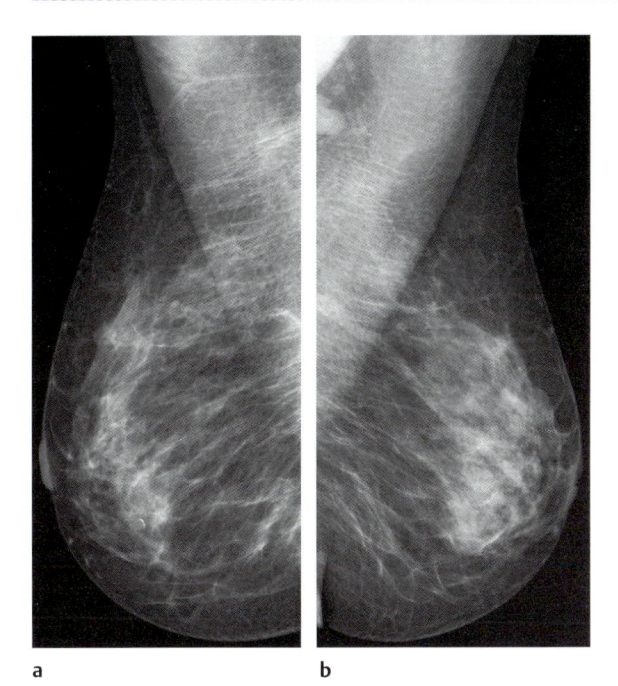

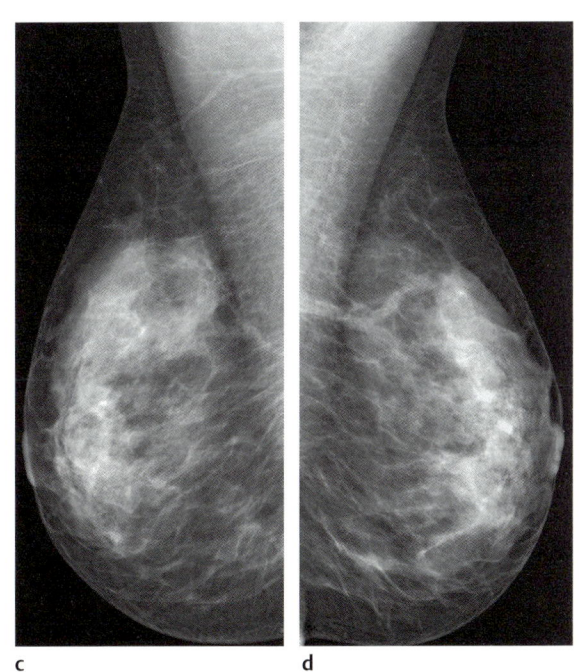

Abb. 8.**4 a – d**   **Dichteveränderungen durch Gewichtsverlust.**
a, b Überwiegend lipomatöses Parenchymmuster Typ I nach ACR. Körpergewicht der 45-jährigen Frau: 72 kg.
c, d Untersuchung 11 Monate später. Zwischenzeitlich diätbedingte Reduktion des Körpergewichtes um 13 kg. Im Vergleich zur Voruntersuchung Verringerung der lipomatösen Gewebeanteile der Mamma und konsekutiv Zunahme der Parenchymdichte (ACR Typ II).

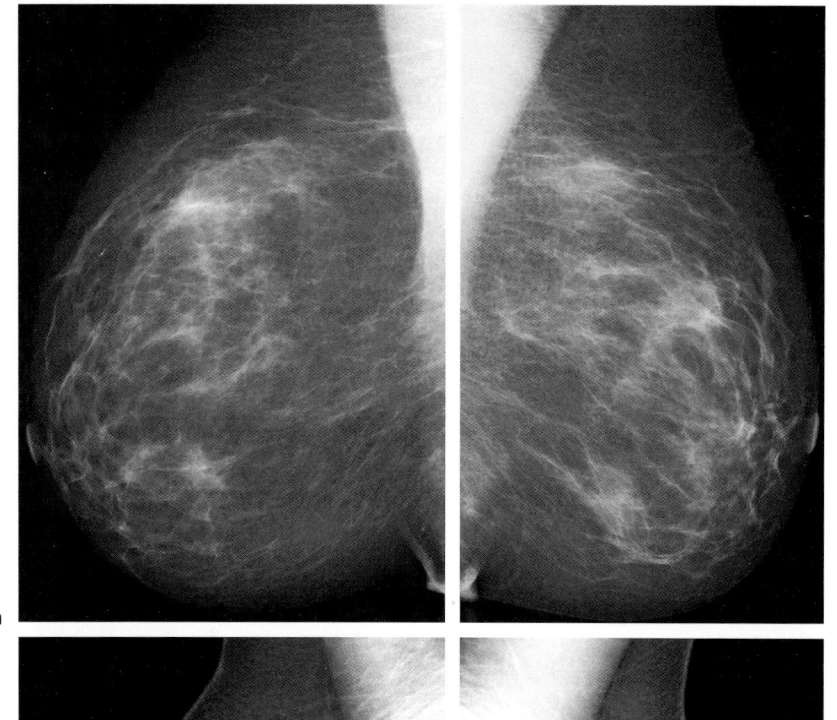

Abb. 8.**5 a – d Dichteveränderungen prä-/postmenpausal.**
a, b 55-jährige Patientin. Inhomogen dichtes Parenchymmuster Typ I nach ACR. Prämenopausale Untersuchung.
c, d Untersuchung 2 Jahre später. Zwischenzeitlich Einsetzen der Menopause. Im Vergleich zur Voruntersuchung Dichtezunahme der Drüsenstrukturen (ACR Typ II) unter Hormonsubstitutionstherapie.

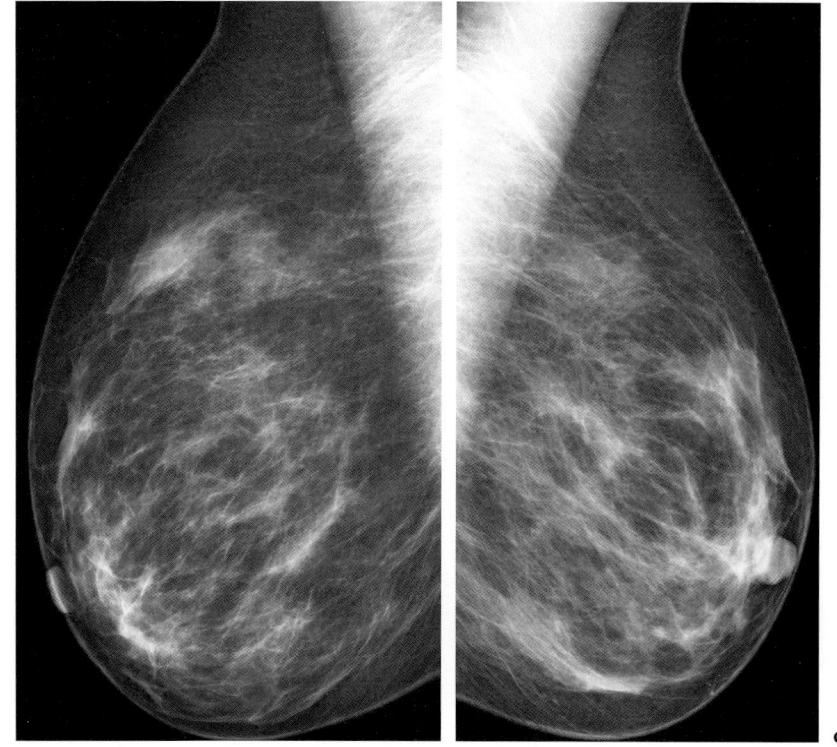

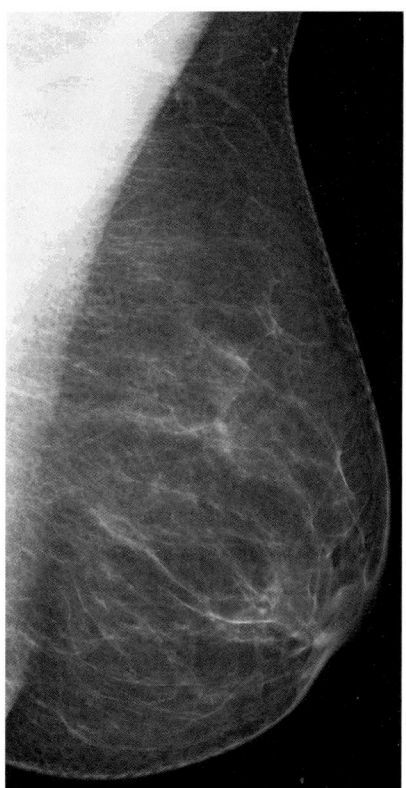

Abb. 8.6 Überwiegend lipomatöse Gewebestrukturen gemäß Typ I des ACR mit einer sehr hohen diagnostischen Sicherheit.

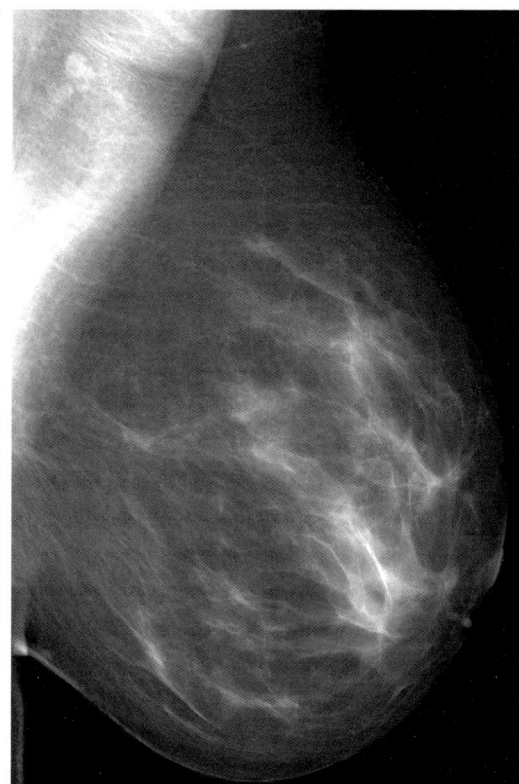

Abb. 8.7 Fibroglanduläre Gewebestrukturen gemäß Typ II des ACR mit einer hohen diagnostischen Sicherheit.

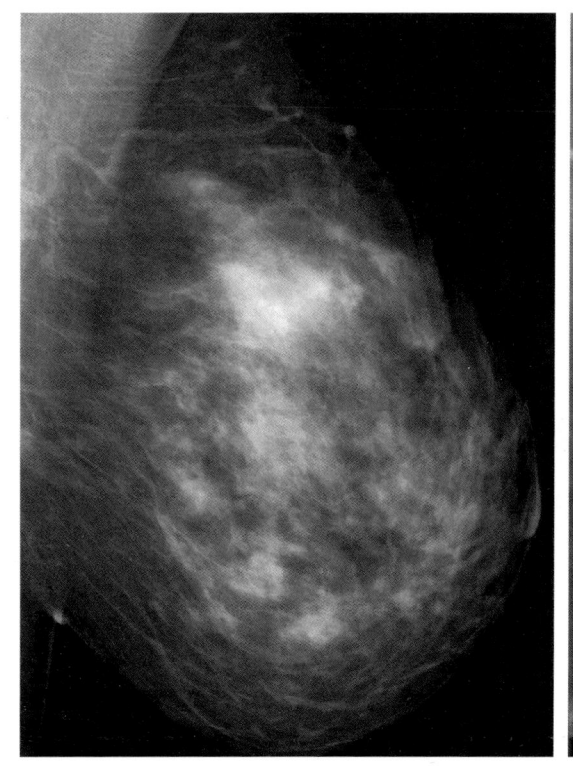

Abb. 8.8 Inhomogen dichte Gewebestrukturen gemäß Typ III des ACR mit einer limitierten diagnostischen Sicherheit.

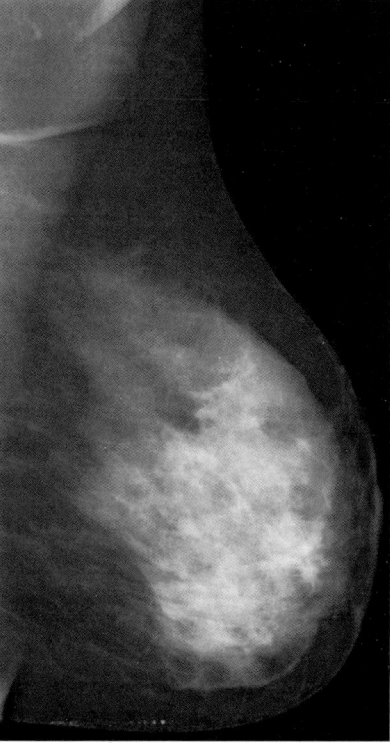

Abb. 8.9 Extrem dichte Gewebestrukturen gemäß Typ IV des ACR mit einer deutlich limitierten diagnostischen Sicherheit.

9 Terminologie

U. Fischer

BIRADS-Lexikon

Das American College of Radiology (ACR) brachte 1998 die 3. Auflage des sog. „Illustrated Breast Imaging Reporting and Data System" heraus, das im deutschen Sprachgebrauch unter dem Namen „BIRADS" bekannt wurde. BIRADS beinhaltet zum einen ein Lexikon, das die verschiedenen morphologischen Veränderungen der Brust in der Mammographie beschreibt (Tab. 9.1). Zum anderen unterscheidet es 6 verschiedene Kategorien mammographischer Befunde und definiert die in diesem Zusammenhang jeweils notwendigen diagnostischen bzw. therapeutischen Maßnahmen (Tab. 9.2).

> **!** **Herdbefund** bezeichnet eine Veränderung im Mammogramm, die in mindestens 2 Aufnahmeebenen nachzuweisen ist und somit einem dreidimensionalen Gebilde entspricht.
> **Verschattung** bezeichnet eine Veränderung im Mammogramm, die nur in einer Aufnahmeebene auffällt.

Die Zuordnung einer entsprechenden BIRADS-Kategorie zu einem Befund erfolgt aufgrund der subjektiven Einschätzung (und Erfahrung) des Untersuchers. Hierbei gehen neben morphologischen Kriterien auch Befundverläufe ein, die sich durch den Vergleich mit Voraufnahmen ergeben. Zusatzinformationen durch andere Untersuchungsverfahren (z. B. klinische Untersuchung, Ultraschall, MRT) finden für die Zuordnung zu einer BIRADS-Kategorie jedoch keine Berücksichtigung.

Herd

Form eines Herdbefundes

Es werden insgesamt 4 unterschiedliche Formen eines Herdbefundes unterschieden (Tab. 9.3, Abb. 9.1 – 9.5). Bei der Beurteilung der Form spielen die Randbegrenzung und auch die Dichte keine Rolle, sodass ein als rund eingestufter Herd durchaus spikuliert und ein als oval eingestufter Herd sowohl dichter als auch deutlich weniger dicht als das umgebende Drüsenparenchym sein kann.

Generell gilt, das eine *runde* oder *ovale* Form eher einen Hinweis auf einen gutartigen und eine *irreguläre* Form eher einen Hinweis auf einen bösartigen Tumor darstellt. Dies ist allerdings nur *ein* Kriterium in der Gesamtbeurteilung der Dignität bzw. der endgültigen Abschätzung der BIRADS-Kategorie.

Tabelle 9.1 BIRADS-Lexikon des American College of Radiology

Befund im Mammogramm	Kriterium
Herd	Form Begrenzung Dichte
Makroverkalkungen	
Mikroverkalkungen	Morphologie Verteilung
Architekturstörung	
Spezialfälle	
Begleitende Veränderungen	

Tabelle 9.3 Unterschiedliche Formen eines Herdbefundes im Mammogramm gemäß American College of Radiology

Form eines Herdbefundes	
Rund	Abb. 9.1 a, 9.2
Oval	Abb. 9.1 b, 9.3
Lobuliert	Abb. 9.1 c, 9.4
Irregulär	Abb. 9.1 d, 9.5

Tabelle 9.2 Einschätzung eines mammographischen Befundes, Risiko für das Vorliegen eines malignen Mammatumors und notwendige diagnostische bzw. therapeutische Maßnahme

BIRADS	Befund	Ca-Risiko	Konsequenz	Seite
0	unklar (Screening)	unklar	weitere Diagnostik	102
1	kein Befund	0 %	keine	103
2	sicher benigne	0 %	keine	103
3	wahrscheinlich benigne	< 3 %	Kontrolle	104
4	möglicherweise maligne	~ 30 %	Biopsie	105
5	hochsuspekt	~ 90 %	adäquate Therapie	106

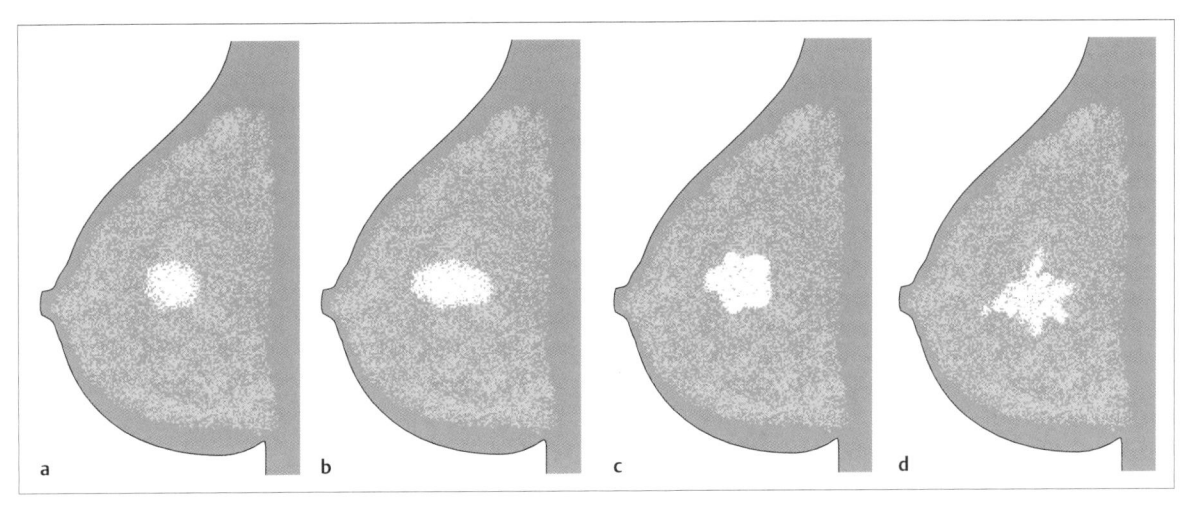

Abb. 9.1 Schematische Darstellung unterschiedlicher Formen eines Herdbefundes im Mammogramm.

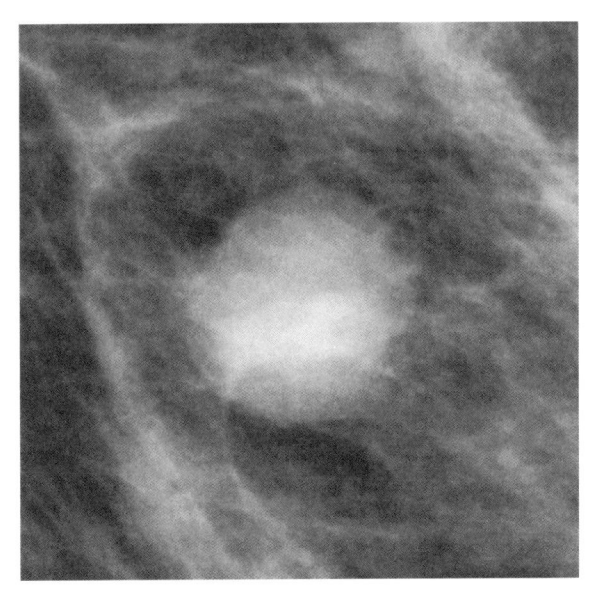

Abb. 9.2 Herdbefund mit runder Form.

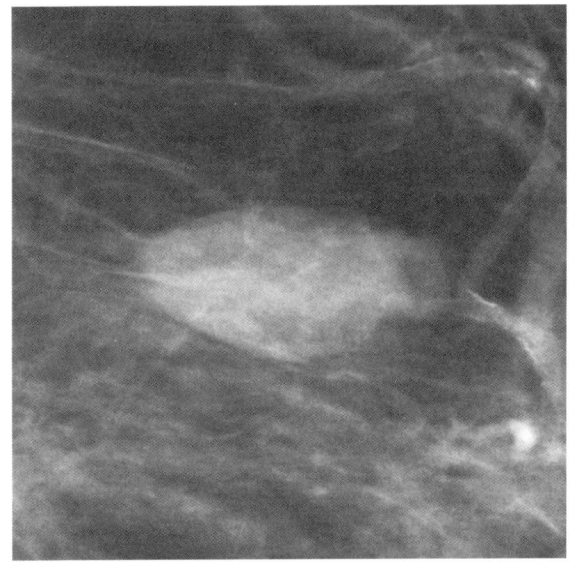

Abb. 9.3 Herdbefund mit ovaler Form.

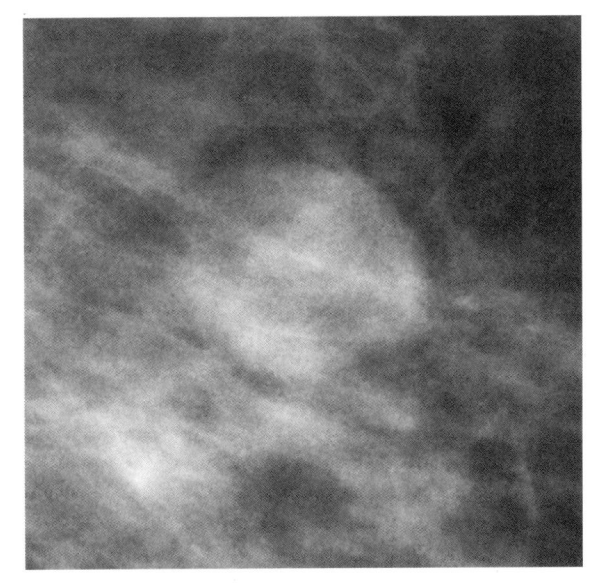

Abb. 9.4 Herdbefund mit lobulierter Form.

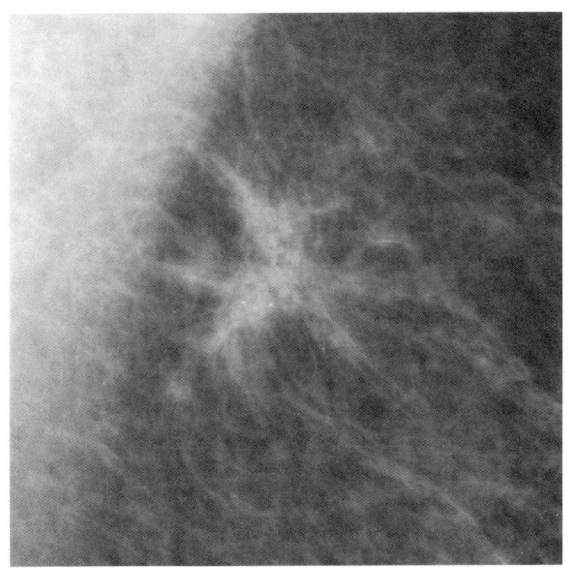

Abb. 9.5 Herdbefund mit irregulärer Form.

Begrenzung eines Herdbefundes

Die Begrenzung eines Herdbefundes beschreibt die Randkontur einer Läsion gegenüber seiner Umgebung. Form und Dichte gehen in diese Beurteilung nicht ein. Es werden insgesamt 5 Typen unterschieden (Tab. 9.**4**, Abb. 9.**6** – 9.**10**).

Herdbefunde mit *glatter* Begrenzung sind in aller Regel benigner Genese (Zysten, Fibroadenome, Adenome), während *spikulierte* Herde häufig Ausdruck eines malignen Tumors sind, sofern nicht eine postoperative Narbe vorliegt.

Tabelle 9.**4** Unterschiedliche Begrenzungen eines Herdbefundes im Mammogramm

Begrenzung eines Herdbefundes	
Glatt, gelegentlich Halo-Zeichen*⁾	Abb. 9.**6a**, 9.**7**
Mikrolobuliert	Abb. 9.**6b**, 9.**8**
Nicht eindeutig definierbar, z. B. bei partieller Überlagerung durch Drüsengewebe	
Unscharf (syn.: schlecht definiert)	Abb. 9.**6c**, 9.**9**
Spikuliert	Abb. 9.**6d**, 9.**10**

*⁾ Halo = Aufhellungssaum um einen glatt begrenzten Herdbefund im Mammogramm, häufig als Kriterium der Benignität gewertet, selten aber auch bei malignen Tumoren nachweisbar.

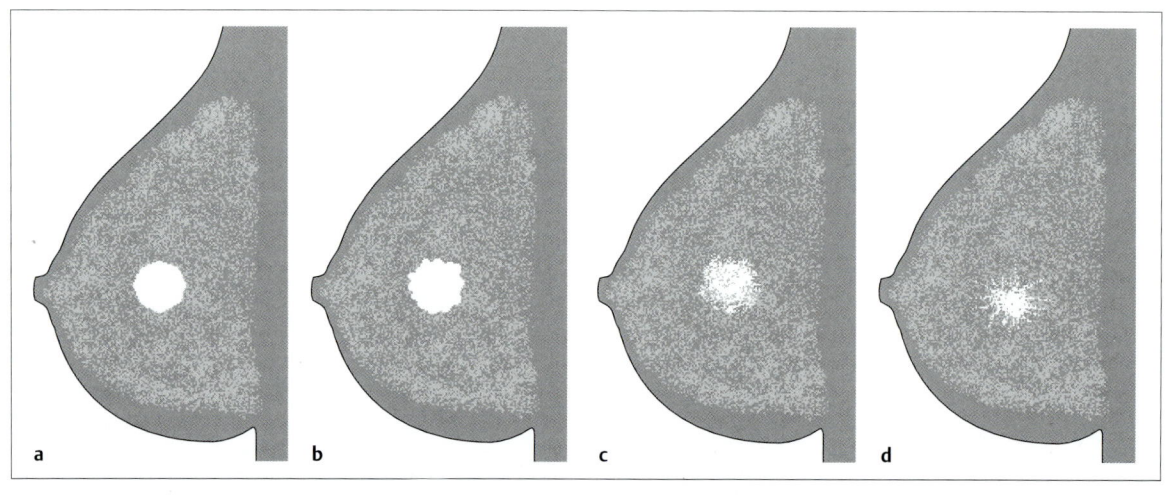

Abb. 9.**6** Schematische Darstellung unterschiedlicher Begrenzungen eines Herdbefundes im Mammogramm.

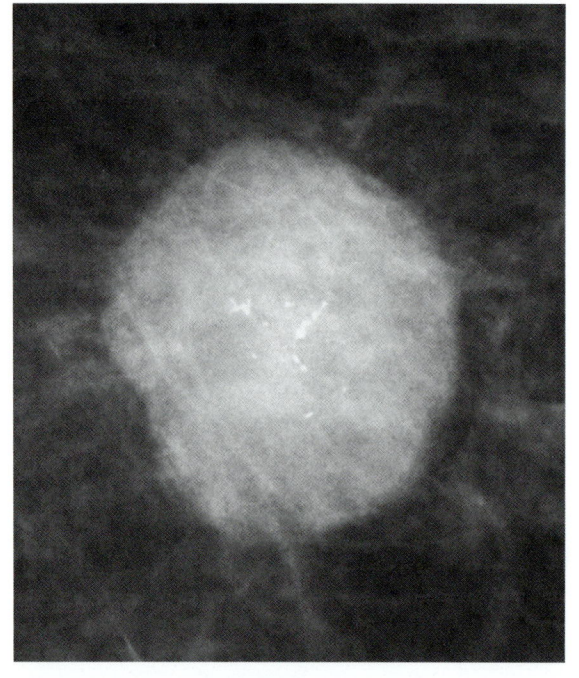

Abb. 9.**7** **Glatte Begrenzung.**

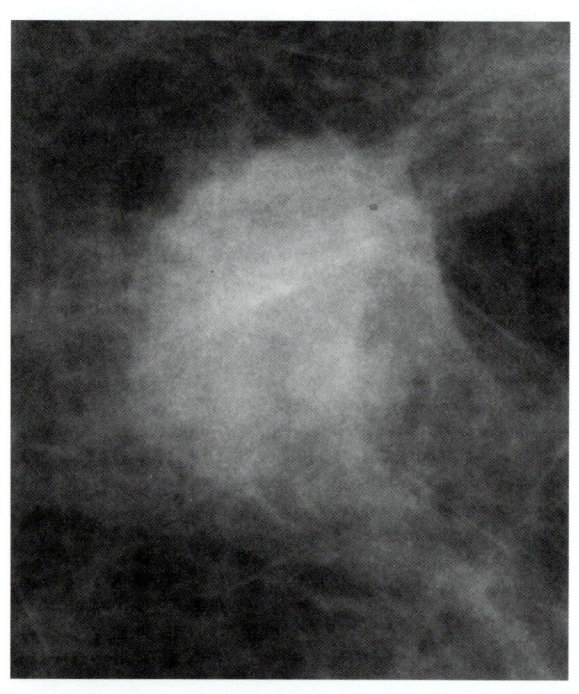

Abb. 9.**8** **Mikrolobulierter Herd.**

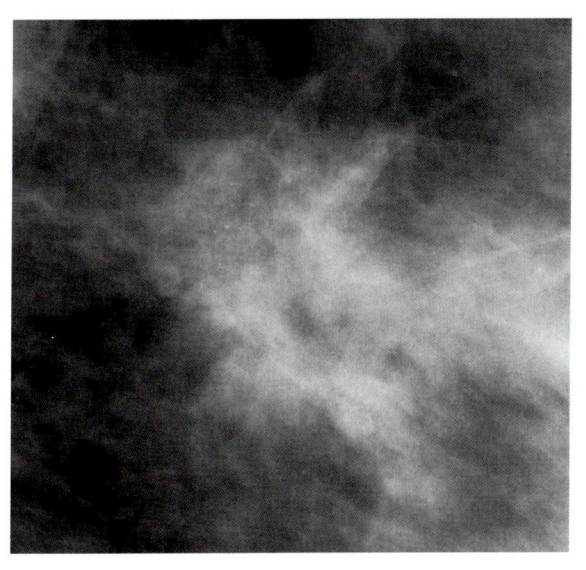

Abb. 9.**9** Unscharfe Begrenzung.

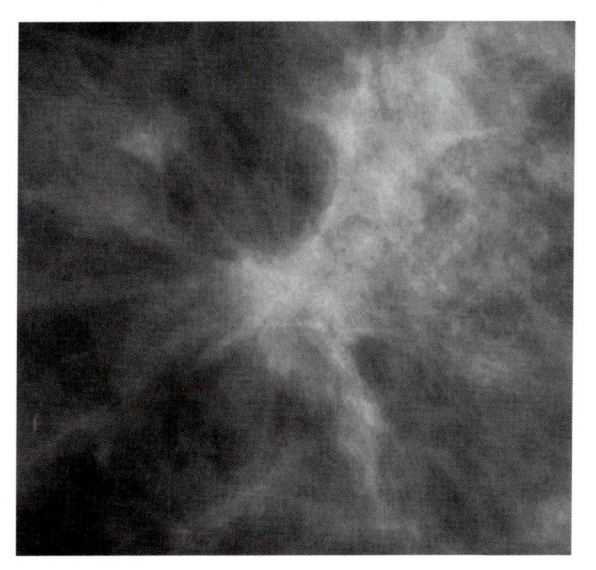

Abb. 9.**10** Spikulierter Herdbefund.

Dichte eines Herdbefundes

Die Dichte eines Herdbefundes wird mit der des umgebenden Drüsenparenchyms verglichen und in 4 Typen untergliedert, die in Tab. 9.**5** und Abb. 9.**11** – 9.**15** dargestellt sind. Generell gilt, dass die Wahrscheinlichkeit eines malignen Prozesses mit zunehmender Dichte einer Läsion steigt. So präsentiert sich das Mammakarzinom in aller Regel als parenchymäquivalent bzw. mit einer Dichte, die höher ist als das umgebende Gewebe, während der makroskopische Fettnachweis innerhalb einer Läsion als sicheres Zeichen eines benignen Tumors (z. B. Lipom, Hamartom) gewertet werden kann.

Tabelle 9.**5** Röntgenologische Dichte eines Herdbefundes im Vergleich zum umgebenden Drüsenparenchym

Dichte eines Herdbefundes	
Fettäquivalent	Abb. 9.**11 a**, 9.**12**
Geringer als umgebendes Parenchym (jedoch nicht fettäquivalent)	Abb. 9.**11 b**, 9.**13**
Parenchymäquivalent	Abb. 9.**11 c**, 9.**14**
Höher als umgebendes Parenchym	Abb. 9.**11 d**, 9.**15**

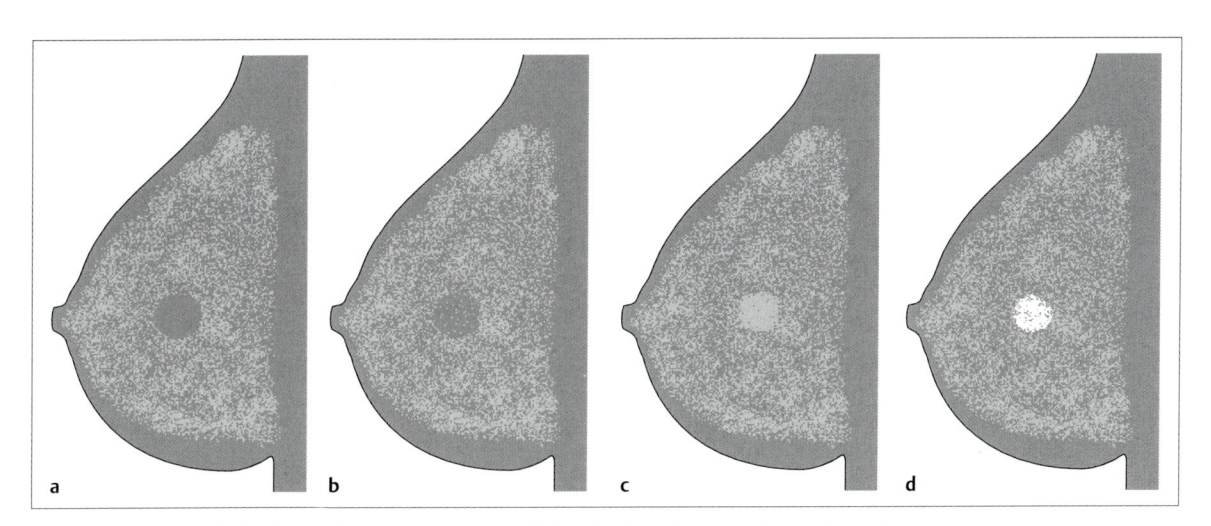

Abb. 9.**11** Schematische Darstellung der unterschiedlichen Dichte eines Herdbefundes im Mammogramm.

9 Terminologie

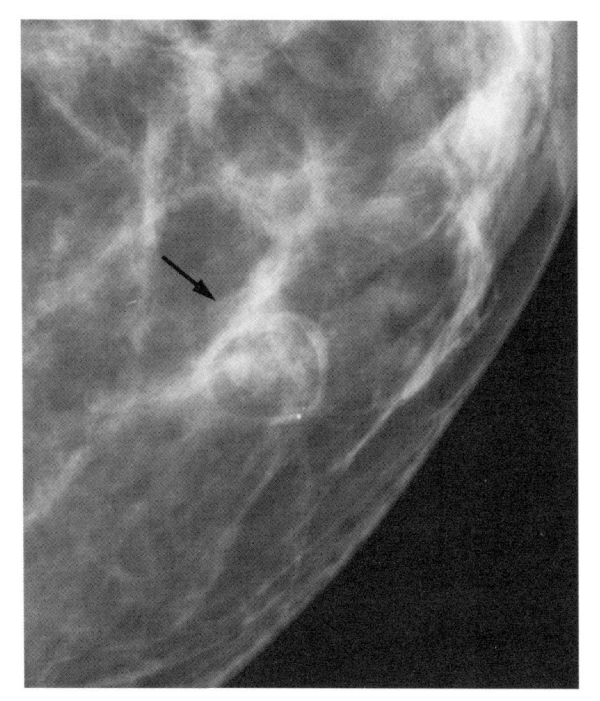

Abb. 9.**12** Herdbefund mit fettäquivalenter Dichte (Pfeil).

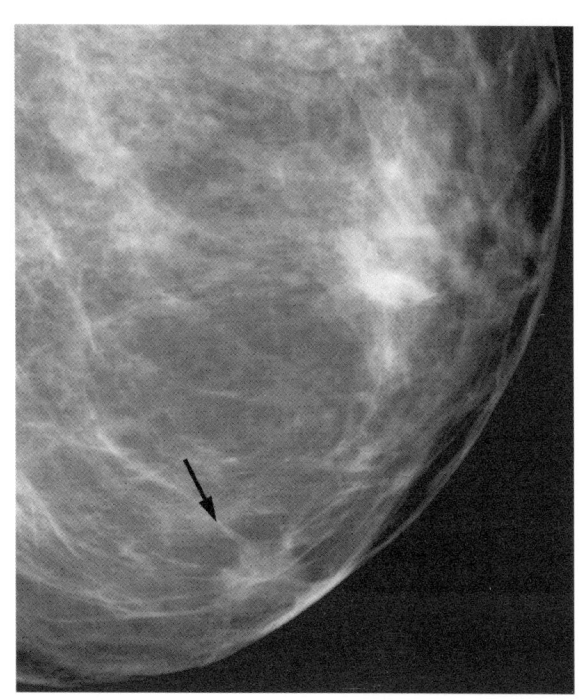

Abb. 9.**13** Herddichte geringer als die des umgebenden Parenchyms (Pfeil).

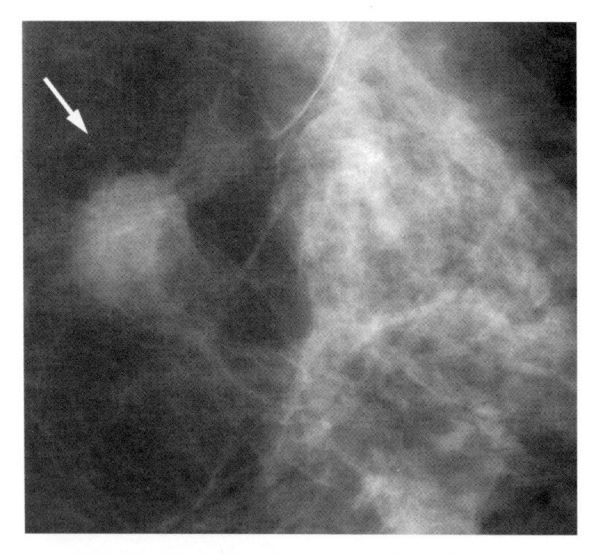

Abb. 9.**14** Herdbefund mit parenchymäquivalenter Dichte (Pfeil).

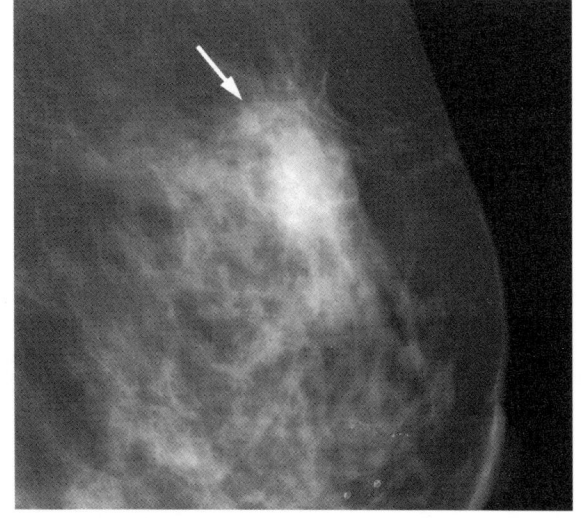

Abb. 9.**15** Herddichte höher als die des umgebenden Parenchyms (Pfeil).

Makroverkalkungen

Makroverkalkungen der Brust sind auch ohne Zuhilfenahme einer Lupe leicht erkennbar. Sie sind häufig aufgrund ihrer Lage, ihrer charakteristischen Form oder ihres typischen Verteilungsmusters ätiologisch eindeutig zuzuordnen. Differenzialdiagnostisch bereiten sie keine Schwierigkeiten, da Makroverkalkungen so gut wie immer Ausdruck einer gutartigen Veränderung sind (Tab. 9.**6**, Abb. 9.**16** – 9.**24**).

! Im Vergleich zu malignomassoziierten Verkalkungen sind „benigne" Kalzifikationen häufig **größer, gröber, runder.**

! „Benigne" Verkalkungen müssen nicht unbedingt beschrieben werden, sofern davon ausgegangen werden kann, dass sie von anderen nicht missinterpretiert werden könnten.

Tabelle 9.**6** Morphologische Charakteristika und zugehörige Ursache bzw. Pathologie von *eindeutig benignen* Makroverkalkungen im Mammogramm

Morphologie	Befund
Ringförmig konfluierend	kutane kalkdichte Veränderungen (Abb. 9.**16**)
Gleisartig	Gefäßverkalkungen (Abb. 9.**17**)
Popcornartig	regressiv veränderte Fibroadenome (Abb. 9.**18**)
Lanzettenartig	Plasmazellmastitis (Abb. 9.**19**)
Rund mit transparentem Zentrum	verkalkte Mikrozysten (Abb. 9.**20**)
Eierschalenartig	verkalkte Makrozysten (Abb. 9.**21**)
Teetassenartig (ml-Strahlengang)	sklerosierende Adenose (Abb. 9.**22**)
Knoten- und schlaufenartig	verkalktes Nahtmaterial (Abb. 9.**23**)
Bizarr, oft über 5 mm	Fettgewebsnekrose (Abb. 9.**24**)

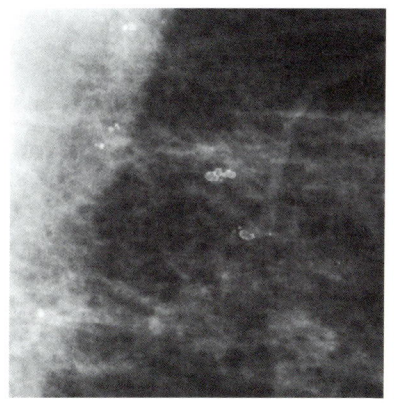

Abb. 9.**16** **Kutane Verkalkungen.**

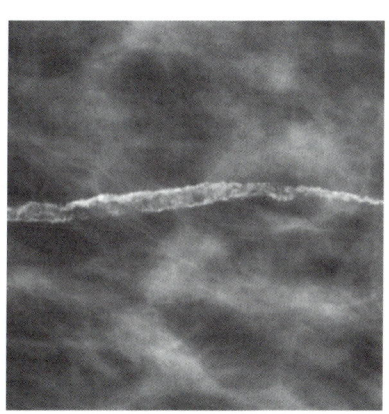

Abb. 9.**17** **Arteriosklerose.**

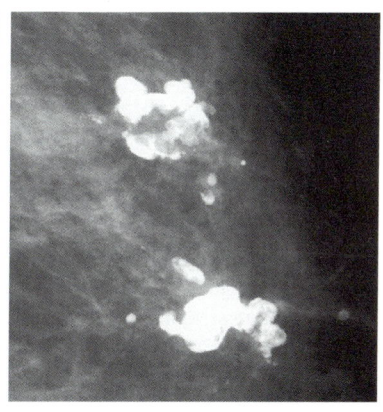

Abb. 9.**18** **Fibroadenom.**

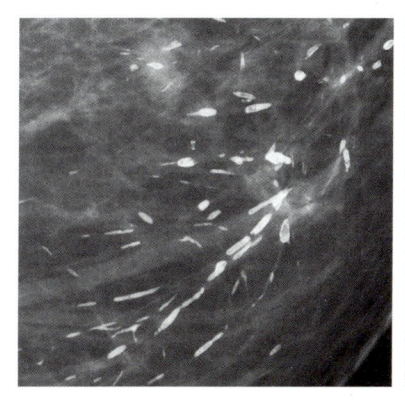

Abb. 9.**19** **Plasmazellmastitis.**

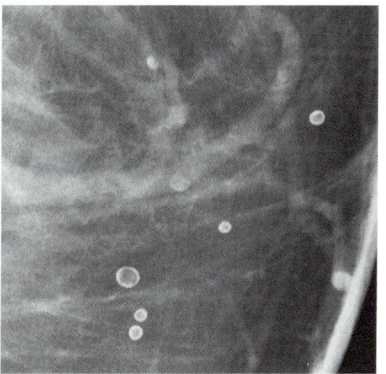

Abb. 9.**20** **Mikrozysten.**

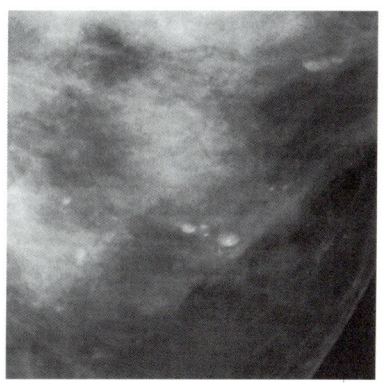

Abb. 9.**21** **Makrozysten.**

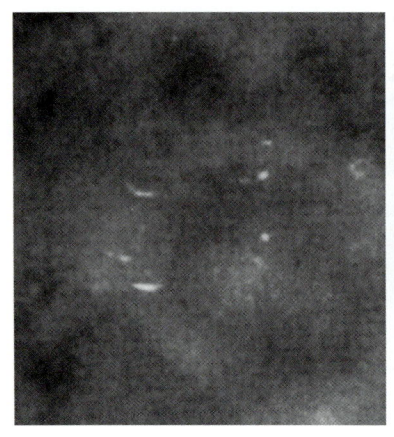

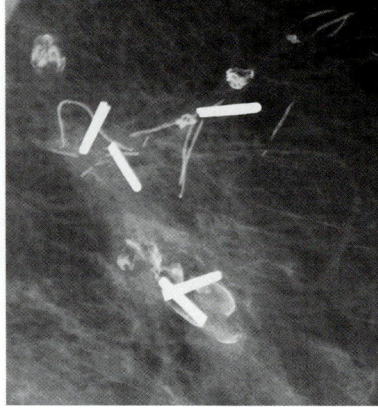

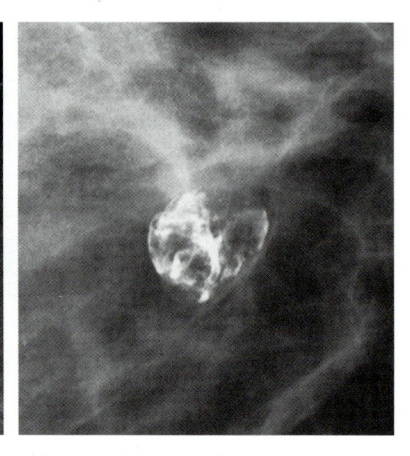

Abb. 9.**22** Sklerosierende Adenose. Abb. 9.**23** Verkalktes Nahtmaterial. Abb. 9.**24** Fettgewebsnekrose.

Mikroverkalkungen

Morphologie

Mikroverkalkungen sind gelegentlich mit dem bloßen Auge sichtbar. Für die sichere Detektion und für die Charakterisierung ist allerdings der Einsatz einer geeigneten Lupe unabdingbar. Zusätzlich erlaubt eine ergänzende Vergrößerungsmammographie aufgrund der optimierten Aufnahmetechnik eine bessere Beurteilbarkeit der einzelnen Kalkpartikel (digitale Mammographie: Zooming).

Die Morphologie jedes einzelnen Kalkpartikels im Vergleich untereinander stellt ein sehr wichtiges differenzialdiagnostisches Kriterium in der Analyse von Kalzifikationen der Mamma dar. Hierbei spricht insbesondere die Kombination von strich-, V- und Y-förmigen Mikroverkalkungen für einen malignen Tumor, während eine einheitliche Form sämtlicher Kalkpartikel (z.B. rundlich oder strichförmig) eher auf einen gutartigen Prozess hinweist (Tab. 9.**7**, Abb. 9.**25** – 9.**28**).

! Mikrokalzifikationen, die einem Ausgusspräparat des Milchgangssystems entsprechen, d.h. eine **strich-, V-, Y-** förmige Morphe aufweisen, sind karzinomverdächtig.

Tabelle 9.**7** 3 morphologische Hauptgruppen in der Differenzierung von Mikroverkalkungen, deren Definition und Abschätzung der Dignität

Mikro-verkalkungen	Definition	Dignität
Monomorph (Abb. 9.**25 a, b** u. 9.**26**)	einheitliche Form aller Kalkpartikel*)	eher benigne
Amorph (Abb. 9.**25 c** u. 9.**27**)	keine eindeutige Zuordnung morphologischer Kriterien	unklar
Pleomorph (Abb. 9.**25 d** u. 9.**28**)	unterschiedliche Form der Kalkpartikel*)	eher maligne

*) Unabhängig von deren Größe.

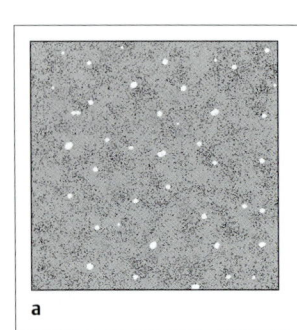

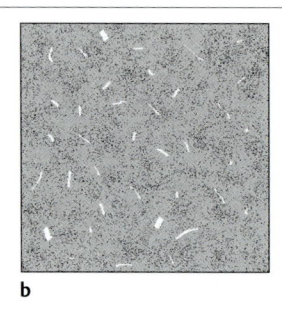

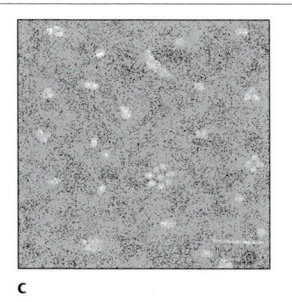

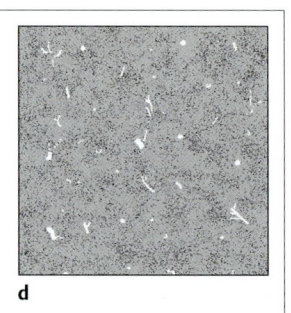

Abb. 9.**25** Schematische Darstellung der Morphologie von Mikrokalzifikationen.

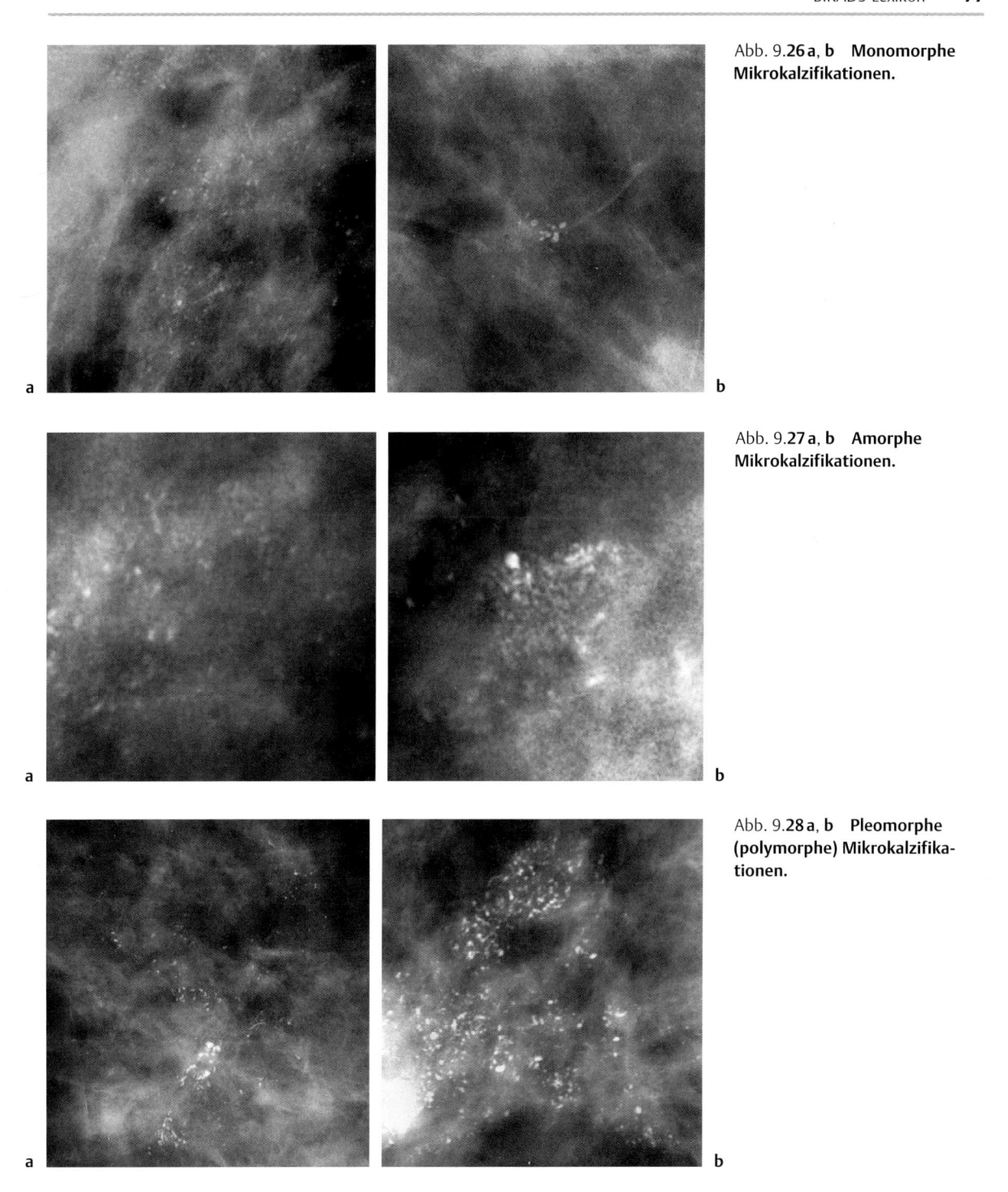

Abb. 9.**26**a, b   Monomorphe Mikrokalzifikationen.

Abb. 9.**27**a, b   Amorphe Mikrokalzifikationen.

Abb. 9.**28**a, b   Pleomorphe (polymorphe) Mikrokalzifikationen.

Verteilung

Neben der Morphologie der Mikroverkalkungen (Tab. 9.**8**) spielt deren Verteilungsmuster innerhalb der Brust ein wichtiges differenzialdiagnostisches Kriterium. So spricht eine diffuse Anordnung von Verkalkungen bei fehlendem klinischen Symptom eher für einen gutartigen Befund (z. B. diffuse sklerosierende Adenose). Dies gilt insbesondere bei Vorliegen eines bilateral diffusen Verteilungsmusters. Mikroverkalkungen, die hinsichtlich ihrer Verteilung dem anatomischen Verlauf des Milchgangssystems folgen, sind hingegen eher ein Hinweis auf ein intraduktales Tumorgeschehen (lineare oder segmentale Anordnung). Auch ein gruppiertes Auftreten von Mikroverkalkungen muss als suspekt gewertet werden, sobald zusätzlich eine Polymorphie der einzelnen Kalkpartikel vorliegt (Abb. 9.**29**–9.**33**).

! Mikrokalzifikationen, deren Anordnung im Mammogramm **gruppiert** oder **segmental** ist, sind karzinomverdächtig.

Tabelle 9.**8** Verteilungsmuster von Mikroverkalkungen, deren Definition und Abschätzung der Dignität

Verteilung	Definition	Dignität
Gruppiert (Abb. 9.**29a** u. 9.**30**)	Kalkgruppe innerhalb eines Areals von ≤ 2 cm³	eher maligne****)**
Segmental*) (Abb. 9.**29b** u. 9.**31**)	dreieckförmige Anordnung, Dreieckspitze zeigt in Richtung der Mamille	eher maligne****)**
Linear (Abb. 9.**29c**)	Kalk in geradliniger Anordnung	unklar
Regional (Abb. 9.**25d** u. 9.**32**)	lokalisierte Ansammlung von Kalk in einem Areal ≥ 2 cm³, jedoch nicht über die gesamte Brust verteilt	unklar
Diffus (Abb. 9.**25e** u. 9.**33**)	Verteilung über gesamtes Drüsenparenchym	eher benigne

*) Die segmentale Anordnung von Mikrokalk ist formal nicht im BIRADS-Lexikon des ACR aufgeführt. Sie ist jedoch von großer differentialdiagnostischer Bedeutung und daher hier integriert.
**) Insbesondere bei gleichzeitigem Polymorphismus der Mikrokalkpartikel.

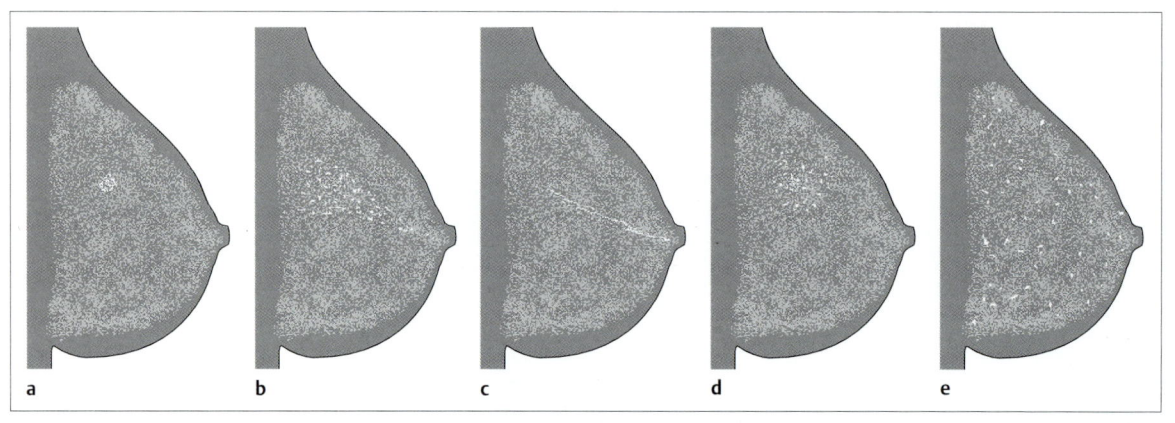

Abb. 9.**29** Schematische Darstellung der Verteilung von Mikrokalzifikationen.

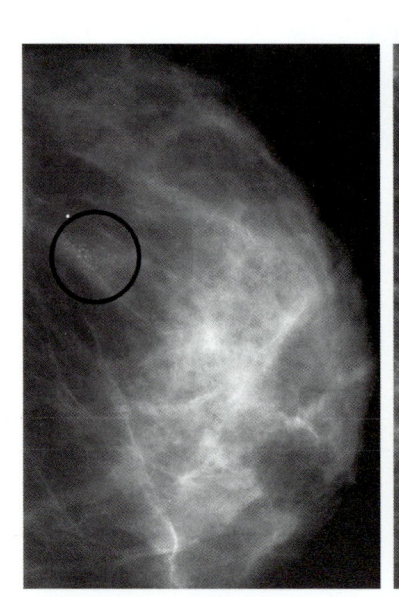

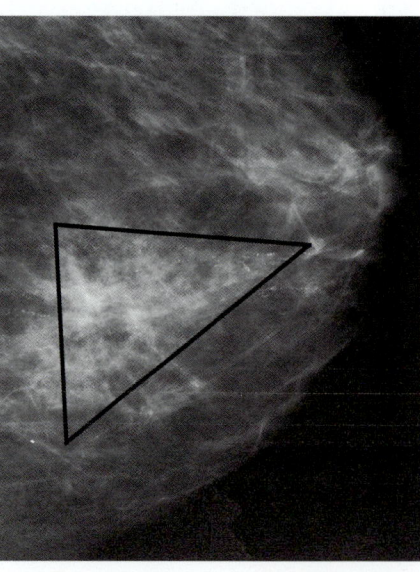

◄◄ Abb. 9.**30** **Gruppierte Anordnung von Mikroverkalkungen** (Kreis).

◄ Abb. 9.**31** **Segmentale Anordnung von Mikroverkalkungen** (Dreieck).

Abb. 9.**32** **Regionale Anordnung von Mikroverkalkungen.**

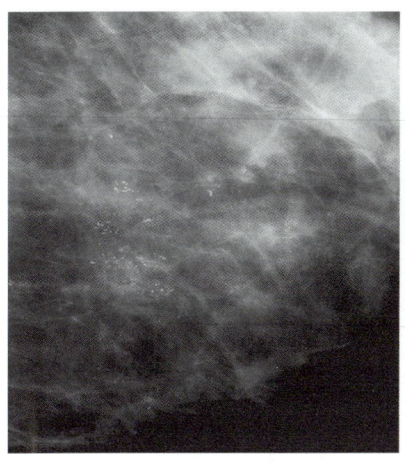

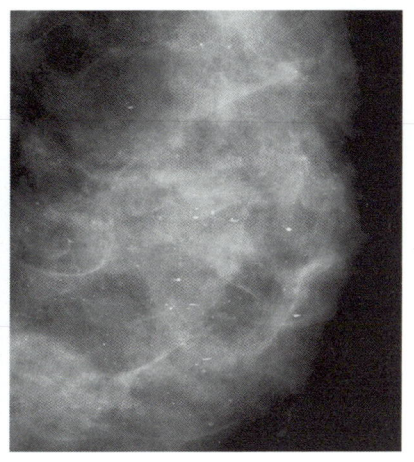

Abb. 9.**33** **Diffuse Anordnung von Mikroverkalkungen.**

Architekturstörungen

Störungen des harmonischen Parenchymaufbaus im Röntgenmammogramm werden als sog. Architekturstörungen beschrieben. Generell erlaubt der Nachweis eines solchen morphologischen Befundes jedoch noch keinen Hinweis auf dessen Ätiologie. Erst die Berücksichtigung der anamnestischen Angaben und des klinischen Befundes sowie etwaiger Voraufnahmen ermöglicht eine differenzialdiagnostische Zuordnung.

In der Literatur werden fokale sternförmige Retraktionsphänomene beschrieben, die zentral kein, ein verdichtetes oder ein lipomatöses Zentrum enthalten. Gelegentlich finden sich auch assoziierte Mikrokalzifikationen (Tab. 9.**9**, Abb. 9.**34** – 9.**38**).

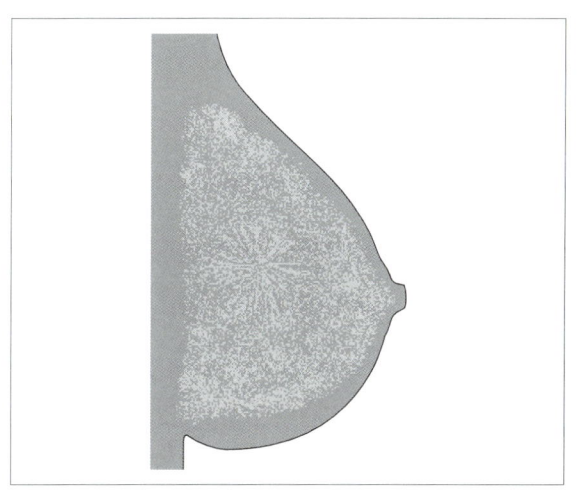

Abb. 9.**34** **Schemazeichnung Architekturstörung.**

Tabelle 9.**9** Differenzialdiagnose der Architekturstörung im Mammogramm

Superposition der Parenchymstrukturen (Abklärung durch Tubuskompressionsaufnahme)
Postoperative Narbe (OP-Anamnese!) (Abb. 9.**35**)
Radiäre Narbe (auch bei kutisnaher Lage i.d.R. unauffälliger klinischer Befund) (Abb. 9.**36**)
Mammakarzinom (insbesondere tubulärer Typ) (Abb. 9.**37**)
Mammakarzinom („shrinking sign", insbesondere beim diffuse wachsenden invasiv lobulären Typ) (Abb. 9.**38**)

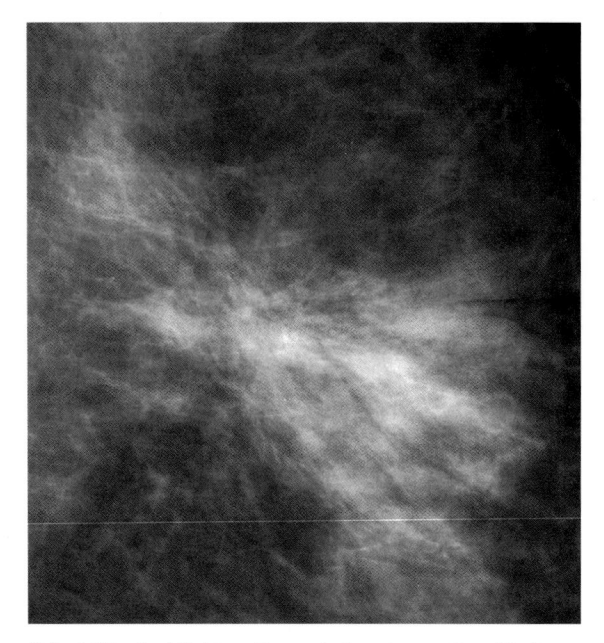

Abb. 9.**35** Architekturstörung bei postoperativer Narbe.

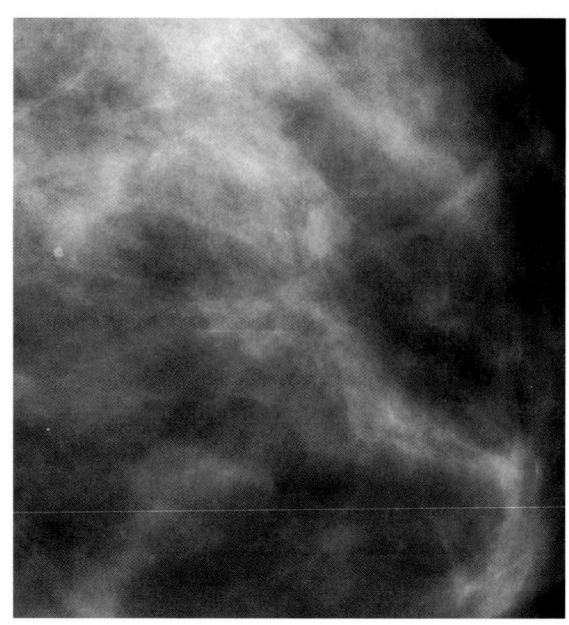

Abb. 9.**36** Architekturstörung bei radiärer Narbe.

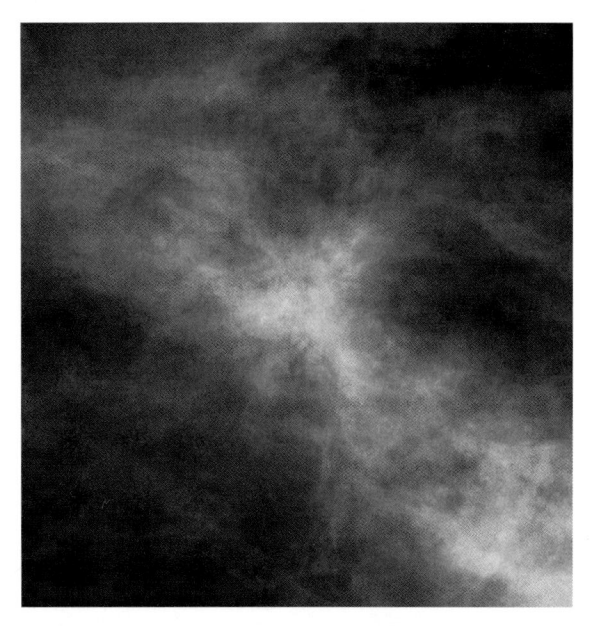

Abb. 9.**37** Architekturstörung bei tubulärem Karzinom.

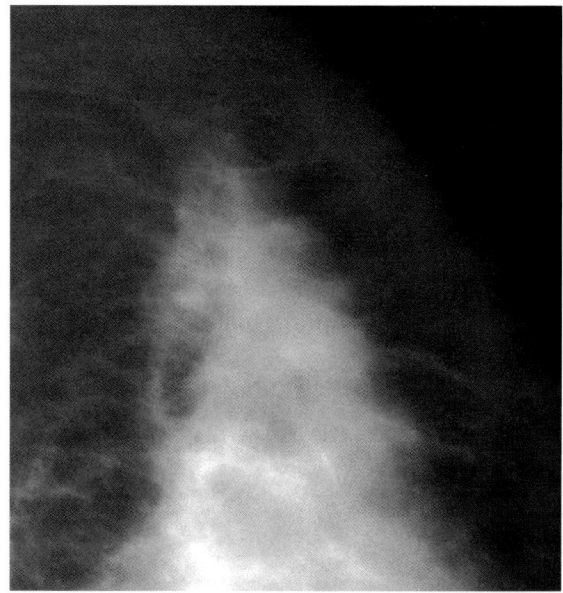

Abb. 9.**38** Architekturstörung bei invasiv-lobulärem Karzinom.

Spezialfälle

In Ergänzung zur Deskription von Herdbefunden und Verkalkungen können weitere morphologische Auffälligkeiten im Mammogramm (sog. Spezialfälle) beschrieben werden (Tab. 9.**10**).

Tabelle 9.**10** Spezialfälle im Mammogramm gemäß ACR

Tubuläre Verdichtungen (Abb. 9.**39**)
Intramammärer Lymphknoten (Abb. 9.**40**)
Asymmetrie des Parenchyms (Abb. 9.**41**)
Fokale asymmetrische Verdichtungen (Abb. 9.**42**)

Tubuläre Verdichtungen, Milchgangsverdickungen (Abb. 9.39)

Hierbei handelt es sich i. d. R. um eine verdickte, strangförmige Struktur, die von der Mamille nach intramammär zieht. Korrelat hierfür ist eine verdickte Milchgangsstruktur. Diesen Befunden kommt klinisch kaum eine Bedeutung zu, sofern nicht weitere auffällige Befunde vorliegen.

Intramammäre Lymphknoten (Abb. 9.40)

Intramammäre Lymphknoten finden sich typischerweise im oberen äußeren Quadranten. Sie können allerdings prinzipiell auch in anderen Parenchymabschnitten auftreten. Ihre Form ist charakteristischerweise nierenförmig. Sie können auch bei Befunden größer als 1 cm als eindeutig gutartig eingeschätzt werden, sofern in der Hilusregion lipomatöse Einschlüsse nachweisbar sind. Ein metastatischer Befall eines intramammären Lymphknotens geht gemäß UICC in die N-Klassifikation ein.

Parenchymasymmetrie (Abb. 9.41)

Unter Parenchymasymmetrie versteht man eine seitenungleiche Abbildung auf Grund unterschiedlicher Parenchymvolumina oder einer ungleichen Dichte der Drüsenkörper. Bei asymptomatischen Frauen stellt eine mehr oder minder ausgeprägte Asymmetrie einen häufigen und i. a. R. harmlosen Nebenaspekt dar. Dies gilt al-

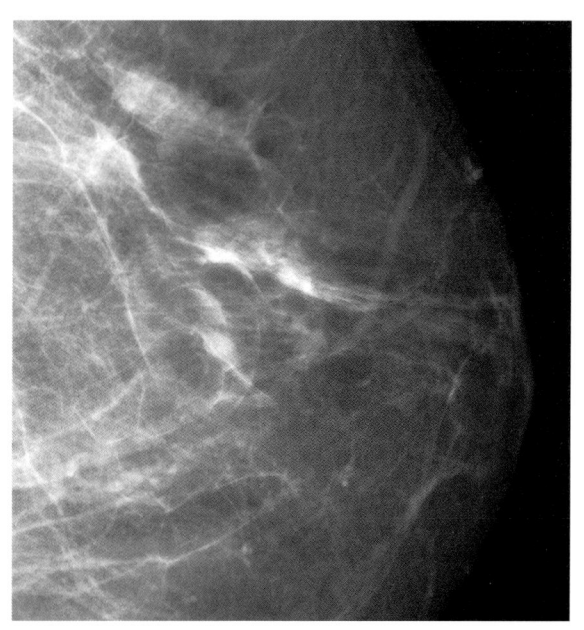

Abb. 9.39 Milchgangsverdickung.

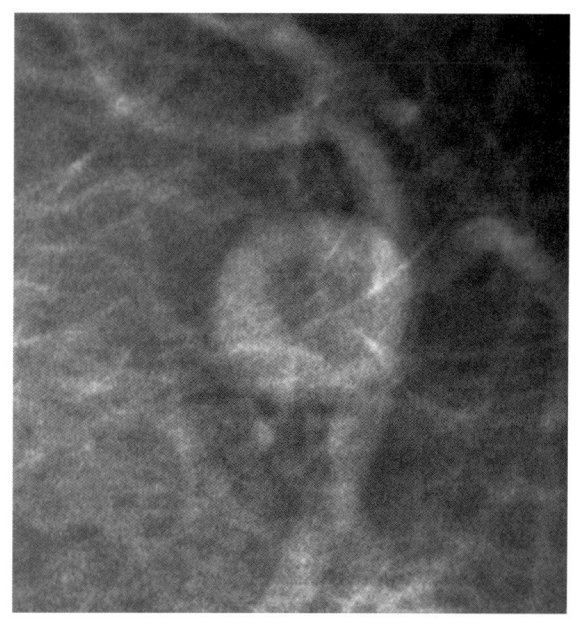

Abb. 9.40 Intramammärer Lymphknoten.

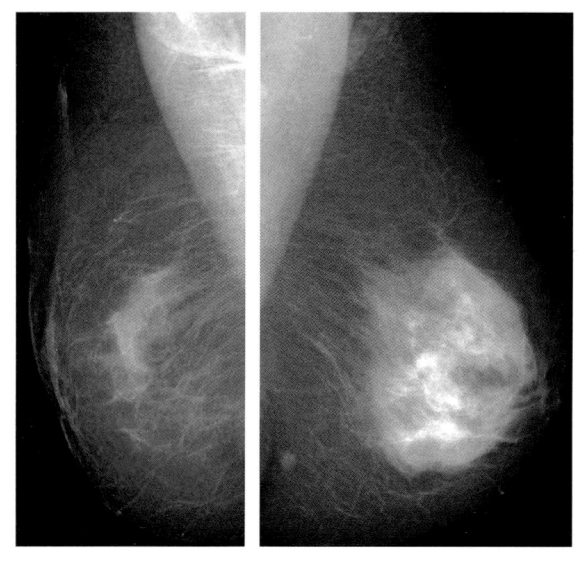

Abb. 9.41 Generelle Asymmetrie bei Hypoplasie rechts.

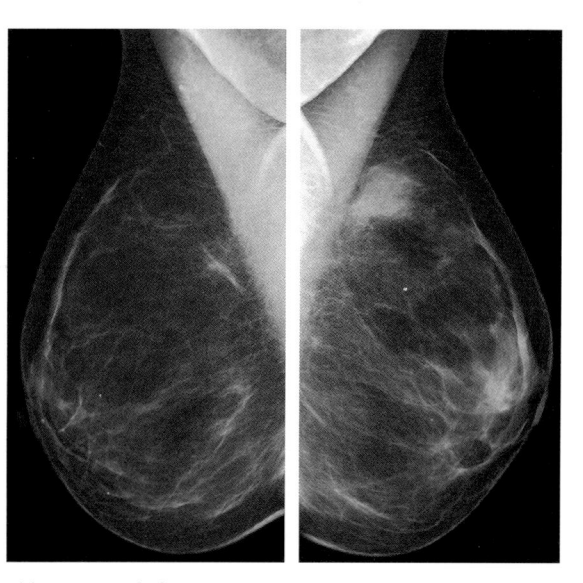

Abb. 9.42 Fokale Asymmetrie.

lerdings nicht für symptomatische Patientinnen mit auffälligem Tastbefund (Cave: ausgedehntes invasiv-lobuläres Karzinom).

Fokale Asymmetrie (Abb. 9.42)

Im Gegensatz zur generellen Parenchymasymmetrie findet sich bei der fokalen Asymmetrie eine seitenungleiche Darstellung eines Drüsenabschnittes. Diese Veränderungen haben üblicherweise eine parenchymäquivalente Morphologie und kommen in beiden Aufnahmeebenen in ähnlicher Form zur Darstellung. Sie stellen i. a. R. einen harmlosen Nebenbefund dar. Bei geringstem Zweifel an der Dignität einer sog. „Parenchyminsel" sollten allerdings in jedem Fall ergänzende Untersuchungen (Tubuskompressionsaufnahme, Ultraschall) zur weitergehenden Abklärung eingesetzt werden.

Begleitende Veränderungen

„Begleitende Veränderungen" betreffen häufig Veränderungen, die bisher als sog. sekundäre Malignitätskriterien eines Mammakarzinoms bezeichnet wurden. Im Einzelfall sind sie aber auch Ausdruck einer gutartigen Veränderung (Tab. 9.11).

Hautretraktion (Abb. 9.43)

Die Einziehung der kutanen Strukturen stellt primär eine klinische Diagnose dar. Sie imponiert gelegentlich auch mammographisch als Doppelkontur. Bei Nachweis einer Kutiseinziehung ist immer ein Malignom als Ursache auszuschließen. Differenzialdiagnostisch kann im Einzelfall eine oberflächliche Thrombophlebitis der Brust (laterale Quadranten) im Sinne eines Morbus Mondor vorliegen.

Tabelle 9.11 Begleitende Veränderungen im Mammogramm und ihre Differenzialdiagnosen

Hautretraktion (Abb. 9.**43**)
Brustwarzeneinziehung (Abb. 9.**44**)
Kutisverdickung (Abb. 9.**45**)
Trabekelverdickung (Abb. 9.**46**)
Hautveränderungen (Abb. 9.**47**)
Axilläre Lymphadenopathie (Abb. 9.**48**)

Brustwarzenretraktion (Abb. 9.44)

Die Einziehung der Mamille wird ebenfalls primär klinisch diagnostiziert. Mammographisch imponiert eine Abflachung oder eine Inversion des Brustwarzenschattens. Für die differenzialdiagnostische Einschätzung ist die Anamnese hinsichtlich der Dauer der Brustwarzenretraktion von entscheidender Bedeutung. Die akute Einziehung der Mamille innerhalb weniger Wochen bis Monate stellt immer ein Alarmzeichen dar, sodass hier ein Karzinom (insbesondere retromamillär) sicher ausgeschlossen werden muss.

Kutisverdickung (Abb. 9.45)

Eine Verdickung der kutanen Strukturen kann fokal oder generalisiert auftreten. Mammographisch ist sie insbesondere im Seitenvergleich nachzuweisen. Die anamnestischen Angaben geben wichtige Hinweise zur Genese: Operative Eingriffe führen gelegentlich zu einer fokalen Kutisverdickung. Eine Bestrahlungsbehandlung nach BET kann typischerweise über mehrere Jahre zu einer Verdickung des Hautstreifens in der gesamten Zirkumferenz führen. Ansonsten muss ein entsprechender Befund an das Vorliegen eines kutisnahen Karzinoms oder an ein diffuses bzw. inflammatorisches Karzinom denken lassen. Zudem kann ein länger bestehender Lymph-

Abb. 9.43 **Hautretraktion.**

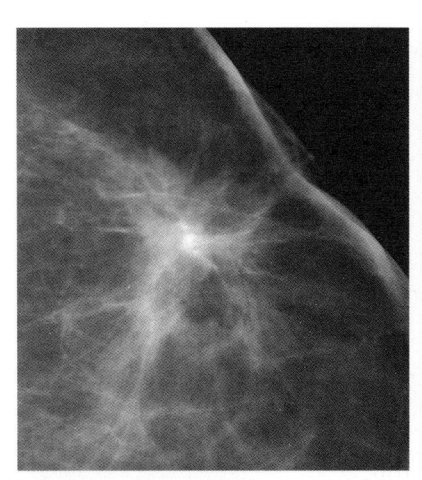

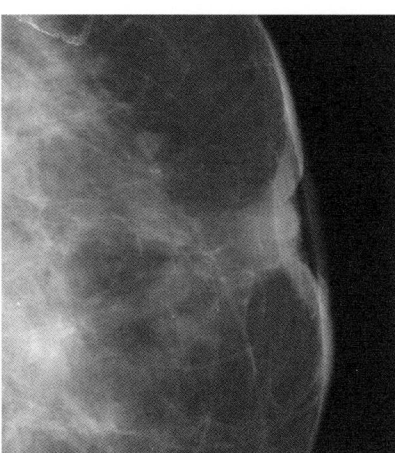

Abb. 9.44 **Brustwarzenretraktion.**

stau (z. B. bei axillärem Lymphombefall) zu einer Hautverdickung der Mamma führen.

Trabekelverdickung (Abb. 9.46)

Verdickungen der Trabekelstrukturen sind mammographisch insbesondere im Vergleich mit der Gegenseite erkennbar. Ursächlich sind diese z. B. in der Folge einer Bestrahlungsbehandlung (neben anderen morphologischen Veränderungen, s.oben) nachweisbar. Differenzialdiagnostisch ist auch hierbei an ein diffuses bzw. inflammatorisches oder ein ausgedehntes invasiv wachsendes lobuläres Mammakarzinom zu denken.

Hautveränderungen (Warze) (Abb. 9.47)

Hautveränderungen (Nävi, Warzen, Atherome) können projektionsbedingt intramammäre Verdichtungen oder Herde vortäuschen. Die genaue topographische Zuordnung von klinischem Befund zum Mammogramm, die kutane Markierung (z. B. Bleikugel) oder eine gezielte Tangentialaufnahme beweisen in diesen Fällen die kutane Lage der Läsion.

Axilläre Lymphadenopathie (Abb. 9.48)

Physiologischerweise bilden sich in der mlo-Projektion präpektoral und auch axillär häufig Lymphknotenstrukturen ab. Ihre Größe schwankt in der Regel zwischen 0,5 und 2 cm. Es finden sich oft typische lipomatöse Einschlüsse im Hilusbereich der LK. Vergrößerungen der axillären Lymphknoten auf über 2 cm sind – insbesondere bei gleichzeitigem Vorliegen eines ipsilateralen Malignoms – metastasenverdächtig, jedoch nicht beweisend. Ebenso schließen Lymphknoten von regelrechter Größe eine Filialisierung nicht zuverlässig aus.

Abb. 9.45 **Hautverdickung.**

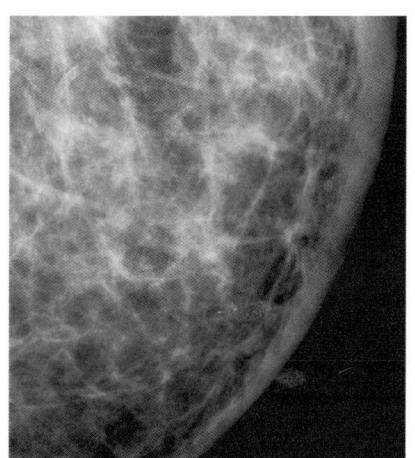

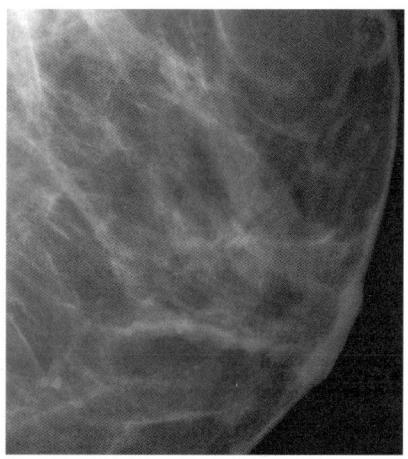

Abb. 9.46 **Trabekelverdickung.**

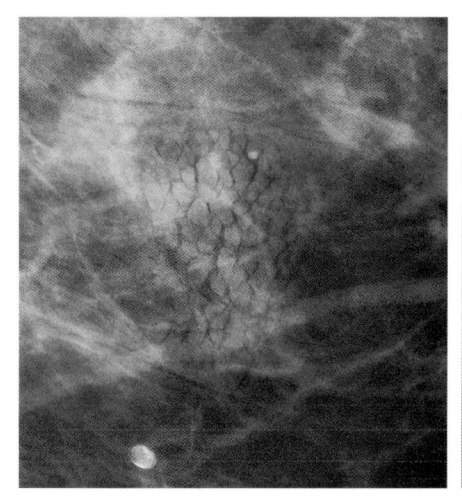

Abb. 9.47 **Hautveränderungen (Warze).**

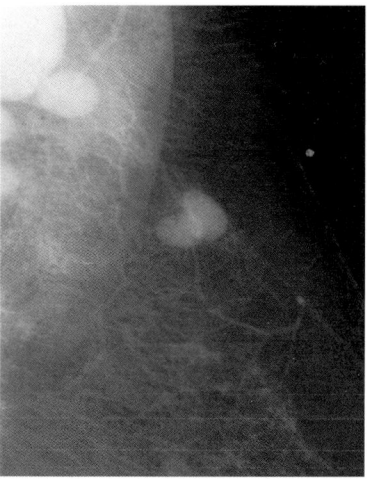

Abb. 9.48 **Axilläre Adenopathie.**

Deskription galaktographischer Befunde

Üblicherweise kommt es bei der Galaktographie nach Sondierung eines Milchganges und Einbringung des Kontrastmittels zur Darstellung eines solitären, retromamillär gelegenen Hauptganges 1. Ordnung, der einen Durchmesser des KM-gefüllten Innenlumens von 3–5 mm aufweist. Gelegentlich findet sich über Querverbindungen eine Anfärbung benachbarter Hauptgänge in der Retromamillärregion. Vom Hauptgang 1. Ordnung erfolgt eine Darstellung der sich dendritisch aufzweigenden und in Richtung Brustwand sich kontinuierlich verjüngenden Milchgänge höherer Ordnung. Terminal kann es gelegentlich zu einer Kontrastierung der Lobuli kommen, die als kleine traubenartige KM-Depots imponieren (Tab. 9.**12**, Abb. 9.**49**–9.**52**).

Tabelle 9.**12** Checkliste zur Beschreibung der Galaktographie

Lage des kontrastierten Milchgangssegmentes:
– z. B. Quadranten, Uhrzeit

Vollständigkeit der KM-Füllung:
– komplett, inkomplett, fehlend (Paravasat)

Kaliber der kontrastierten Milchgänge:
– normkalibrig, ektatisch

Abnormalitäten der Milchgangskontrastierung:
– segmentale Ektasie
– Anfärbung paraduktaler Zysten
– Wandirregularitäten
– KM-Aussparungen
– Gangabbrüche
– Gangverlagerungen

Abnormalitäten der Lobuluskontrastierung:
– Ektasie
– KM-Aussparungen
– Verlagerung

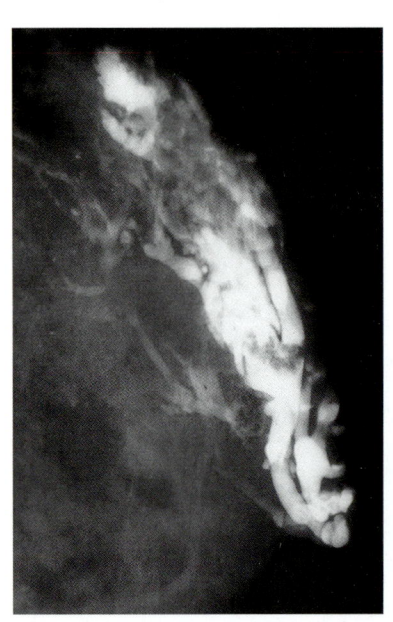

Abb. 9.**49** **Globale Erweiterung des Milchgangssystems mit fokalen KM-Aussparungen bei Ektasie und Papillomatose.**

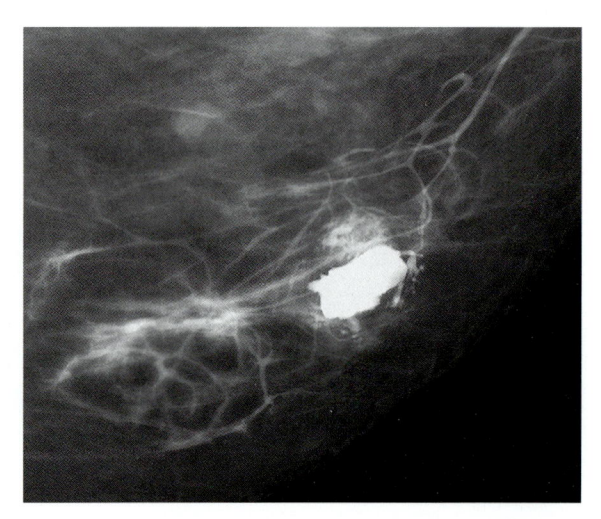

Abb. 9.**50** **Periduktales KM-Depot bei Milchgangszyste.**

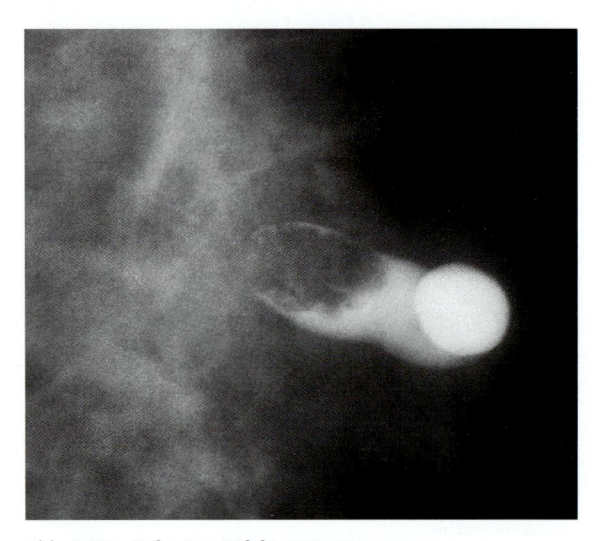

Abb. 9.**51** **Polypöse Milchgangsaussparung retromamillär bei Papillom.**

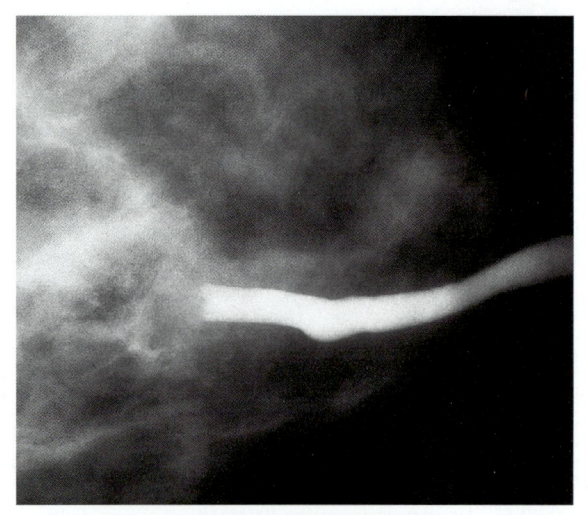

Abb. 9.**52** **Fokale Ektasie mit KM-Aussparung bei invasiv papillärem Karzinom.**

Befundeinschätzung nach BIRADS

BIRADS 0

Der Terminus der Kategorie BIRADS 0 wird typischerweise im Rahmen des Mammographiescreenings benutzt. Ergibt sich hierbei ein *unklarer Befund*, der durch eine zusätzliche Diagnostik weitergehend abzuklären ist, so wird die entsprechende Mammographie als BIRADS 0 eingestuft (Tab. 9.**13**, Abb. 9.**53**).

BIRADS 1

Die Kategorie BIRADS 1 beschreibt einen *unauffälligen* mammographischen Befund, der durch eine symmetrische Anordnung des Parenchyms charakterisiert ist. Es finden sich weder Herdbefunde noch unklare Mikroverkalkungen oder Architekturstörungen (Tab. 9.**14**, Abb. 9.**54**).

Tabelle 9.**13** Charakterisierung mammographischer Befunde der Kategorie BIRADS 0 gemäß ACR und die sich hieraus ableitenden Konsequenzen

Charakterisierung:
- Screeningmammographie
- abschließende Gesamteinschätzung der Mammographie (noch) nicht möglich
- weitergehende Diagnostik notwendig

Konsequenzen:
- Einleitung der ergänzenden diagnostischen Maßnahmen, z. B. durch Tubuskompression, Vergrößerungsmammographie, Ultraschall, perkutane Biopsie usw.

Statistisches Karzinomrisiko:
- unklar, abhängig vom endgültigen Befund

Tabelle 9.**14** Charakterisierung mammographischer Befunde der Kategorie BIRADS 1 gemäß ACR und die sich hieraus ableitenden Konsequenzen

Charakterisierung:
- abgeschlossene Gesamteinschätzung der Mammographie
- im Mammogramm kein beschreibenswerter Befund – keine Auffälligkeiten

Konsequenzen:
- keine konkreten Konsequenzen
- Empfehlung zur Durchführung einer Mammographie im Rahmen der Früherkennung in 1–2 Jahren

Statistisches Karzinomrisiko:
- 0%

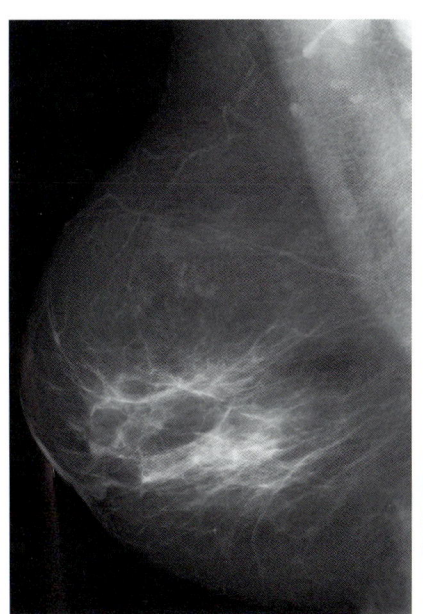

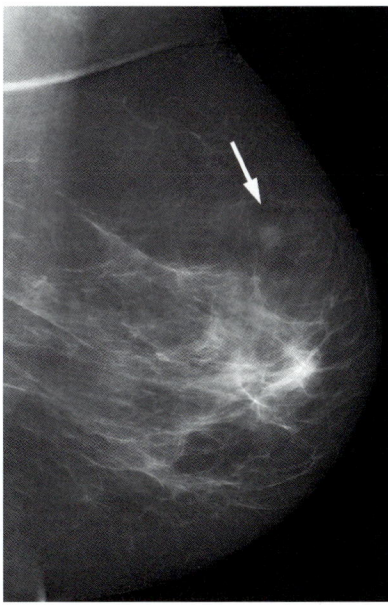

Abb. 9.**53** **BIRADS 0: Screeningmammographie.** Runde Verschattung links oben mit spikulierter Begrenzung (Pfeil). Dichte geringer als umgebendes Parenchym. Keine Kalzifikationen. Weitergehende Abklärung notwendig (Recall der Frau).

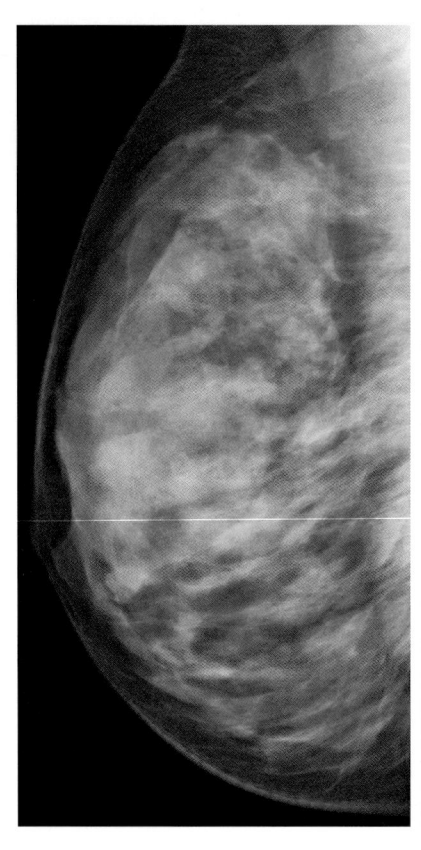

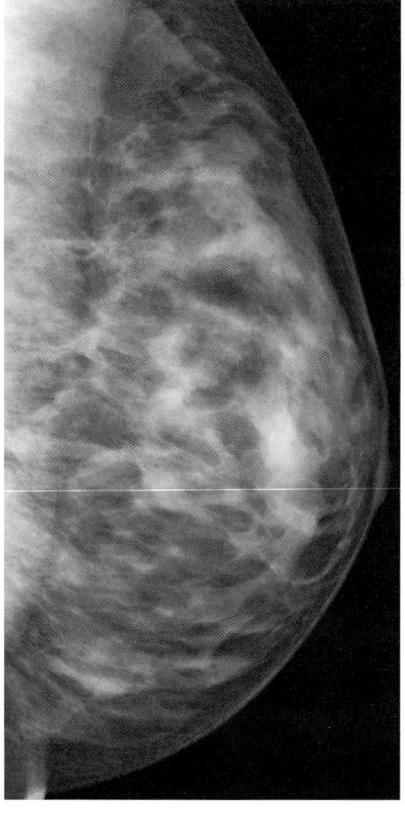

Abb. 9.54 BIRADS 1: Unauffälliges Mammogramm.

BIRADS 2

Der Kategorie BIRADS 2 werden solche Mammographien zugerechnet, die zwar die Kriterien der Kategorie 1 erfüllen, bei denen der Auswerter aber zusätzlich einen Befund beschreiben möchte, der ohne jeden Zweifel als *benigne* einzustufen ist. Dies betrifft u. a. Veränderungen wie regressiv veränderte Fibroadenome mit popcornartiger Makroverkalkung, mikrozystische Verkalkungen, fetthaltige Herdbefunde (z. B. Ölzyste, Lipom, Galaktozele) oder Hamartome mit unterschiedlichen Gewebekomponenten (Tab. 9.15, Abb. 9.55 u. 9.56).

Tabelle 9.15 Charakterisierung mammographischer Befunde der Kategorie BIRADS 2 gemäß ACR und die sich hieraus ableitenden Konsequenzen

Charakterisierung:
- abgeschlossene Gesamteinschätzung der Mammographie
- im Mammogramm ein sicher benigner Befund

Konsequenzen:
- keine konkreten Konsequenzen
- Empfehlung zur Durchführung einer Mammographie im Rahmen der Früherkennung in 1–2 Jahren

Statistisches Karzinomrisiko:
- 0 %

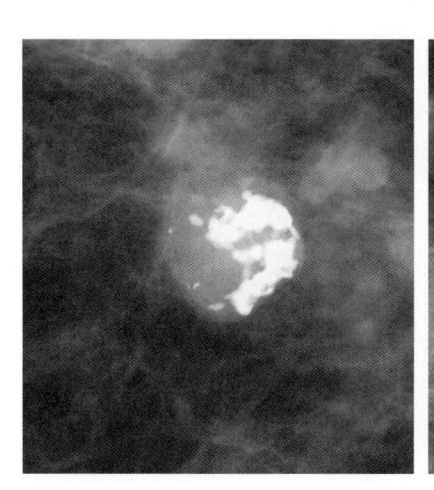

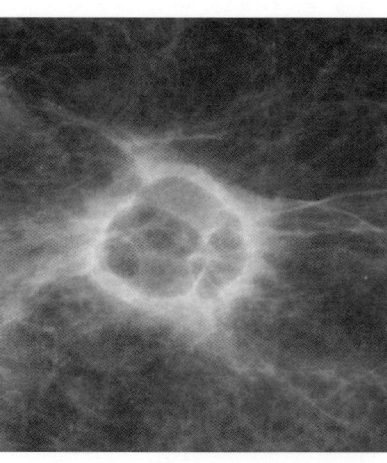

◄◄ Abb. 9.55 BIRADS 2: Verkalktes Fibroadenom bei ansonsten unauffälligem Mammogramm (nicht abgebildet).

◄ Abb. 9.56 BIRADS 2: Ölzyste bei ansonsten unauffälligem Mammogramm (nicht abgebildet).

BIRADS 3

Kategorie BIRADS 3 beschreibt solche Befunde, die mit einer sehr großen Wahrscheinlichkeit gutartig sind, bei denen jedoch eine geringe *Restunsicherheit* verbleibt, sodass sich eine Zuordnung zur Kategorie 2 verbietet (Tab. 9.**16**, Abb. 9.**57** u. 9.**58**).

Tabelle 9.**16** Charakterisierung mammographischer Befunde der Kategorie BIRADS 3 gemäß ACR und die sich hieraus ableitenden Konsequenzen

Charakterisierung:
- abgeschlossene Gesamteinschätzung der Mammographie
- im Mammogramm ein wahrscheinlich benigner Befund

Konsequenzen:
- gezielte Befundkontrolle in 6 Monaten (also i.d.R. keine komplette bilaterale Mammographie)
- zeigt sich hierbei ein Progress, so ist eine histologische Abklärung notwendig; stellt sich der Befund unverändert dar, so ist die nächste Mammographie (komplette Untersuchung) nach weiteren 6 Monaten im Sinne der Früherkennung im Abstand von 12 Monaten zur vorausgegangenen Untersuchung sinnvoll; diese Untersuchung erlaubt eine neuerliche Kontrolle des BIRADS 3 Befundes nach weiteren 6 Monaten
- alternativ Befundabklärung durch perkutane Biopsie (Stanz- oder Vakuumbiopsie), z. B. bei entsprechendem Wunsch der Patientin

Statistisches Karzinomrisiko:
- zwischen 0 und 3 %

BIRADS 4

Bei Befunden der Kategorie 4 liegt im Röntgenmammogramm ein Befund vor, der Ausdruck eines malignen Tumors sein kann, dem allerdings die klassischen morphologischen Zeichen eines Karzinoms fehlen (Tab. 9.**17**, Abb. 9.**59**, 9.**60**).

Tabelle 9.**17** Charakterisierung mammographischer Befunde der Kategorie BIRADS 4 gemäß ACR und die sich hieraus ableitenden Konsequenzen

Charakterisierung:
- abgeschlossene Gesamteinschätzung der Mammographie
- im Mammogramm ein möglicherweise maligner Befund

Konsequenzen:
- histologische Befundabklärung durch perkutane Biopsie (Stanz- oder Vakuumbiopsie)

Statistisches Karzinomrisiko:
- um 30 % (zwischen 5 und 70 %)

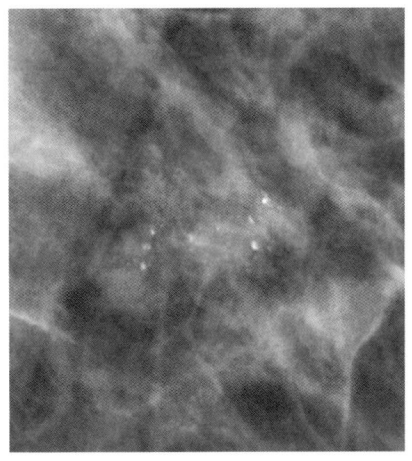

Abb. 9.**57** **BIRADS 3:**
Präpektoral gruppiert angeordnete, eher monomorphe Mikrokalzifikationen. Keine Verschattung.

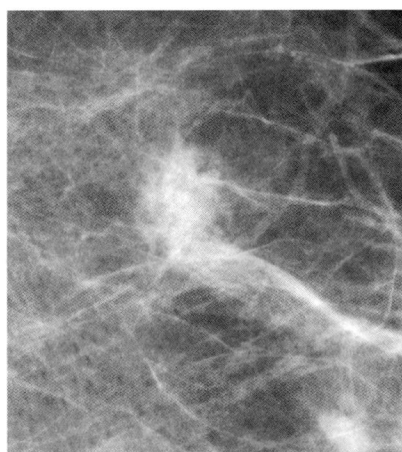

Abb. 9.**58** **BIRADS 3:**
Rundliche Verschattung (1-Ebenen-Befund) mit unscharfer Begrenzung. Keine Kalzifikationen.

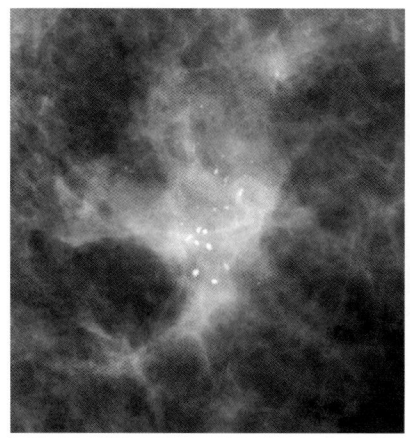

Abb. 9.**59** **BIRADS 4:**
Unscharf begrenzte Verschattung mit überwiegend polymorphen Mikrokalzifikationen.
Abklärung (z. B. durch Vakuumstanzbiopsie) notwendig.

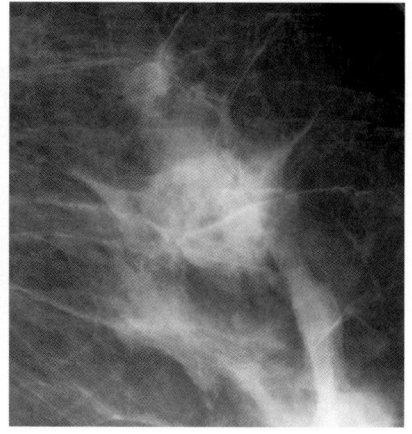

Abb. 9.**60** **BIRADS 4:**
Runder Herd (2-Ebenen-Befund) mit partiell unscharfer Begrenzung und einzelnen endotumoralen amorphen Kalzifikationen.
Abklärung (z. B. durch perkutane Stanzbiopsie) notwendig.

BIRADS 5

Im Mammogramm stellt sich ein Befund dar, der die klassischen Kriterien eines *malignen* Brusttumors aufweist (z. B. spikulierter Herdbefund mit endotumoralen polymorphen Mikrokalzifikationen) und der somit mit sehr großer Wahrscheinlichkeit als Karzinom anzusprechen ist (Tab. 9.**18**, Abb. 9.**61**, 9.**62**).

Tabelle 9.**18** Charakterisierung mammographischer Befunde der Kategorie BIRADS 5 gemäß ACR und die sich hieraus ableitenden Konsequenzen

Charakterisierung:
- abgeschlossene Gesamteinschätzung der Mammographie
- im Mammogramm ein malignomtypischer Befund

Konsequenzen:
- Einleitung adäquater Therapiemaßnahmen, i.d.R. operative Entfernung des Befundes; im Einzelfall andere Therapieformen, z. B. neoadjuvante Chemotherapie

Statistisches Karzinomrisiko:
- um 90 % (zwischen 70 % und 100 %)

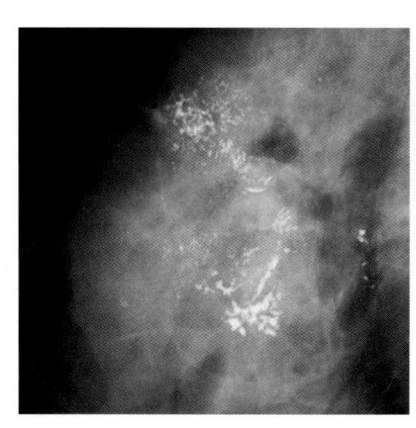

Abb. 9.**61** **BIRADS 5:**
Klassisches Mammakarzinom mit segmentaler Anordnung polymorpher Mikro- und Makroverkalkungen.

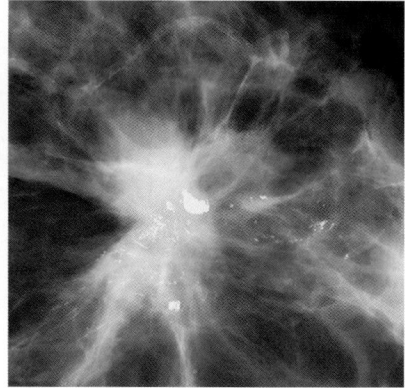

Abb. 9.**62** **BIRADS 5:**
Klassisches Mammakarzinom. Irregulärer Herd (2-Ebenen-Befund) mit ausgedehnten Spiculae und endotumoralen polymorphen Mikro- und Makroverkalkungen.

Lokalisationsangabe

Für die topographische Beschreibung eines intramammären Befundes stehen mehrere Möglichkeiten zur Verfügung (Tab. 9.**19**, Abb. 9.**63** – 9.**65**)

! Bei subareolärer oder zentraler Lage sowie bei Befunden im axillären Ausläufer ist eine Ziffernangabe entbehrlich.

Tabelle 9.**19** Topographische Beschreibungsmöglichkeiten eines intramammmären Befundes

Zuordnung zu Quadranten und anderen Fixpunkten:
– oben innen
– oben außen
– unten innen
– unten außen
– subareolär
– zentral
– den axillären Ausläufer betreffend
Tiefenangabe über eine segmentale Einordnung:
– hinteres (brustwandnahes)
– mittleres
– vorderes (mamillennahes) Drittel
Lokalisationsbeschreibung unter Zuhilfenahme eines Ziffernblattes (Abb. 9.**63** – 9.**65**)
und/oder
Befundeintragung in ein geeignetes Schema

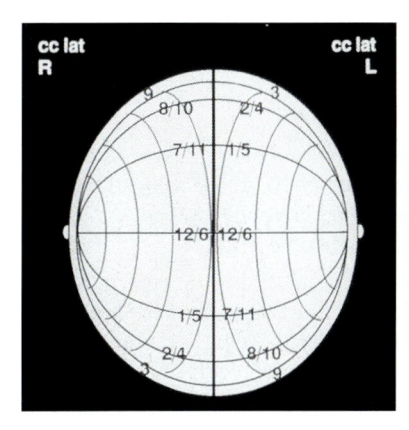

Abb. 9.**63** Befundlokalisation unter Zuhilfenahme eines Ziffernblattes für Mammographieaufnahmen im cc-Strahlengang.

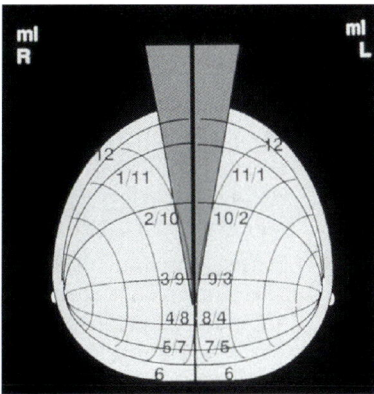

Abb. 9.**64** Befundlokalisation unter Zuhilfenahme eines Ziffernblattes für Mammographieaufnahmen im mlo-Strahlengang.

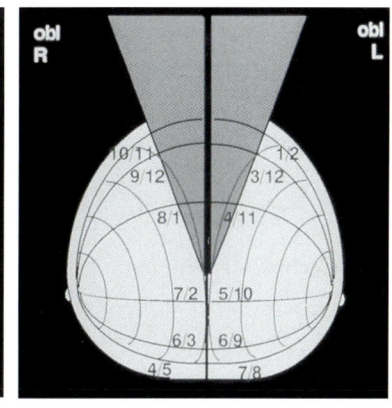

Abb. 9.**65** Befundlokalisation unter Zuhilfenahme eines Ziffernblattes für Mammographieaufnahmen im ml-Strahlengang.

Befunderstellung

An den schriftlichen Befund werden gemäß §6 der Änderungen der Vereinbarung zur Strahlendiagnostik und -therapie gemäß § 135 Abs. 2 SGB V die in Tab. 9.**20** aufgeführten Anforderungen gestellt (Deutsches Ärzteblatt Jg. 99, Heft 13 vom 29.03.2002).

Für die Vielzahl der unauffälligen Untersuchungen (BIRADS 2, 3) bietet sich die Verwendung von Textbausteinen an.

Tabelle 9.**20** Anforderungen an den schriftlichen Mammographienbefund gemäß §6 der Änderungen der Vereinbarung zur Strahlendiagnostik und -therapie gemäß § 135 Abs. 2 SGB V

Anamnese
Indikation zur Mammographie
Klinischer Untersuchungsbefund
Aufnahmetechnische Bedingungen (z. B. Aufnahmespannung, Empfindlichkeit des FF-Systems)
Beschreibung auffälliger Befunde
Lokalisation eines Befundes (Distanz zur Mamille in Millimeter, Winkelangabe nach dem Uhrzeigerprinzip)
Ergebnisse der durchgeführten Zusatzuntersuchungen (Mammasonographie, Spezialaufnahmen, MRT, zyto- oder histologische Untersuchungen)
Zusammenfassende Beurteilung inklusive BIRADS-Kategorisierung
Empfehlungen zum weiteren Vorgehen

Textbaustein (Muster) FE-ACRIII-oB
(Früherkennung – inhomogen dicht – unauffällig)

Anamnese:	52-jährige Frau, unauffällige Anamnese, kein erhöhtes Risikoprofil, Untersuchung im Rahmen der Früherkennung.
Klinische Untersuchung:	Unauffällige Inspektion und Palpation.
Mammographie (4 Aufnahmen: cc- und mlo-Projektion beidseits; je 29 kV, 20er Filmsystem):	Symmetrisch angeordnetes, inhomogen dichtes Parenchymmuster (Typ ACR III). Keine Verdichtungen oder Herdbefunde. Keine auffälligen Kalzifikationen.
Mammasonographie:	Regelrechte Echotextur, keine Herdbefunde.
Gesamtbeurteilung:	Im Rahmen der Früherkennung klinisch, mammographisch und sonographisch unauffälliger Befund (Mammographie: BIRADS 1). Eingeschränkte Aussagekraft der Mammographie infolge des o. g. Parenchymmusters. Wiedervorstellung im Rahmen der Früherkennung in 1 Jahr ratsam.

Bei auffälligen Befunden (insbesondere BIRADS 4, 5), die eine diagnostische und/oder therapeutische Konsequenz nach sich ziehen, ist eine individuelle Befunderstellung sinnvoller als der Einsatz eines Textbausteines.

Pathologischer Befund (Beispiel)

Anamnese:	48-jährige Patientin. Erhöhtes Risikoprofil bei eigenem Mammakarzinom pT1 N0 G2 rechts vor 3 Jahren. TE und Nachbestrahlung. Aktuell neu aufgetretener Tastbefund links oben außen. Voraufnahmen vom 11.11.01 zum Vergleich vorliegend.
Klinische Untersuchung:	Harter, etwa 3 cm im Durchmesser betragender, gut verschieblicher Knoten links oben außen. Ansonsten regelrechter inspektorischer und palpatorischer Befund beidseits. Keine Sekretion. Axillärer LK-Status regelrecht. NB: Reizlose Narbe rechts oben außen.
Mammographie (4 Aufnahmen: cc- und mlo-Projektion beidseits; je 29 kV, 20er Filmsystem):	Fibroglanduläres Parenchymmuster (Typ ACR II) mit Asymmetrie zugunsten der linken Seite. Links bei 2 Uhr 3 cm großer, runder Herd mit unscharfer Begrenzung. Endotumoral einzelne polymorphe Mikroverkalkungen. Distanz Herd – Mamille 4,5 cm. Peritumoral in Richtung Mamille weisend weitere, segmental angeordnete polymorphe Mikrokalzifikationen. Restliche Strukturen links unauffällig. Architekturstörung der rechten Mamma oben außen ohne Befundänderung im Verlauf.
Mammasonographie:	Korrespondierend zum Tastbefund 3 cm großer, irregulär begrenzter Herd mit inhomogenen Binnenechos und dorsaler Schallauslöschung.
Gesamtbeurteilung:	Symptomatische Patientin mit klinischem, mammographischem und sonographischem Nachweis eines Mammakarzinoms links in oben beschriebener Größe und Lage (Mammographie BIRADS 5). Hinweise auf zusätzliche intraduktale Tumorkomponente. Präoperativ histologische Bestätigung der Malignität durch perkutane Biopsie ratsam. Befundbesprechung mit der Patientin. Rechts regelrechter Befund nach Tumorektomie und Bestrahlungsbehandlung (Mammographie BIRADS 2).

10 Benigne Befunde
U. Fischer

Mastopathie

Die über viele Jahre gebräuchliche Klassifikation der Mastopathie nach Prechtel wurde in den vergangenen Jahren zunehmend verlassen. Man verstand hierunter eine Proliferation hormonabhängiger mesenchymaler und epithelialer Mammastrukturen. Verschiedene Komponenten, die in unterschiedlicher Ausprägung vorkommen können, bestimmten das morphologische Bild der Mastopathie (Tab. 10.1).

Inzwischen werden im modernen Sprachgebrauch und in den histologischen Klassifikationen maßgeblicher Gesellschaften im Wesentlichen die in Tab. 10.2 aufgeführten Einteilungen verwendet, die gleichzeitig die möglichen Übergangsformen der Hyperplasien bis zur Entwicklung maligner Mammaveränderungen beschreiben (Abb. 10.1 u. 10.2).

Tabelle 10.1 Komponenten der Mastopathie

Zysten	Mikrozysten, Makrozysten
Epitheliose[*)]	Hyperplasie intraduktaler Strukturen
Adenose:	Hyperplasie extraduktaler Strukturen
– einfache Adenose[*)]	Zunahme der Lobuli in Größe (~ 1 mm) und Anzahl
– Blunt-Duct-Adenose[*)]	Dilatation des Lobulus bis ~ 2 mm
– mikrozystische Adenose	Ausbildung kleinster Zysten bis 5 mm Größe
– sklerosierende Adenose	periduktuläre Sklerose mit Einengung der Lobuluslumina
Radiäre Narbe	herdförmige, tubuläre und sklerosierende Adenoseform

[*)] Ohne bildgebendes Korrelat in der Röntgenmammographie.

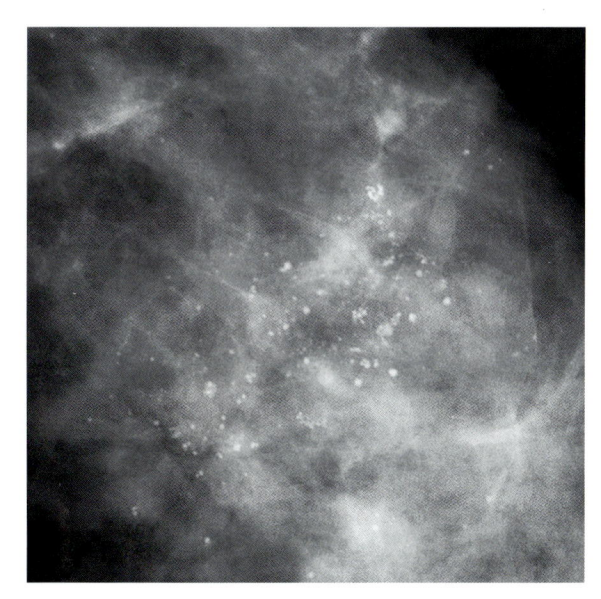

Abb. 10.1 Duktale Hyperplasie.
Regionale Anordnung überwiegend monomorpher Mikroverkalkungen. Innerhalb des dichten Parenchyms keine Abgrenzung umschriebener Verdichtungen. Abklärung durch Hochgeschwindigkeitsstanzbiopsie.

Histologie: Duktale Hyperplasie. Kein Hinweis auf Atypien. Keine Malignität.

Tabelle 10.2 Histopathologische Veränderungen und Übergänge innerhalb des Gangsystems (duktal). Abkürzungen nach ACR

Duktale Veränderungen	Abkürzung	Dignität bzw. klinische Bedeutung
Duktale Hyperplasie (Abb. 10.1) ⇩	DH	benigne
Atypische duktale Hyperplasie ⇩	ADH	erhöhtes Entartungsrisiko
Duktales Carcinoma in situ ⇩	DS (besser: DCIS)	maligne
Invasiv duktales Karzinom	ID	maligne

Tabelle 10.3 Histopathologische Veränderungen und Übergänge innerhalb der Milchläppchen (lobulär). Abkürzungen nach ACR

Lobuläre Veränderungen	Abkürzung	Dignität bzw. klinische Bedeutung
Lobuläre Hyperplasie (Abb. 10.2) ⇩	LH	benigne
Atypische lobuläre Hyperplasie ⇩	ALH	erhöhtes Entartungsrisiko
Carcinoma lobulare in situ ⇩	LS (besser CLIS)	Indikatorfunktion, Präkanzerose
Invasiv lobuläres Karzinom	IL	maligne

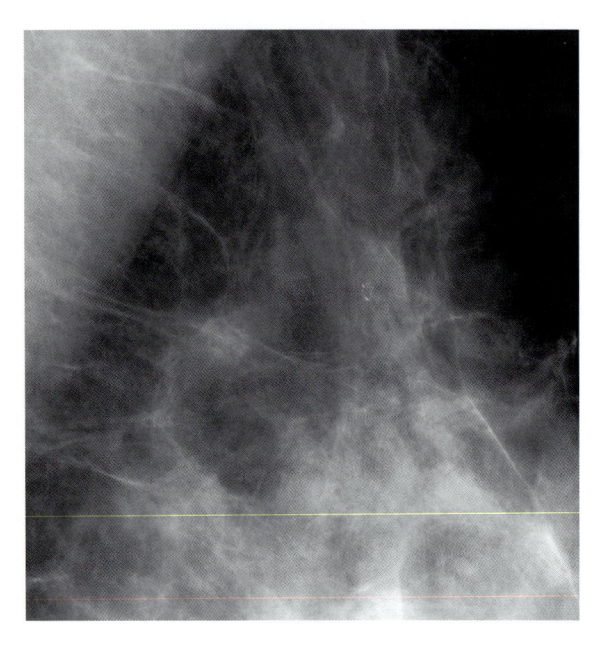

Abb. 10.**2** **Lobuläre Hyperplasie.**
Architekturstörung am kranialen Ausläufer des Drüsenparenchyms links. Gruppierte, noch als monomorph einzustufende Mikrokalzifikationen. Vakuumstanzbiopsie.

Histologie: Lobuläre Hyperplasie. Keine Atypien. Kein Hinweis auf Malignität.

Blande Zyste

Rundliche oder oväläre Strukturen in einer Größenordnung von wenigen Millimetern (Mikrozysten, bis 5 mm) bis zu mehreren Zentimetern (Makrozysten, ab 5 mm). Histopathologisch flüssigkeitsgefüllter Hohlraum mit innerer epithelialer und äußerer myoepithelialer Auskleidung. Auftreten häufig multipel, selten solitär. Zysten als typische Komponente der fibrozystischen Mastopathie.

Blande Zyste im Röntgenmammogramm (Abb. 10.**3** – 10.**5**)

Befund:	Herd(e)
Form:	rund, oval, lobuliert
Begrenzung:	glatt
Dichte:	parenchymäquivalent, gelegentlich höher als Parenchym
Binnenstruktur:	homogen
Verkalkungen:	nein

Steckbrief

Inspektion:	unauffällig
Palpation:	Makrozysten: gelegentlich palpabel, fluktuierend, prall Mikrozysten: nicht palpabel
Ultraschall (Methode der Wahl):	rund/oval, glatt, echofrei, dorsale Schallverstärkung Cave: intrazystische solide Raumforderungen
MR-Mammographie:	
T1w:	rund/oval, glatt, hypointens
T2w:	rund/oval, glatt, hyperintens
T1w post KM:	kein Enhancement

Klinische Bedeutung

Entartungsrisiko:	unbedeutend (ca. 1 %)
Diagnostische Konsequenzen:	keine
Therapeutische Konsequenzen:	Zystenbedingte Mastodynie: Zystenpunktion (FNP) Beschwerdefreiheit: keine Maßnahmen

Blande Zyste **93**

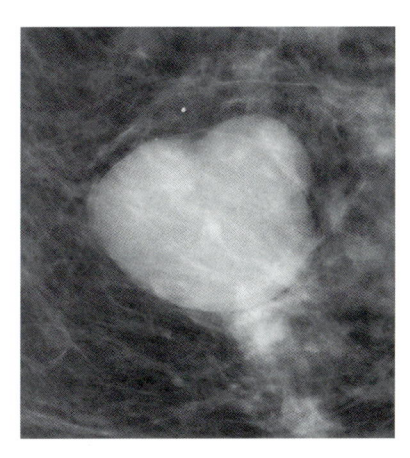

Abb. 10.**3 Blande Mammazyste.**
Lobulierter, glatt begrenzter Herdbefund mit homogener Dichte. Partiell Nachweis eines Halo-Saumes. Bei Beschwerdefreiheit und sonographischer Bestätigung der Diagnose keine therapeutischen Konsequenzen.

> **!** Die Pneumozystographie aus diagnostischen Überlegungen ist obsolet. Sie wird durch die Sonographie komplett ersetzt.

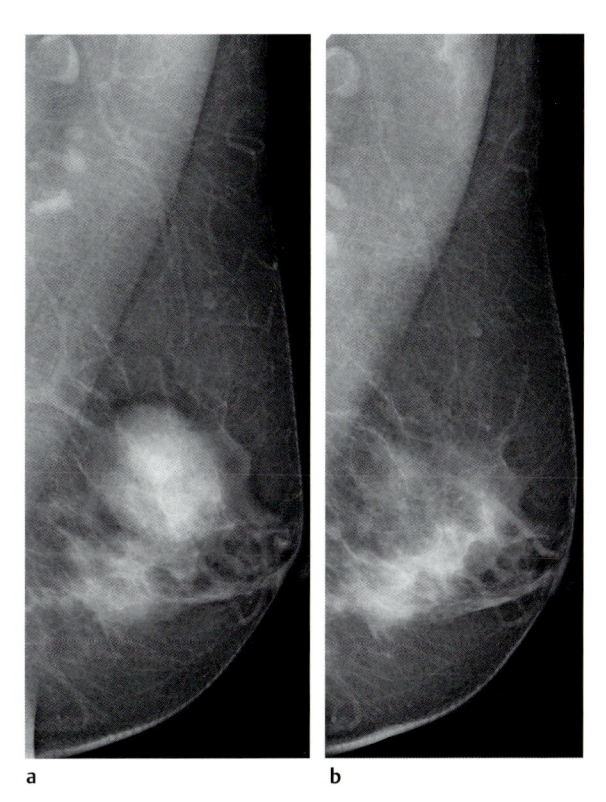

Abb. 10.**4a, b Blande Mammazyste vor und nach Punktion.**
a Ovaler, partiell glatt begrenzter, partiell parenchymüberlagerter Herdbefund. Mastodynie. FNP.
b Nach FNP komplette Entleerung der Zyste und bessere Beurteilbarkeit der Parenchymstrukturen in diesem Bereich.

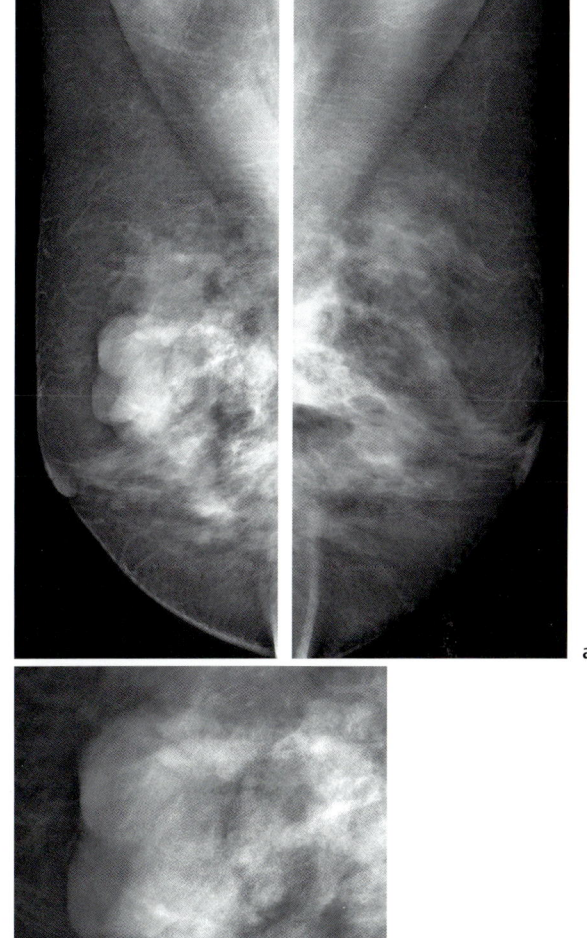

Abb. 10.**5a, b Zystenkonglomerat.**
a Konglomerat mehrerer runder und ovaler, glatt begrenzter Herdbefunde rechts zentral.
b Darstellung des Zystenkonglomerates im Zooming.

Bei Beschwerdefreiheit und sonographischer Bestätigung der Diagnose keine therapeutischen Konsequenzen.

Komplizierte Zyste

Im Gegensatz zur blanden Mammazyste Nachweis inflammatorischer (häufig), hämorrhagischer oder neoplastischer (selten) Veränderungen einer (Makro)zyste.

Komplizierte Zyste im Röntgenmammogramm (Abb. 10.6 u. 10.7)

Befund:	Herd
Form:	rund, oval
Begrenzung:	glatt, gelegentlich unscharf
Dichte:	parenchymäquivalent
Binnenstruktur:	homogen
Verkalkungen:	gelegentlich

Steckbrief

Inspektion:	unauffällig
Palpation:	Makrozysten: gelegentlich palpabel, fluktuierend, prall
Ultraschall (Methode der Wahl):	rund/oval, glatt, dorsale Schallverstärkung, zudem irreguläre Wandverdickungen und/oder intrazystische solide Raumforderungen und/oder intrazystische Septierungen
MR-Mammographie:	
T1w:	rund/oval, glatt, hypointens, evtl. Zystenwandverdickung
T2w:	rund/oval, glatt, hyperintens, evtl. intrazystische Aussparung
T1w post KM:	Zystenwandenhancement, vaskularisierte intrazystische Raumforderung
	Cave: Die KM-Anreicherung entspricht einem Wandenhancement und sollte nicht verwechselt werden mit dem karzinomtypischen Ringenhancement im biologisch aktiven Randbereich eines Karzinoms

Klinische Bedeutung

Entartungsrisiko:	abhängig von der Ätiologie
Diagnostische Konsequenzen:	ggf. Zystenpunktion (FNAP) oder Stanzbiopsie
Therapeutische Konsequenzen:	bei Inflammation oder Hämorrhagie: keine
	bei Malignomhinweis: notwendige Therapie

! Die komplizierte Zyste der weiblichen Brust sollte zytologisch (FNAP) oder histologisch (perkutane oder ggf. offene Biopsie) abgeklärt werden.

Komplizierte Zyste   95

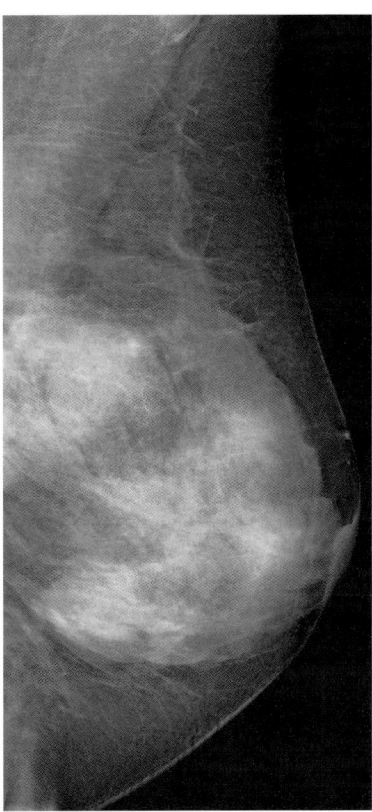

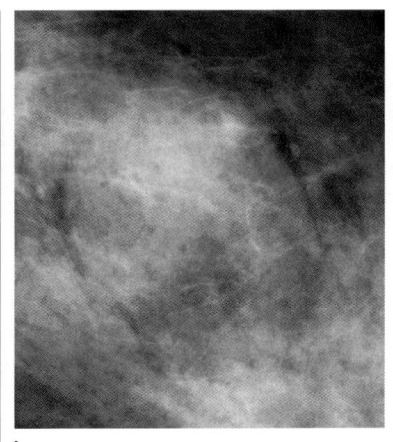

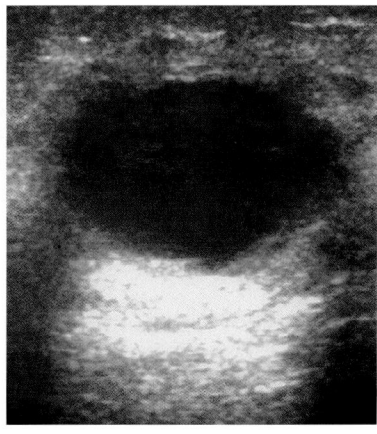

Abb. 10.**6 a – c   Komplizierte Mammazyste.**
a Ovaler, partiell glatt begrenzter Herd innerhalb des dichten Parenchyms. Halo-Saum.
b Im Zooming partielle Unschärfe der Begrenzung dieses Herdes.
c Im US Konturirregularitäten und partielle Verdickungen der Zystenwand. US-gestützte FNAP. Exfoliativ-zytologisches Ergebnis der Punktionsflüssigkeit: Zystenflüssigkeit mit ausgeprägter granulozytärer Entzündungsreaktion.

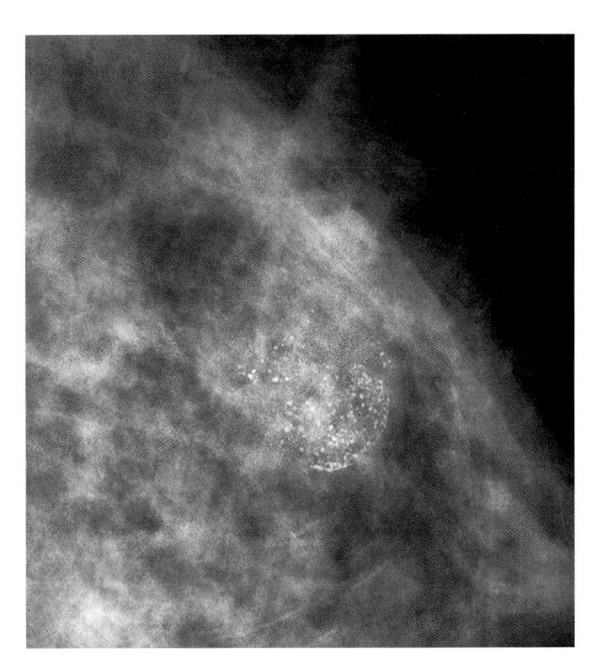

Abb. 10.**7   Komplizierte Mammazyste.**
Gruppierte Anordnung zahlreicher monomorpher Mikrokalzifikationen ohne eindeutig abgrenzbaren Herdbefund. Vermeintliche Anordnung der Kalzifikationen innerhalb eines rundlichen Gebildes.

Probeexzision nach US-gestützter Markierung: Zyste mit granulomatöser Entzündung. Keine Malignität.

Adenose

Bündelartige Proliferation kleiner Gangsegmente und Endstücke mit Vermehrung des lobulären Mantelgewebes in unterschiedlicher Ausprägung. Es werden verschiedene Formen unterschieden: Sklerosierende Adenose, mikrozystische Adenose (Syn.: blunt duct adenosis), mikroglanduläre Adenose, radiäre Narbe (separate Abhandlung s. S. 98)

Adenose im Röntgenmammogramm (Abb. 10.8 u. 10.9)

Befund:	Verschattung, gelegentlich auch Herd
Form:	irregulär
Begrenzung:	unscharf
Dichte:	parenchymäquivalent
Binnenstruktur:	homogen
Verkalkungen:	häufig
Morphologie:	überwiegend monomorph, gelegentlich auch a- oder polymorph
Verteilung:	häufig regional oder diffus, kleinere Befunde auch gruppiert
Besonderheit:	bei mikrozystischer Adenose Nachweis sog. „Teetassen" in der ml-Projektion

Steckbrief

Inspektion:	unauffällig
Palpation:	unauffällig
Ultraschall:	unspezifisch
MR-Mammographie:	
T1w:	unspezifisch, parenchymäquivalent
T2w:	unspezifisch, parenchymäquivalent
T1w post KM:	gelegentlich deutliches Enhancement mit Kriterien der Malignität

Klinische Bedeutung

Entartungsrisiko:	nicht signifikant erhöht
Diagnostische Konsequenzen:	bei suspektem Verkalkungsmuster ergänzende perkutane Stanz- oder Vakuumbiopsie
Therapeutische Konsequenzen:	keine

! Die Adenose ist gelegentlich schwierig vom DCIS zu differenzieren, da sie auch mit gruppierten und im Einzelfall polymorphen Mikroverkalkungen einhergeht.

Adenose 97

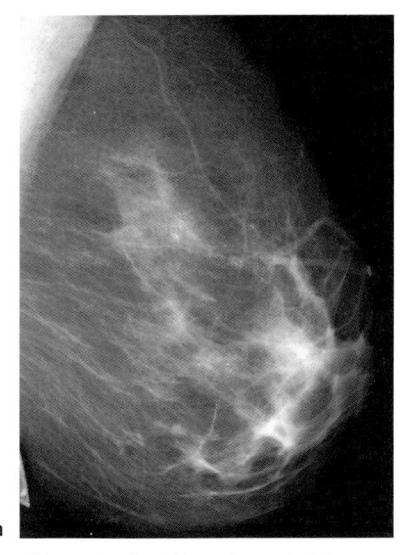

Abb. 10.**8a, b Sklerosierende Adenose.**
a Innerhalb des fibroglandulären Parenchyms 3 Areale mit gruppiert angeordneten Mikrokalzifikationen.
b Im Zooming deutlichere Darstellung des überwiegend monomorphen Charakters der Mikrokalzifikationen.
Abklärung von 2 der 3 Kalkareale durch Vakuumstanzbiopsie.

Histologie: Sklerosierende Adenose. Kein Karzinomnachweis.

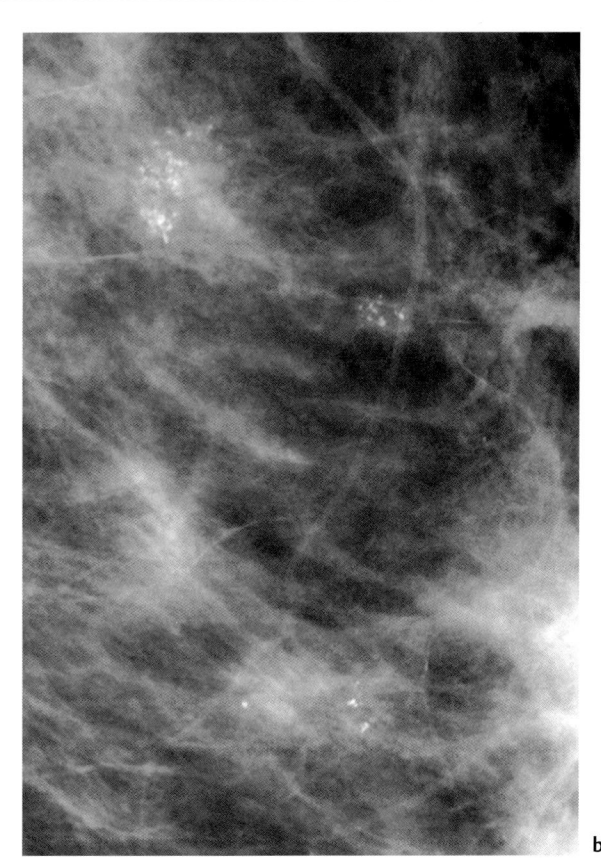

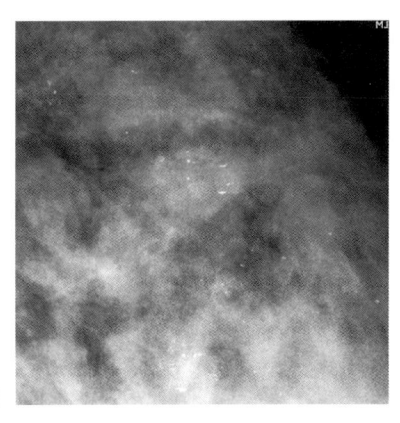

Abb. 10.**9a, b Sklerosierende Adenose.**
a In der ml-Projektion (Ausschnitt) diffuse Verteilung polymorpher Mikroverkalkungen, darunter an verschiedenen Stellen Sedimentationseffekte innerhalb kleinerer Zysten („Teetassenphänomen").
b Zooming einer repräsentativen Kalkgruppe mit typischem Teetassenphänomen im ml-Strahlengang.

Keine histologische Befundsicherung.
Mehrjähriger Verlauf.

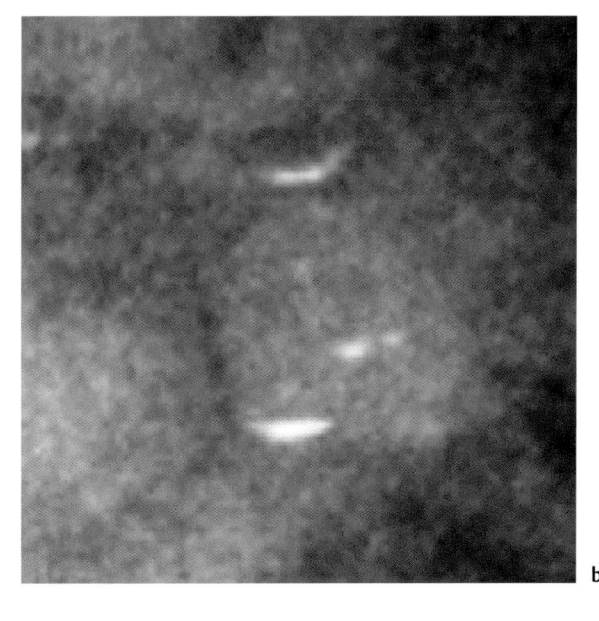

Radiäre Narbe

Läsion mit zentraler fibroelastischer Zone, von der tubuläre Strukturen mit epithelialer Hyperplasie strahlenförmig (radiär) ausgehen. In unmittelbarer Nähe häufig sklerosierende Adenose und apokrine Metaplasie. Gesamtgröße in der Regel unter 1 cm.

Radiäre Narbe im Röntgenmammogramm (Abb. 10.10 u. 10.11)

Befund:	Architekturstörung (in 30% 1-Ebenen-Befund), gelegentlich mit lipomatösem Zentrum
Form:	irregulär
Begrenzung:	spikuliert, unscharf
Dichte:	parenchymäquivalent (weißer Stern)
	geringere Dichte als Parenchym (schwarzer Stern)
Verkalkungen:	selten Mikroverkalkungen (Cave: Koinzidenz mit Malignom)

Steckbrief

Inspektion:	unauffällig
Palpation:	unauffällig
Ultraschall:	unauffällig oder unspezifisch
MR-Mammographie:	
T1w:	Architekturstörung, hypointens
T2w:	Architekturstörung, Signal unspezifisch
T1w post KM:	variable KM-Anreicherung; keine zuverlässige Differenzierung zwischen radiärer Narbe und Malignom

Klinische Bedeutung

Malignomrisiko:	Koinzidenz der radiären Narbe mit Malignomen: 25–30%
Diagnostische Konsequenzen:	keine (Stanz- oder Vakuumbiopsie nicht sinnvoll)
Therapeutische Konsequenzen:	offene Biopsie nach stereotaktischer präoperativer Lokalisation

> **!** Differenzialdiagnosen der Architekturstörung im Mammogramm:
> - postoperative Narbe (Anamnese! kutane Narbe),
> - tubuläres Karzinom,
> - radiäre Narbe.

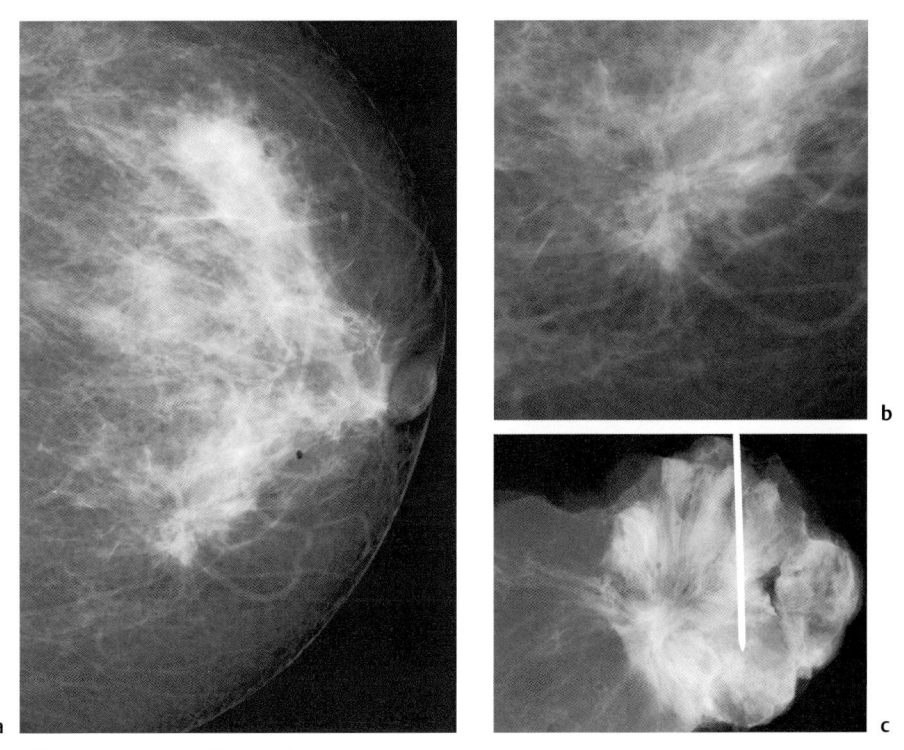

Abb. 10.**10 a–c Radiäre Narbe.**
a Architekturstörung innerhalb des fibroglandulären Parenchyms.
b Im Zooming deutlichere Darstellung des „black star". Keine Kalzifikationen.
c Präparateradiogramm mit eindrucksvoller Darstellung der radialwärts ausgerichteten Retraktionen des Gewebes.

Histologie: Radiäre Narbe. Kein Hinweis auf Malignität.

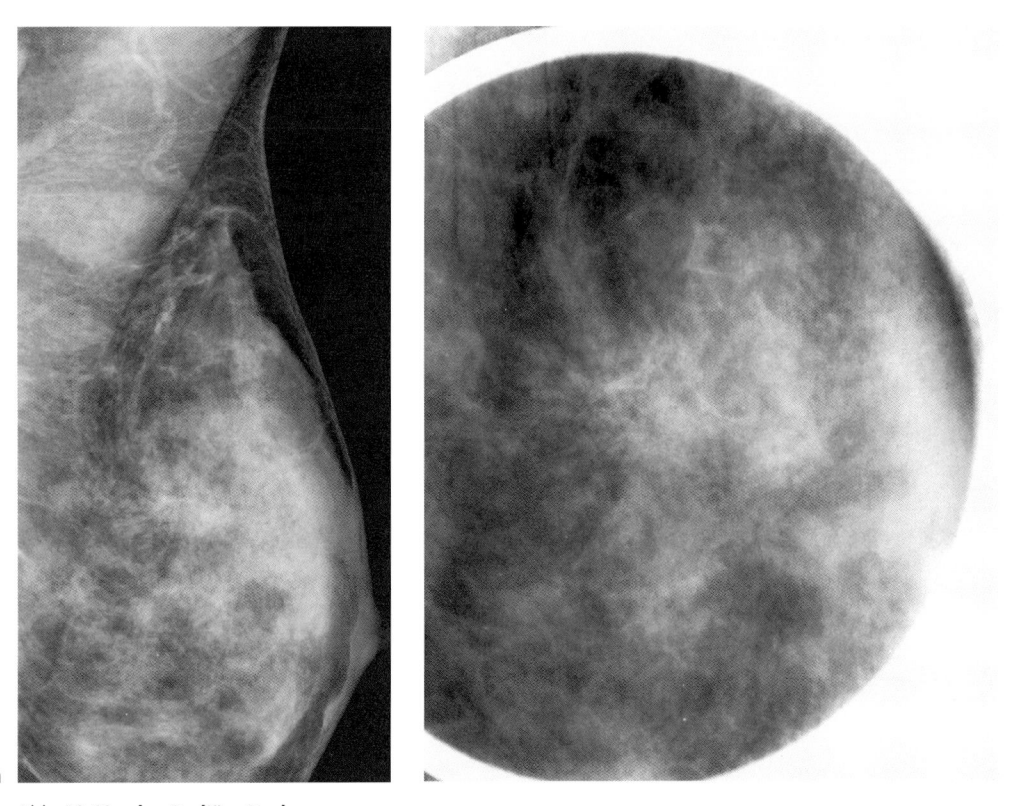

Abb. 10.**11 a, b Radiäre Narbe.**
a Retroparenchymal umschriebene Störung der Gewebearchitektur.
b In der TKA deutlichere Darstellung der Architekturstörung („white star"). Keine Kalzifikationen.

Histologie: Radiäre Narbe. Kein Hinweis auf Malignität.

Fibrosis mammae

Die Mammafibrose ist histopathologisch charakterisiert durch eine Proliferation des Stromas mit Obliteration der Milchgänge und Azini. Hieraus resultieren umschriebene Areale mit fibrotischem Gewebeumbau in Kombination mit hypoplastischen Gängen und Lobuli.

Fibrosis mammae im Röntgenmammogramm (Abb. 10.12 u. 10.13)

Befund:	Verdichtung oder Architekturstörung innerhalb dichter Parenchymstrukturen; häufig keine Auffälligkeiten
Form:	irregulär
Begrenzung:	unscharf
Dichte:	parenchymäquivalent
Verkalkungen:	gelegentlich Mikroverkalkungen (z. B. amorph)

Steckbrief

Inspektion:	unauffällig
Palpation:	unauffällig
Ultraschall:	unauffällig oder unspezifisch
MR-Mammographie:	
T1w:	unauffällig oder unspezifisch
T2w:	unauffällig oder unspezifisch
T1w post KM:	unauffällig oder unspezifisch

Klinische Bedeutung

Entartungsrisiko:	nicht erhöht
Diagnostische Konsequenzen:	gelegentlich Biopsie zur weitergehenden Abklärung indiziert
Therapeutische Konsequenzen:	keine

> **!** Die Fibrosis mammae stellt gelegentlich einen Zufallsbefund im Rahmen der operativen Abklärung unklarer Befunde oder bei stanzbioptischen Eingriffen, z. B. unklaren Mikroverkalkungen, dar.

Fibrosis mammae **101**

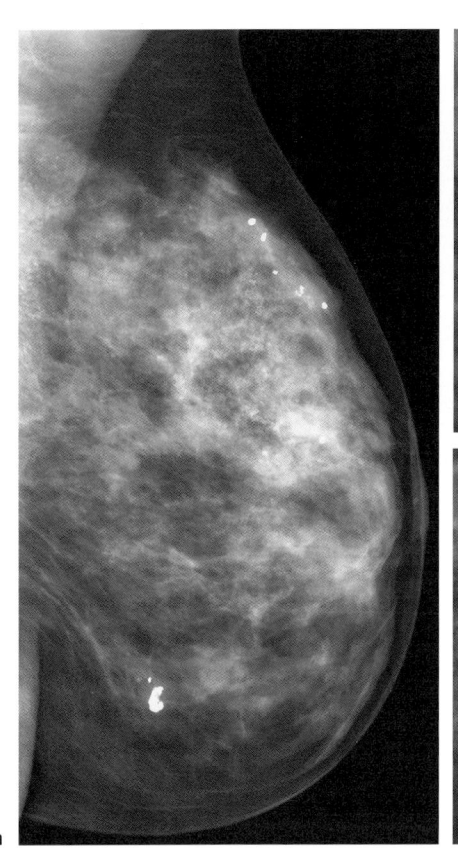

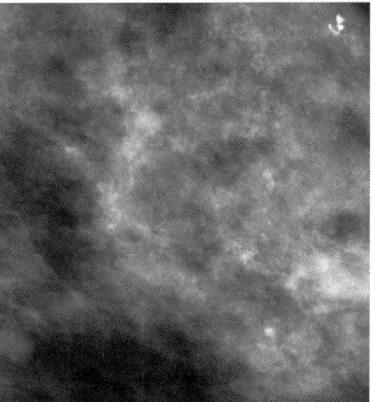

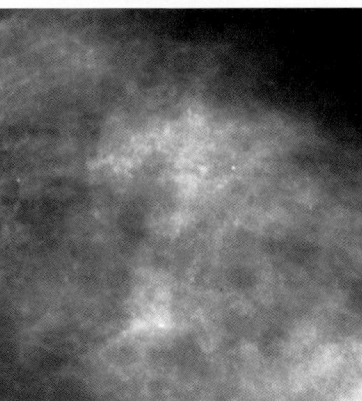

Abb. 10.**12 a – c**
Fibrose der Mamma.
a Extrem dichtes Parenchym mit diffuser Anordnung überwiegend amorpher Mikrokalzifikationen. Einzelne Makroverkalkungen in den lateralen Abschnitten des Drüsengewebes peripher.
b, **c** Im Zooming deutlichere Präsentation des amorphen Charakters der Mikrokalzifikationen sowie Darstellung fraglicher Gewebeverdichtungen im Bereich der Kalzifikationen.

Abklärung durch Vakuumsaugstanzbiopsie.

Histologie: Fibrosis mammae. Kein Hinweis auf Malignität.

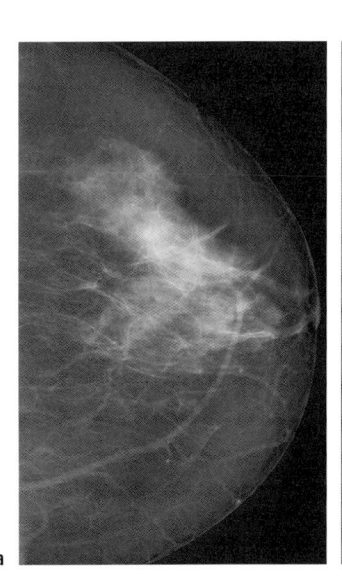

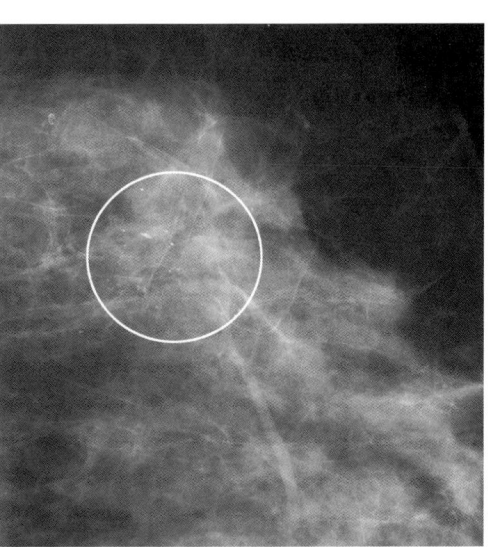

Abb. 10.**13 a**, **b**
Fibrose der Mamma.
a Regelrechter, triangulär geformter Parenchymkörper ohne auffällige Verdichtungen oder Herdbefunde. Mikrokalzifikationen.
b Im Zooming deutlichere Darstellung des überwiegend monomorphen Charakters der Kalzifikationen (Kreis).

Abklärung durch Vakuumsaugstanzbiopsie.

Histologie: Fibrosis mammae. Kein Hinweis auf Malignität.

Lipom

Intramammäre und durch eine zarte Kapsel abgegrenzte Raumforderung aus reifen Fettzellen.

Lipom im Röntgenmammogramm (Abb. 10.14 u. 10.15)

Befund:	Herd
Form:	rund, oval
Begrenzung:	glatt
Dichte:	fettäquivalent
Binnenstruktur:	homogen (selten einzelne Septierungen)
Verkalkungen:	nein

Steckbrief

Inspektion:	unauffällig
Palpation:	i.d.R. unauffällig
	selten weicher, glatt begrenzter Tastbefund
Ultraschall:	rund/oval, glatt, homogenes Binnenecho, oft echoreicher als subkutanes Fettgewebe
MR-Mammographie:	
T1w:	rund/oval, glatt, hyperintens (fettäquivalent)
T2w:	rund/oval, glatt, intermediär (fettäquivalent)
T1w post KM:	kein Enhancement

Klinische Bedeutung

Entartungsrisiko:	nein
Diagnostische Konsequenzen:	keine
Therapeutische Konsequenzen:	keine

! Das Lipom stellt einen harmlosen Nebenbefund dar. Differenzialdiagnostische Probleme bestehen nicht.

Lipom **103**

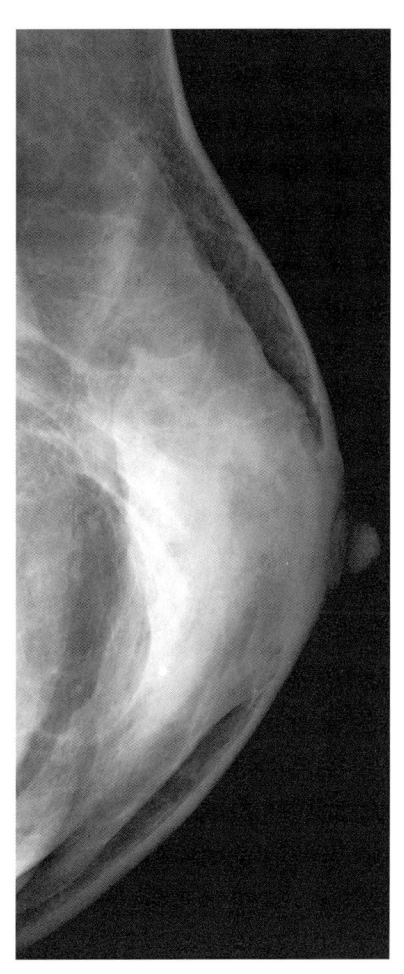

Abb. 10.14 Lipom der Mamma.
Thoraxwandnah gelegener, ovaler Herdbefund mit fettäquivalenter Dichte und glatter Begrenzung durch eine zarte Kapsel. Verlagerung des umgebenden Drüsenparenchyms. Keine Kalzifikationen.

Diagnose: Lipom.

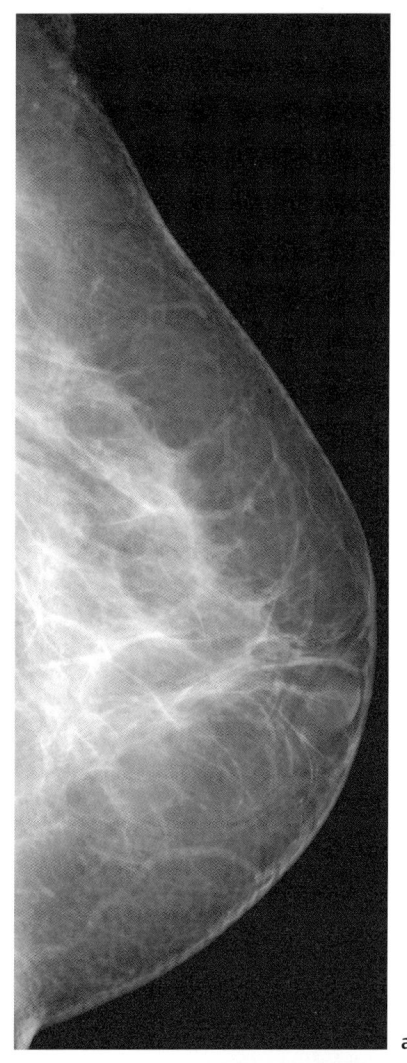

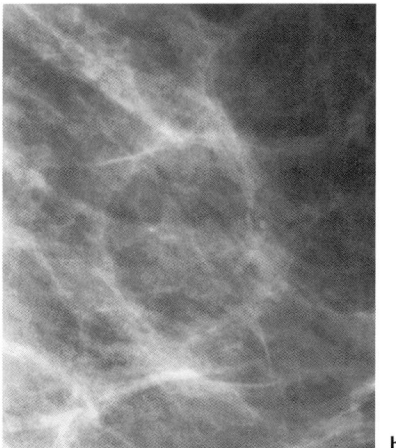

Abb. 10.15 a, b Lipom der Mamma.
a Innerhalb des inhomogen dichten Parenchyms ovaler Herdbefund mit fettäquivalenter Dichte.
b Befunddarstellung nach Zooming. Keine Kalzifikationen.

Diagnose: Lipom.

Fibroadenom

Fibroepithelialer Mischtumor der Mamma. Histologische Differenzierung in intrakanalikulären und extrakanalikulären Typ (klinisch ohne Bedeutung). Bei jüngeren Frauen überwiegend Fibroadenome mit hohem epithelialem Anteil (hoher Wassergehalt, relativ weiche Konsistenz). Mit zunehmendem Alter überwiegen Fibrosekomponenten mit Hyalinisierung und Kalzifikationen. Häufigster Tumor der jüngeren Frau.

Fibroadenom im Röntgenmammogramm (Abb. 10.16 – 10.25)

Befund:	Herd
Form:	rund, oval, lobuliert
Begrenzung:	glatt, mikrolobuliert
Dichte:	parenchymäquivalent oder höher als Parenchym
Binnenstruktur:	homogen
Verkalkungen:	keine Mikroverkalkungen
	Makrokalk als Ausdruck regressiver Veränderungen (Stichwort: popcornartiger Kalk)

Steckbrief

Inspektion:	unauffällig (Ausnahme: Riesenfibroadenom)
Palpation:	gelegentlich rundlicher, glatt begrenzter Tumor, verschieblich
Ultraschall:	rund/oval/lobuliert, glatt, Binnenecho, bilateraler Schallschatten, keine Alteration des dorsalen Schallverhaltens, Längsachse des Herdes parallel zur Kutis
MR-Mammographie:	
T1w:	rund/oval/lobuliert, glatt, hypointens
T2w:	rund/oval/lobuliert, glatt, ggf. endotumorale Septierungen
	myxoider Typ: hyperintens (hoher Wassergehalt)
	fibrosierter Typ: hypointens (geringer Wassergehalt)
T1w post KM:	myxoider Typ: starke KM-Anreicherung, evtl. Septierungen
	fibrosierter Typ: geringe bis fehlende KM-Anreicherung

Klinische Bedeutung

Entartungsrisiko:	nein
Diagnostische Konsequenzen:	ggf. Diagnosesicherung durch perkutane Biopsie
Therapeutische Konsequenzen:	i. d. R. keine Konsequenzen
	ggf. psychosoziale Indikation zur Entfernung bei Sonderformen (z. B. juveniles Fibroadenom, Riesenfibroadenom [giant fibroadenoma])

> **!** Das Fibroadenom ist der häufigste solide Tumor der jungen Frau. Das Fibroadenom ist gelegentlich schwer gegen das medulläre oder das muzinöse Karzinom zu differenzieren.

Fibroadenom **105**

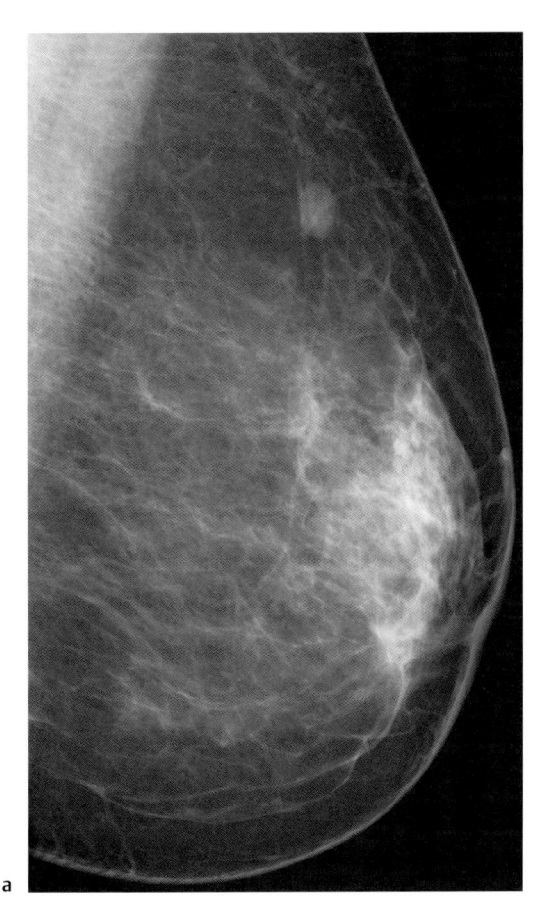

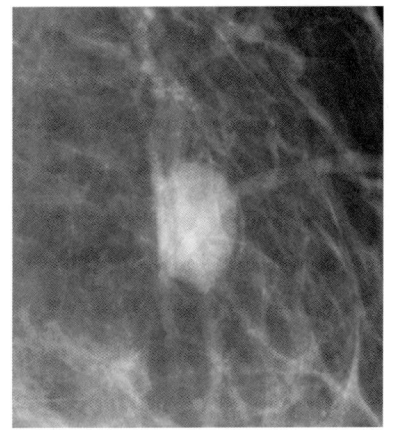

Abb. 10.16 a, b Fibroadenom der Mamma.
a Fibroglanduläres Parenchymmuster mit Darstellung eines ovalen und glatt begrenzten Herdbefundes kranialseitig.
b Befundpräsentation im Zooming. Keine Kalzifikationen.

Mehrjähriger konstanter Befund.

Diagnose: Fibroadenom.

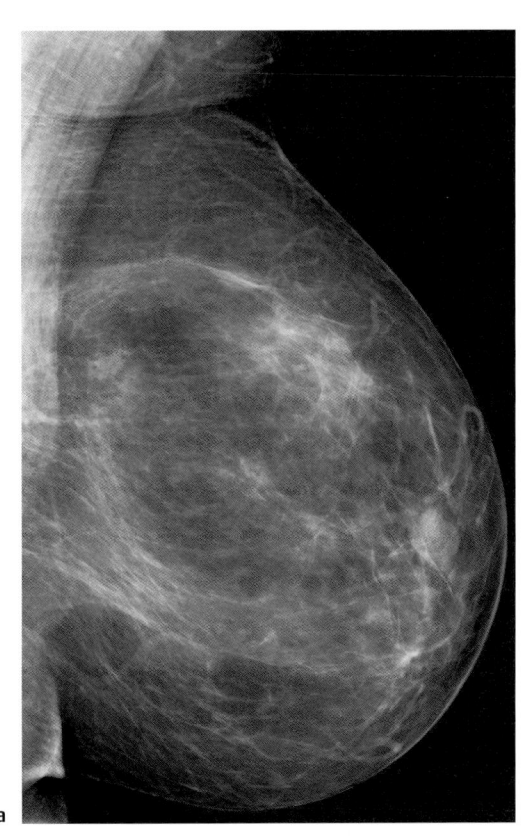

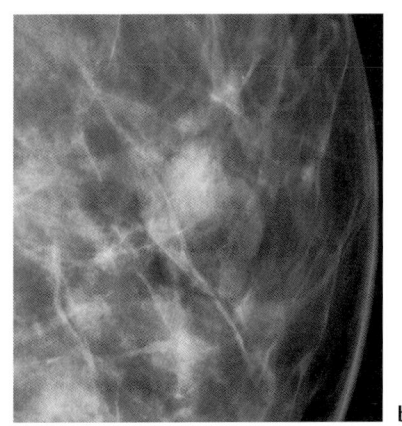

Abb. 10.17 a, b Fibroadenom der Mamma.
a Bei überwiegend lipomatösem Parenchymmuster lobulierter Herdbefund retroareolär. Glatte Begrenzung. Parenchymäquivalente Dichte.
b Befundpräsentation im Zooming. Keine Kalzifikationen.

Mehrjähriger konstanter Befund.

Diagnose: Fibroadenom.

10 Benigne Befunde

Abb. 10.18 a–c   Fibroadenom der Mamma.
a, b Inhomogen dichtes Parenchym mit Darstellung eines ovalen, partiell glatt begrenzten und partiell unscharf abgrenzbaren Herdbefundes im unteren inneren Quadranten in unmittelbar subkutaner Lage.

c Befundpräsentation im Zooming. Keine Kalzifikationen.

Konstanter Befund über mehrere Jahre.

Diagnose: Fibroadenom.

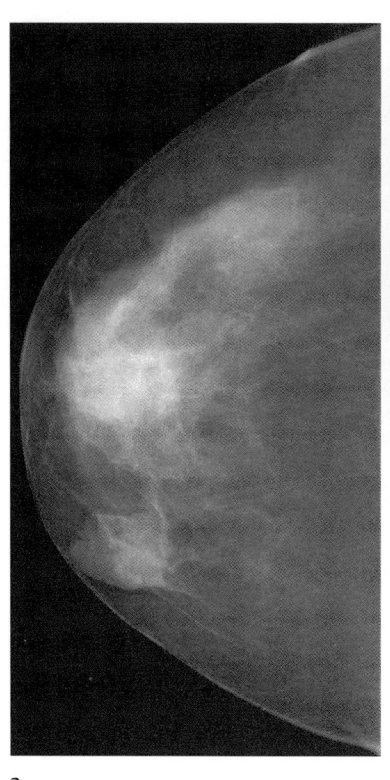

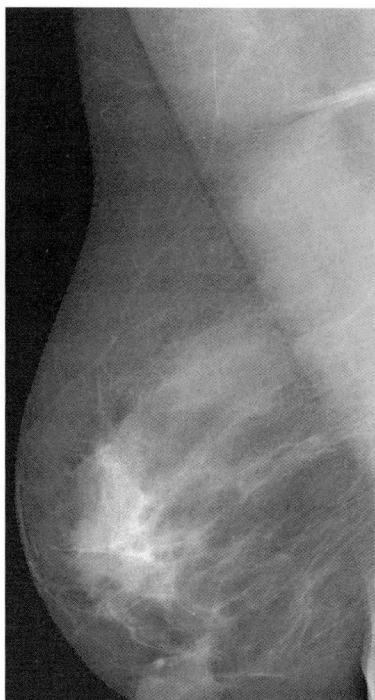

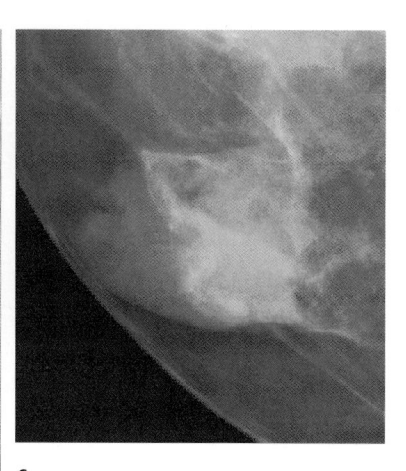

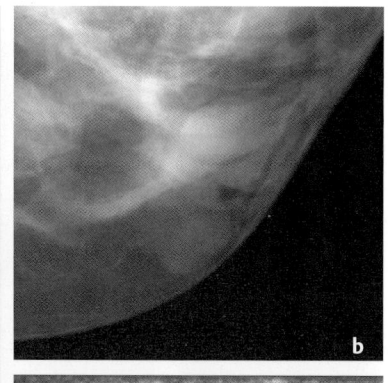

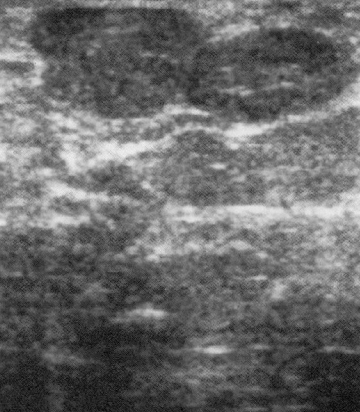

Abb. 10.19 a–c
Fibroadenome der Mamma.
a Inhomogen dichtes Parenchym mit Darstellung von 2 ovalen, überwiegend glatt begrenzten Herdbefunden unmittelbar subkutan und kaudal der Areolarregion (Pfeile).
b Befundpräsentation im Zooming. Keine Kalzifikationen.
c Im US Zwillingsrundherde mit glatter Begrenzung, homogenen Binnenechos und unauffälligen dorsalen Schallverhalten. Längsachse der Herde parallel zur Kutis:

Abklärung durch Hochgeschwindigkeitsstanzbiopsie.

Histologie: Fibroadenom. Kein Hinweis auf Malignität.

Fibroadenom **107**

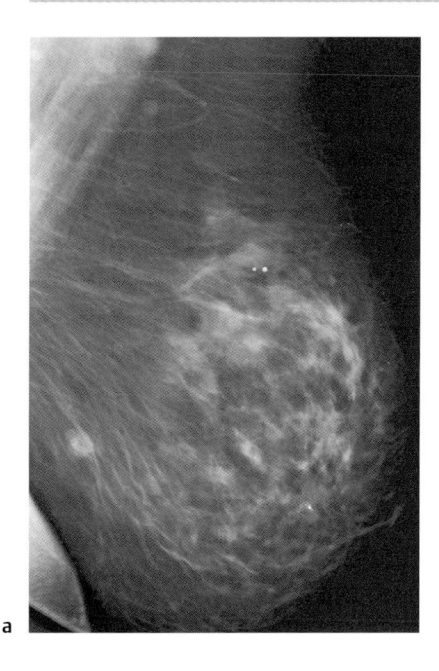

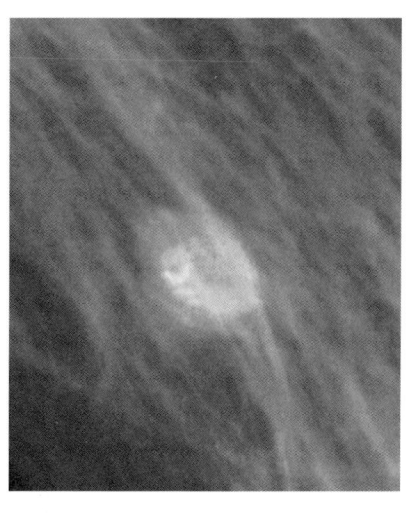

Abb. 10.20 a, b Fibroadenom der Mamma.
a Fibroglanduläres Parenchym mit Darstellung eines ovalen, partiell überlagerten, ansonsten glatt begrenzten Herdbefundes kaudal.
b Befundpräsentation im Zooming. Makrokalzifikationen in einem Abschnitt der Läsion.

Befundkonstanz über mehrere Jahre.

Diagnose: Fibroadenom mit beginnenden regressiven Veränderungen.

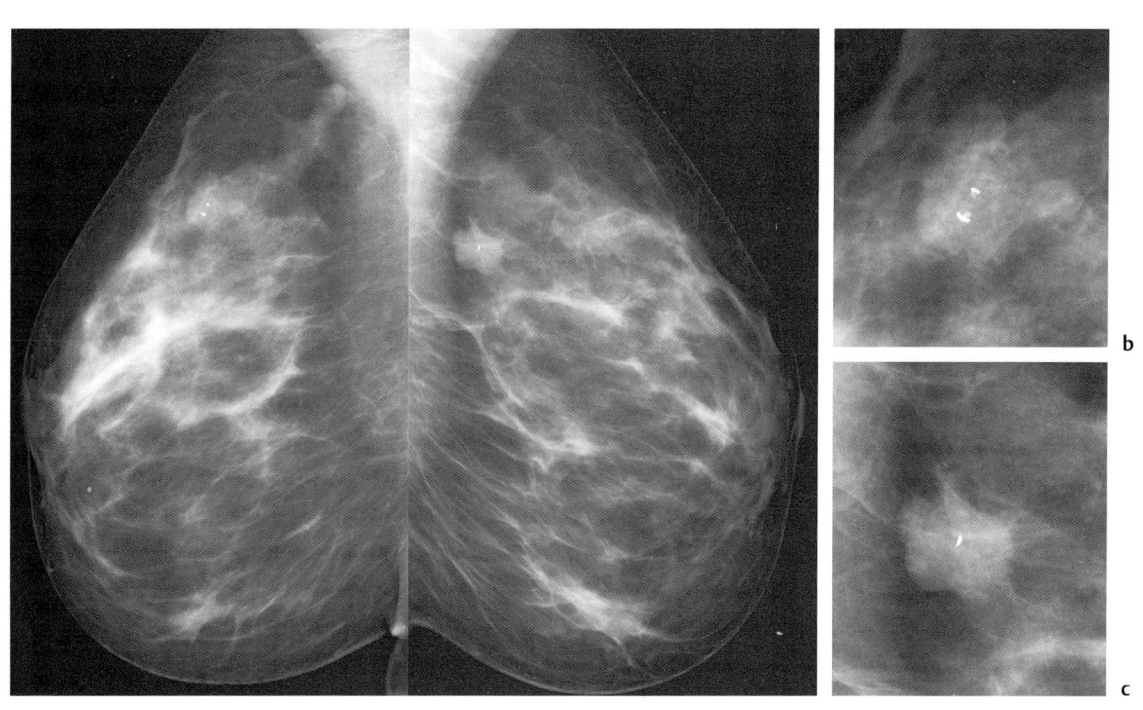

Abb. 10.21 a – c Bilaterale Fibroadenome der Mamma.
a Fibroglanduläres Parenchym mit Darstellung von je 1 Herdbefund in den kranialen Abschnitten beider Mammae.
b Zooming rechts: Lobulierter, überwiegend glatt begrenzter Herd mit zentralen Makroverkalkungen.
c Zooming links: Lobulierter, partiell überlagerter, ansonsten überwiegend glatt begrenzter Herd mit zentraler Makroverkalkung.

Abklärung durch Hochgeschwindigkeitsstanz-Biopsie beidseits vor 4 Jahren.

Histologie: Fibroadenome beidseits. Kein Hinweis auf Malignität.

108 10 Benigne Befunde

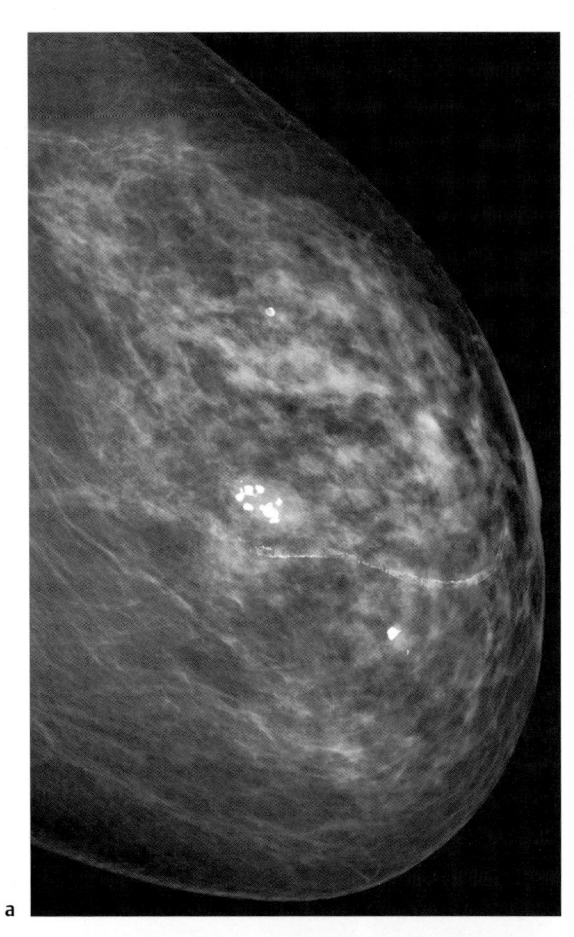

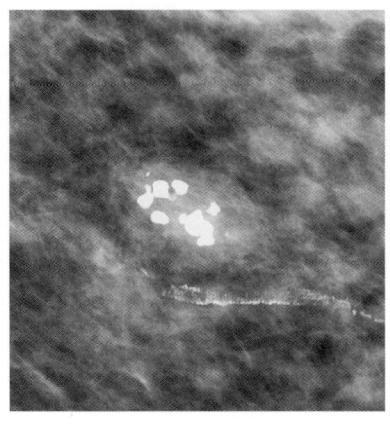

Abb. 10.**22a**, **b** **Fibroadenom.**
a Inhomogen dichtes Parenchym mit Darstellung eines ovalen, partiell glatt begrenzten und partiell unscharf abgrenzbaren Herdbefundes zentral mit popcornartigen Makroverkalkungen endotumoral.
b Befundpräsentation im Zooming.

Befundkonstanz über mehrere Jahre.

Diagnose: Fibroadenom mit beginnenden regressiven Veränderungen.

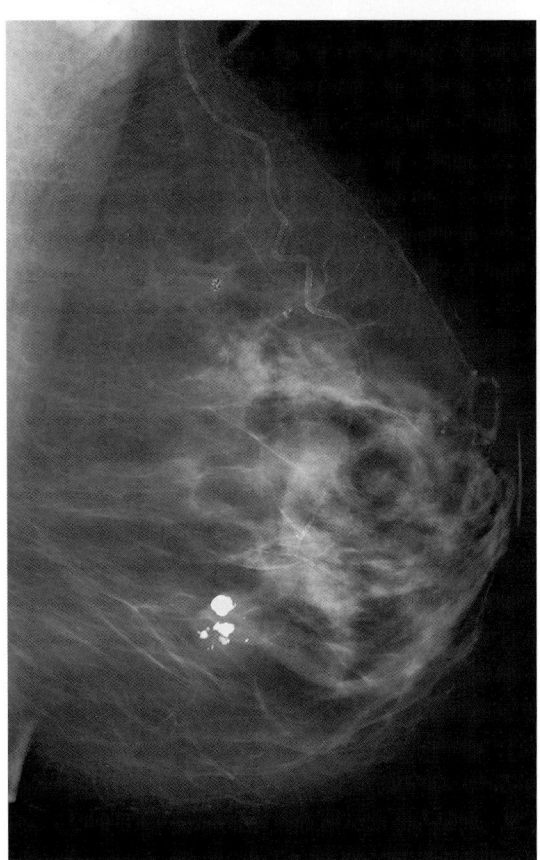

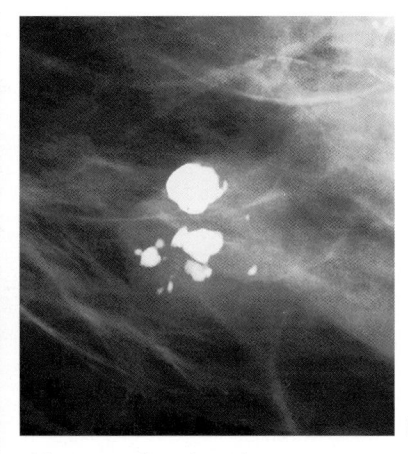

Abb. 10.**23a**, **b** **Fibroadenom.**
a Inhomogen dichtes Parenchym semizirkulär mit glatt begrenztem, ansonsten überlagertem Herdbefund innen. Endotumoral popcornartige Makroverkalkungen.
b Befundpräsentation im Zooming.

Befundkonstanz über mehrere Jahre.

Diagnose: Fibroadenom mit beginnenden regressiven Veränderungen.

Fibroadenom **109**

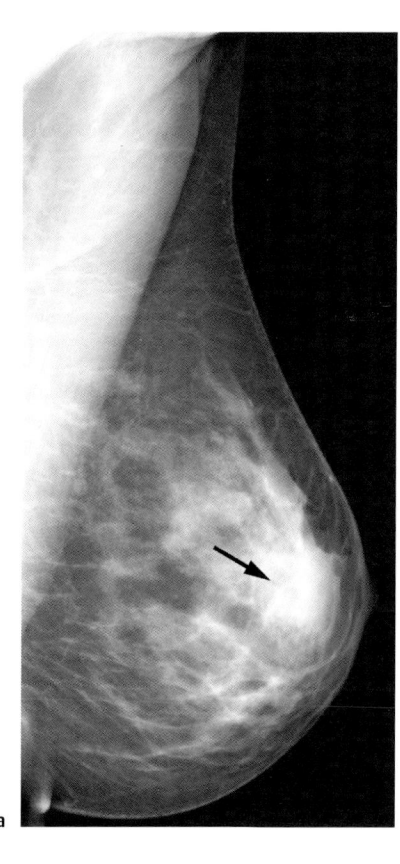

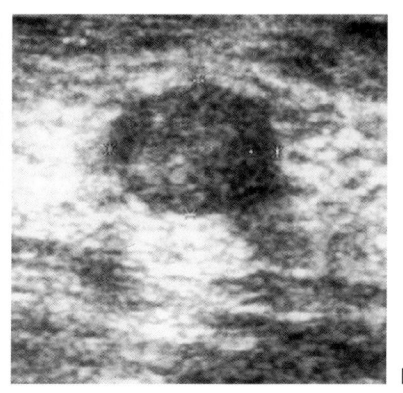

Abb. 10.24 a, b Mammographisch annähernd okkultes Fibroadenom.
32-jährige Patientin. Tastbefund links außen.
a Inhomogen dichtes Parenchym. Vage Abgrenzbarkeit eines ovalen Herdbefundes retroareolär mit partiellem Halo-Saum (Pfeil). Keine Kalzifikationen.
b In der Mammasonographie ovaler, glatt begrenzter Herd mit inhomogenem Binnenecho. Keine Malignitätskriterien.

Stanzbioptische Abklärung.

Histologie: Fibroadenom.

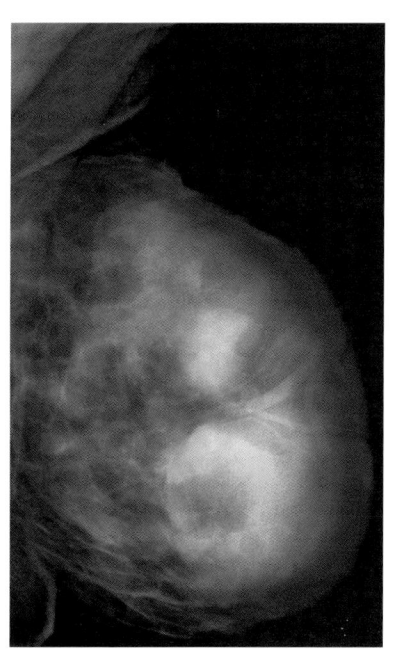

Abb. 10.25 Riesenfibroadenome.
18-jährige Patientin. Tastbefund der gesamten linken Mamma. Inhomogen dichtes Parenchym mit Darstellung von 2 ovalen, jeweils etwa 8 cm großen, glatt begrenzten Herdbefunden. Keine Kalzifikationen.

Entfernung der Tumoren durch offene Biopsie.

Histologie: Juvenile Riesenfibroadenome. Keine Malignität.

Adenom

Fibroadenomähnlicher, gutartiger Tumor der Mamma mit sehr geringer Stromakomponente. Unterschieden werden das *tubuläre* Adenom (jüngere Frauen) und das *laktierende* Adenom (Frauen in der Gravidität oder post partum).

Adenom im Röntgenmammogramm (Abb. 10.26 u. 10.27)

Befund:	Herd
Form:	rund, oval, lobuliert
Begrenzung:	glatt, mikrolobuliert
Dichte:	parenchymäquivalent oder höher als Parenchym
Binnenstruktur:	homogen
Verkalkungen:	keine Mikroverkalkungen, sehr selten Kalzifikationen

Klinischer Steckbrief

Inspektion:	unauffällig
Palpation:	gelegentlich rundlicher, glatt begrenzter Tumor, verschieblich
Ultraschall:	rund/oval/lobuliert, glatt, Binnenecho, bilateraler Schallschatten, keine Alteration des dorsalen Schallverhaltens, Längsachse des Herdes parallel zur Kutis
MR-Mammographie:	
T1w:	rund/oval/lobuliert, glatt, hypointens
T2w:	rund/oval/lobuliert, glatt, ggf. endotumorale Septierungen eher hyperintens
T1w post KM:	oft starke KM-Anreicherung, evtl. Septierungen

Klinische Bedeutung

Entartungsrisiko:	nein
Diagnostische Konsequenzen:	ggf. Diagnosesicherung durch perkutane Biopsie
Therapeutische Konsequenzen:	i. d. R. keine Konsequenzen

> **!** Bildgebend ist eine Differenzierung zwischen Adenom und Fibroadenom in der Regel nicht möglich und klinisch auch nicht relevant.

Adenom 111

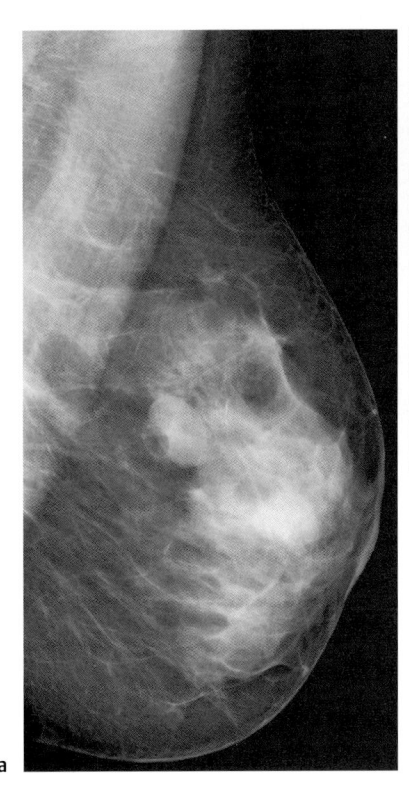

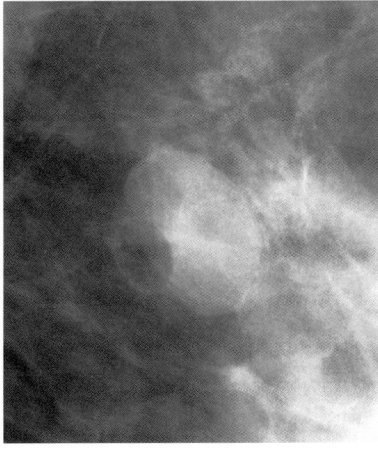

Abb. 10.**26a, b**
Adenom der Mamma.
a Ovaler, glatt begrenzter Herdbefund thoraxwandseitig des extrem dichten Parenchyms.
b Befundpräsentation im Zooming. Keine Kalzifikationen. Kleines Lipom in enger Nachbarschaft.

Abklärung durch Hochgeschwindigkeitsstanzbiopsie.

Histologie: Adenom. Kein Hinweis auf Malignität.

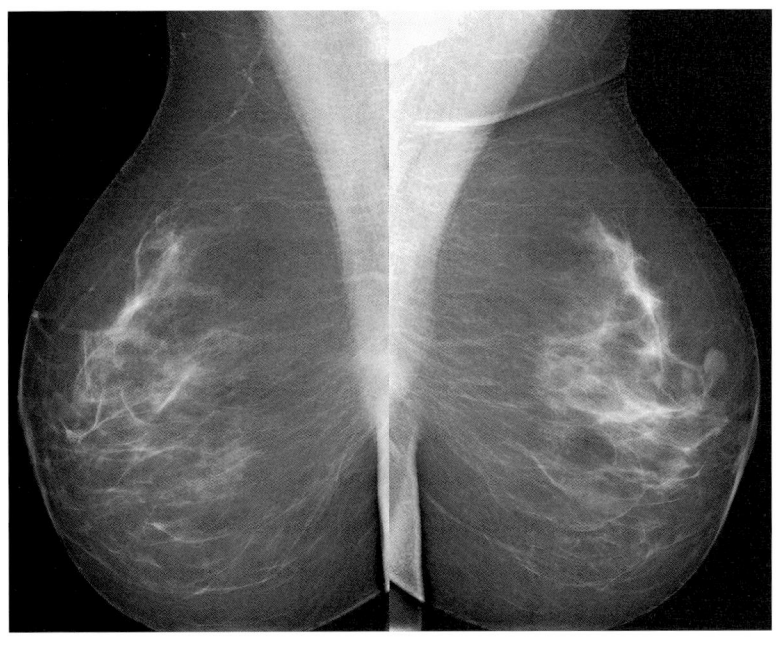

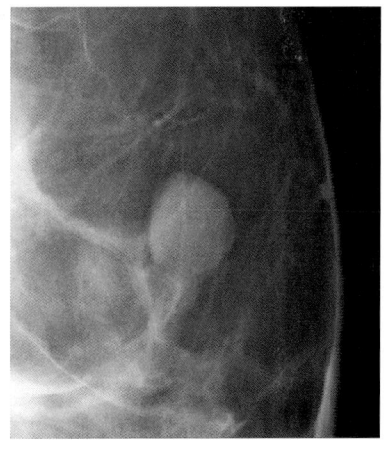

Abb. 10.**27a, b** **Adenom der Mamma.**
a Runder, glatt begrenzter Herdbefund mit etwas geringerer Dichte als das umgebende fibroglanduläre Parenchym.
b Befundpräsentation im Zooming. Halo-Saum. Keine Kalzifikationen.

Abklärung durch Hochgeschwindigkeitsstanzbiopsie.

Histologie: Adenom. Kein Hinweis auf Malignität.

Hamartom (früher: Fibroadenolipom)

Gut abgrenzbare, mit einer Pseudokapsel umgebende Läsion mit organoidem Gewebeaufbau (Fettgewebe, Drüsenparenchym, fibrotisches Stroma).

Hamartom im Röntgenmammogramm (Abb. 10.28 u. 10.29)

Befund:	Herd
Form:	rund, oval, lobuliert
Begrenzung:	glatt (Pseudokapsel)
Dichte:	inhomogen (verschiedene Gewebekomponenten)
Binnenstruktur:	inhomogen
Weiteres:	Asymmetrie im Vergleich zur Gegenseite
Verkalkungen:	sehr selten

Klinischer Steckbrief

Inspektion:	unauffällig
Palpation:	meist klinisch okkult, gelegentlich drüsiger Tastbefund
Ultraschall:	rund/oval, lobuliert, brustgewebeäquivalentes Binnenecho evtl. Nachweis der umgebenden Pseudokapsel
MR-Mammographie:	
T1w:	rund/oval, lobuliert, brustgewebeäquivalentes Signal
T2w:	rund/oval, lobuliert, brustgewebeäquivalentes Signal
T1w post KM:	Enhancement in der Regel wie umgebendes Gewebe, keine Kriterien der Malignität

Klinische Bedeutung

Entartungsrisiko:	identisch zum umgebenden Drüsenparenchym
Diagnostische Konsequenzen:	keine
Therapeutische Konsequenzen:	keine

! Das Hamartom wird auch als „Mamma in der Mamma" bezeichnet. Es bereitet i. a. R. keine diagnostischen Schwierigkeiten. Differenzialdiagnostische Abgrenzung gegenüber akzessorischer Mamma (ohne Pseudokapsel) klinisch unbedeutend.

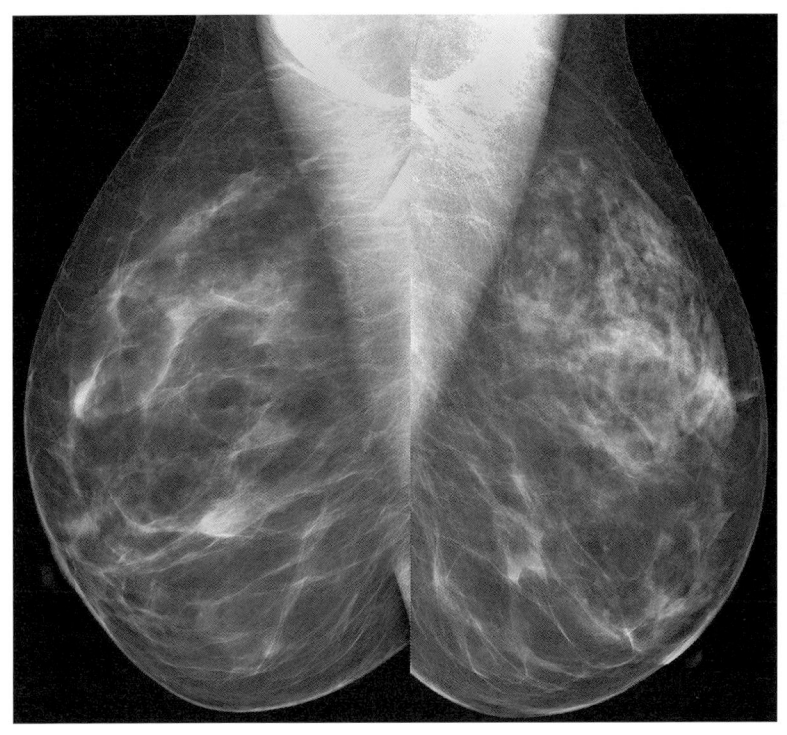

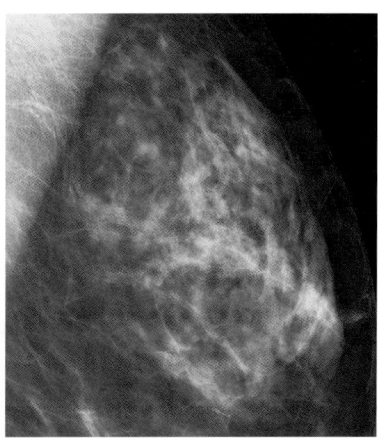

Abb. 10.**28 a**, **b Hamartom der linken Mamma.**
a Im Seitenvergleich Asymmetrie zugunsten der linken Mamma. Links oben große ovaläre Raumforderung mit inhomogener, teils lipomatöser, teils parenchymäquivalenter Binnenstruktur. Umgebende Pseudokapsel partiell erkennbar.

b Befundpräsentation im Zooming. Keine Kalzifikationen.

Keine histologische Abklärung.

Diagnose: Hamartom.

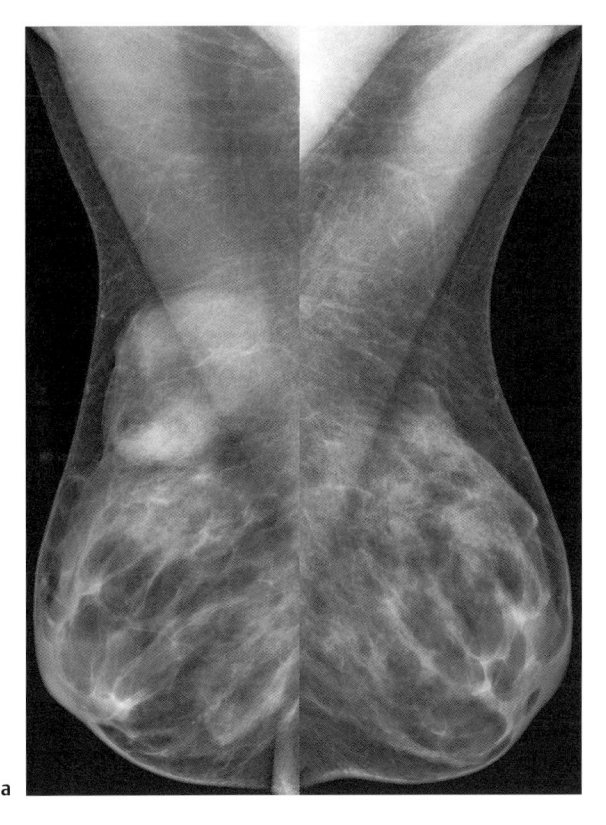

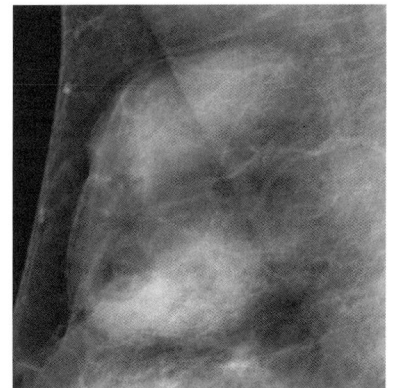

Abb. 10.**29 a**, **b Hamartom der rechten Mamma.**
a Im Seitenvergleich Asymmetrie zugunsten der rechten Mamma. Rechts oben große ovaläre Raumforderung mit inhomogener, überwiegend parenchymäquivalenter Binnenstruktur. Umgebende Pseudokapsel partiell erkennbar.
b Befundpräsentation im Zooming. Keine Kalzifikationen.

Keine histologische Abklärung.

Diagnose: Hamartom.

Benigner Phylloidestumor

Fibroepithelialer, ausschließlich in der Mamma vorkommender Tumor mit struktureller Ähnlichkeit zum Fibroadenom. Benigne Form mit geringer mitotischer Aktivität (0–4 Mitosen/ Blickfeld bei 400facher Vergrößerung), Fehlen zellulärer Atypien sowie klarer Abgrenzung gegenüber dem umgebenden Gewebe. Gewebedifferenzierung in lipo-, chondro-, myxo- und myomatos. Häufig Einblutungen und Ulzerationen.

Benigner Phylloidestumor im Röntgenmammogramm (Abb. 10.30)

Befund:	Herd
Form:	rund, oval, lobuliert
Begrenzung:	glatt
Dichte:	parenchymäquivalent oder höher als Umgebungsparenchym
Binnenstruktur:	homogen
Verkalkungen:	nein

Klinischer Steckbrief

Inspektion:	bei großen Tumoren kutane Vorwölbung
Palpation:	häufig bereits großer, glatter und gut verschieblicher Knoten
Ultraschall:	rund/oval, lobuliert, glatt, inhomogenes Binnenecho mit soliden und zystischen Komponenten
MR-Mammographie:	
T1w:	rund/oval, lobuliert, glatt, hypointens
T2w:	rund/oval, lobuliert, glatt, intermediär mit endotumoralen Zysten
T1w post KM:	Enhancement der soliden Tumoranteile, evtl. malignomtypisch

Klinische Bedeutung

Risiko:	erhöhte Rezidivquote
Diagnostische Konsequenzen:	Diagnosesicherung durch Stanzbiopsie
Therapeutische Konsequenzen:	offene Biopsie zur Tumorentfernung

> **!** Der Phylloidestumor ist häufig schnell wachsend und führt daher innerhalb weniger Wochen zu eindrucksvollen Tastbefunden. Eine Differenzierung zwischen dem benignen und dem malignen Typ ist mit bildgebenden Verfahren nicht möglich.

Benigner Phylloidestumor **115**

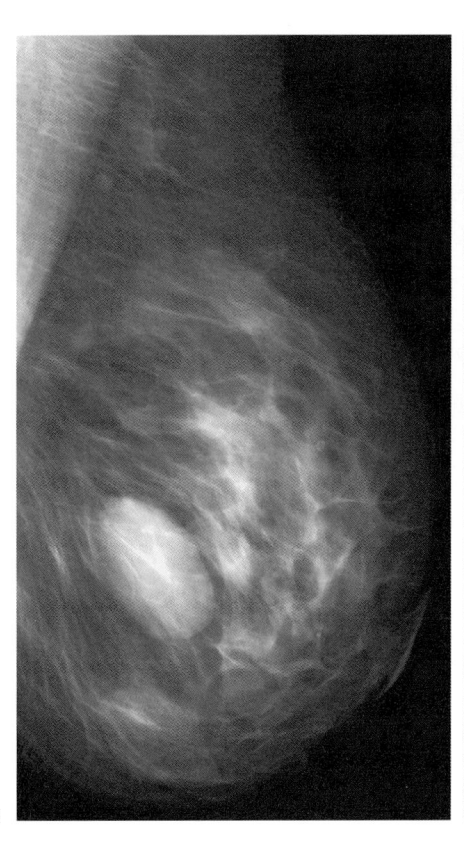

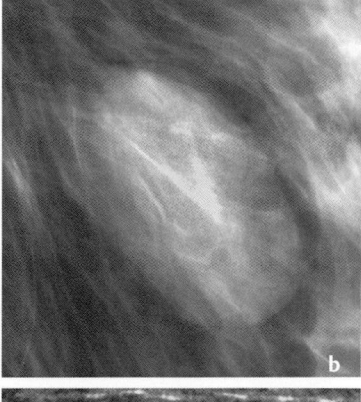

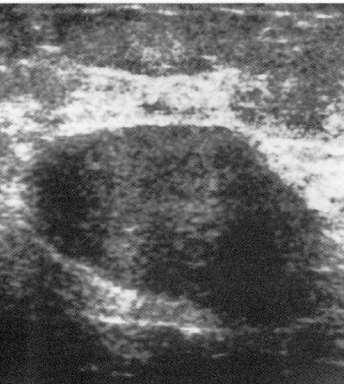

Abb. 10.**30 a – c** **Benigner Phylloidestumor der Mamma.**
a Ovaler Tumor mit höherer Dichte als umgebendes Parenchym. Glatte Begrenzung.
b Befundpräsentation im Zooming. Keine Kalzifikationen.
c Ovaler, glatt begrenzter Befund mit inhomogener Binnenstruktur. Keine Malignitätskriterien.

Entfernung des Tumors durch Probeexzision.

Histologie: Benigner Phylloidestumor.

Papillom

Intraduktaler Tumor aus benignen epithelialen Zellverbänden, die einem verzweigten gefäßführenden Stroma aufsitzen. Unterschieden werden solitäre Papillome (meist retromamillär) und die zumeist multipel auftretenden peripheren Papillome. Abzugrenzen sind pseudopapilläre Läsionen (z. B. Papillomatose, juvenile Papillomatose) und das papilläre Mamillenadenom.

Papillom im Röntgenmammogramm/Galaktogramm (Abb. 10.31 – 10.33)

Befund:	Herd (bei großen Papillomen), sonst okkult; in der Galaktographie KM-Aussparung(en) bei kleinen intraduktalen Papillomen oder Gangabbrüche
Form:	rund, oval, lobuliert
Begrenzung:	glatt
Dichte:	parenchymäquivalent
Binnenstruktur:	homogen
Verkalkungen:	selten

Klinischer Steckbrief

Inspektion:	unauffällig, gelegentlich spontane pathologische Sekretion
Palpation:	unauffällig bei kleinen intraduktalen Papillomen
	selten glatter Tastbefund bei großen solitären Papillomen
Ultraschall:	HR-Technik: evtl. Darstellung intraduktaler Raumforderungen, insbesondere bei Gangektasie
	selten rund/oval, glatt, homogenes Binnenecho bei großen solitären Papillomen
MR-Mammographie:	keine zuverlässige Nachweisbarkeit und Differenzierung intraduktaler Papillome
T1w:	rund/oval, glatt, hypointens bei großem solitären Papillom
T2w:	rund/oval, glatt, intermediär bei großem solitären Papillom
T1w post KM:	unspezifisches Enhancement bei großem solitären Papillom

Klinische Bedeutung

Entartungsrisiko:	bei peripheren Papillomen bis zu 10 % erhöht
Diagnostische Konsequenzen:	ergänzende Exfoliativzytologie bei pathologischer Sekretion
Therapeutische Konsequenzen:	bei pathologischer Sekretion und galaktographischem Hinweis auf intraduktale Raumforderungen Empfehlung zur Milchgangsresektion (Duktektomie)

> **!** Bildgebend ist eine Differenzierung zwischen dem gutartigen Papillom und einem möglichen Malignom nicht zuverlässig möglich.

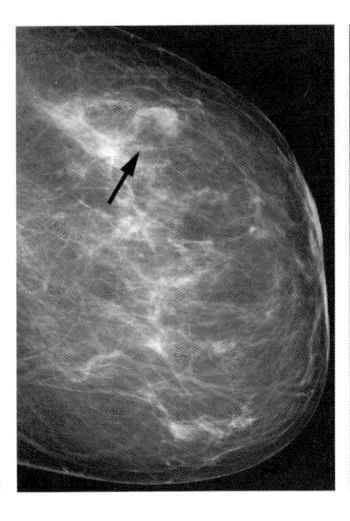

Papillom 117

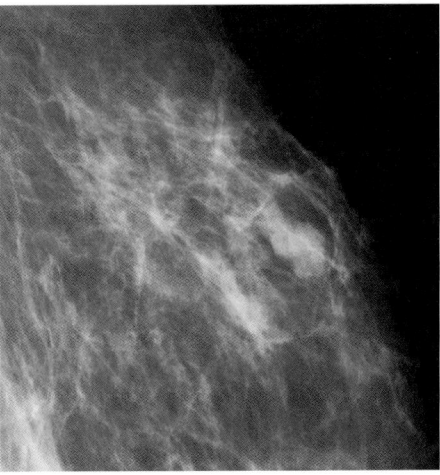

Abb. 10.31 a, b Solitäres Papillom.
a Lobulierter Herd außen mit glatter Begrenzung und parenchymäquivalenter Dichte (Pfeil).
b Befundpräsentation im Zooming. Keine Kalzifikationen.

Stanzbioptische Abklärung des Befundes.

Histologie: Papillom der Mamma.

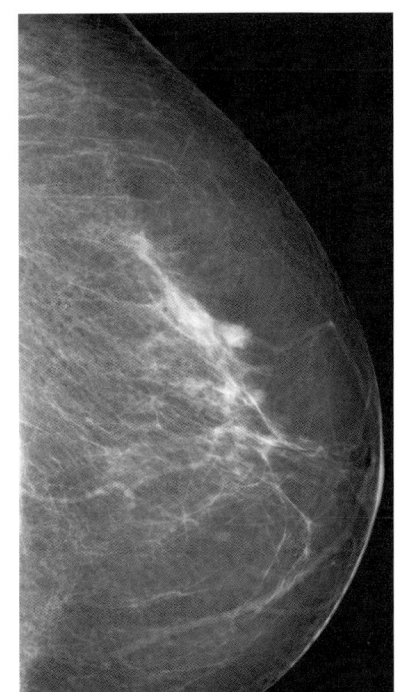

Abb. 10.32 a, b
Periphere Papillome der Mamma.
a Überwiegend lipomatöses Parenchymmuster. Im Verlauf der lateralseitigen Milchgänge Darstellung mehrerer runder Herdbefunde mit teils glatter, teils lobulierter sowie angedeutet spikulierter Begrenzung.
b Befundpräsentation im Zooming. Keine Kalzifikationen.

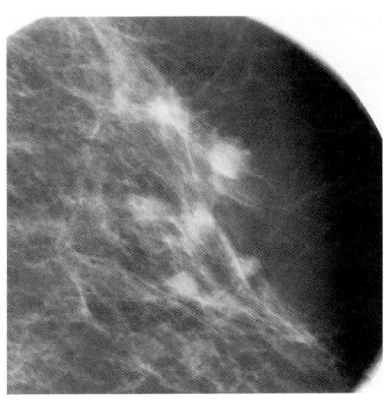

Abklärung der Befunde durch offene PE nach stereotaktischer präoperativer Lokalisation.

Histologie: Papillome.

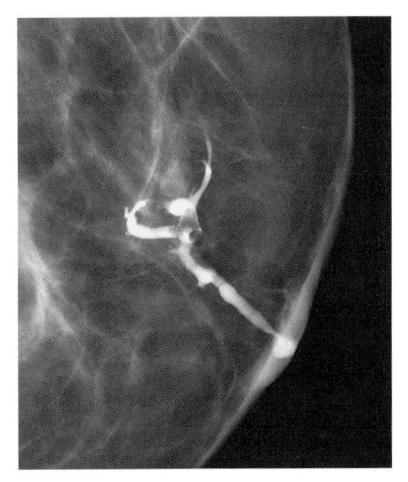

Abb. 10.33 Solitäres Papillom in der Galaktographie.
Vorstellung aufgrund einer neu aufgetretenen pathologischen Sekretion. Galaktographisch kaliberstarke Darstellung des sondierten Milchganges 1. Ordnung. Im Bereich der Milchgangsaufzweigung lobulierte KM-Aussparung mit Wiederauffüllung der Milchgänge 2. Ordnung.

Befundabklärung durch offene PE (Duktektomie).

Histologie: Papillom der Mamma.

Akute Mastitis

Überwiegend interstitielle Ausbreitung einer Infektion der Brust. Unterschieden werden die puerperale Form während der Laktationsperiode und die außerhalb dieser Phase auftretende non-puerperale Form.

Mastitis im Röntgenmammogramm (Abb. 10.34)

Befund:	Kutisverdickung
	evtl. Trabekelverdickung
	Asymmetrie der Parenchymdichte (Vergleich mit Gegenseite!)
Verkalkungen:	nein, zumindest nicht auf den Befund hinweisend

Klinischer Steckbrief

Inspektion (Methode der Wahl):	Rötung, Schwellung, Schmerzen
Palpation:	Überwärmung, Schmerzhaftigkeit
Ultraschall:	interstitielle Flüssigkeitsansammlungen, dadurch unterschiedliche Echogenität im Seitenvergleich
	Kutisverdickung
MR-Mammographie:	unspezifisch
T1w:	Kutisverdickung
T2w:	diffuse Signalerhöhung
T1w post KM:	unspezifische Anreicherung der Kutis und ggf. des Parenchyms

Klinische Bedeutung

Entartungsrisiko:	Karzinomrisiko nicht erhöht; Abszedierung möglich
Diagnostische Konsequenzen:	sicherer Ausschluss eines inflammatorischen Mammakarzinoms, z. B. durch probatorische Antibiotikagabe oder repräsentative Gewebeentnahme
Therapeutische Konsequenzen:	bei gesicherter Diagnose Ruhigstellung, Kühlung, ggf. Antibiotikatherapie

> **!** Bildgebende Verfahren erlauben keine zuverlässige Differenzierung zwischen einer non-puerperalen Mastitis und einem inflammatorischen Mammakarzinom. Bei therapierefraktärer Antibiotikatherapie bioptische Abklärung notwendig.

Akute Mastitis 119

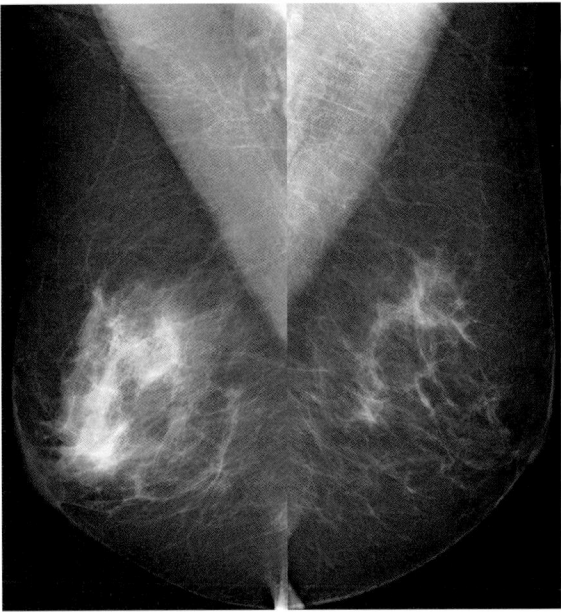

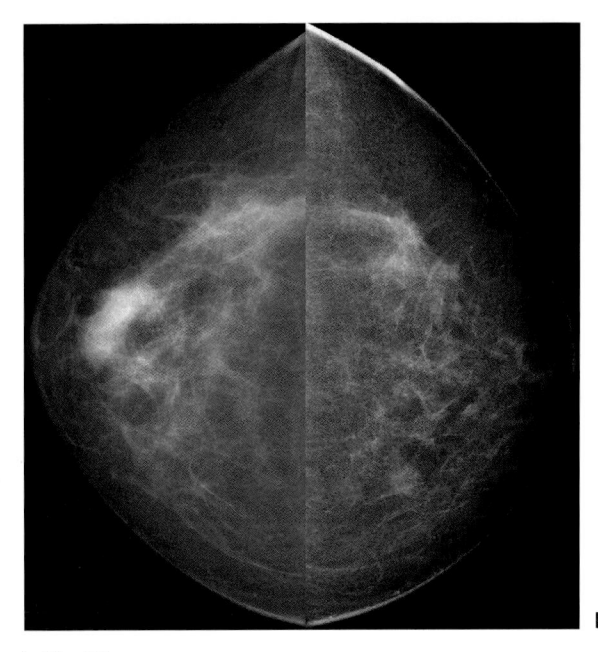

Abb. 10.**34** a – c **Non-puerperale Mastitis.**
Vorstellung der Patientin mit Zeichen der Inflammation rechts (Rötung, Überwärmung).
Keine Schmerzen.
- **a, b** Im Seitenvergleich deutliche Asymmetrie zugunsten der rechten Mamma in beiden Aufnahmeebenen. Verdickung der kutanen Strukturen rechts, insbesondere areolär. Keine umschriebenen Herdbefunde. Keine Kalzifikationen. Stanzbioptisch nachgewiesene Mastitis. Histologisch keine Zeichen der Malignität. Antibiotikatherapie über 2 Wochen mit vollständiger Rückläufigkeit der klinischen Beschwerdesymptomatik.
- **c** Kontrollaufnahme nach Abschluss der Antibiotikatherapie: Auch röntgenmorphologisch vollständige Rückbildung der entzündungsbedingten Veränderungen.

Diagnose: Akute non-puerperale Mastitis.

Subakute/chronische Mastitis

Subakute oder chronische granulomatöse Entzündung der Brust infolge von Sekretretention und Epithelatrophie mit Beteiligung des periduktalen Gewebes (Galaktophoritis). Im weiteren Verlauf entsteht häufig eine komplette Gangatrophie. Diese chronische Form wird irreführenderweise auch unter dem Terminus „Plasmazellmastitis" geführt.

Subakute/chronische Mastitis im Röntgenmammogramm (Abb. 10.35 u. 10.36)

Befund:	gelegentlich Parenchymasymmetrie zur Gegenseite
	gelegentlich erhöhte Dichte
Verkalkungen:	i. d. R. keine Kalzifikationen bei der subakuten Form
	stilletartig angeordnete längliche Verkalkungen bei der chronischen Form (Plasmazellmastitis)

Klinischer Steckbrief

Inspektion:	i. d. R. unauffällig, selten Zeichen der Inflammation
Palpation:	i. d. R. unauffällig
Ultraschall:	gelegentlich Asymmetrie der Echotextur i. Vgl. zur Gegenseite
	gelegentlich dilatierte Milchgänge (subakute Form), später Zeichen zunehmender Gewebefibrosierung
MR-Mammographie:	
T1w:	unauffällig
T2w:	subakute Form: hyperintens (segmental, diffus)
	chronische Form: unauffällig
T1w post KM:	subakute Form: unspezifische segmentale oder diffuse KM-Anreicherung
	chronische Form: unauffällig

Klinische Bedeutung

Entartungsrisiko:	nicht erhöht
Diagnostische Konsequenzen:	stanzbioptische Abklärung bei Verdacht auf subakute Mastitis
Therapeutische Konsequenzen:	bei Beschwerden ggf. konservative oder medikamentöse Therapie (Antibiotikagabe) der subakuten Form.

Subakute/chronische Mastitis **121**

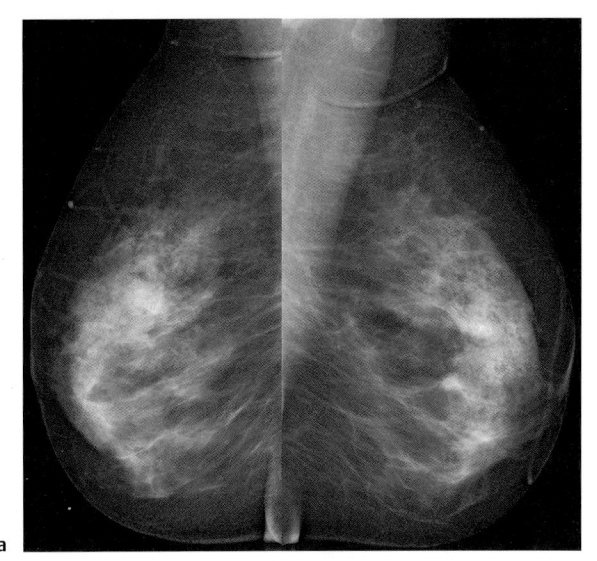

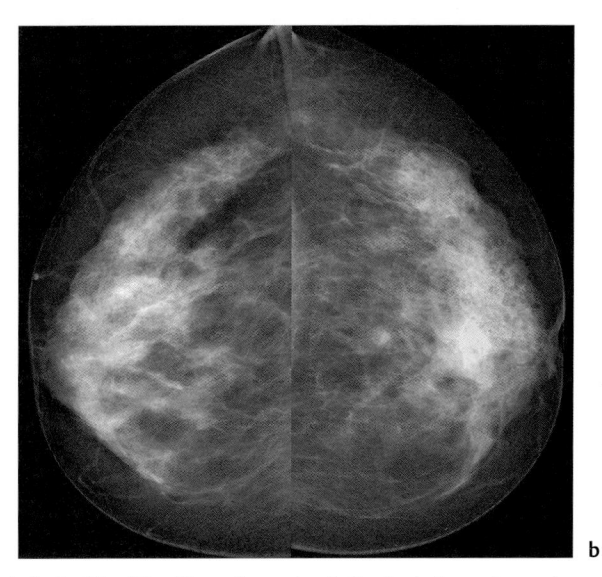

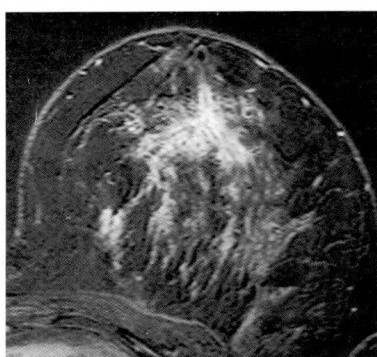

Abb. 10.35a–c Subakute Mastitis. Vorstellung der Patientin bei zunehmender Mamilleneinziehung und Mastodynie links.
a In der mlo-Projektion symmetrisch angeordnetes, inhomogen dichtes Parenchymmuster. Keine Abgrenzbarkeit umschriebener Verdichtungen. Keine Kalzifikationen.
b In der cc-Projektion erhöhte Dichte des Parenchyms links im Vergleich zur Gegenseite mit möglicher Verdichtung retromamillär links. Keine Kalzifikationen. Brustwarzeneinziehung links.
c In der KM-gestützten MR-Mammographie (Subtraktion einer Einzelschicht links zentral) zentrale Mehranreicherungen der linken Mamma mit eindeutig periduktaler Verteilung und fehlendem Enhancement innerhalb der Milchgänge.

Abklärung stanzbioptisch sowie durch diagnostische Probeexzision.

Diagnose: Chronisch granulomatöse Mastitis. Kein Hinweis auf Malignität.

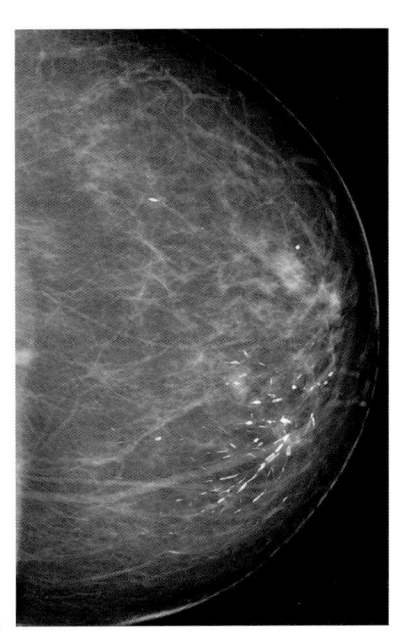

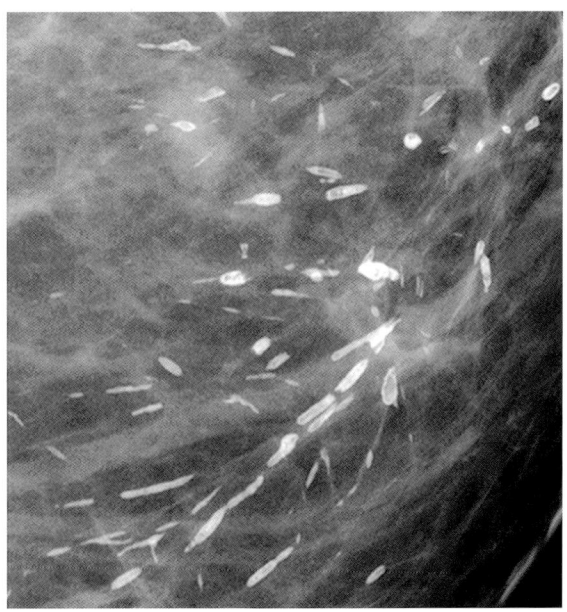

Abb. 10.36a, b Plasmazellmastitis.
a Segmentale Anordnung stilettförmig konfigurierter Verkalkungen bei fibroglandulären Parenchymmuster.
b Im Zooming deutlichere Darstellung der überwiegend periduktalen Lokalisation der Verkalkungen.

Diagnose: Plasmazellmastitis. Keine histologische Sicherung bei mehrjährigem konstantem Verlauf.

Intramammärer Lymphknoten

Lymphknoten innerhalb des Drüsenparenchyms.

Lymphknoten im Röntgenmammogramm (Abb. 10.37 u. 10.38)

Befund:	Herd
Form:	oval, lobuliert (nierenförmig)
Begrenzung:	glatt
Dichte:	parenchymäquivalent
Binnenstruktur:	inhomogen (fettäquivalenter Hilus)
Weiteres:	typische Lokalisation z. B. präpektoral
Verkalkungen:	nein

Klinischer Steckbrief

Inspektion:	unauffällig
Palpation:	unauffällig
Ultraschall:	oval, lobuliert, glatt, Hilus mit fettäquivalentem Echo
MR-Mammographie:	
T1w:	oval, lobuliert, glatt, hypointens
T2w:	oval, lobuliert, glatt, intermediär
T1w post KM:	in der Regel kein gesteigertes Enhancement, bei Lymphadenitis unspezifische KM-Anreicherung

Klinische Bedeutung

Entartungsrisiko:	nicht erhöht
Diagnostische Konsequenzen:	keine
Therapeutische Konsequenzen:	keine

> **!** Ein metastatischer Befall intramammärer Lymphknoten bei Patientinnen mit einem Mammakarzinom geht gemäß UICC in die pN-Klassifikation ein.

Intramammärer Lymphknoten **123**

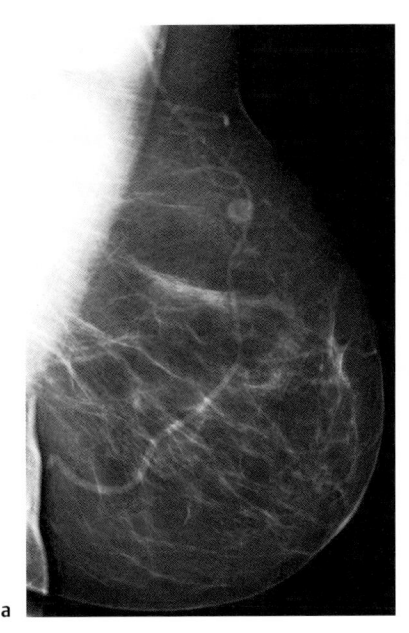

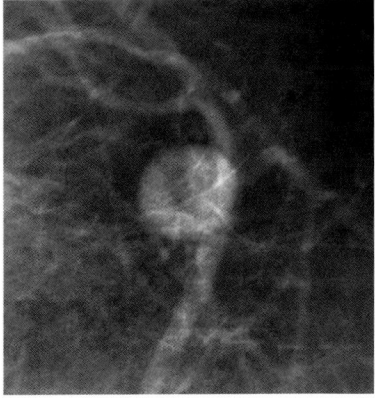

Abb. 10.37 a, b Intramammärer Lymphknoten.
a In der mlo-Projektion runder, glatt begrenzter Herdbefund im oberen Quadranten. Zentral lipomatöse Einschlüsse.
b Im Zooming deutlichere Dokumentation der morphologischen Veränderungen.

Diagnose: Intramammärer Lymphknoten. Kein Hinweis auf Malignität. Keine histologische Sicherung.

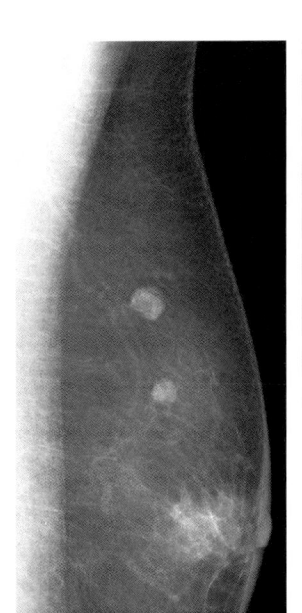

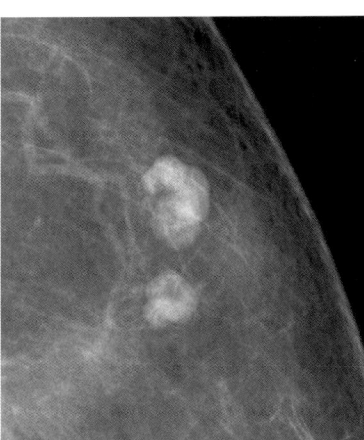

Abb. 10.38 a, b Intramammäre Lymphknoten (männlicher Patient).
a In der mlo-Projektion runde, glatt begrenzte Herdbefunde im oberen Quadranten. Zentral lipomatöse Einschlüsse.
b Im Zooming deutlichere Dokumentation der nierenförmigen Konfiguration und des lipomatösen Hilus der LK.

Diagnose: Intramammäre Lymphknoten. Kein Hinweis auf Malignität. Keine histologische Sicherung.

Postoperative Narbe

Faserreiches, zell- und gefäßarmes Gewebe, das sich im Rahmen der Wundheilung etwa 3–6 Monate nach einer Verletzung (z. B. Operation, Trauma) bildet.

Postoperative Narbe im Mammogramm (Abb. 10.39–10.41)

Befund:	Architekturstörung oder Herd
Form:	irregulär
Begrenzung:	unscharf, spikuliert
Dichte:	parenchymäquivalent oder höher als Parenchym
Binnenstruktur:	inhomogen
Verkalkungen:	gelegentlich Mikroverkalkungen (mono-, polymorph), gelegentlich Makrokalk bei Fettgewebsnekrose oder Ölzyste

Klinischer Steckbrief

Inspektion:	kutane Narbe
Palpation:	gelegentlich Substanzdefekt des Parenchyms
Ultraschall:	echoarm, irregulär, spikuliert, unscharf begrenzt dorsale Schallauslöschung
MR-Mammographie (Methode der Wahl):	
T1w:	irregulär, sternförmig, hypointens
T2w:	irregulär, sternförmig, intermediär
T1w post KM:	kein Enhancement

Klinische Bedeutung

Entartungsrisiko:	nicht erhöht
Diagnostische Konsequenzen:	bei Unklarheit in der Mammographie und im Ultraschall: MRT
Therapeutische Konsequenzen:	keine

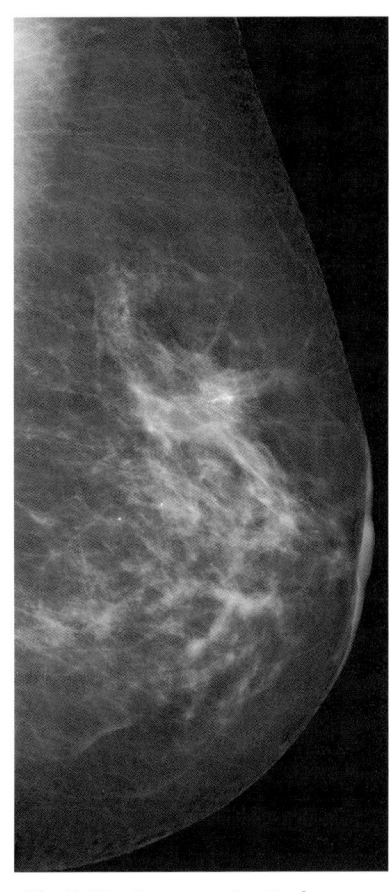

Abb. 10.39 Postoperative Narbe.
Mammographie 12 Monate nach vorausgegangener Tumorektomie. Irregulär begrenzte Verschattung mit unscharfer Begrenzung und Architekturstörung. Einzelne amorphe Verkalkungen innerhalb des Befundes.

Diagnose: Postoperative Narbe. Befundsicherung durch Verlauf.

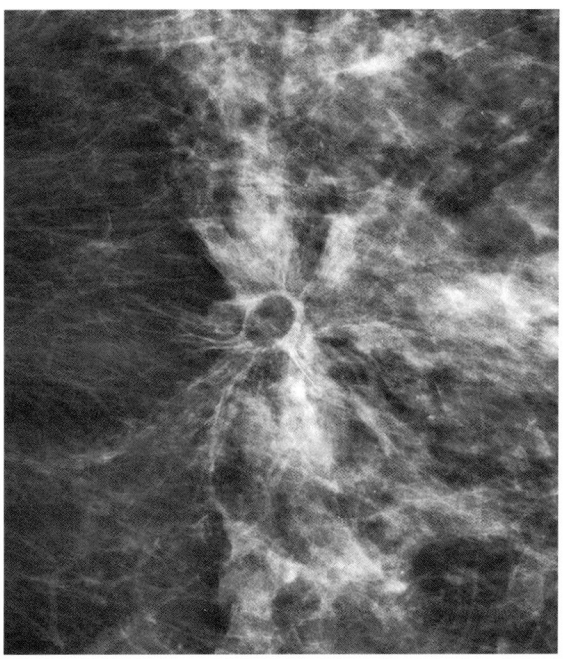

Abb. 10.40 Postoperative Narbe.
Im ehemaligen Operationsgebiet ausgedehnte Architekturstörung. Zentral ovaler Herdbefund mit glatter Begrenzung und fettäquivalenten Dichtewerten. In der Umgebung einzelne monomorphe Kalzifikationen.

Diagnose: Postoperative Narbe mit zentraler Ölzyste. Befundsicherung durch Verlauf.

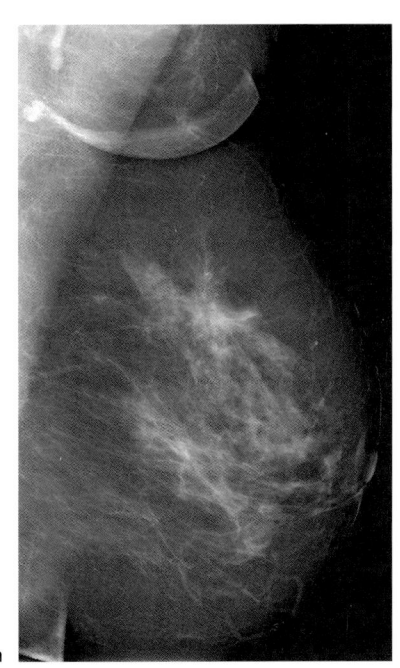

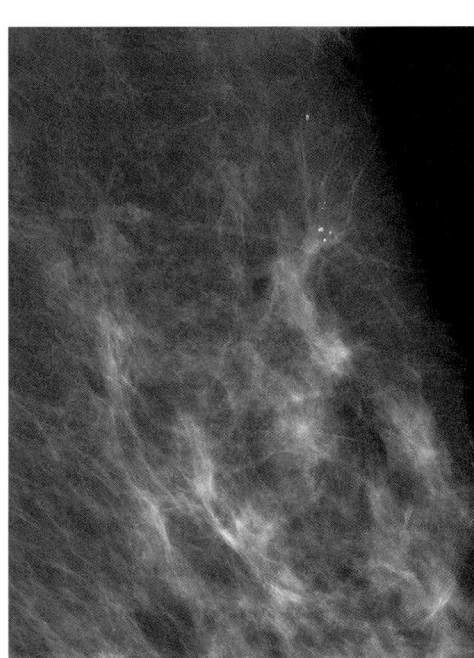

Abb. 10.41 a, b
Postoperative Narbe.
a Umschriebene Gewebeverdichtung mit Architekturstörung im ehemaligen Operationsbereich. Einzelne Kalzifikationen.
b Im Zooming deutlichere Dokumentation der morphologischen Veränderungen sowie der gruppiert angeordneten, monomorphen Kalzifikationen.

Diagnose: Postoperative Narbe. Befundsicherung durch Verlauf.

Bestrahlungsbedingte Veränderungen

In der Folge einer Bestrahlungsbehandlung der Brust nach BET tritt üblicherweise eine akute Reaktion in Form von Überwärmung, Ödem und Spannungsgefühl auf. Diese Phase kann Wochen, im Einzelfall aber auch über Monate andauern. Diesbezüglich besteht eine große interindividuelle Variabilität. Später können Hyperpigmentierung, Konsistenzvermehrung und Konturdeformierung resultieren.

Röntgenmammogramm nach Bestrahlungsbehandlung (Abb. 10.42 u. 10.43)

Befund:	Asymmetrie zur Gegenseite (einerseits Parenchymverlust durch Tumorektomie, andererseits Transparenzminderung durch Bestrahlung) Trabekelverdickung Kutisverdickung
Verkalkungen:	selten

Klinischer Steckbrief

Inspektion:	akut Rötung, später evtl. Pigmentveränderungen, deutlichere Porenzeichnung
Palpation:	Kutisverdickung, ggf. Verhärtung der gesamten Mamma
Ultraschall:	Asymmetrie, Kutisverdickung, Trabekelverdickung
MR-Mammographie:	
T1w:	Asymmetrie, Kutisverdickung
T2w:	gesamtes Parenchym oft über viele Jahre hyperintens
T1w post KM:	deutliche interindividuelle Schwankungsbreite der kutanen und parenchymalen KM-Anreicherung

Klinische Bedeutung

Entartungsrisiko:	nach BET Rezidivrisiko bis ~ 5 %
Diagnostische Konsequenzen:	regelmäßige Kontrolle im Rahmen der Tumornachsorge nach BET
Therapeutische Konsequenzen:	keine

Bestrahlungsbedingte Veränderungen **127**

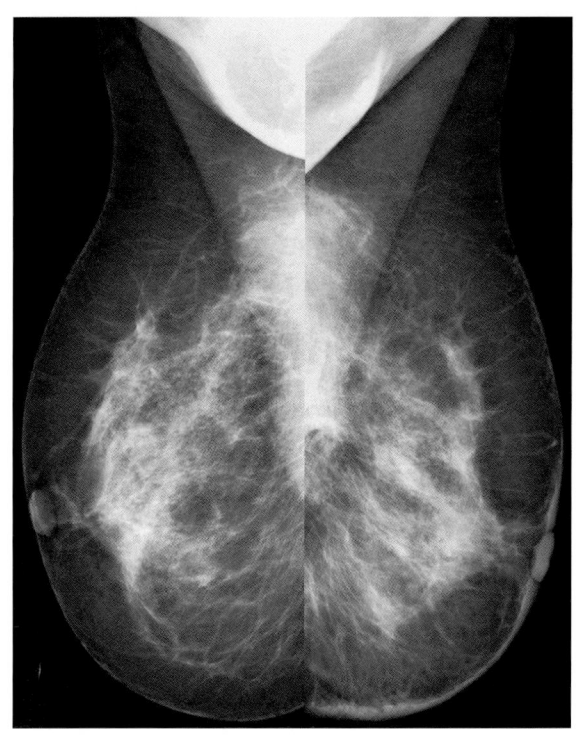

Abb. 10.**42** **Bestrahlte Mamma links.**
Nach BET und Bestrahlungsbehandlung weitestgehend symmetrische Darstellung des Parenchyms beider Mammae. Diskrete Transparenzminderung der linken Brust – insbesondere im Bereich des Subkutangewebes. Kutisverdickung der gesamten Zirkumferenz links.

Diagnose: Unauffälliger Befund nach BET und Bestrahlung.

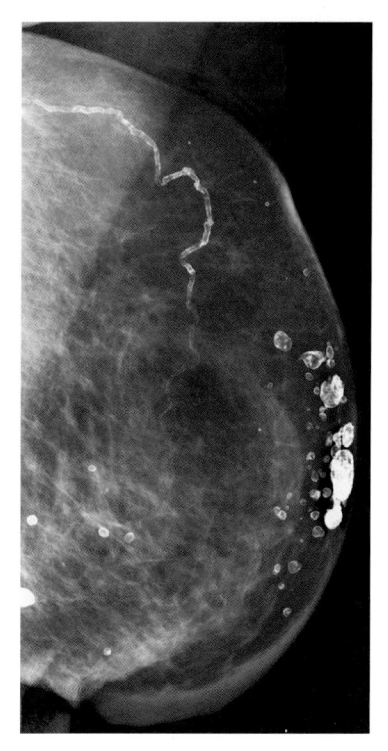

Abb. 10.**43** **Postoperative Narbe.**
Nach BET und Bestrahlungsbehandlung Zeichen der Trabekelverdickung sowie Kutisretraktion und -verdickung. Zahlreiche intramammäre Makroverkalkungen. Arteriosklerose.

Diagnose: Unauffälliger Befund mit multiplen Fettgewebsnekrosen nach BET und Bestrahlung.

Fettgewebsnekrose

Beim Untergang von Fettgewebe entstehen Nekrosen, die bezeichnenderweise auch als Liponecrosis microcystica calcificata bezeichnet werden. Frische Fettgewebsnekrosen zeigen leukozytäre und histiozytäre Infiltrate. Später sprosst Granulationsgewebe ein, das in Narbengewebe übergeht. Es können sich durch Verflüssigung von Fettgewebe sog. Ölzysten ausbilden.

„Fettgewebsnekrose" im Röntgenmammogramm (Abb. 10.44 u. 10.45)

Befund:	Herd, gelegentlich Verschattung (1-Ebenen-Befund)
Form:	irregulär (Ölzyste: rund/oval)
Begrenzung:	unscharf (Ölzyste: glatt)
Dichte:	parenchymäquivalent (Ölzyste: fettäquivalent)
Binnenstruktur:	inhomogen
Verkalkungen:	häufig charakteristische bizarre Makroverkalkungen

Klinischer Steckbrief

Inspektion:	unauffällig
Palpation:	unauffällig
Ultraschall:	polymorph, glatt bis unscharf begrenzt, oft inhomogen, dorsale Schallauslöschung, insgesamt eher unspezifisch
MR-Mammographie:	
T1w:	rund/oval bis irregulär, glatt, anfänglich intermediär, später hypointens; Ölzyste: hyperintens (fettäquivalent)
T2w:	rund/oval, glatt, hyperintens bzw. fettäquivalent (s.o.)
T1w post KM:	frisch (< 6 Monate post OP): unspezifische Mehranreicherung, älter (> 6 Monate post OP): keine auffällige Mehranreicherung

Klinische Bedeutung

Entartungsrisiko:	nein
Diagnostische Konsequenzen:	keine
Therapeutische Konsequenzen:	keine

Fettgewebsnekrose **129**

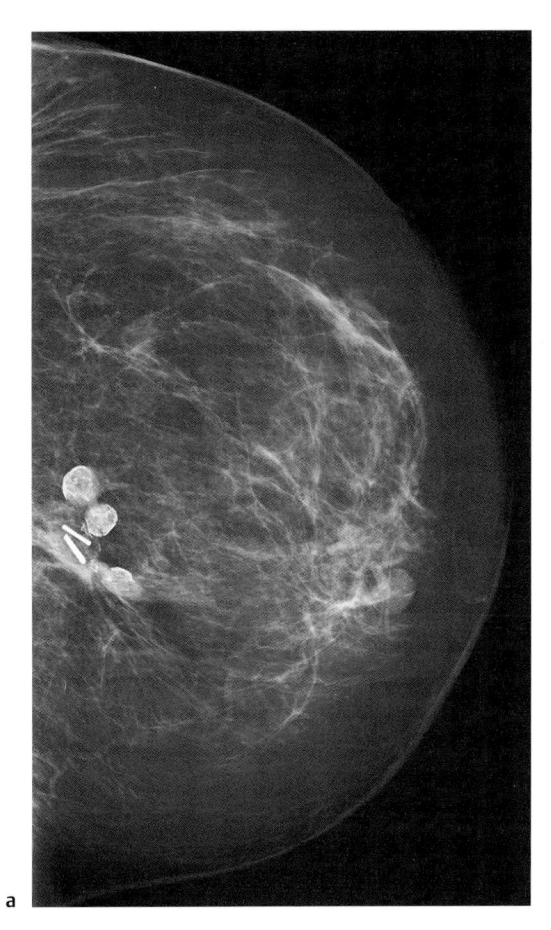

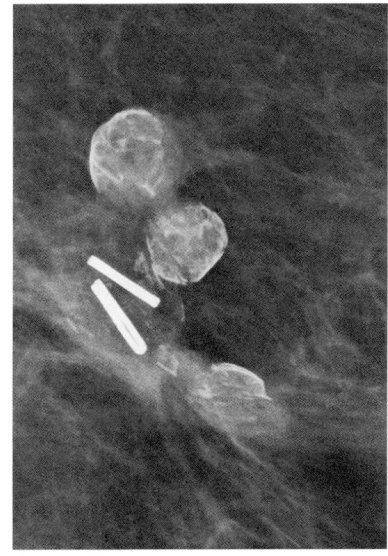

Abb. 10.44 a, b Fettgewebsnekrosen.
Nach BET und Bestrahlungsbehandlung sowie Clip-Markierung des ehemaligen Tumorbettes umschriebene Verschattung mit Ausbildung mehrerer teils runder, teils ovaler Herdbefunde mit peripherer Makroverkalkung.

Diagnose: Narbe mit Fettgewebsnekrosen nach BET und Bestrahlung. Befundsicherung entbehrlich.

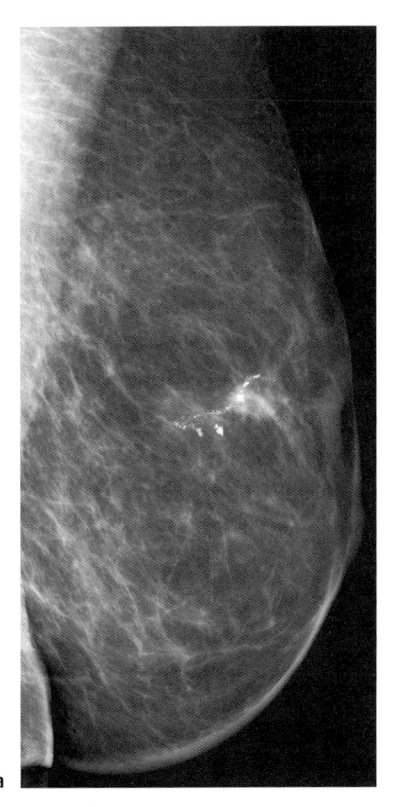

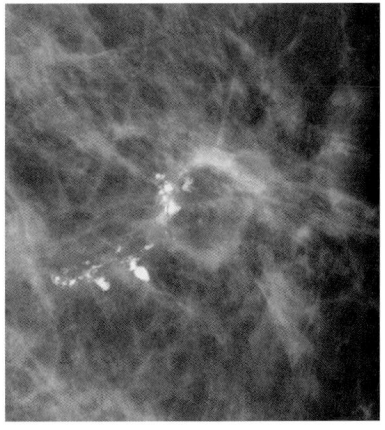

Abb. 10.45 a, b Fettgewebsnekrose und Ölzyste.
Nach BET und Bestrahlungsbehandlung runder Herdbefund mit fettäquivalenter Dichte und peripheren Mikro- und Makroverkalkungen. Architekturstörung in der Peripherie.

Diagnose: Narbe mit Ölzyste und Fettgewebsnekrosen nach BET und Bestrahlung. Befundsicherung durch Verlauf.

Serom, Hämatom, Abszess

Insbesondere nach operativen Eingriffen, aber auch posttraumatisch, können umschriebene oder diffuse Ansammlungen von Gewebeflüssigkeit (Serom), Blut (Hämatom) oder abakteriellen/bakteriellen Flüssigkeitsansammlungen (Abszess) intramammär auftreten.

Serom, Hämatom, Abszess im Röntgenmammogramm (Abb. 10.46 – 10.48)

Befund:	Herd
Form:	rund, oval oder irregulär
Begrenzung:	glatt oder unscharf
Dichte:	parenchymäquivalent oder höher
Binnenstruktur:	häufig homogen
Verkalkungen:	nein

Klinischer Steckbrief

Inspektion:	Schwellung, kutanes Hämatom, Entzündungszeichen
Palpation:	evtl. Druckschmerzhaftigkeit
Ultraschall (Methode der Wahl):	umschriebene Flüssigkeitsansammlung, echofrei (Serom) oder Binnenechos (Hämatom, Abszess), umgebende Kapsel (Abszess); dorsale Schallverstärkung
MR-Mammographie:	
T1w:	rund, oval oder irregulär, hypointens (Serom), intermediär oder hyperintens (Hämatom, Abszess); bei Hämatom altersabhängige Signalalterationen
T2w:	rund/oval oder irregulär, hyperintens (Serom) oder intermediär (Hämatom, Abszess)
T1w post KM:	kein Enhancement (Serom) oder randständige KM-Anreicherung (Hämatom: peritumoral, Abszess: Anreicherung der Abszesswand)

Klinische Bedeutung

Entartungsrisiko:	nein
Diagnostische Konsequenzen:	evtl. Diagnosesicherung durch perkutane FNP oder Punktion mit stärkerem Nadelkaliber
Therapeutische Konsequenzen:	Serom: ggf. perkutane Entlastungspunktion Hämatom: ggf. perkutane Entlastungspunktion, OP Abszess: perkutane Entlastung, OP

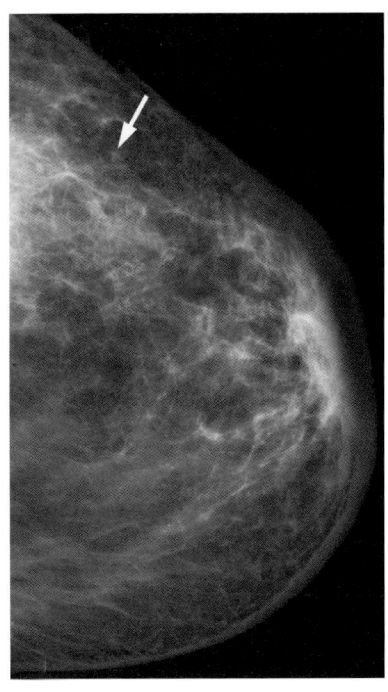

Abb. 10.**46 Serom.**
Nach BET und Bestrahlungsbehandlung ovale, unscharf begrenzte Raumforderung außen mit parenchymäquivalenter Dichte (Pfeil).
Befundverifizierung durch Ultraschall (ohne Abbildung). Trabekel- und Kutisverdickung.

Diagnose: Postoperatives Serom.

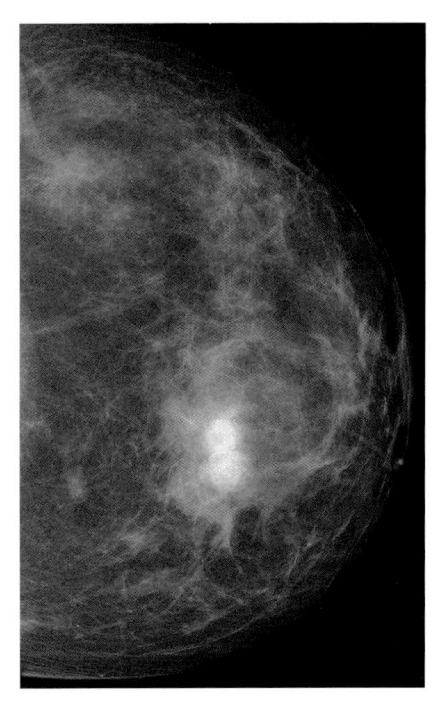

Abb. 10.**47 Hämatom.**
Nach Vakuumstanzbiopsie zweier benachbarter Kalkgruppen Darstellung von 2 runden Herden mit unscharfer Begrenzung und Dichtewerten oberhalb des umgebenden Drüsenparenchyms.

Diagnose: Hämatome nach Vakuumstanzbiopsie.

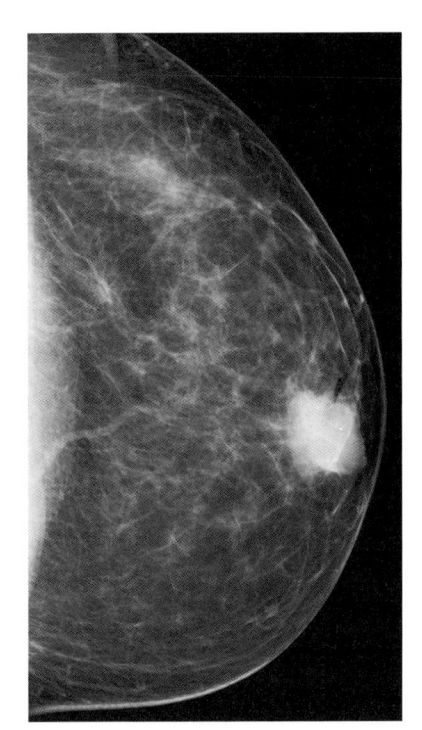

Abb. 10.**48 Abszess.**
Nach Hundebissverletzung umschriebener Herdbefund retromamillär mit überwiegend scharfer Begrenzung und Dichtewerten oberhalb des Parenchyms. Diagnosesicherung durch perkutane Stanze.

Diagnose: Abszess nach Bissverletzung.

11 Borderline- und maligne Befunde

U. Fischer

Borderlinebefunde

Atypisch duktale Hyperplasie (ADH)

Die atypische duktale Hyperplasie ist eine histologische Diagnose, bei der einerseits eine epitheliale Hyperplasie vorliegt, d.h. eine intraluminäre Zellproliferation mit mehr als 4 Zellschichtreihen vorliegt, und andererseits Atypien nachzuweisen sind. Das Ausmaß der Veränderungen überschreitet selten 2–3 mm. Bei Befunden größeren Ausmaßes muss die Diagnose in Frage gestellt werden (DD: hochdifferenziertes, niedrig malignes DCIS). Histopathologisch finden sich gehäuft Assoziationen mit der fibrozystischen Mastopathie, sklerosierenden Läsionen oder Papillomen.

Atypisch duktale Hyperplasie im Röntgenmammogramm (Abb. 11.1 u. 11.2)

Befund:	i.d.R. okkult (kein Herd, keine Verschattung)
Verkalkungen:	gelegentlich Mikroverkalkungen
Morphologie:	monomorph, gelegentlich a- oder polymorph
Verteilung:	gruppiert, selten regional

Klinischer Steckbrief

Inspektion:	unauffällig
Palpation:	unauffällig
Ultraschall:	keine spezifischen Veränderungen
MR-Mammographie:	
T1w:	keine spezifischen Veränderungen
T2w:	keine spezifischen Veränderungen
T1w post KM:	keine spezifischen Veränderungen

Klinische Bedeutung

Entartungsrisiko:	z.B. Präkanzerose, wahrscheinlich Vorstufe zum DCIS
Therapeutische Konsequenzen:	bei stanz- oder vakuumbioptischem Nachweis einer ADH Notwendigkeit der offene Nachresektion, um zuverlässig potenziell verbliebene intraduktale oder invasive Tumoranteile zu entfernen.

> **!** Die Diagnose ADH ist auf solche Fälle beschränkt, in denen die Diagnose eines DCIS ernsthaft erwogen wird, die entsprechenden Kriterien und hier insbesondere die Ausdehnung der Veränderungen histologisch für eine verlässliche Diagnose jedoch nicht ausreichen.

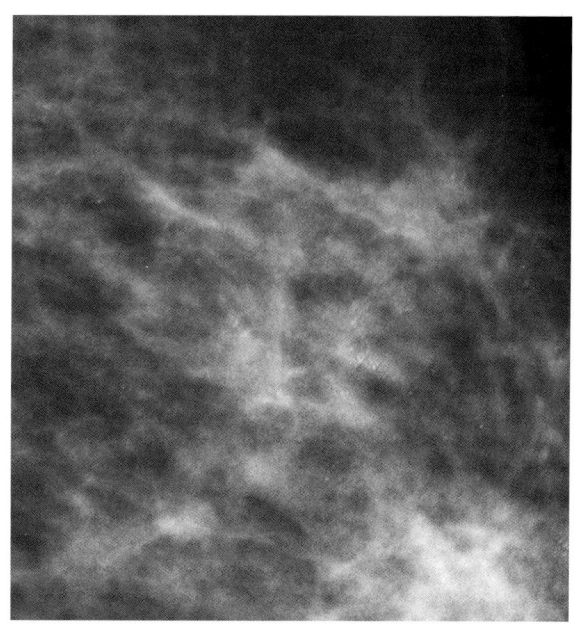

Abb. 11.1 **Atypisch duktale Hyperplasie (ADH).**
Untersuchung im Rahmen der Früherkennung.
Innerhalb des inhomogen Drüsenparenchyms (ACR Typ III) regional angeordnete amorphe Mikrokalzifikationen. Kategorie BIRADS 3. Abklärung des Befundes durch stereotaktische Hochgeschwindigkeits-Stanzbiopsie (6 Stanzzylinder).

Histologie: ADH in 2 von 6 Stanzzylindern. In der anschließend durchgeführten Probeexzision kein Nachweis von Atypien oder Karzinomzellen.

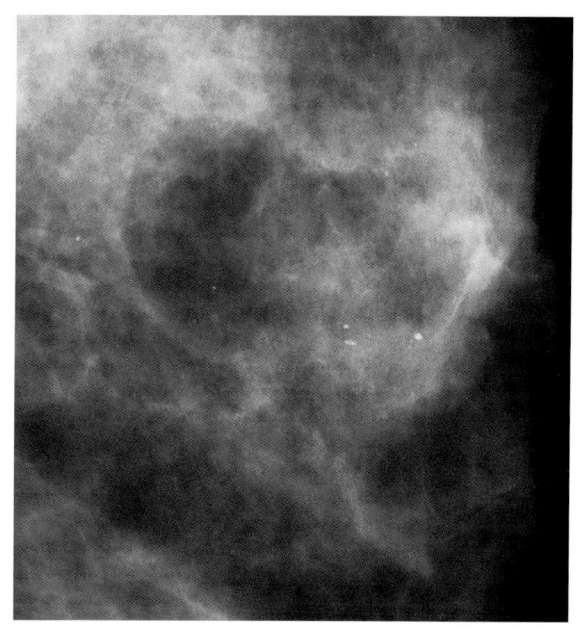

Abb. 11.2 **Atypisch duktale Hyperplasie (ADH).**
Untersuchung im Rahmen der Früherkennung.
Innerhalb des extrem dichten Drüsenparenchyms (ACR Typ IV) gruppiert angeordnete polymorphe Mikrokalzifikationen (teils rundlich, teils länglich). Kategorie BIRADS 3. Abklärung des Befundes durch stereotaktische Hochgeschwindigkeits-Stanzbiopsie (7 Stanzzylinder).

Histologie: ADH in 5 von 7 Stanzzylindern. In der anschließend durchgeführten Probeexzision kein Nachweis von Atypien oder Karzinomzellen.

Lobuläres Carcinoma in situ (LCIS, CLIS, LS)

Beim Carcinoma lobulare in situ (CLIS) liegt eine Proliferation maligner epithelialer Zellen in den Lobuli und den terminalen Abschnitten der Milchgänge vor. Eine Strominvasion findet sich histopathologisch nicht.

Lobuläres Carcinoma in situ im Röntgenmammogramm (Abb. 11.3 u. 11.4)

Befund:	kein Herd, keine Verschattung
Verkalkungen:	sehr selten Mikroverkalkungen
Morphologie:	amorph oder monomorph
Verteilung:	gruppiert, selten regional

Klinischer Steckbrief

Inspektion:	unauffällig
Palpation:	unauffällig
Ultraschall:	keine spezifischen Veränderungen
MR-Mammographie:	
T1w:	keine spezifischen Veränderungen
T2w:	keine spezifischen Veränderungen
T1w post KM:	keine spezifischen Veränderungen

Klinische Bedeutung

Entartungsrisiko:	CLIS gilt als Risikofaktor mit Indikatorfunktion für das Entstehen multifokaler Karzinome ipsi- und/oder kontralateral
Diagnostische Konsequenzen:	engmaschige Kontrollen (s. Hochrisikopatientinnen)
Therapeutische Konsequenzen:	bei stanz- oder vakuumbioptischem Nachweis eines CLIS Notwendigkeit der Nachresektion um zuverlässig potentielle intraduktale oder invasive Tumoranteile zu entfernen

> **!** Frauen mit einem CLIS werden als Hochrisikopatientinnen eingestuft.

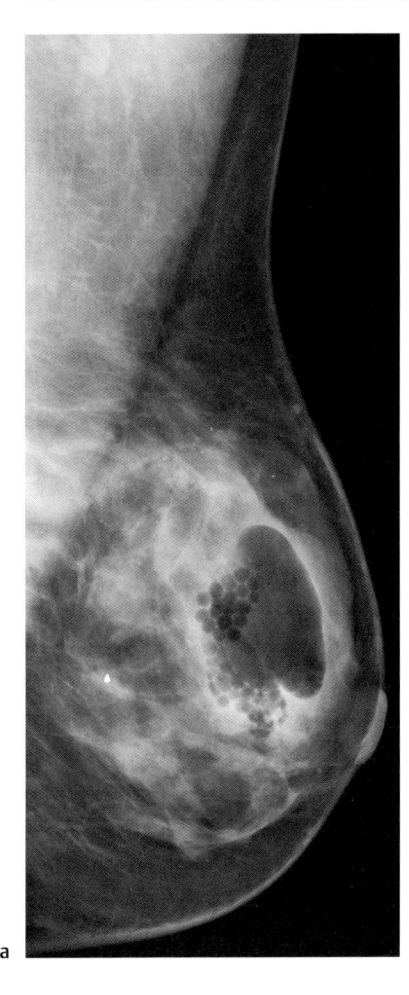

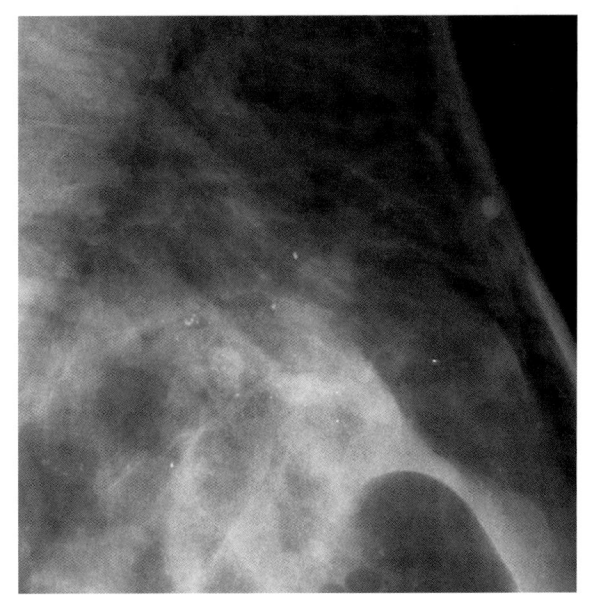

Abb. 11.3a, b Carcinoma lobulare in situ (CLIS).
Kurative Mammographie bei Knoten links oben außen und Mastodynie.
a Unauffällige Pneumozystographie nach Punktion einer symptomatischen Makrozyste links oben außen. Innerhalb des extrem dichten Drüsenparenchyms (ACR Typ IV) im axillären Ausläufer links regional angeordnete, überwiegend monomorphe Mikroverkalkungen. Kategorie BIRADS 3.
b Deutlichere Befunddokumentation im Zooming.

Abklärung durch offene Biopsie nach stereotaktischer Markierung auf Wunsch der Patientin.

Histologie: CLIS. Kein Hinweis auf invasive Tumoranteile.

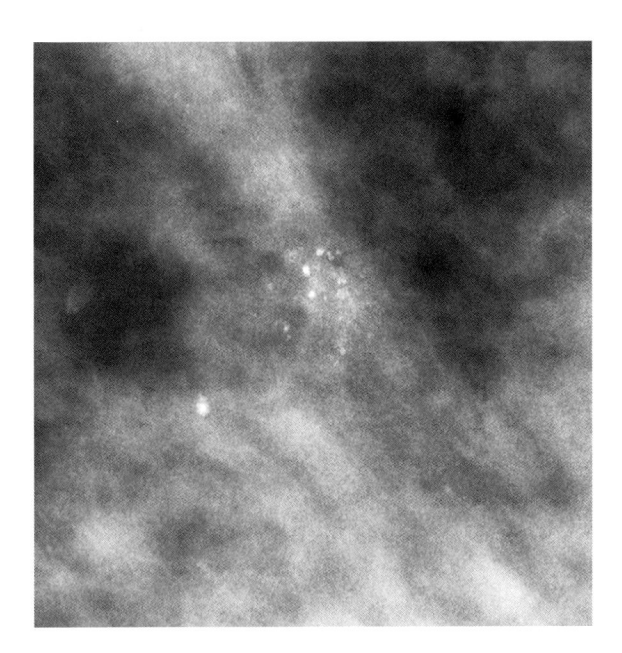

Abb. 11.4 Carcinoma lobulare in situ (CLIS) mit IL.
Untersuchung im Rahmen der Früherkennung.
Innerhalb des inhomogenen Drüsenparenchyms (ACR Typ III) gruppiert angeordnete, überwiegend monomorphe Mikrokalzifikationen sowie solitäre Makrokalzifikation in unmittelbarer Nachbarschaft. Kategorie BIRADS 4. Abklärung des Befundes durch stereotaktische Vakuum-Stanzbiopsie (15 Stanzzylinder).

Histologie: CLIS in 6 von 15 Stanzzylindern. In der anschließend durchgeführten Probeexzision 4 weitere CLIS-Herde. In einem dieser Herde Nachweis eines invasiv-lobulären Mammakarzinoms von 3 mm Ausdehnung. Daraufhin Entschluss zur Mastektomie. Im Abladat kein weiterer Tumorhinweis.

Endgültige Klassifikation: IL (pT1a, G2, pN0 (0/18) mit multifokalem CLIS, R0-Resektion.

Maligne Befunde

Duktales Carcinoma in situ (DCIS, DS)

Das duktale Carcinoma in situ (DCIS, intraduktales Mammakarzinom) definiert sich histopathologisch als Proliferation maligner epithelialer Tumorzellen innerhalb des Milchgangssystems. Eine Infiltration der Basalmembran der Milchgänge liegt definitionsgemäß nicht vor. Das DCIS stellt hinsichtlich der Histopathologie, des klinischen Befundes und bezüglich der Prognose eine sehr heterogene Gruppe dar.

Duktales Carcinoma in situ im Röntgenmammogramm (Abb. 11.5 – 11.20)

Befund:	i.d.R. keine Verschattung, kein Herdbefund
Mikroverkalkungen:	wichtigstes und i.d.R. einziges Zeichen im Mammogramm
Morphologie:	polymorph (V-, Y- und strichförmig), selten monomorph rundlich
Verteilung:	gruppiert, linear (bei geringer Tumorausdehnung) segmental, regional, diffus (bei ausgedehnteren Tumoren)

Klinischer Steckbrief

Inspektion:	i.d.R. unauffällig, selten pathologische Sekretion
Palpation:	unauffällig (bei ausgedehnten Befunden evtl. Resistenz)
Ultraschall:	i.d.R. unauffällig (im hochauflösenden US evtl. intraduktale Echoalterationen)
MR-Mammographie:	oft unspezifisch
T1w:	i.d.R. unauffällig
T2w:	i.d.R. unauffällig
T1w post KM:	i.d.R. keine spezifischen Veränderungen, allerdings gelegentlich lineare oder segmental-dendritische Mehranreicherungen mit unspezifischer Signal-Zeit-Kurve

Klinische Bedeutung

Entartungsrisiko:	häufig Vorstufe zum invasiv duktalen Mammakarzinom Cave: Nicht jedes DCIS geht in ein invasives Karzinom über!
Diagnostische Konsequenzen:	Diagnosesicherung durch perkutane Stanz- oder Vakuumbiopsie sinnvoll
Therapeutische Konsequenzen:	operative Entfernung des DCIS nach stereotaktischer präoperativer Markierung der Mikroverkalkung. Ausmaß der Operation und adjuvante Maßnahmen s. Kap. 17 Präparateradiographie zur Dokumentation der (kompletten) Erfassung der Mikrokalkgruppe obligat

! Die Röntgenmammographie stellt das einzige zuverlässige bildgebende Verfahren zum Nachweis von Mikrokalzifikationen in der Brust dar. Sie ist daher die Methode der Wahl in der Früherkennung des Mammakarzinoms und insbesondere des DCIS.

Maligne Befunde **137**

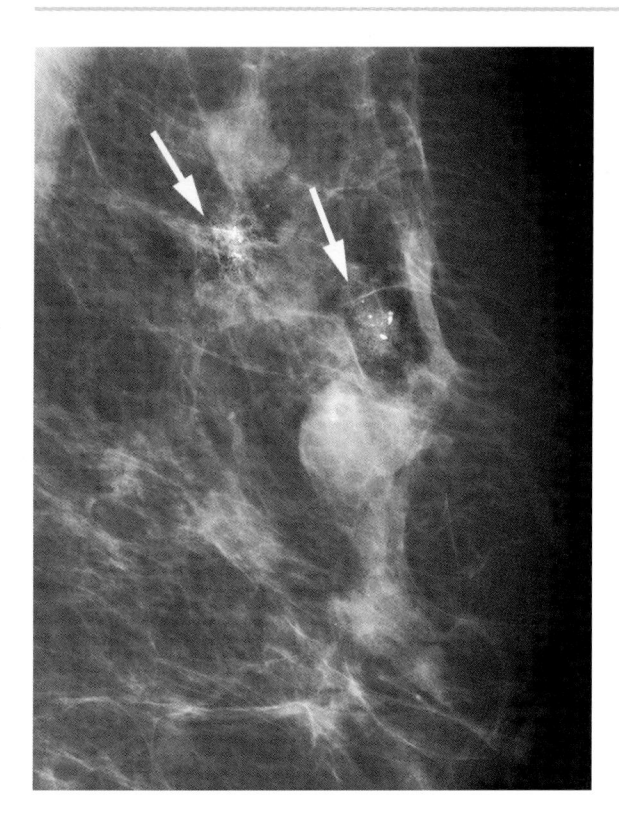

Abb. 11.**5 Duktales Carcinoma in situ (DCIS).**
Untersuchung im Rahmen der Früherkennung.
Innerhalb des überwiegend fibroglandulären Drüsenparenchyms (ACR Typ II) 2 gruppiert angeordnete, überwiegend monomorphe Mikrokalkgruppen (Pfeile). Kategorie BIRADS 3. Abklärung des Befundes durch stereotaktische Vakuumstanzbiopsie (22 Stanzzylinder).

Histologie: Low-Grade-DCIS in 9 der 22 Stanzzylinder. Im Präparat der anschließend durchgeführten Tumorektomie weiterer Nachweis eines Low-Grade-DCIS. Kein Hinweis auf Invasivität. Weitere histologische Befunde: Papillome.

Endgültige Klassifikation: DCIS (pTis, G1, pNx), VNPI 5, R0-Resektion.

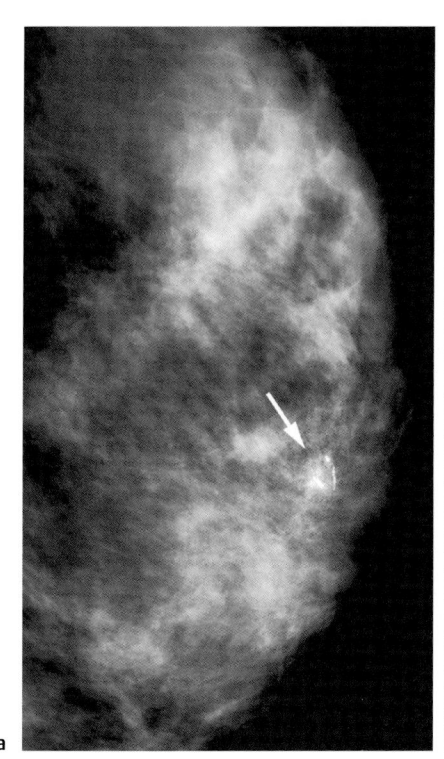

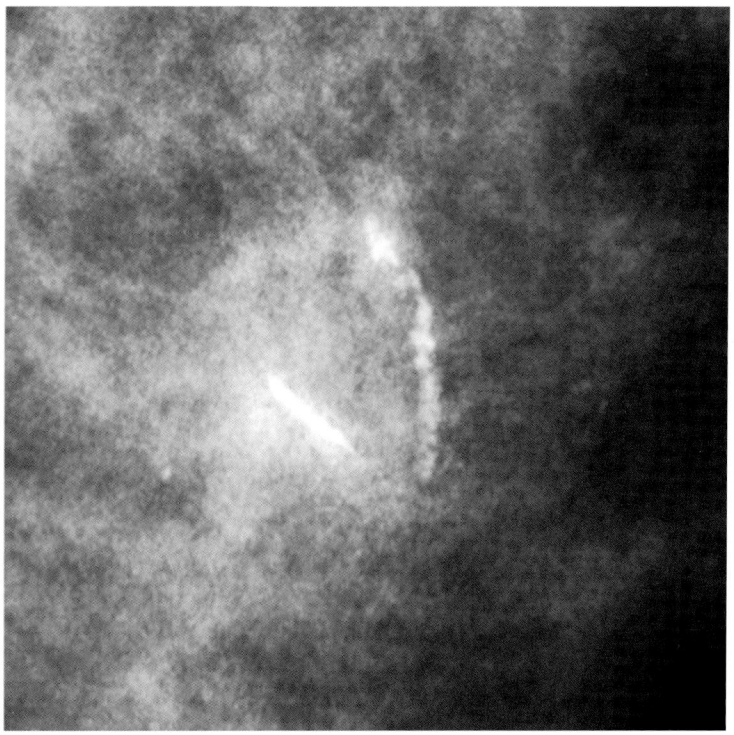

Abb. 11.**6a, b Duktales Carcinoma in situ (DCIS).**
Untersuchung im Rahmen der Früherkennung.
a Innerhalb des inhomogen dichten Drüsenparenchyms (ACR Typ III) 2 lineare Mikroverkalkungen (Pfeil). Kategorie BIRADS 4.
b Deutlichere Darstellung der linearen (intraduktalen) Kalzifikationen im Zooming.
Abklärung des Befundes durch stereotaktische Vakuumstanzbiopsie (22 Stanzzylinder). Kalknachweis in 5 Stanzen.

Histologie: Atypien und ein intermediär differenziertes DCIS in 9 der 22 Stanzzylinder. Im Präparat der anschließend durchgeführten Tumorektomie Nachweis einer ADH und eines 2 mm großen DCIS-Herdes. Kein Hinweis auf Invasivität.

Endgültige Klassifikation: DCIS (pTis, G2, pNx), VNPI 5, R0-Resektion.

11 Borderline- und maligne Befunde

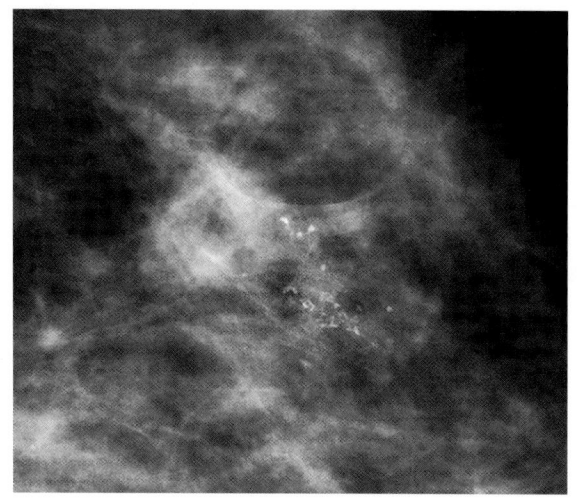

Abb. 11.7 a, b Duktales Carcinoma in situ (DCIS).
Untersuchung im Rahmen der Früherkennung.
a Innerhalb des inhomogen dichten Drüsenparenchyms (ACR Typ III) segmental angeordnete, polymorphe Mikroverkalkungen (teils rundlich, teils Y- und V-förmig). Kategorie BIRADS 5.
b Deutlichere Befunddokumentation im Zooming.

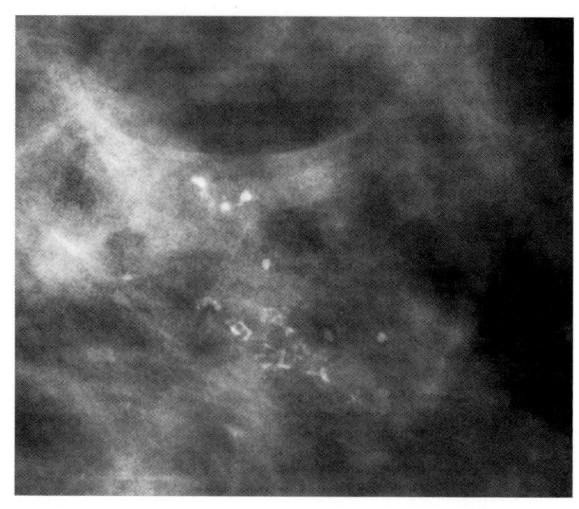

Abklärung des Befundes nach stereotaktischer präoperativer Markierung.

Histologie: Duktales Carcinoma in situ. Keine Hinweise auf Invasivität.

Endgültige Klassifikation: DCIS (pTis, 11 mm, G2, pNx), VNPI 7, R0-Resektion.

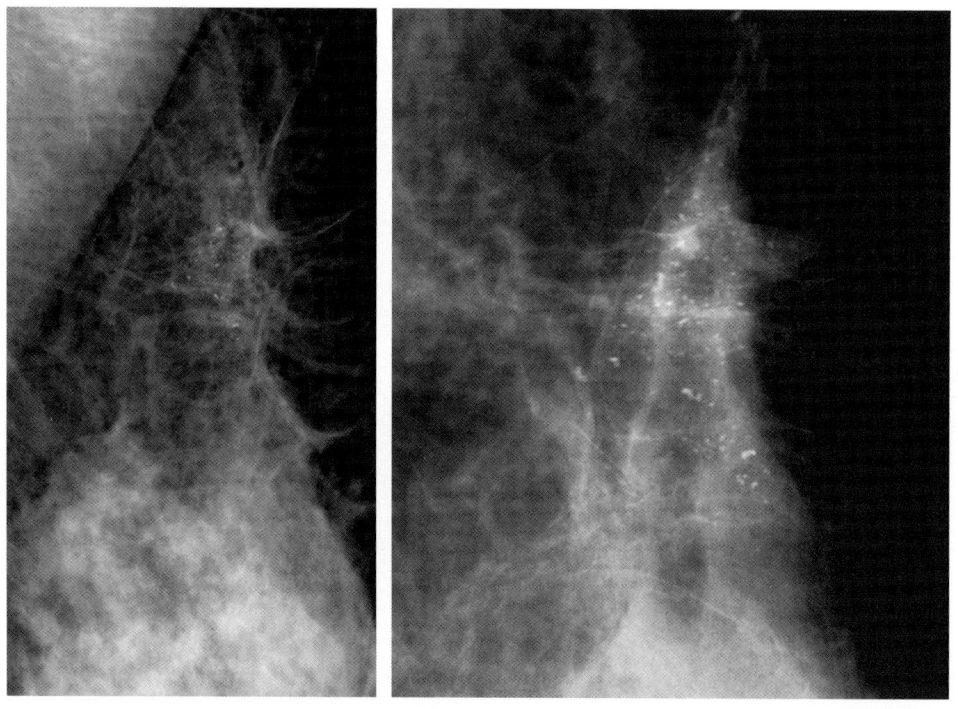

Abb. 11.8 a, b Duktales Carcinoma in situ (DCIS).
Untersuchung im Rahmen der Früherkennung.
a Im axillären Ausläufer des extrem dichten Drüsenparenchyms (ACR Typ IV) segmental angeordnete, polymorphe Mikroverkalkungen (teils rundlich, teils Y-, teils strichförmig). Kategorie BIRADS 5.
b Deutlichere Befunddokumentation im Zooming.

Abklärung des Befundes nach stereotaktischer präoperativer Markierung.

Histologie: Duktales Carcinoma in situ vom Komedo-Typ. Keine Hinweise auf Invasivität.

Endgültige Klassifikation: DCIS (pTis, 11 mm, G2, pNx), VNPI 6, R0-Resektion.

Maligne Befunde **139**

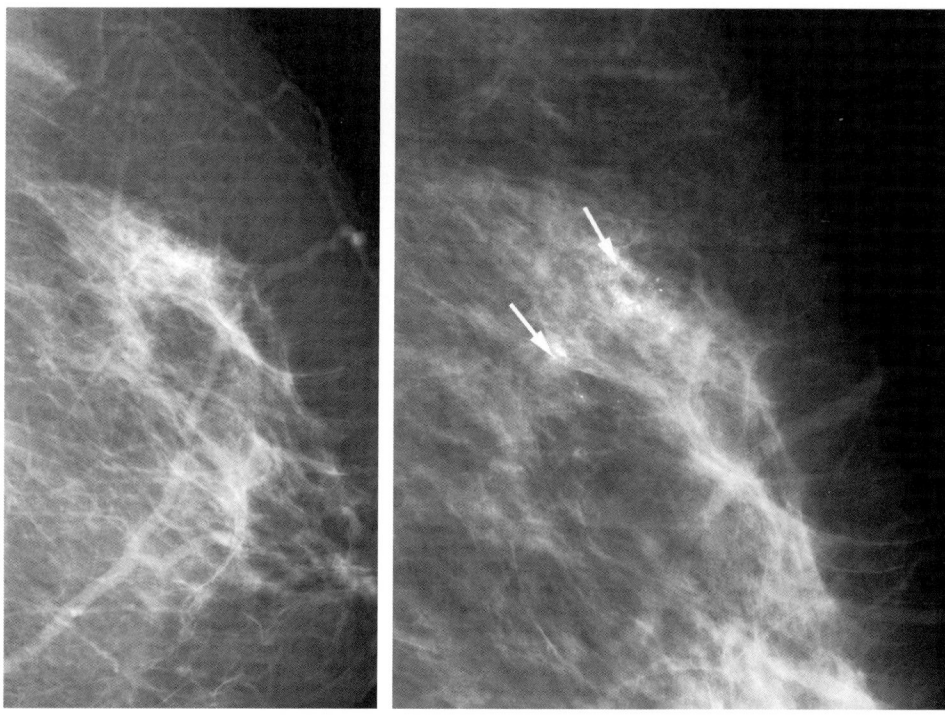

Abb. 11.9 a, b   Duktales Carcinoma in situ (DCIS).
Untersuchung im Rahmen der Früherkennung.
a Innerhalb des fibroglandulären Drüsenparenchyms (ACR Typ II) in regionaler Anordnung 2 gruppierte, eher monomorph angeordnete Mikrokalkgruppen. Im Vergleich zur Voruntersuchung neu aufgetretener Befund und somit Einschätzung in Kategorie BIRADS 4.
b Deutlichere Befunddokumentation im Zooming (Pfeile).

Abklärung des Befundes nach stereotaktischer präoperativer Markierung.

Histologie: Bifokales duktales Carcinoma in situ (14 mm + 6 mm) vom Komedo-Typ. Keine Hinweise auf Invasivität.

Endgültige Klassifikation: DCIS (pTis, G3, pNx), VNPI 7, R0-Resektion.

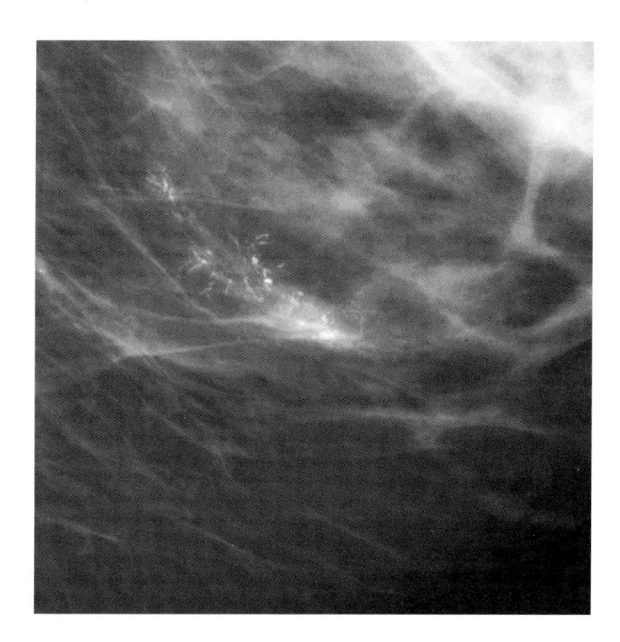

Abb. 11.10   Duktales Carcinoma in situ (DCIS).
Untersuchung im Rahmen der Früherkennung.
Innerhalb des fibroglandulären Drüsenparenchyms (ACR Typ II) segmentale Anordnung polymorpher Mikrokalzifikationen (überwiegend linear und Y-förmig). Kategorie BIRADS 5. Abklärung des Befundes nach stereotaktischer präoperativer Markierung.

Histologie: Multifokales High-Grade-DCIS (Komedo-Typ). Ausdehnung 10 mm sowie an 4 anderen Stellen jeweils 1 kanzerisierter Milchgang. Keine Hinweise auf Invasivität.

Endgültige Klassifikation: DCIS (pTis, G3, pNx), VNPI 6, R0-Resektion.

11 Borderline- und maligne Befunde

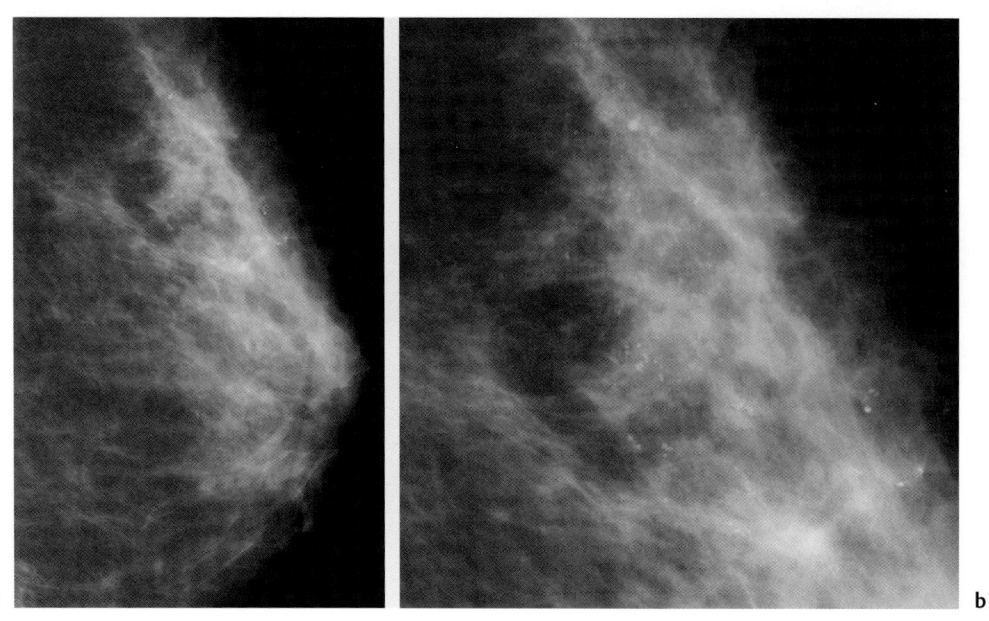

Abb. 11.11 a, b Duktales Carcinoma in situ (DCIS).
Untersuchung im Rahmen der Früherkennung.
a Inhomogen dichtes Drüsenparenchyms (ACR Typ III) mit segmental angeordneten polymorphen Mikrokalzifikationen (rundlich, linear, V- und Y-förmig). Kategorie BIRADS 4.
b Deutlichere Befunddokumentation im Zooming.

Abklärung des Befundes durch stereotaktische Hochgeschwindigkeitsstanzbiopsie (20 Stanzzylinder).

Histologie: Nachweis einer ADH in 2 und eines DCIS in 3 der 20 Stanzen. Im Präparat nach anschließender Quadrantektomie multifokales kribriformes Karzinom. Keine Hinweise auf Invasivität.

Endgültige Klassifikation: DCIS (pTis, G2, pNx), VNPI 5, R0-Resektion.

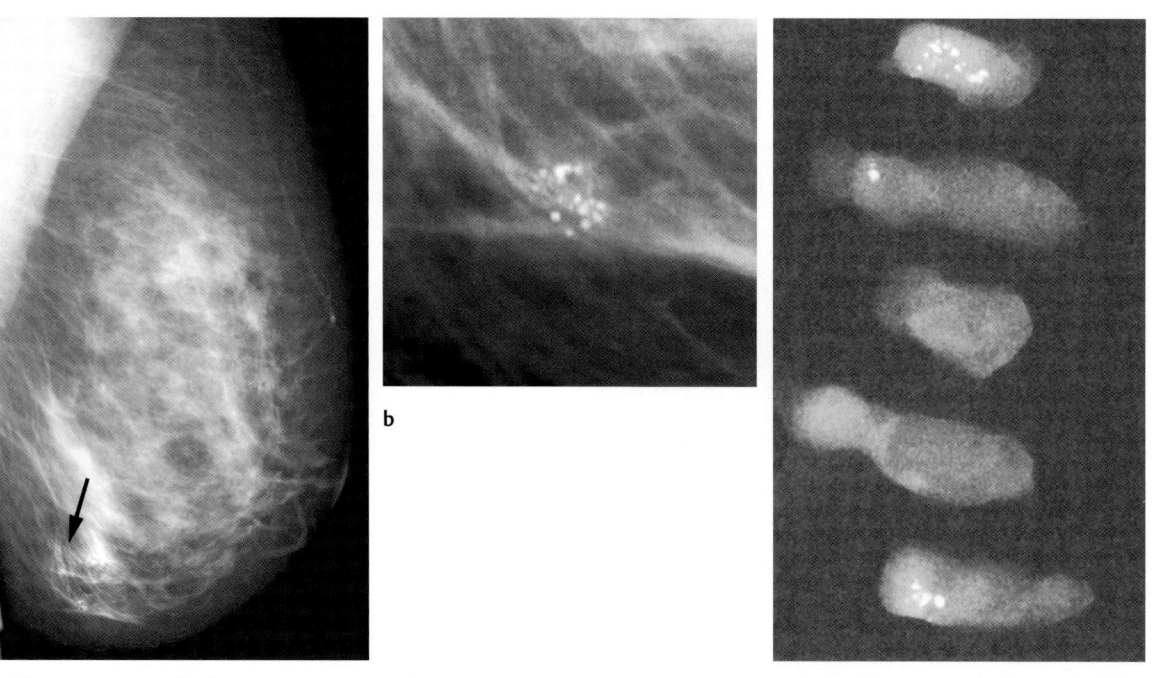

Abb. 11.12 a – c Duktales Carcinoma in situ (DCIS).
Untersuchung im Rahmen der Früherkennung.
a Inhomogen dichtes Drüsenparenchym (ACR Typ III) mit Kalknachweis kaudal (Pfeil).
b Deutlichere Befunddokumentation der gruppiert angeordneten polymorphen Mikrokalzifikationen (rundlich, V-förmig) im Zooming. Kategorie BIRADS 4.
c Radiographie der Vakuumstanzzylinder mit repräsentativem Kalknachweis.

Abklärung des Befundes durch stereotaktische Vakuumstanzbiopsie (16 Stanzzylinder).

Histologie: Nachweis eines DCIS. Im Präparat nach anschließender Tumorektomie kein Tumorhinweis.

Endgültige Klassifikation: DCIS (pTis, G2, pNx).

Maligne Befunde **141**

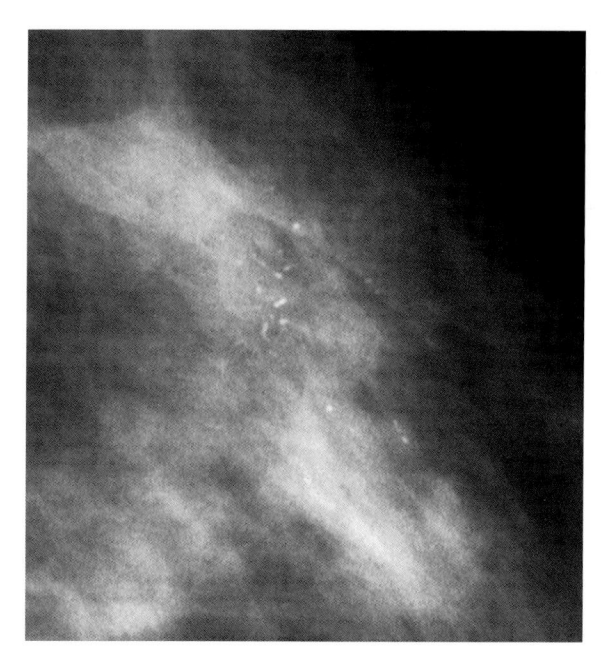

Abb. 11.13 Minimalinvasives duktales Carcinoma in situ (DCIS).
Untersuchung im Rahmen der Früherkennung.
Inhomogen dichtes Drüsenparenchym (ACR Typ III) mit segmental angeordneten polymorphen Mikrokalzifikationen (rundlich, linear). Kategorie BIRADS 5. Abklärung des Befundes durch offene Biopsie nach stereotaktischer Drahtmarkierung.

Histologie: Minimalinvasives DCIS vom Komedo-Typ.

Endgültige Klassifikation: Minimalinvasives DCIS (pT1 mic, G3, pN0 [0/12]), R0-Resektion.

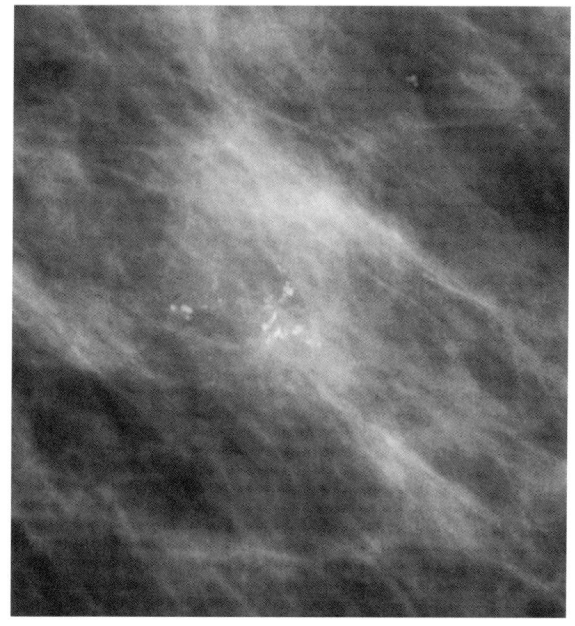

Abb. 11.14 Minimalinvasives duktales Carcinoma in situ (DCIS).
Untersuchung im Rahmen der Früherkennung.
Fibroglanduläres Drüsenparenchym (ACR Typ II) mit gruppiert angeordneten polymorphen Mikrokalzifikationen (rundlich, linear). Zusätzlich fragliche Strukturverdichtung. Kategorie BIRADS 4.

Abklärung des Befundes durch stereotaktische Hochgeschwindigkeitsstanzbiopsie (4 Zylinder).

Histologie: DCIS in allen 4 Stanzen. Im Präparat der anschließend durchgeführten Tumorektomie DCIS mit Zeichen der beginnenden Tumorinvasion.

Endgültige Klassifikation: Minimalinvasives DCIS (pT1 mic, G2, pN0 [0/19]), R0-Resektion.

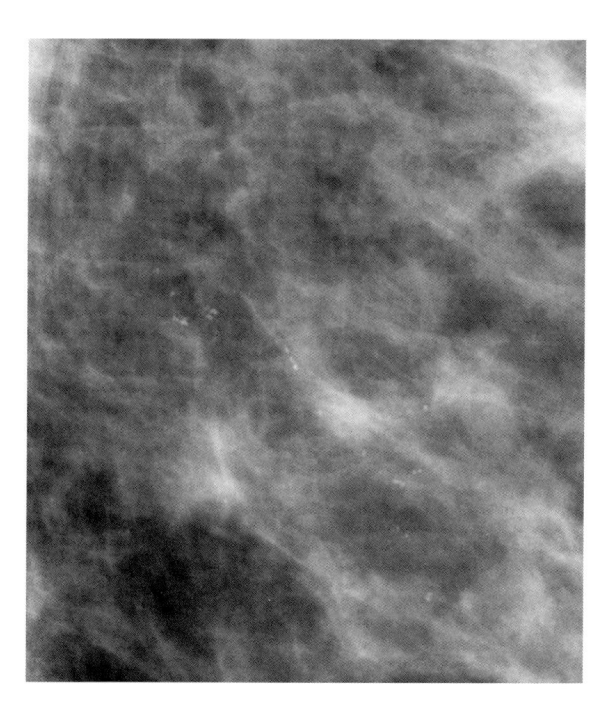

Abb. 11.15 Duktales Carcinoma in situ (DCIS) im Follow-up nach Tumorektomie.
Untersuchung im Rahmen des Follow-up nach BET.
Im fibroglandulären Drüsenparenchym (ACR Typ II) regional angeordnete polymorphe Mikroverkalkungen (teils rund, teils länglich). Veränderungen im Verlauf neu, daher Einstufung in Kategorie BIRADS 5.

Abklärung des Befundes durch offene Biopsie nach stereotaktischer Drahtmarkierung.

Histologie: Bifokales High-Grade-DCIS von 13 mm und 14 mm Ausdehnung. Im Präparat der anschließend durchgeführten Mastektomie keine verbliebenen Tumormanifestationen.

Endgültige Klassifikation: pTis, G3, pNx.

11 Borderline- und maligne Befunde

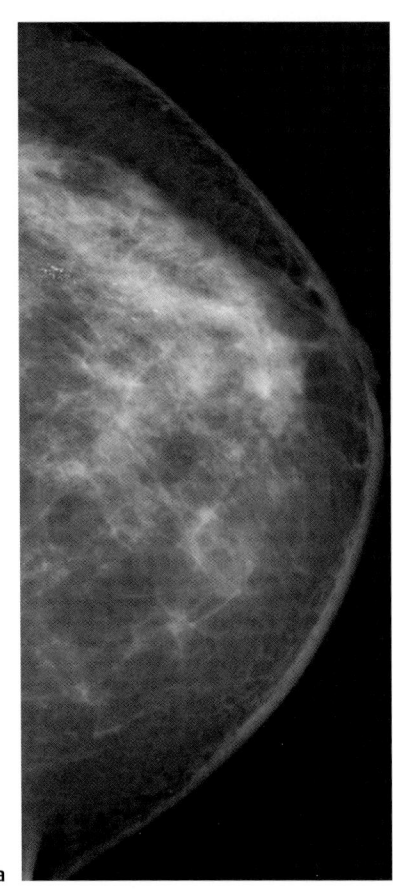

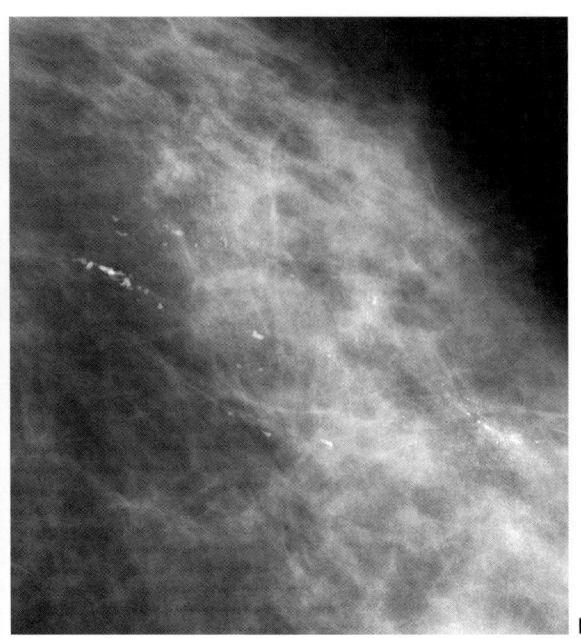

Abb. 11.16 a, b Duktales Carcinoma in situ (DCIS) im Follow-up nach Tumorektomie (TE).
Untersuchung im Rahmen des Follow-up nach BET.
a Dorsal des inhomogen dichten Drüsenparenchyms (ACR Typ III) segmental angeordnete polymorphe Mikroverkalkungen (teils rund, teils länglich). Veränderungen im Rahmen der Nachbeobachtung neu aufgetreten, daher Einstufung in Kategorie BIRADS 5.
b Deutlichere Befunddokumentation im Zooming.

Abklärung des Befundes durch offene Biopsie nach stereotaktischer Drahtmarkierung.

Histologie: High-Grade-DCIS. Im Präparat der anschließend durchgeführten Mastektomie keine verbliebenen Tumormanifestationen.

Endgültige Klassifikation: pTis, G3, pNx.

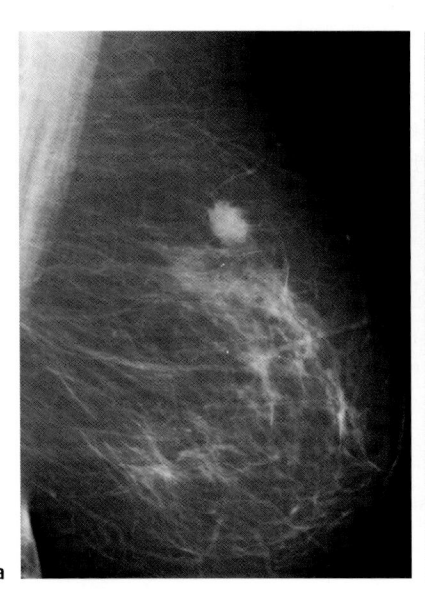

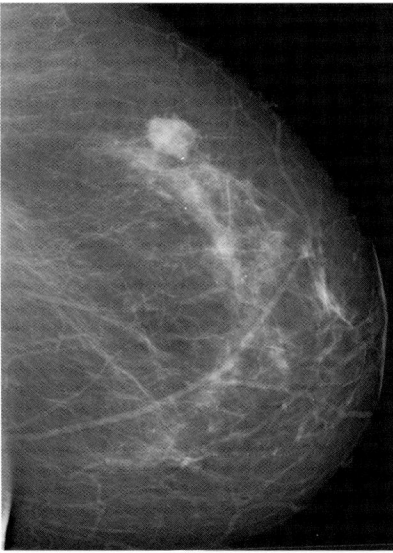

Abb. 11.17 a, b Minimalinvasives Duktales Carcinoma in situ (DCIS). Untersuchung im Rahmen der Früherkennung.
a Fibroglanduläres Parenchymmuster (ACR Typ II). Ovaler Herdbefund mit partiell unscharfer Begrenzung oben außen. Keine endotumoralen Kalzifikationen. Kategorie BIRADS 4.
b Befunddokumentation in der 2. Aufnahmeebene (cc-Projektion).

Abklärung des Befundes durch stereotaktische Hochgeschwindigkeitsstanze und anschließende Tumorektomie.

Histologie: Stanzbioptisch und in der TE links High-Grade-DCIS. Zeichen der beginnenden Infiltration der Basalmembran.

Endgültige Klassifikation: DCIS mit minimalinvasiver Komponente (pT1 mic, G2, pN0 [0/14]), R0-Resektion.

Maligne Befunde **143**

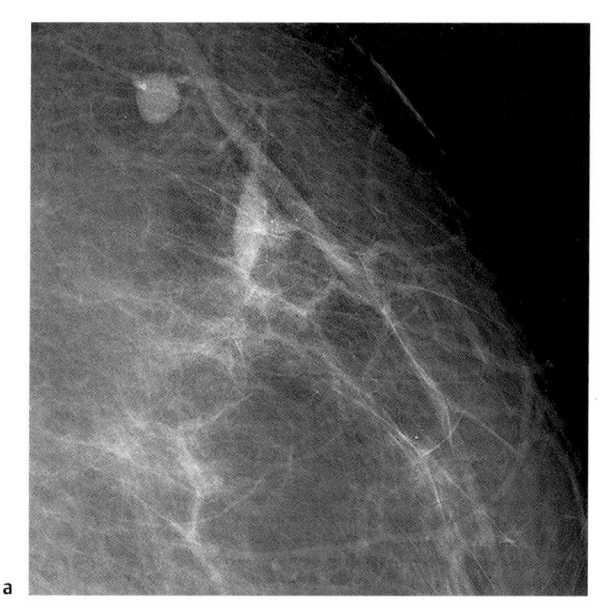

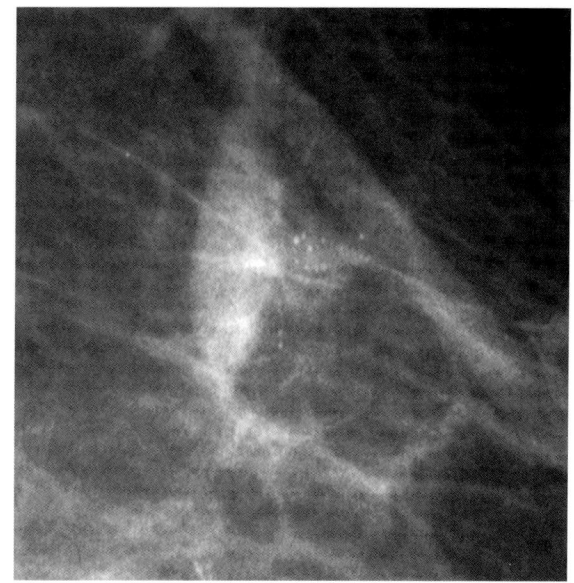

Abb. 11.**18 a, b   Duktales Carcinoma in situ (DCIS) und invasives lobuläres Karzinom.**
Untersuchung im Rahmen der Früherkennung.
a Überwiegend lipomatöses Parenchymmuster (ACR Typ I) mit gruppiert angeordneten, überwiegend monomorphen Mikrokalzifikationen. Zusätzliche Gewebeverdichtung. Kategorie BIRADS 4.
b Deutlichere Befunddokumentation im Zooming.

Abklärung des Befundes durch stereotaktische Vakuumstanzbiopsie (18 Zylinder).

Histologie: High-Grade-DCIS in 12/18 Stanzen. Im Präparat der anschließend durchgeführten Tumorektomie weitere DCIS-Manifestationen sowie ein invasiv wachsendes lobuläres Karzinom (Durchmesser 4 mm).

Endgültige Klassifikation:
pT1 a, G2, pN0 [0/17]), VNPI des DCIS: 7, R0-Resektion.

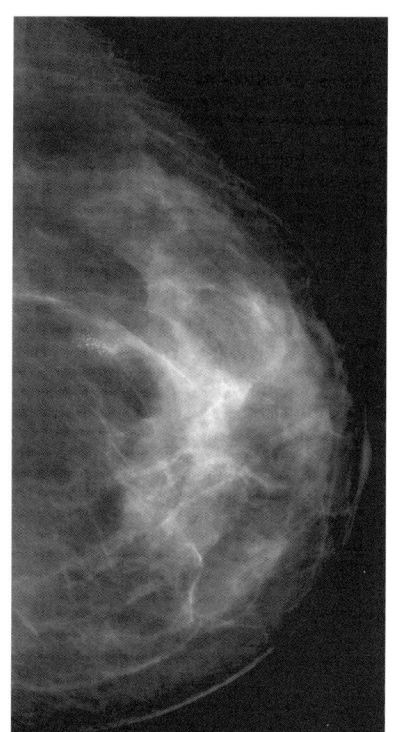

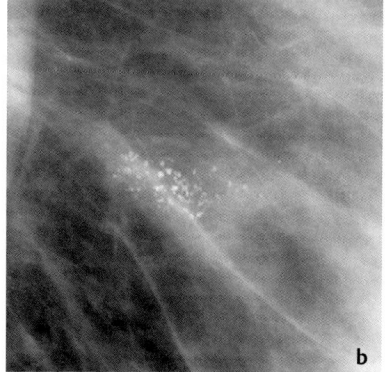

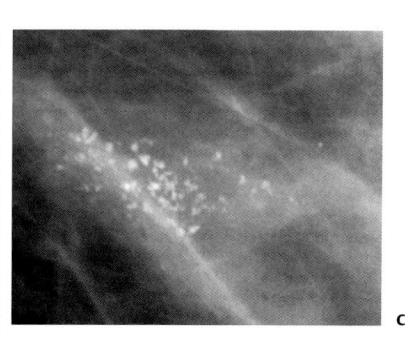

Abb. 11.**19 a – c   Duktales Carcinoma in situ (DCIS) und invasives duktales Karzinom.**
Untersuchung im Rahmen der Früherkennung.
a Am Hinterrand des inhomogen dichten Drüsenparenchyms (ACR Typ III) gruppierte Ansammlung polymorpher Mikroverkalkungen (überwiegend V- und Y-förmig). Zusätzlich fragliche Gewebeverdichtung. Kategorie BIRADS 5.
b, c Deutlichere Befunddokumentation im Zooming mit unterschiedlichen Vergrößerungsfaktoren.

Abklärung des Befundes durch stereotaktische Hochgeschwindigkeitsstanzbiopsie (4 repräsentative Zylinder).

Histologie: DCIS in allen 4 Stanzen. Im Präparat der anschließend durchgeführten TE Nachweis eines DCIS mit fokalen Übergängen zur Invasivität. Nachresektion tumorfrei.

Endgültige Klassifikation: pT1 b, G2, pN0 [0/11]), R0-Resektion.

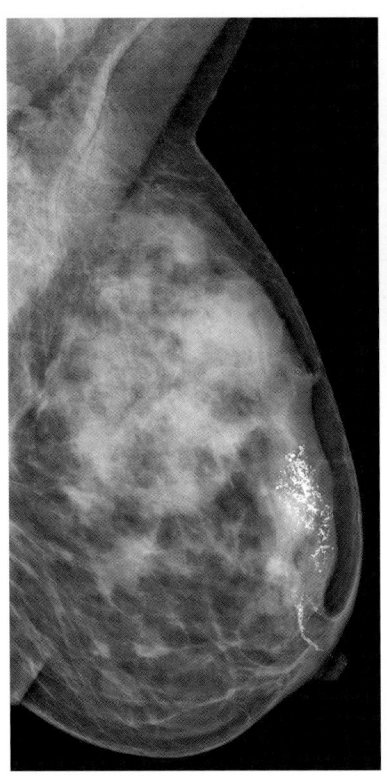

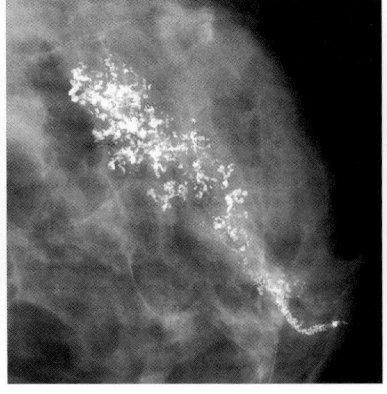

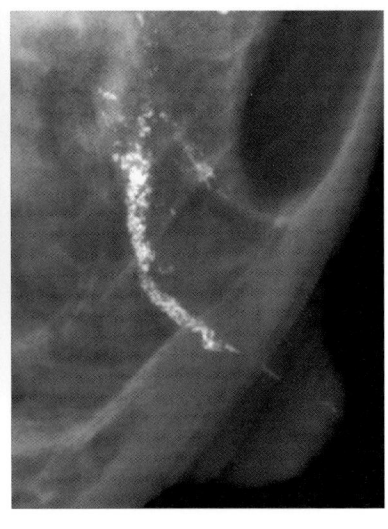

Abb. 11.20 a–c   Duktales Carcinoma in situ (DCIS) und invasives duktales Karzinom.
Untersuchung im Rahmen der Früherkennung.
a Innerhalb des extrem dichten Drüsenparenchymanteils (ACR Typ IV) segmentale Anordnung polymorpher Mikro- und Makroverkalkungen. Ausdehnung der Verkalkungen bis in die Brustwarze. Kategorie BIRADS 5.
b Deutlichere Befunddokumentation der intramammären Verkalkungen im Zooming.
c Ausdehnung der intraduktalen Verkalkungen bis in die Brustwarze (Zooming).

Abklärung des Befundes durch offene Biopsie nach stereotaktischer Drahtmarkierung.

Histologie: Im Präparat der Tumorektomie ausgedehntes High-Grade DCIS von maximal 45 mm mit mehreren invasiven Tumoranteilen. Im Präparat der anschließend durchgeführten Mastektomie keine verbliebenen Tumormanifestationen.

Endgültige Klassifikation: pT1 c, G3, pN0 [0/20]), VNPI des DCIS: 9, R0-Resektion.

Bisher liegt keine einheitliche histologische Klassifikation des DCIS vor. Klinisch relevant ist unbestritten eine Unterteilung in DCIS mit niedrigem (Grad I), mittlerem (Grad II) und hohem Kernmalignitätsgrad (Grad III) (Tab. 11.1). Diese Gliederung erlaubt am ehesten eine diagnostische Konsistenz, eine Abschätzung der Invasionswahrscheinlichkeit und eine Bewertung des Rezidivrisikos. Zudem ermöglicht sie Korrelationen zum röntgenmorphologischen Erscheinungsbild des DCIS.

Histopathologisch kommt der Klassifikation nach Silverstein weiterhin die größte Bedeutung zu (Tab. 11.2). Sie geht zudem direkt in den sog. van-Nuys-Prognostic-Index (VNPI) ein, der eine individuelle Risikobewertung von Patientinnen mit einem DCIS ermöglicht (Tab. 11.3). Weitere Kriterien des VNPI sind die Tumorausdehnung und der tumorfreie Resektionsrand.

Anhand des VNPI werden eine sog. Niedrigrisikogruppe (geringer Index), eine Gruppe mit mittlerem Rezidivrisiko (mittlerer Index) und eine Hochrisikogruppe (hoher Index) unterschieden und für die jeweiligen VNP-Indices unterschiedliche Behandlungen empfohlen (s. Kap. 17).

DCIS mit Mikroinvasion

Ein mikroinvasives Karzinom (pT1 mic) liegt vor, wenn das DCIS die vorherrschende Läsion darstellt, gleichzeitig jedoch ein oder mehrere voneinander unterschiedliche Invasionsherde im interlobulären oder interduktalen fibrösen Gewebe oder im Fettgewebe mit einem maximalen Durchmesser von 1 mm vorliegen. In aller Regel betrifft die Mikroinvasion DCIS-Tumoren mit hohem Kernmalignitätsgrading und insbesondere solche vom Komedo-Typ. Kleinere invasive Karzinome ohne in-situ-Komponente werden als „invasiv" eingestuft.

Tabelle 11.1 Kernmalignitätsgrad (Kerngrading) des DCIS

Grading	I (gering)	II (mittel)*⁾	III (hoch)
Kernform	isomorph		pleomorph
Kerngröße	< 2 Ery oder Gangepithelzell-kerndurchmesser		> 2,5 Ery oder Gangepithel-zellkerndurchmesser
Chromatin	diffus		vesikulär
	feinkörnig		grobkörnig
Nukleoli	nur gelegentlich		prominent, häufig
Mitosen	selten		häufig

*⁾ Kernmalignitätsgrad II liegt vor, wenn weder Grad I noch Grad III vorliegen.

Tabelle 11.2 Histopathologische Klassifikation des duktalen Carcinoma in situ (DCIS) (nach Silverstein)

High-Grade-DCIS
Non-High-Grade-DCIS:
– Non-Komedo-Typ
– Komedo-Typ

Tabelle 11.3 van-Nuys-Prognostic-Index (VNPI) des DCIS

Faktor	1 Punkt	2 Punkte	3 Punkte
Größe (mm)	< 16	16–40	> 40
Tumorfreier Resektionsrand (mm)	> 9	1–9	< 1
Grading	Non-High-Grade-DCIS Non-Komedo-Typ ohne Nekrosen	Non-High-Grade-DCIS Komedo-Typ mit Nekrosen	High-Grade-DCIS
Alter*⁾	> 60 Jahre	40–60 Jahre	< 40 Jahre

*⁾ Erweiterung des VNPI auf dem Konsensus-Meeting in St. Gallen 2001.

Invasiv duktales Karzinom (ID)

Das invasiv duktale Karzinom ist dadurch definiert, dass es keine spezielle Gewebedifferenzierung aufweist und daher keiner anderen malignen Tumorentität zuzuordnen ist (syn.: NOS = not otherwise specified). Entstehungsort ist der terminale Milchgang, dessen Basalmembran durch den Tumor infiltriert wird.

Invasiv duktales Karzinom im Röntgenmammogramm (Abb. 11.21 – 11.56)

Befund:	Herd, selten Verschattung (1-Ebenen-Befund) (selten Verkalkungen ohne Herd)
Form:	irregulär, selten andere Formen
Begrenzung:	unscharf, spikuliert, selten glatt oder mikrolobuliert
Dichte:	parenchymäquivalent oder höher, gelegentlich geringer
Verkalkungen:	häufig endotumoral pleomorphe Verkalkungen, peritumorale Verkalkungen als möglicher Hinweis auf umgebende intraduktale Tumoranteile

Klinischer Steckbrief

Inspektion:	bei kleinen Befunden unauffällig bei größeren oder kutisnahen Karzinomen evtl. Kutis- oder Brustwarzenretraktion
Palpation:	bei kleinen Befunden unauffällig (klinisch okkultes Karzinom) Tastbefund in Abhängigkeit von Tumorgröße und Lage
Ultraschall:	irreguläre Form, fehlende Komprimierbarkeit, Echogenität variabel, oft dorsale Auslöschphänomene, gestörte Umgebungsarchitektur
MR-Mammographie:	hochsensitiv (für Tumoren über 5 mm Größe)
T1w:	i.d.R. irregulärer Herd, hypointens
T2w:	i.d.R. irregulärer Herd, intermediäres Signal
T1w post KM:	starke initiale KM-Aufnahme, später Plateau oder Wash-out

Klinische Bedeutung

Diagnostische Konsequenzen:	Diagnosesicherung durch perkutane Biopsie sinnvoll
Therapeutische Konsequenzen:	operative Entfernung, ggf. nach neoadjuvanter Therapie („adäquate therapeutische Maßnahmen")

> **!** Das IDC zeigt in der Bildgebung üblicherweise charakteristische, „karzinomtypische" Befunde. In seltenen Fällen kann es jedoch auch die Kriterien eines gutartigen Tumors aufwiesen. Im Zweifelsfalle muss eine histologische Abklärung angestrebt werden.

Maligne Befunde **147**

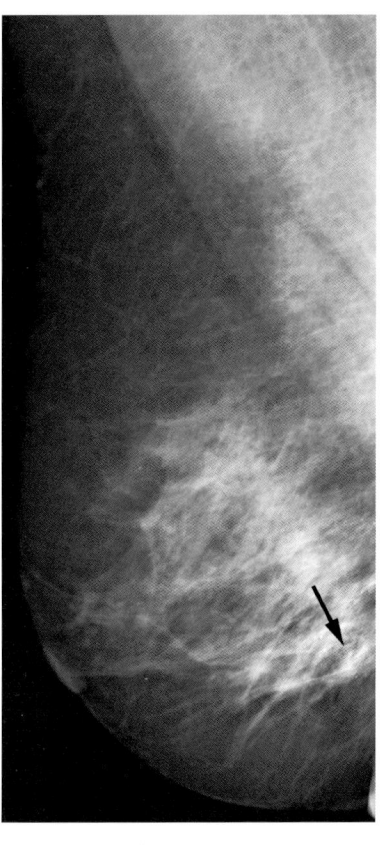

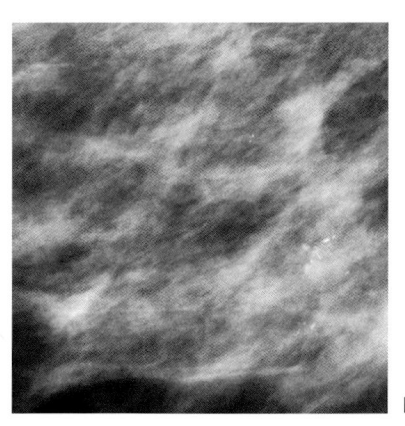

Abb. 11.21 a, b   Klinisch okkultes Mammakarzinom.
Untersuchung im Rahmen der Früherkennung.
a Inhomogen dichte Parenchymstrukturen (Typ III) in der mlo-Projektion mit Nachweis einzelner monomorpher und unsuspekter Kalzifikationen kranioventral sowie einer weiteren regionalen Anordnung amorpher Mikroverkalkungen kaudal thoraxwandnah (Pfeil).
b In der Vergrößerungsmammographie der kaudalen Kalkgruppe bessere Beurteilbarkeit der jetzt als pleomorph einzustufenden regionalen Mikrokalzifikationen links kaudal thoraxwandnah. Keine Verschattung. Kein Herdbefund. Einschätzung: BIRADS 4.

Operative Abklärung des Befundes nach präoperativer stereotaktischer Hakendraht-Lokalisation. Tumorektomie.

Histologie: Ausgedehntes DCIS mit umgebenden Herden einer atypischen duktalen Hyperplasie sowie invasiver Komponente von 4 mm Durchmesser an einer Stelle.

Endgültige Klassifikation: ID (pT1 a, G2, pN0 (0/18) mit EIC, R0-Resektion.

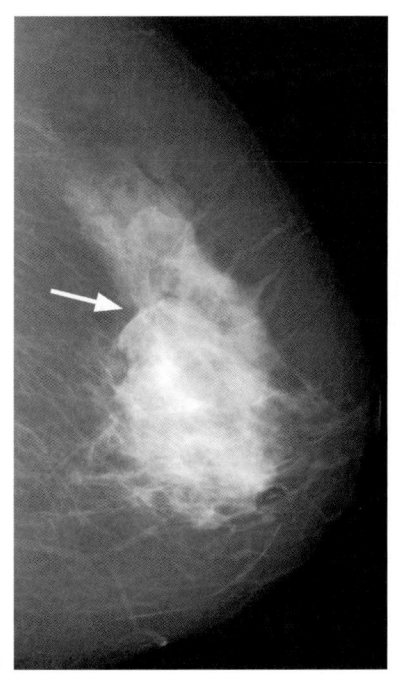

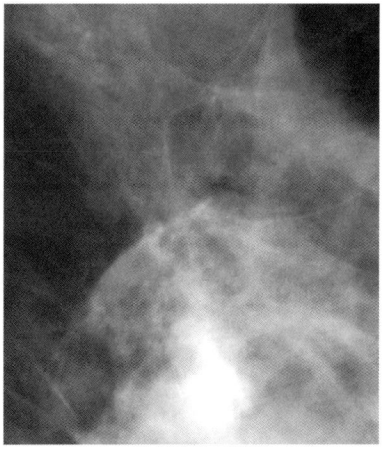

Abb. 11.22 a, b   Klinisch okkultes Mammakarzinom, z. B. auf dem Boden einer radiären Narbe.
Untersuchung im Rahmen der Nachsorge bei Mastektomie der Gegenseite vor 16 Monaten wegen eines Karzinoms. Ipsilaterale Mamma inspektorisch und palpatorisch unauffällig.
a Inhomogen dichtes Parenchym (Typ III) der verbliebenen linken Mamma mit Architekturstörung lateral retroparenchymal (Pfeil) in der cc-Projektion, keine Kalzifikationen.
b Im Zooming deutlichere Darstellung der Architekturstörung.
Einschätzung: BIRADS 4.

Operative Abklärung des Befundes. Tumorektomie.

Histologie: Radiäre Narbe mit einem 8 mm großen tubuloduktalen Mammakarzinom sowie prädominanter intraduktaler Tumorkomponente in der Umgebung. Tumorektomie, später Mastektomie auf Wunsch der Patientin.

11 Borderline- und maligne Befunde

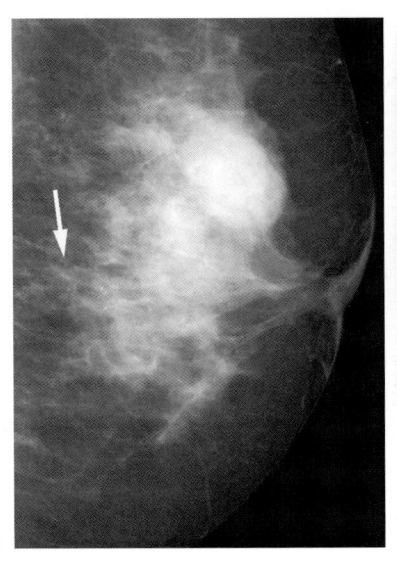

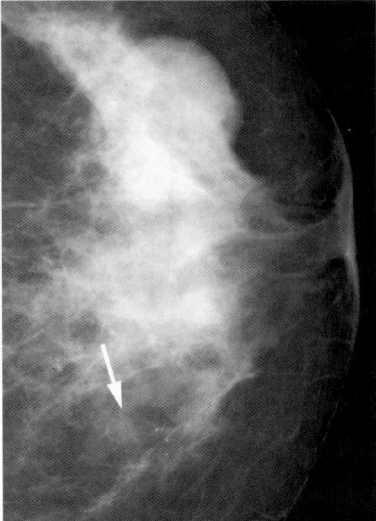

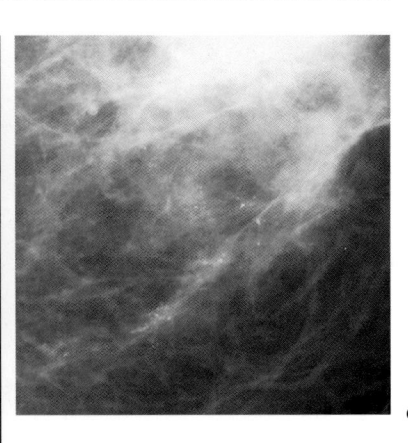

Abb. 11.23 a–c Klinisch okkultes Mammakarzinom.
Untersuchung im Rahmen der Früherkennung. Bekannte Zystenmamma.
a, b Inhomogen dichtes Parenchym (Typ III) mit ovalem, glatt begrenztem Herd oben außen mamillennah. Im Verlauf neu aufgetretene segmentale Mikrokalzifikationen zentral innen in der mlo- (**a**) und in der cc-Aufnahme (**b**) (Pfeile).
c In der Vergrößerungsmammographie bessere Differenzierung des pleomorphen Charakters der segmental angeordneten Kalzifikationen sowie Eindruck einer zusätzlichen Verschattung entlang der Verkalkungen. Einschätzung: BIRADS 5.

Operative Abklärung des Befundes nach präoperativer stereotaktischer Hakendraht-Lokalisation. Quadrantektomie.

Histologie: DCIS in einer Ausdehnung von etwa 12 mm sowie invasiv wachsendes duktales Karzinom von 7 mm Größe.

Endgültige Klassifikation: IDC (pT1b, G2, pN0 (0/10) mit EIC, R0-Resektion.

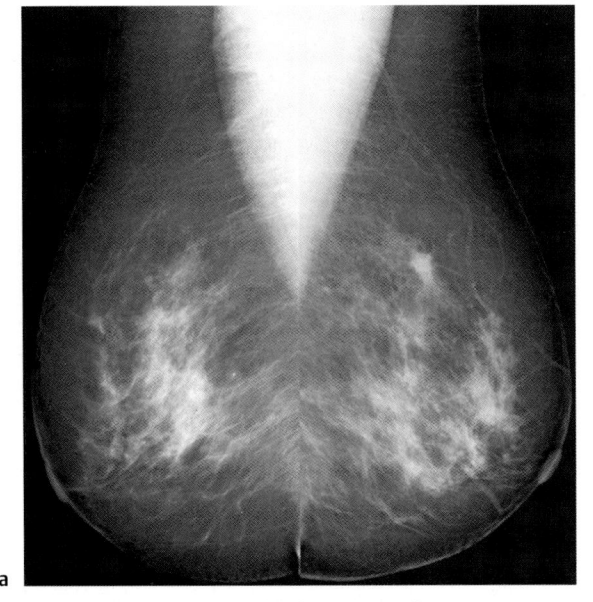

Abb. 11.24 a, b Klinisch okkultes Mammakarzinom.
Untersuchung im Rahmen der Früherkennung.
a Fibroglanduläres Parenchym (Typ II) beider Mammae. Im Vergleich zur letzten Voruntersuchung neu aufgetretener, ovaler Herdbefund mit unscharfer, partiell spikulierter Begrenzung und parenchymäquivalenter Dichte.
b Im Zooming deutlichere Darstellung des Herdes. Keine suspekten Kalzifikationen. Einschätzung: BIRADS 5.

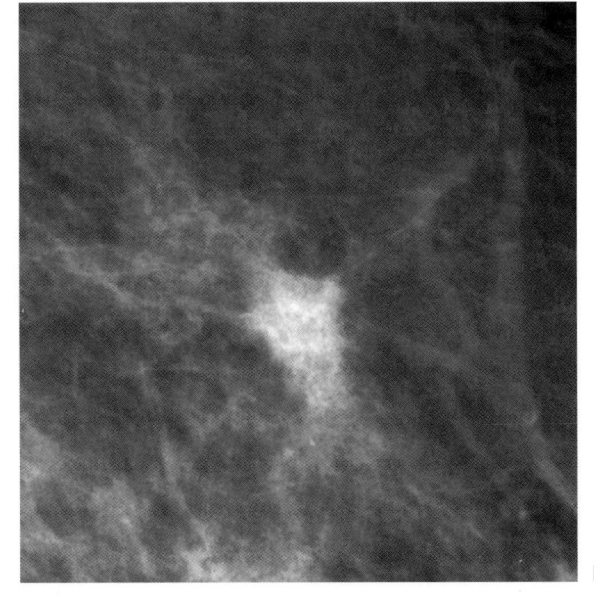

Operative Abklärung des Befundes nach präoperativer US-gestützter Markierung. Tumorektomie.

Histologie: Invasiv wachsendes duktales Mammakarzinom von 9 mm Größe.

Endgültige Klassifikation: IDC (pT1b, G2, pN0 (0/25), M0, R0-Resektion.

Maligne Befunde   **149**

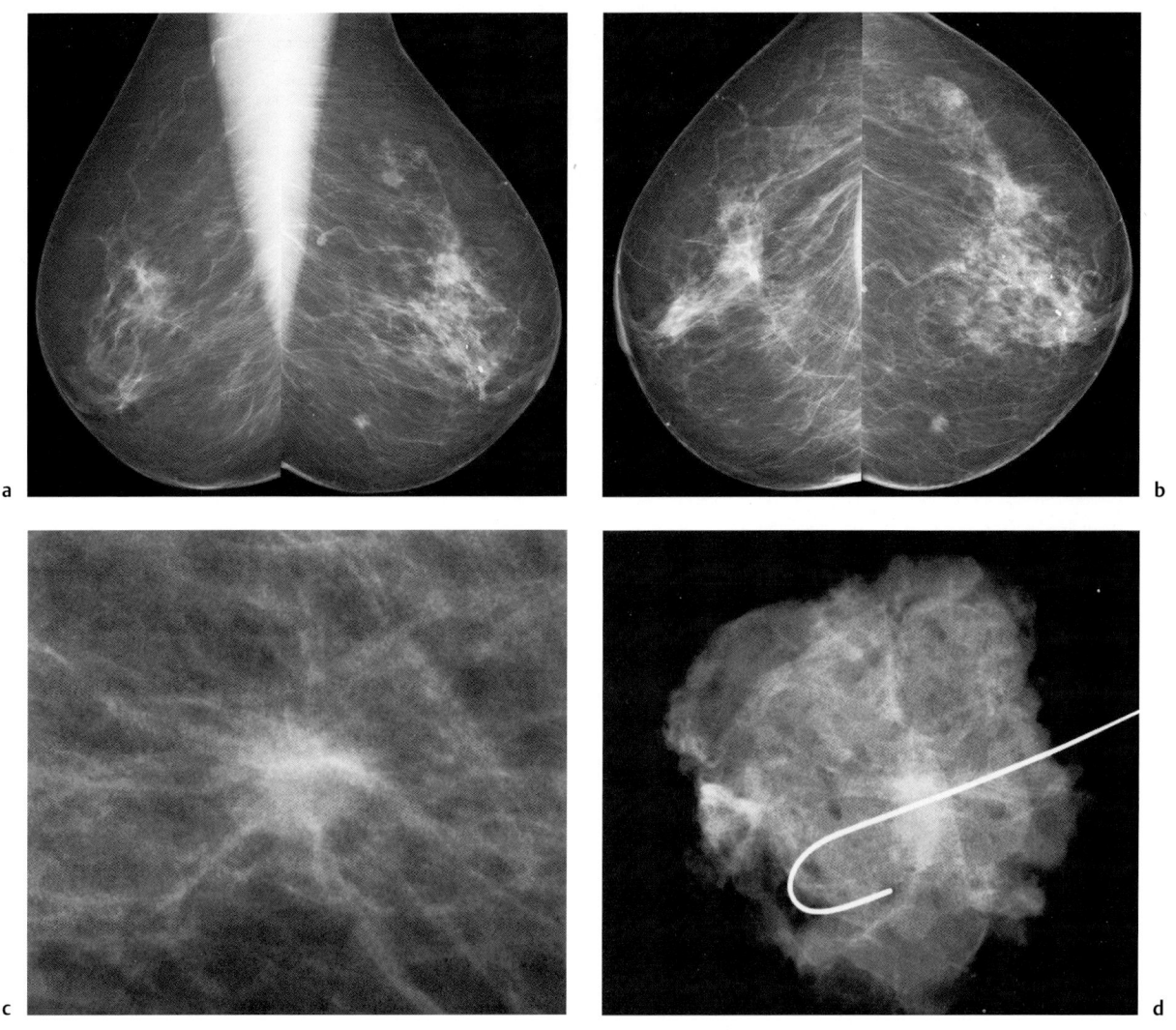

Abb. 11.**25 a – d   Klinisch okkultes Mammakarzinom.**
Untersuchung im Rahmen der Früherkennung.

a, **b** Fibroglanduläres Parenchym (Typ II) mit rundem unscharf begrenztem Herd mit parenchymäquivalenter Dichte links unten innen. Einzelne unsuspekte Kalzifikationen links retroareolär in der mlo- (**a**) und in der cc-Aufnahme (**b**).

c In der Tubuskompressionsaufnahme (TKA) bessere Differenzierung der jetzt eher spikuliert erscheinenden Begrenzung des Herdes. Keine endotumoralen Verkalkungen.
Einschätzung: BIRADS 5.

Operative Abklärung des Befundes nach präoperativer US-gestützter Hakendraht-Lokalisation. Tumorektomie.

d Präparateradiographie mit Dokumentation der kompletten Entfernung des präzise markierten Herdbefundes.

Histologie: Invasiv duktal wachsendes Mammakarzinom von 8 mm Größe.

Endgültige Klassifikation:
IDC (pT1 b, G2, pN0 (0/14), M0, R0-Resektion.

11 Borderline- und maligne Befunde

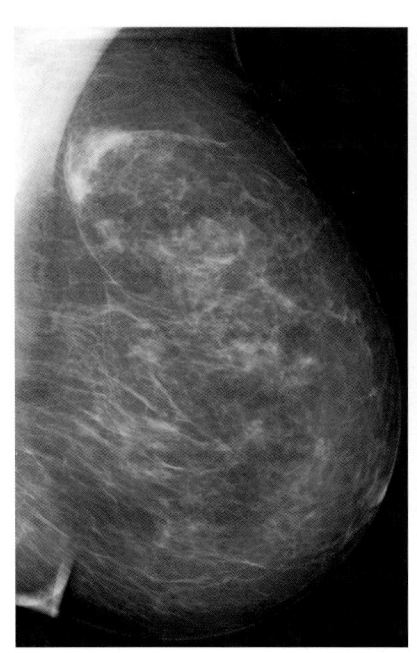

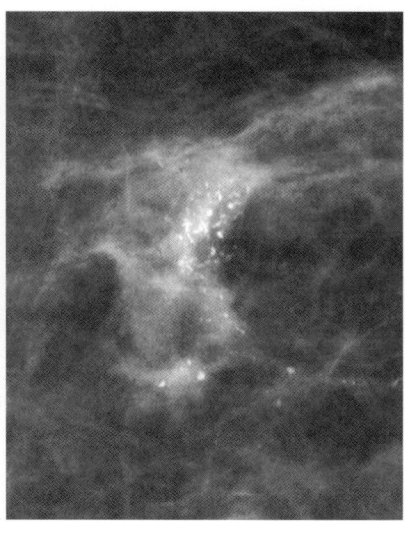

Abb. 11.26a, b Klinisch okkultes Mammakarzinom.
Untersuchung im Rahmen der Früherkennung.
a Überwiegend lipomatöses Parenchymmuster (Typ I) mit irregulärem und unscharf begrenztem Herdbefund in der axillären Begrenzung des Drüsenkörpers. Endotumoral zusätzlich einzelne Kalzifikationen.
b In der Vergrößerungsmammographie eindeutige Darstellung des pleomorphen Charakters der Mikrokalzifikationen. Einschätzung: BIRADS 5.

Operative Abklärung des Befundes nach präoperativer stereotaktischer Lokalisation. Tumorektomie.

Histologie: Invasiv duktal wachsendes Mammakarzinom von 16 mm Größe.

Endgültige Klassifikation: IDC pT1c, G2, pN0 (0/16), M0, R0-Resektion.

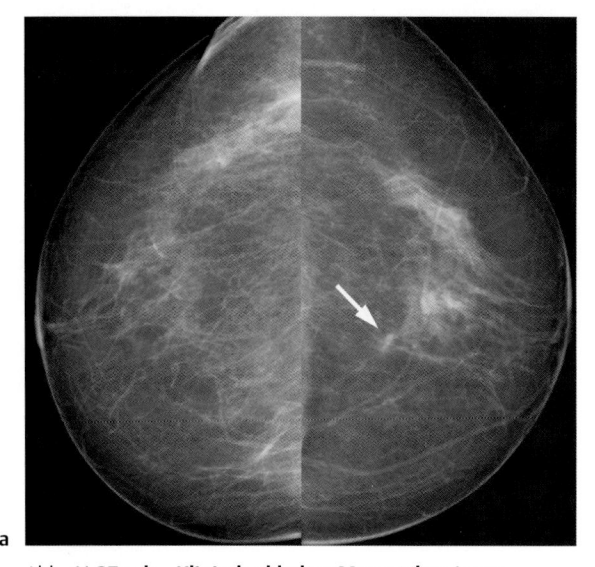

Abb. 11.27a, b Klinisch okkultes Mammakarzinom.
Untersuchung im Rahmen der Früherkennung.
a Fibroglanduläres Parenchym (Typ II). Am Hinterrand des Parenchymkörpers links außen irregulär konfigurierte Verdichtung mit teils unscharfer, teils spikulierter Begrenzung und gewebeäquivalenter Dichte. Keine zweifelsfreie Reproduzierbarkeit dieses Befundes in der mlo-Aufnahmeebene (Einebenenbefund; mlo-Aufnahmen nicht abgebildet) (Pfeil).

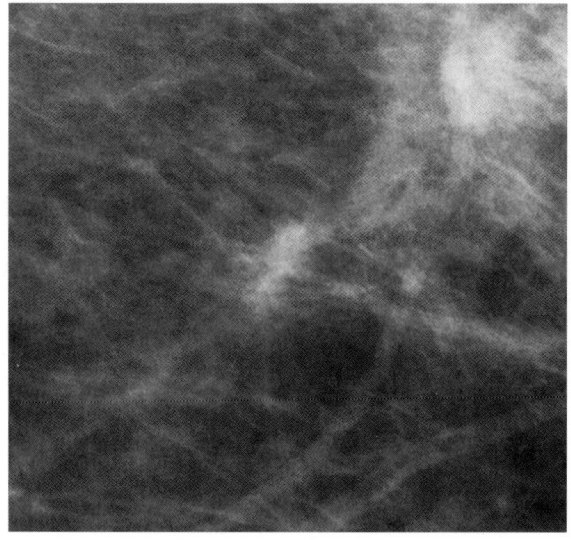

b Befunddokumentation im Zooming. Einschätzung: BIRADS 4.

Operative Abklärung des Befundes nach MRT-gestützter Lokalisation (Befund sonographisch okkult).

Endgültige Klassifikation: IDC pT1b, G2, pN0, M0, R0-Resektion.

Maligne Befunde **151**

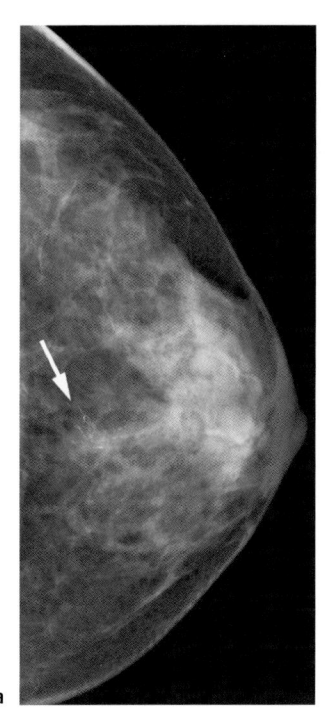

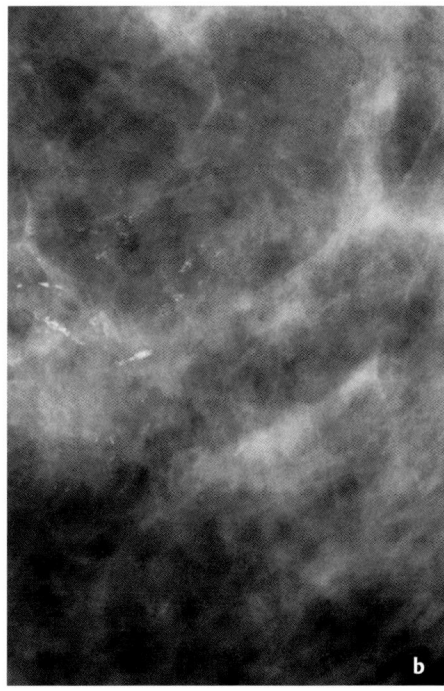

Abb. 11.**28 a**, **b**
Klinisch okkultes Mammakarzinom.
Untersuchung im Rahmen der Früherkennung.
a Partiell extrem dichtes Parenchym (Typ IV) mit regionaler Anordnung pleomorpher, überwiegend länglicher Mikroverkalkungen zentral im Bereich einer hier nachweisbaren Verschattung (Pfeil).
b In der Vergrößerungsmammographie Darstellung der „komedoartigen", als intraduktal einzuordnenden Mikroverkalkungen. Darstellung weiterer Mikrokalzifikationen in der Peripherie. Einschätzung: BIRADS 5.

Operative Abklärung des Befundes nach präoperativer stereotaktischer Hakendraht-Lokalisation. Quadrantektomie.

Histologie: Invasiv duktal wachsendes Mammakarzinom von 12 mm Größe mit geringer intraduktaler Tumorkomponente.

Endgültige Klassifikation: IDC pT1 c, G2, pN1 a (1/14) + SIC, M0, R0-Resektion.

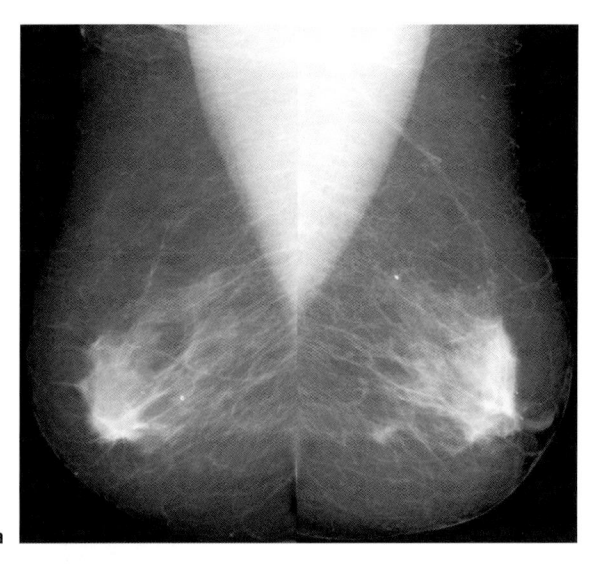

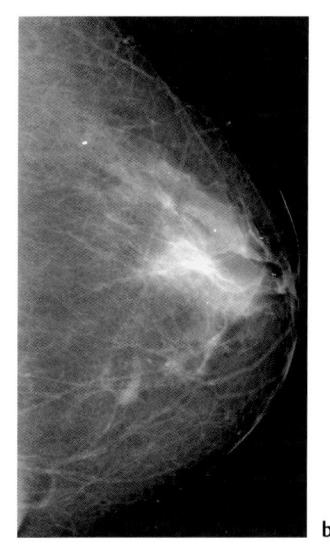

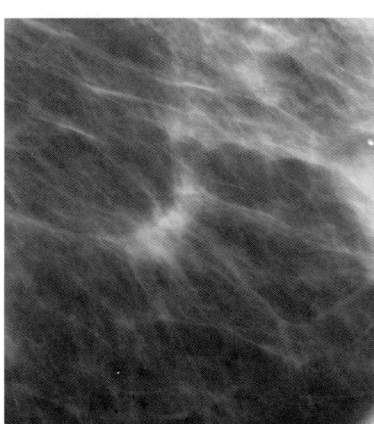

Abb. 11.**29 a – c** **Klinisch okkultes Mammakarzinom.**
Untersuchung im Rahmen der Früherkennung.
a, **b** Inhomogen dichtes, überwiegend retromamillär angeordnetes Parenchym (Typ III) mit fokaler Asymmetrie aufgrund eines irregulären, unscharf begrenzten Herdbefundes links unten innen in der mlo- (**a**) und cc- (**b**) Projektion.
c In der Tubuskompressionsaufnahme deutlichere Befunddokumentation. Kein Nachweis endotumoraler Kalzifikationen. Einschätzung: BIRADS 4.

Operative Abklärung des Befundes nach präoperativer US-gestützter Lokalisation. Tumorektomie.
Histologie: Invasiv duktal wachsendes Mammakarzinom von 16 mm Größe.

Endgültige Klassifikation: IDC pT1 c, G2, pN0 (0/18), M0, R0-Resektion.

11 Borderline- und maligne Befunde

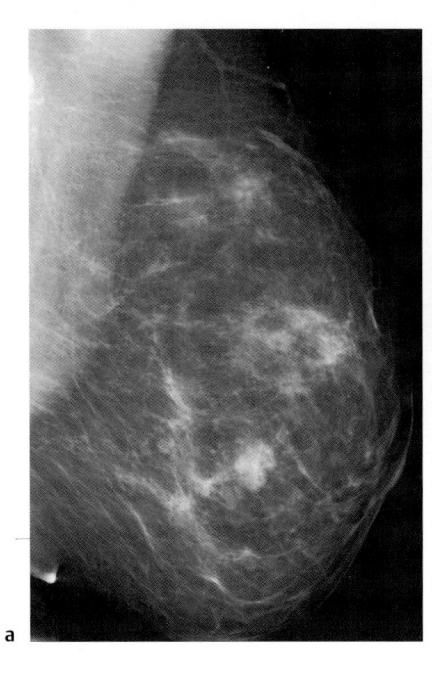

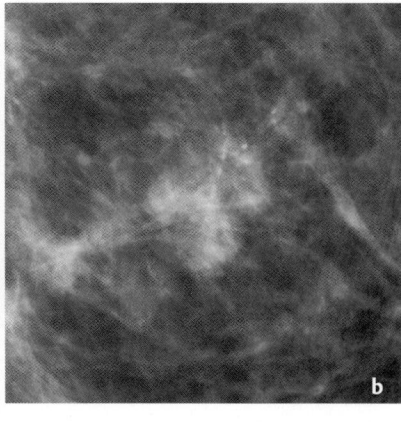

Abb. 11.30 a, b Klinisch okkultes Mammakarzinom.
Untersuchung im Rahmen der Früherkennung.
a Fibroglanduläres Parenchym (Typ II) mit lobuliertem, glatt begrenztem Herd zentral. Weitere runde, glatt begrenzte Herde (unsuspekt) bei bekannten Mammazysten.
b Im Zooming klarere Darstellung einzelner intra- sowie peritumoraler, eher monomorpher Mikroverkalkungen. Einschätzung: BIRADS 4.

Abklärung des lobulierten Herdbefundes durch stereotaktische Vakuumstanzbiopsie. Später Einleitung einer neoadjuvanten Chemotherapie mit anschließender erweiterter Quadrantektomie.

Histologie der Stanzen: Invasiv duktal wachsendes Mammakarzinom in mehreren Gewebestanzen.

Histologie nach 4 Zyklen Chemotherapie: Invasives duktales Karzinom von 15 mm Größe.

Endgültige Klassifikation: IDC ypT1 c, G2, ypN2 (3/16)

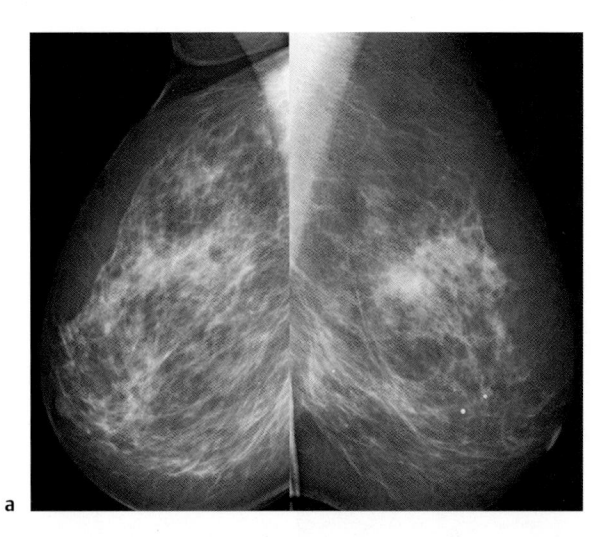

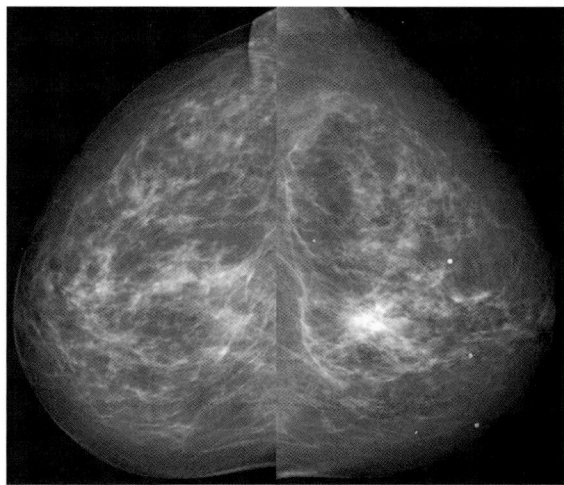

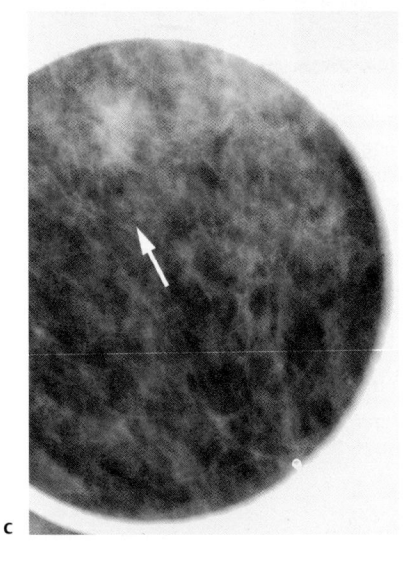

Abb. 11.31 a–c Klinisch okkultes Mammakarzinom.
Untersuchung im Rahmen der Nachsorge bei BET rechts vor 6 Jahren. Patientin asymptomatisch.
a, b Symmetrisch angeordnetes, fibroglanduläres Parenchym (Typ II) mit irregulär geformtem und unscharf begrenztem Herdbefund links zentral. Dichte des Befundes höher als die des umgebenden Drüsenparenchyms.
c In der Tubuskompressionsaufnahme Reproduzierbarkeit des Herdbefundes (Pfeil). Keine endo- oder peritumoralen Verkalkungen. Einschätzung: BIRADS 4.

Operative Abklärung des Befundes nach präoperativer Lokalisation. Tumorektomie.

Histologie: Invasiv duktal wachsendes Mammakarzinom von 12 mm Größe.

Endgültige Klassifikation: IDC pT1 c, G2, pN0 (0/14), M0, R0-Resektion.

Maligne Befunde **153**

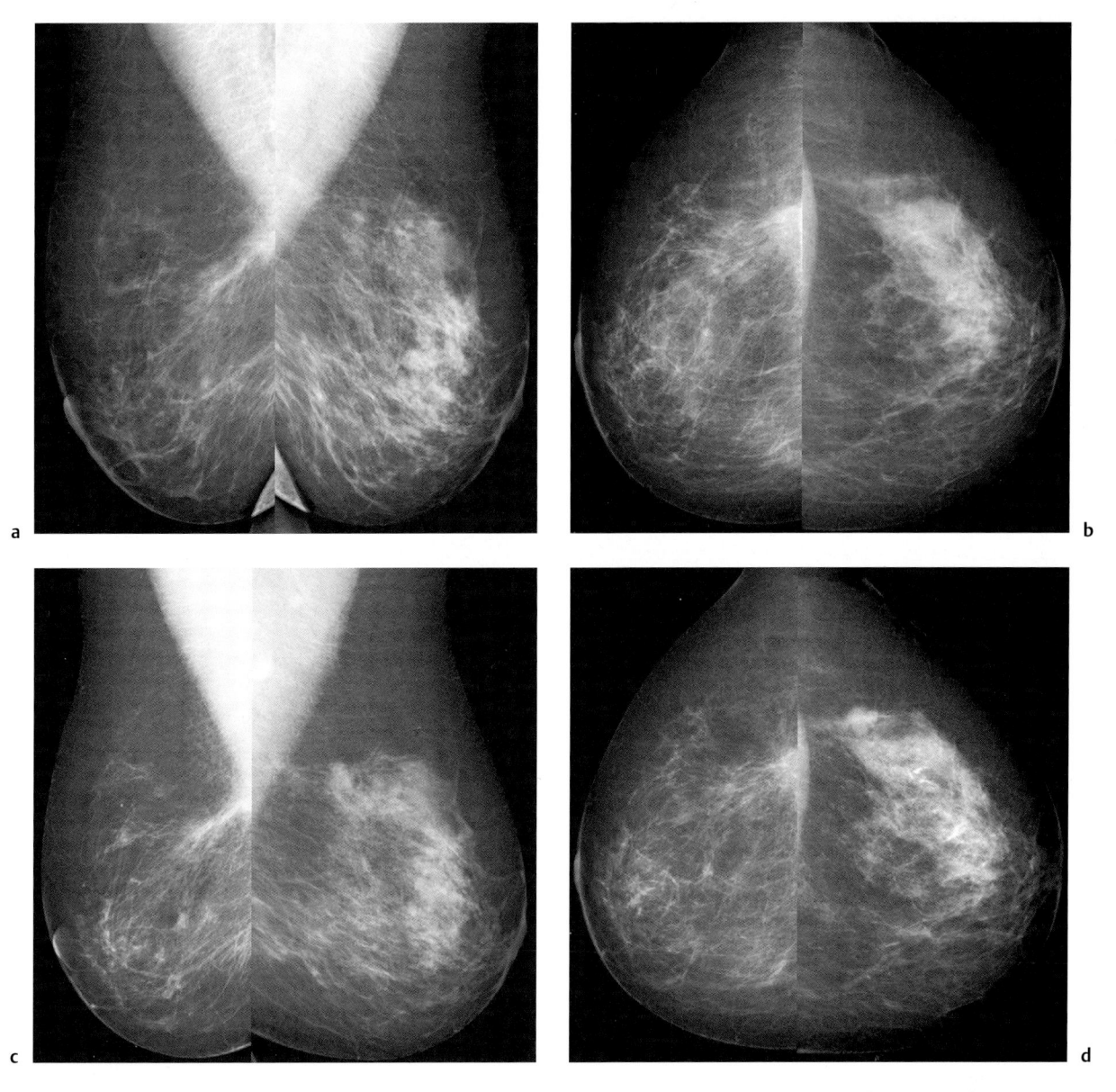

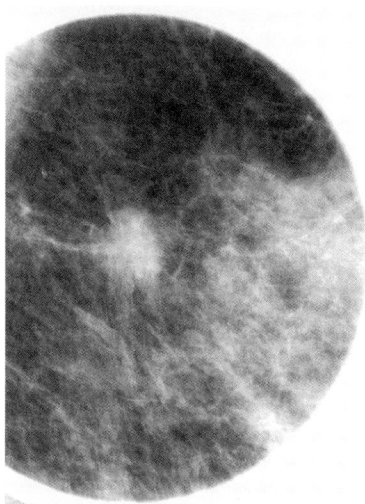

Abb. 11.32 a–e Klinisch okkultes Mammakarzinom.
Untersuchung im Rahmen der Nachsorge bei BET rechts vor 5 Jahren.
- **a, b** In der Vorjahresuntersuchung Asymmetrie des fibroglandulären Parenchyms (Typ II) zugunsten der linken Mamma nach BET rechts. Kein suspekter Herdbefund. Keine auffälligen Kalzifikationen. Einschätzung: BIRADS 2 (Asymmetrie).
- **c, d** In der aktuellen Untersuchung neu aufgetretener lobulierter Herdbefund mit partiell unscharfer Begrenzung und parenchymäquivalenter Dichte links oben außen.
- **e** In der Tubuskompressionsaufnahme eindeutige Reproduzierbarkeit des Herdes mit deutlicherer Darstellung der unscharfen Randkonturen.
Einschätzung: BIRADS 5.

Operative Abklärung des Befundes nach präoperativer US-gestützter Lokalisation. Tumorektomie.

Histologie: Invasiv duktal wachsendes Mammakarzinom links von 13 mm Größe.

Endgültige Klassifikation: IDC pT1 c, G2, pN0 (0/16), M0, R0-Resektion.

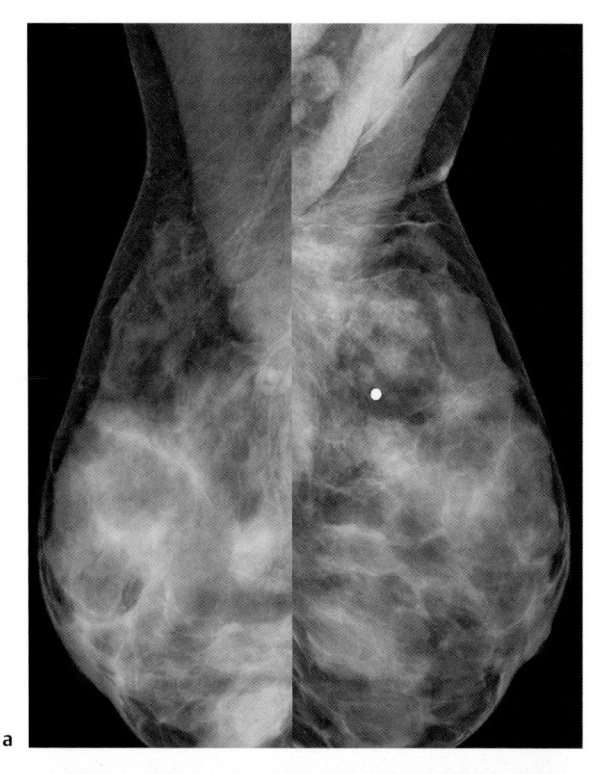

154 11 Borderline- und maligne Befunde

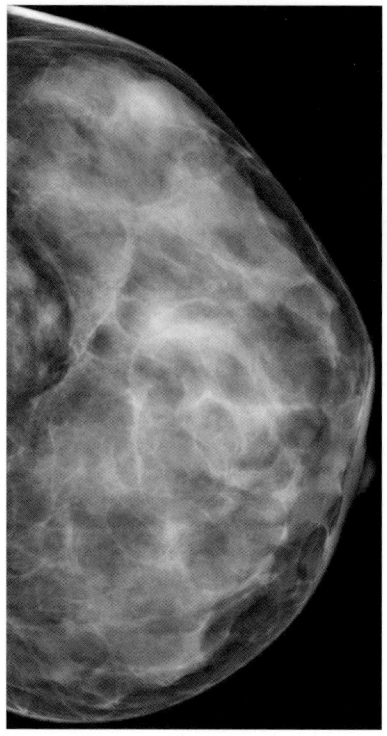

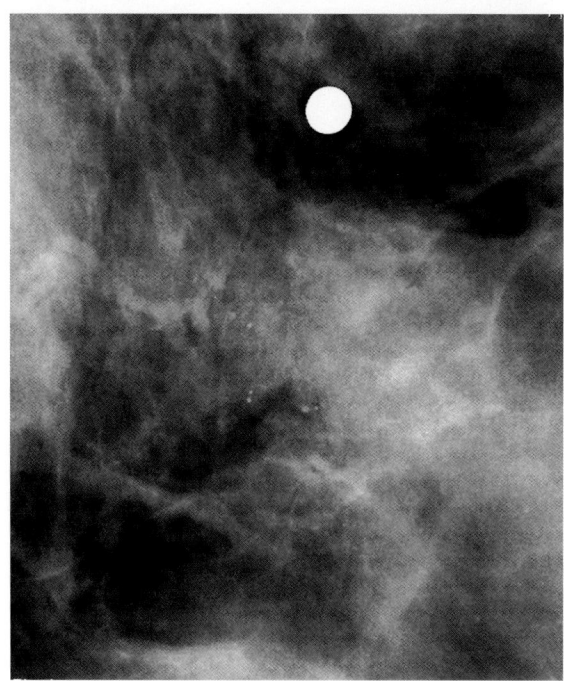

Abb. 11.33 a–c   Kleines Mammakarzinom bei symptomatischer Patientin.
Vorstellung im Rahmen der Früherkennung. Bei der klinischen Untersuchung mobile Resistenz links oben außen.
a Extrem dichtes Parenchym (Typ IV) beidseits. Bleikugelmarkierung des Palpationsbefundes links. Korrespondierend hierzu allenfalls diskrete Alteration der normalen Parenchymtextur im Sinne einer Architekturstörung in der mlo-Projektion. Keine Kalzifikationen.
b Kein eindeutig morphologisch erfassbarer Befund in der cc-Aufnahmeebene.
c Im Zooming mit Variation von Dichte und Helligkeit klarere Darstellung der Architekturstörung und Präsentation einzelner monomorpher Kalzifikationen. Einschätzung: BIRADS 4.

Abklärung des Tastbefundes durch perkutane Feinnadelpunktion. Später Tumorektomie.

Zytologie im Bereich des Tastbefundes: Einzelne Tumorzellen. Punktat hochverdächtig auf Mammakarzinom.

Histologie nach TE: Invasiv wachsendes duktales Karzinom von 9 mm Größe.

Endgültige Klassifikation:
IDC pT1 b, G2, pN0 (0/21) M0 R0-Resektion.

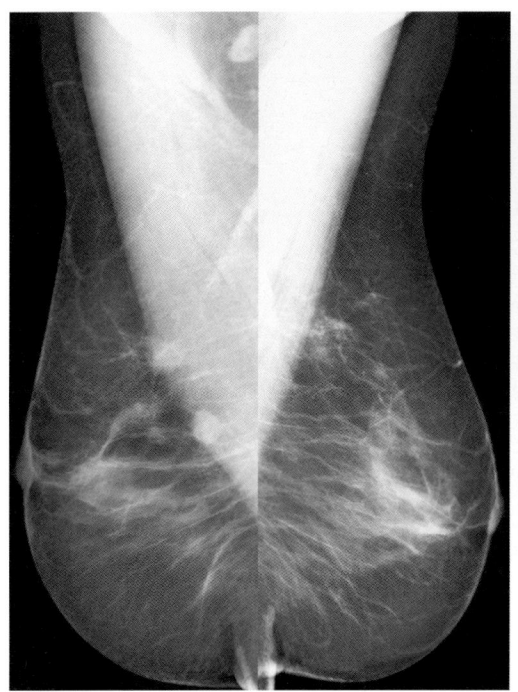

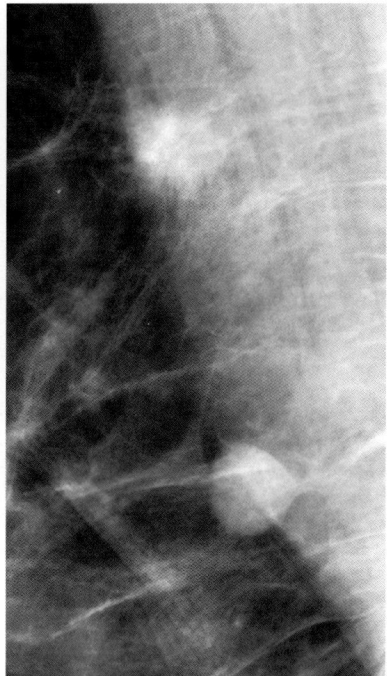

Abb. 11.**34 a, b   Kleines Mammakarzinom bei symptomatischer Patientin.**
Vorstellung bei Tastbefund rechts oben außen seit 3 Monaten. Kurative Mammographie.

a Überwiegend lipomatöses Parenchymmuster (Typ I) beidseits. Rechts oben außen Darstellung von 2 Herdbefunden mit etwas höherer Dichte als das verbliebene Restdrüsengewebe. Der weiter kranialseitige Herd mit unscharfer Begrenzung und endotumoralen amorphen Mikrokalzifikationen (Einschätzung: BIRADS 5). Der weiter kaudal gelegene Herd mit überwiegend glatter Begrenzung und ohne begleitende Kalzifikationen (Einschätzung: BIRADS 3).
b Befunddarstellung im Zooming.

Entfernung der beiden Herdbefunde rechts nach präoperativer Markierung. Tumorektomie rechts.

Histologie: Invasiv wachsendes duktales Karzinom von 9 mm Größe mit extensiver intraduktaler Komponente (Tastbefund). 10 mm großes Papillom (2. Herd rechts).

Endgültige Klassifikation: rechte Mamma:
IDC pT1 b, G2, pN0 (0/21) M0 R0-Resektion und Papillom.

11 Borderline- und maligne Befunde

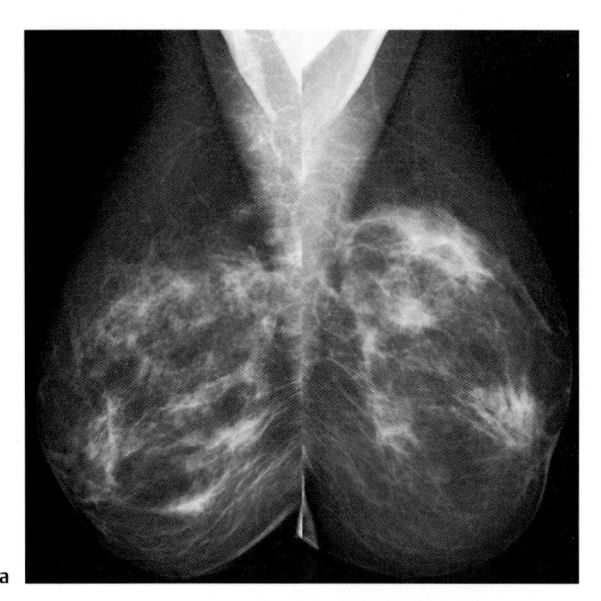

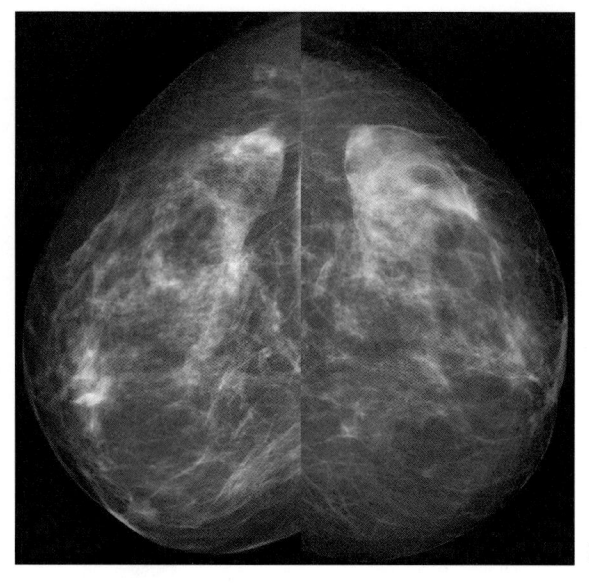

Abb. 11.35 a–c Mammakarzinom bei symptomatischer Patientin.
Vorstellung bei Tastbefund rechts unten seit 4 Wochen. Kurative Mammographie.

a, b Fibroglanduläres Parenchymmuster (Typ II) beidseits mit fokaler Asymmetrie innen unten zugunsten der rechten Mamma. In cc-Projektion (**b**) kutisnah lobulierte Verschattung rechts innen mit Verdickung des Hautstreifens. Fragliche Darstellung dieses Befundes in der 2. Aufnahmeebene (mlo) (**a**).
c Deutlichere Darstellung des Befundes und der kutanen Verdickung im Zooming. Einschätzung: BIRADS 5.

Befundabklärung durch operative Entfernung. Tumorektomie.

Histologie: Invasiv wachsendes duktales Karzinom von 11 mm Größe mit Infiltration der Haut.

Endgültige Klassifikation: IDC pT4b (Kutis), G2, pN0 (0/27) M0 R0-Resektion.

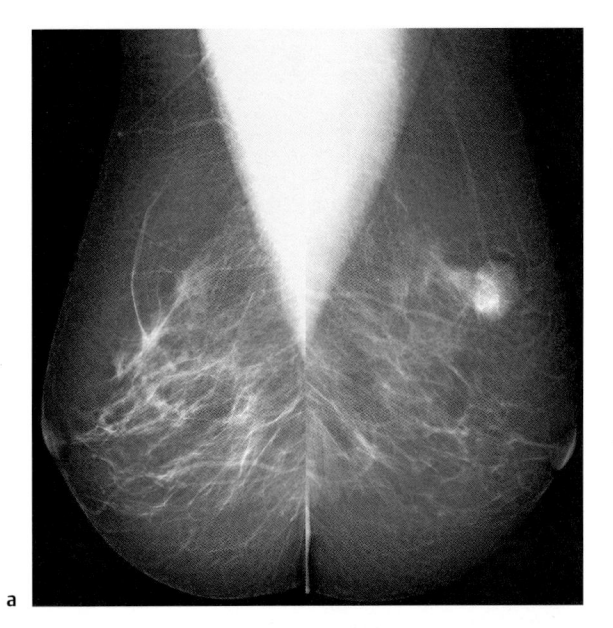

Maligne Befunde **157**

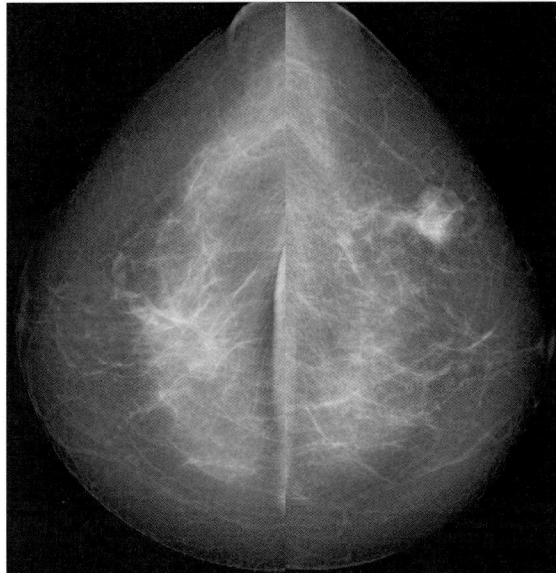

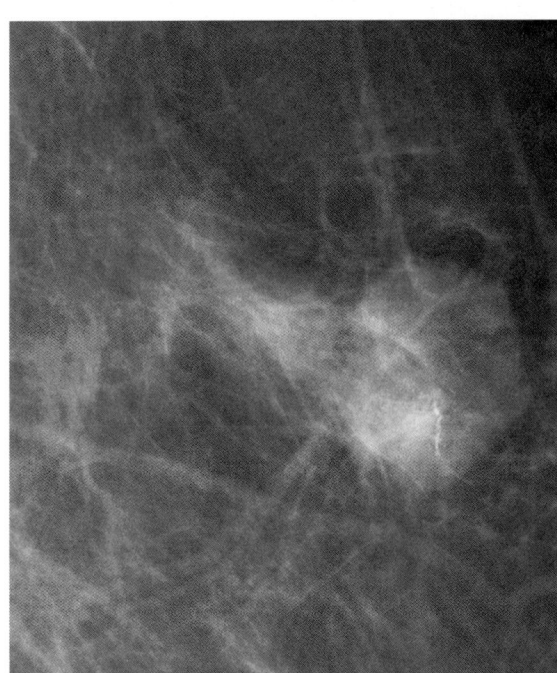

Abb. 11.36 a–c Mammakarzinom bei symptomatischer Patientin.
Vorstellung bei Tastbefund links oben außen. Kurative Mammographie.
a, b Überwiegend lipomatöses Parenchymmuster (Typ I) beidseits. Korrespondierend zum Tastbefund runder, überwiegend glatt begrenzter Herdbefund links oben außen mit schweifartiger Ausziehung in Richtung Thoraxwand.
c Im Zooming endotumorale längliche Mikrokalzifikationen.
Einschätzung: BIRADS 5.

Abklärung des Tastbefundes durch perkutane Feinnadelpunktion. Später Tumorektomie.

Zytologie im Bereich des Tastbefundes: Zellbild eines Mammakarzinoms.

Histologie nach TE: Invasiv wachsendes duktales Karzinom von 19 mm Größe. Keine umgebende intraduktale Komponente.

Endgültige Klassifikation: IDC pT1 c, G3, pN0 (0/11) M0 R0-Resektion.

Anmerkung: Die schweifartige Ausziehung korrespondierte offensichtlich nicht mit einer EIC in der Histologie.

11 Borderline- und maligne Befunde

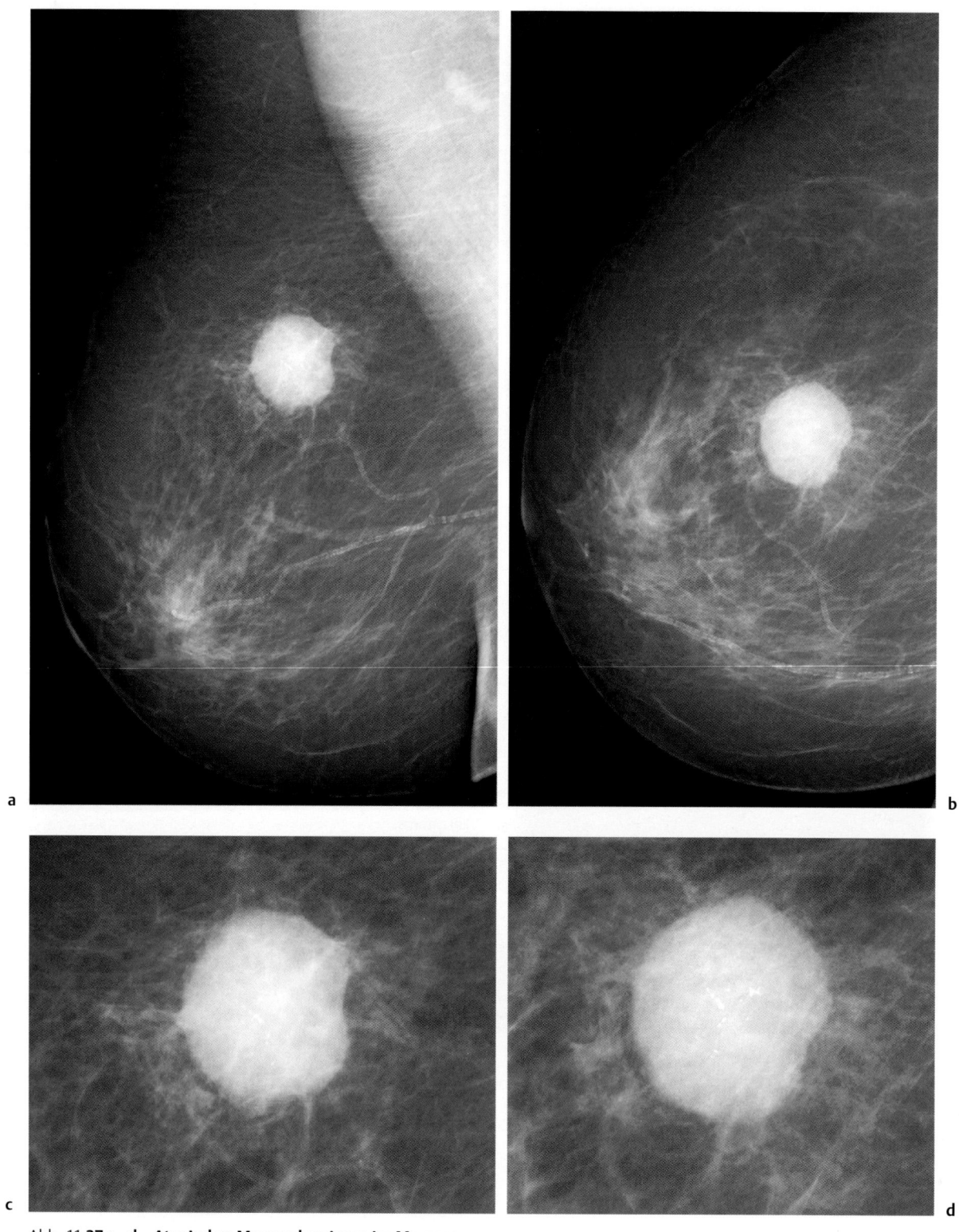

Abb. 11.37 a–d Atypisches Mammakarzinom im Mammogramm.
Vorstellung bei Tastbefund rechts. Kurative Mammographie.
a, b Überwiegend lipomatöses Parenchymmuster (Typ I) mit lobuliertem, überwiegend glatt begrenztem Herdbefund rechts zentral. Endotumoral pleomorphe Mikroverkalkungen.
c, d Darstellung des Herdes im Zooming in beiden Aufnahmeebenen. Einschätzung aufgrund der Kalzifikationen: BIRADS 5.

Befundabklärung durch operative Entfernung. Tumorektomie.

Histologie: Invasiv wachsendes duktales Karzinom von 18 mm Größe.

Endgültige Klassifikation: IDC pT1c, G2, pN0 (0/16) M0 R0-Resektion.

Maligne Befunde **159**

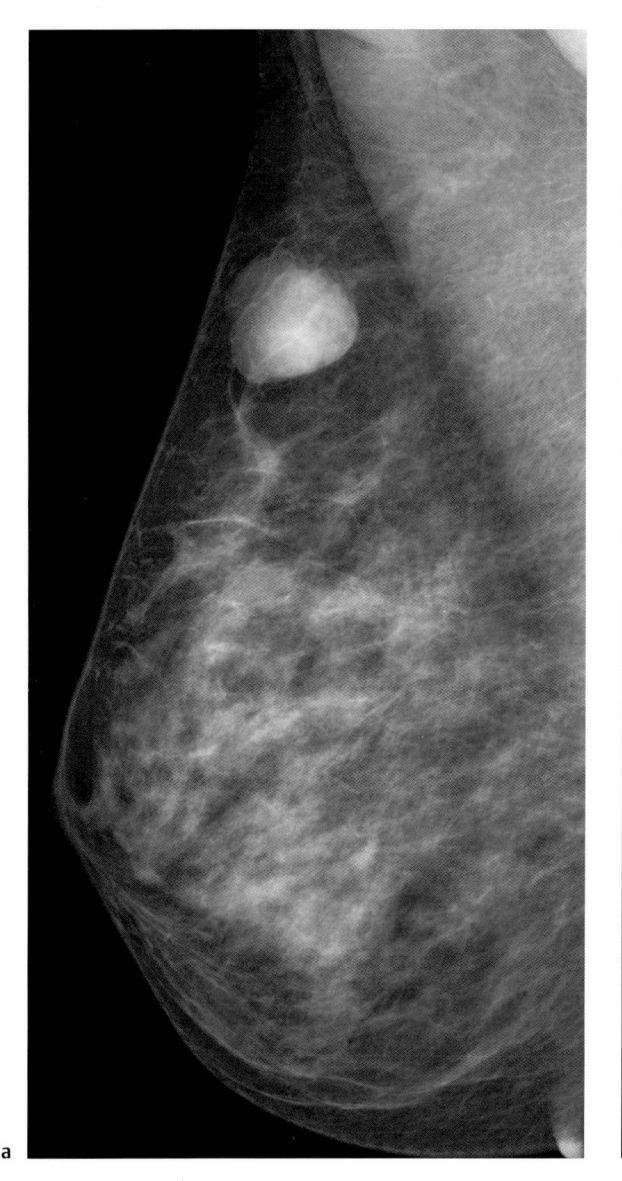

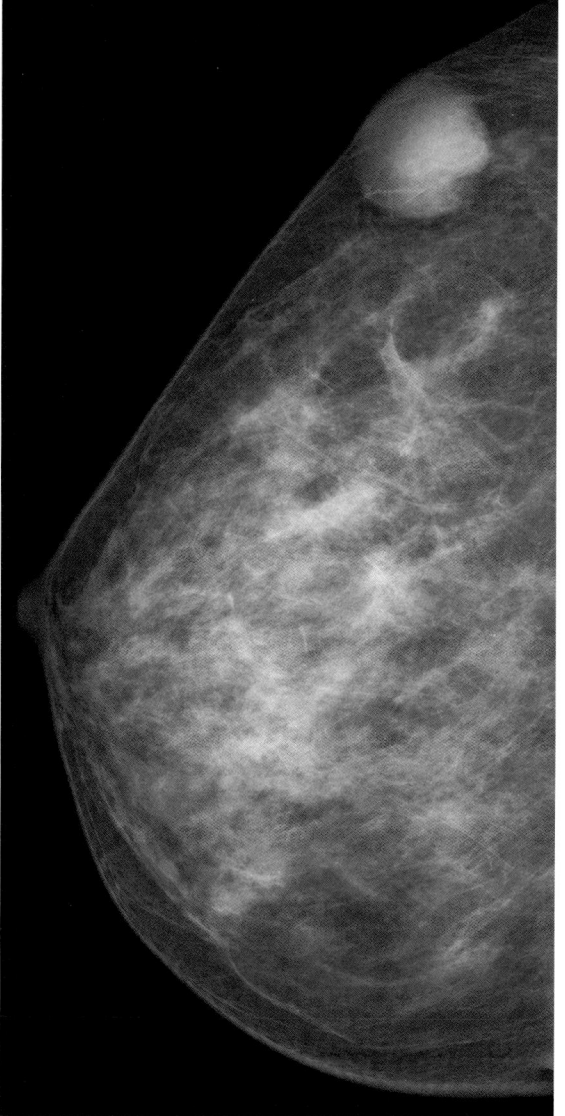

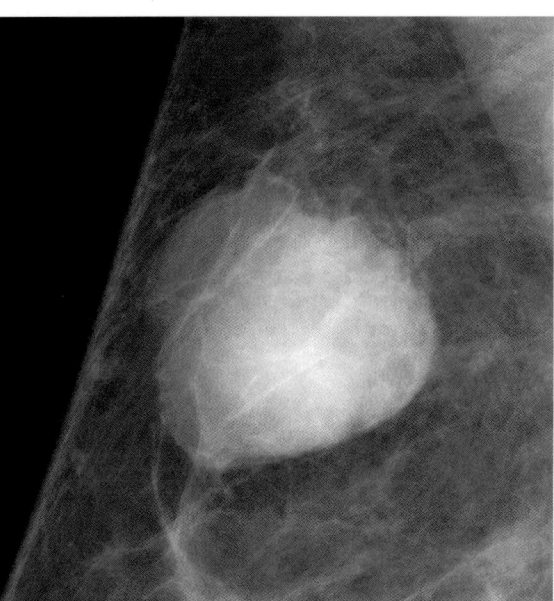

Abb. 11.38 a–c Atypisches Mammakarzinom im Mammogramm.
Vorstellung bei Tastbefund rechts oben außen. Kurative Mammographie.
a, b Inhomogen dichtes Parenchym (Typ III) mit lobuliertem, überwiegend glatt begrenztem Herd rechts oben außen kutisnah. Keine endo- oder peritumoralen Verkalkungen.
c Darstellung des Herdbefundes im Zooming. Einschätzung: BIRADS 4.

Abklärung des Tastbefundes durch perkutane Feinnadelpunktion. Später Tumorektomie.

Zytologie im Bereich des Tastbefundes: Zellbild eines Mammakarzinoms.

Histologie nach TE: invasiv wachsendes duktales Karzinom von 27 mm Größe.

Endgültige Klassifikation: IDC pT2, G2, pN0 (0/12) M0 R0-Resektion.

11 Borderline- und maligne Befunde

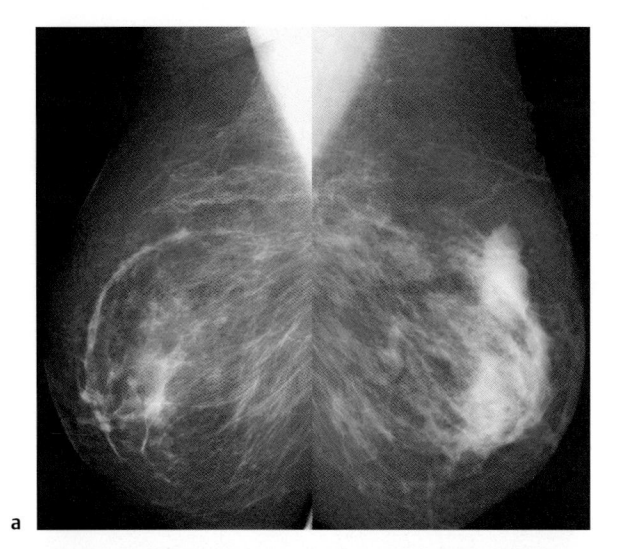

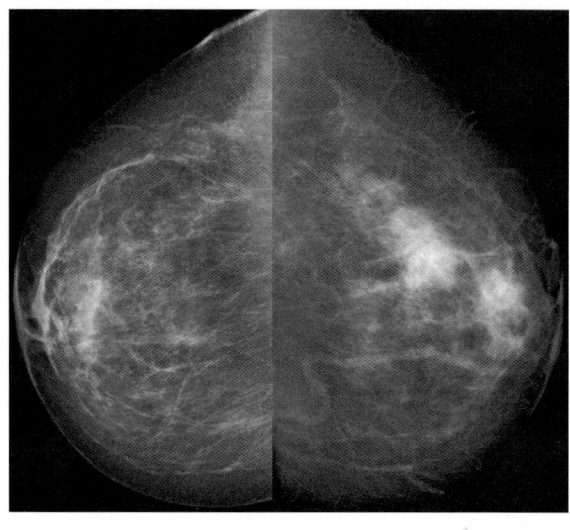

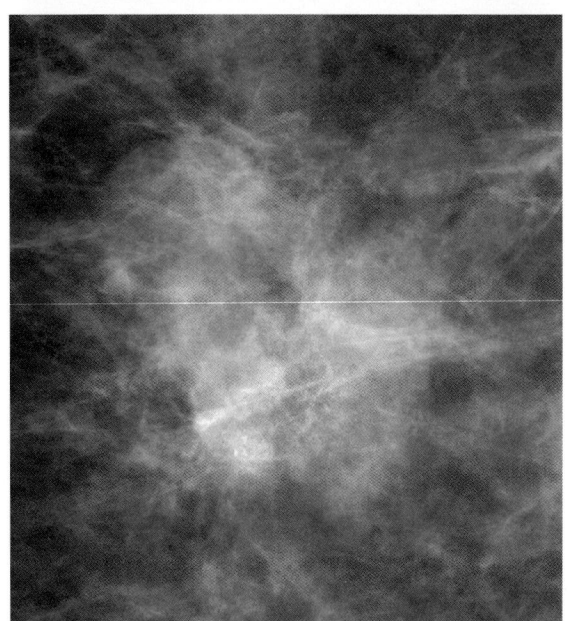

Abb. 11.39 a–c Mammakarzinom im Mammogramm.
Kurative Mammographie bei Knoten links.
a, b Überwiegend lipomatöses Parenchymmuster (Typ I). Links lobulierter, partiell unscharf begrenzter Herd. Keine endo- oder peritumoralen Verkalkungen. Breite drainierende Vene links (sekundäres Malignitätskriterium).
c Deutlichere Darstellung des Befundes im Zooming. Einschätzung: BIRADS 5.

Befundabklärung durch perkutane Stanze. Mastektomie.
Histologie der Stanzzylinder: invasiv wachsendes duktales Karzinom.

Histologie der TE: invasiv wachsendes duktales Karzinom mit umgebenden CLIS-Anteilen und mehreren Papillomen.

Endgültige Klassifikation: IDC pT2, G3, pN1 biv (5/9) M + (Lungenmetastasen).

Maligne Befunde **161**

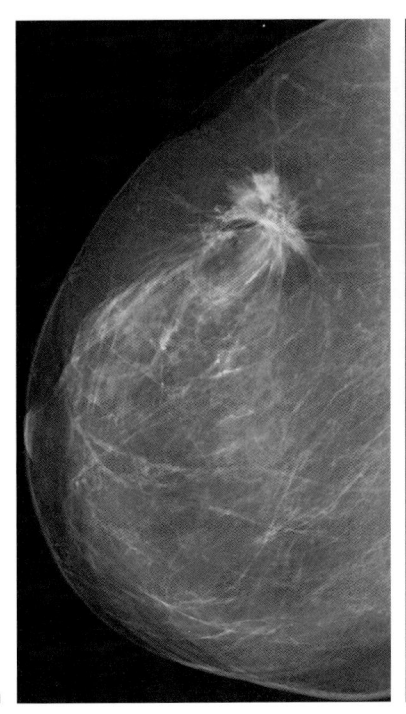

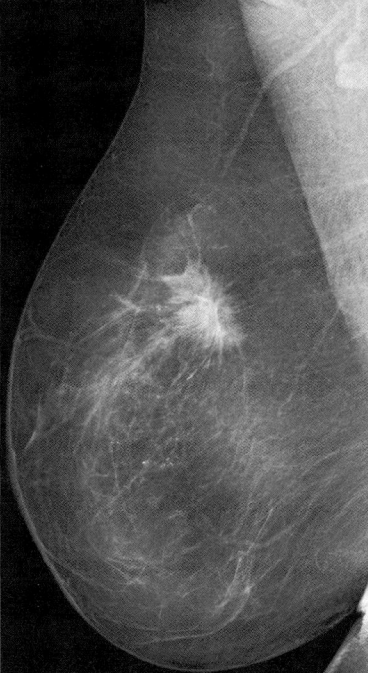

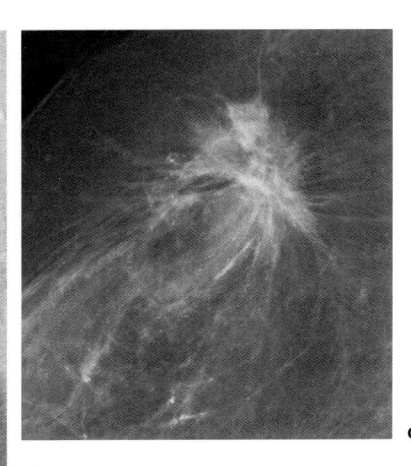

Abb. 11.**40 a–c** **Klassisches Mammakarzinom im Mammogramm.**
Vorstellung bei Tastbefund rechts oben außen. Kurative Mammographie.
a, b Überwiegend lipomatöses Parenchymmuster (Typ I). Korrespondierend zum Tastbefund irregulär begrenzter Herdbefund mit spikulierter Begrenzung und pleomorphen Mikrokalzifikationen in der Tumorperipherie.
c Im Zooming deutlichere Darstellung der morphologischen Veränderungen. Einschätzung: BIRADS 5.

Befundabklärung durch perkutane Stanze. Mastektomie.
Histologie der Stanzzylinder: invasiv wachsendes duktales Karzinom.

Histologie nach TE: invasiv wachsendes duktales Karzinom von 29 mm Größe.

Endgültige Klassifikation: IDC pT2, G2, pN1 biii (1/16) MX R0-Resektion.

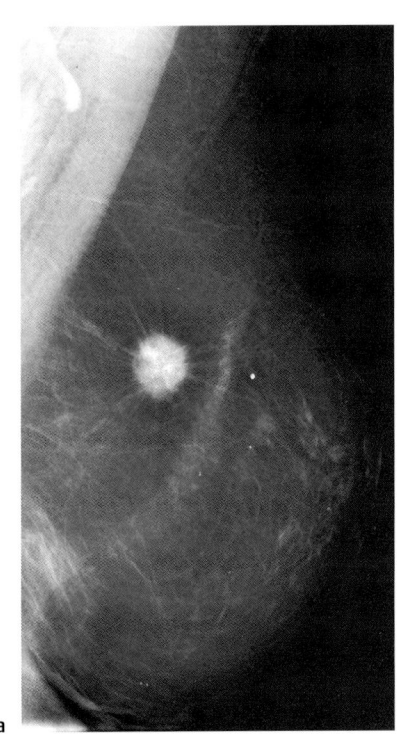

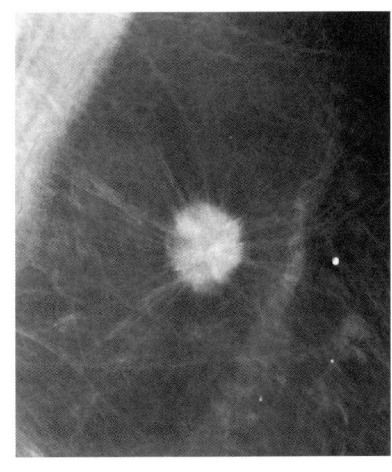

Abb. 11.**41 a, b** **Klassisches Mammakarzinom im Mammogramm.**
Kurative Mammographie bei Knoten und Kutisretraktion links.
a Überwiegend lipomatöses Parenchymmuster (Typ I). Links runder Herd mit spikulierter Begrenzung. Zeichen der Kutisretraktion und -verdickung.
b Deutlichere Darstellung des Befundes sowie diskreter amorpher Mikroverkalkungen endo- und peritumoral im Zooming. Einschätzung: BIRADS 5.

Befundabklärung durch perkutane Stanze. Tumorektomie.
Histologie der Stanzzylinder: invasiv wachsendes duktales Karzinom.

Histologie der TE: invasiv wachsendes duktales Karzinom in einer Größe von 17 mm.

Endgültige Klassifikation: IDC pT1 c, G2, pN0 (0/16) M0, R0-Resektion.

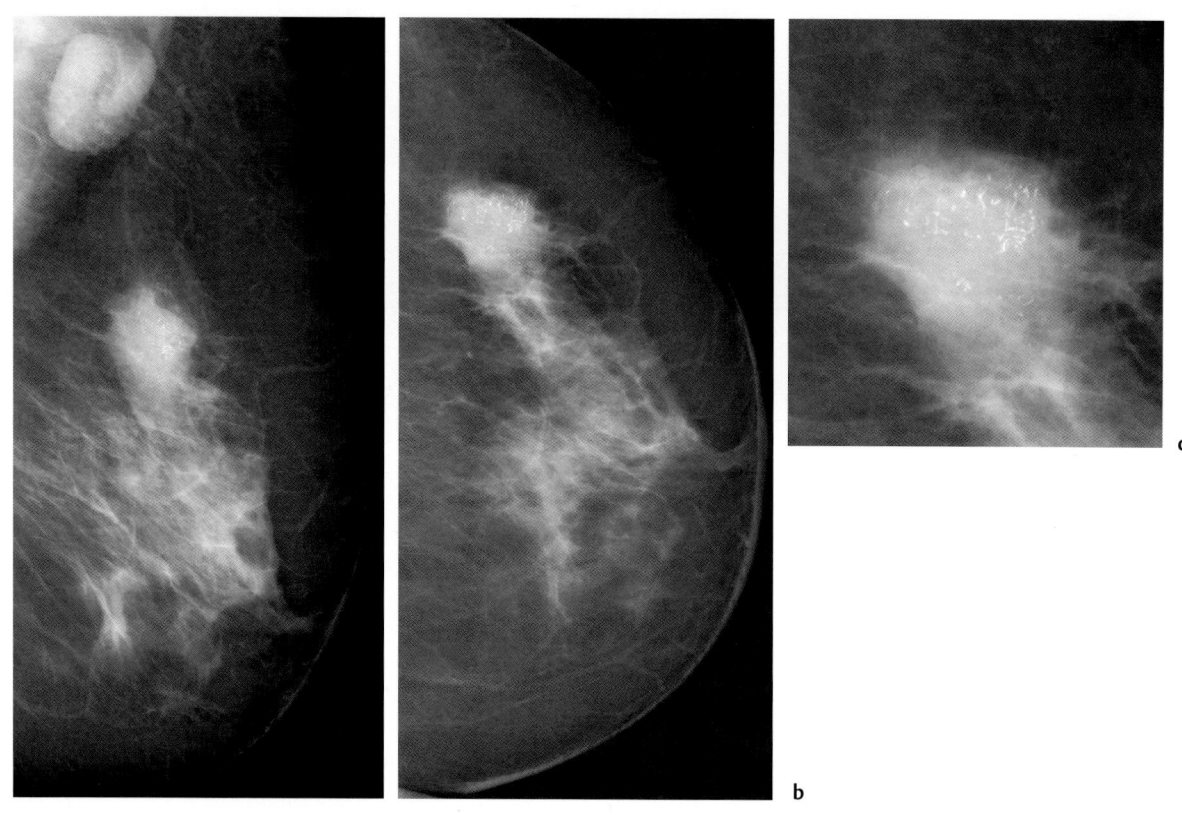

Abb. 11.**42a–c** **Klassisches Mammakarzinom im Mammogramm.**
Kurative Mammographie bei Tastbefund links oben außen.
a, b Fibroglanduläres Parenchym (Typ II). Korrespondierend zum Tastbefund ovaler Herdbefund mit teils glatter, teils unscharfer Begrenzung. Endotumoral pleomorphe Mikrokalzifikationen. Schweifartige Verdichtung vom Tumor zur Mamillarregion reichend. Axilläre Lymphadenopathie in der mlo-Aufnahme (**a**).
c Im Zooming deutlichere Darstellung der endotumoralen Kalzifikationen. Einschätzung: BIRADS 5.

Befundabklärung durch perkutane Stanze. Mastektomie. Histologie der Stanzzylinder: invasiv wachsendes duktales Karzinom.

Histologie nach TE: invasiv wachsendes duktales Karzinom von 35 mm Größe mit umgebender intraduktaler Tumorkomponente.

Endgültige Klassifikation: IDC pT2 + EIC, G2, pN2, MX R0-Resektion.

Maligne Befunde **163**

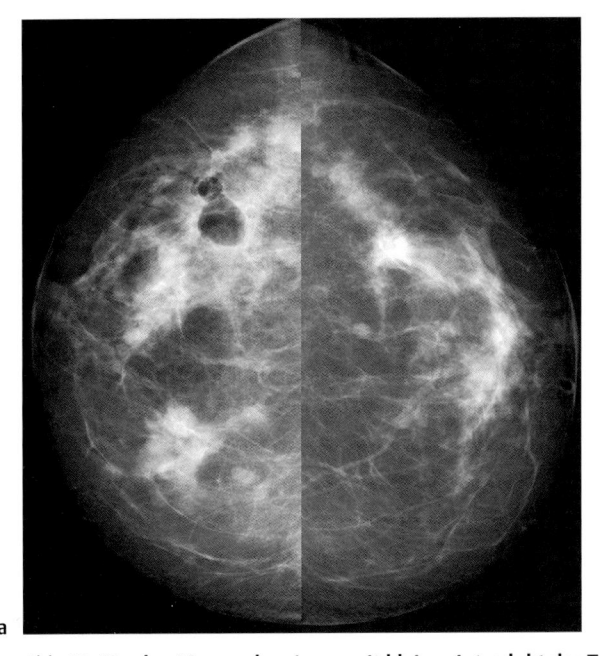

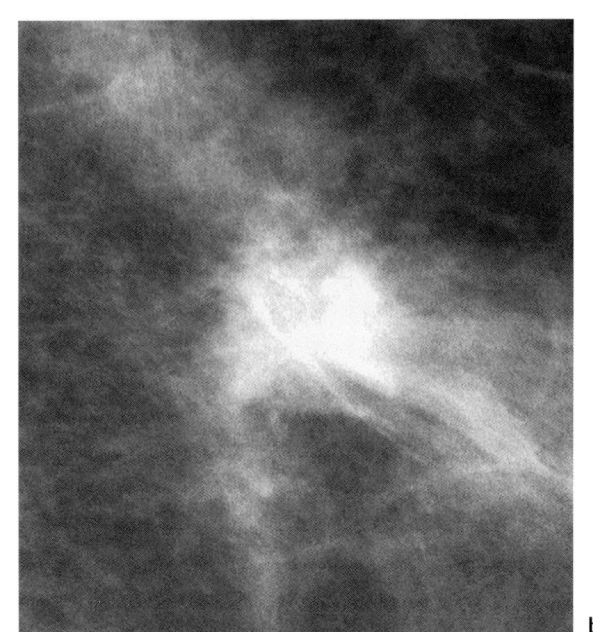

Abb. 11.**43 a**, **b**   **Mammakarzinom mit kleiner intraduktaler Tumorkomponente (SIC).**
Vorstellung im Rahmen der Früherkennung. Palpatorisch vage Resistenz links oben außen.
a Inhomogen dichtes Parenchymmuster (Typ III) mit fokaler Asymmetrie zugunsten der rechten Seite innen (unsuspekt). Links irregulärer Herd mit spikulierter Begrenzung und deutlich erhöhter Dichte. Keine endo- oder peritumoralen Verkalkungen. Bekannte Mammazysten beidseits.
b Darstellung des Befundes im Zooming. Einschätzung: BIRADS 5.

Operative Befundabklärung.

Histologie der TE: Invasiv wachsendes duktales Karzinom in einer Größe von 14 mm sowie geringe intraduktale Tumorkomponente in der Umgebung.

Endgültige Klassifikation: IDC pT1c + SIC, G2, pN0 (0/9) M0, R0-Resektion.

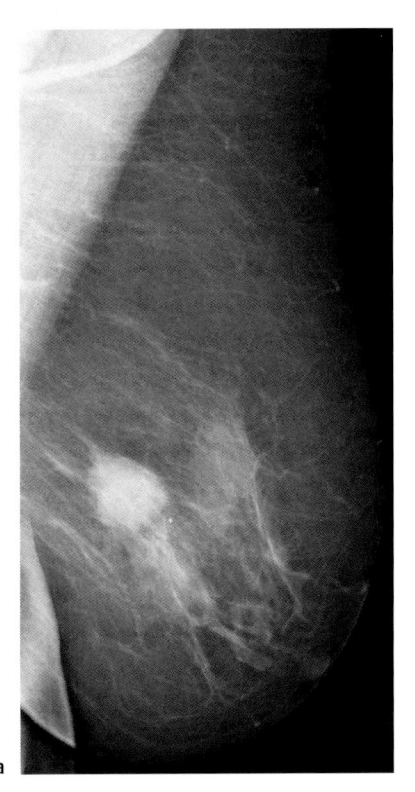

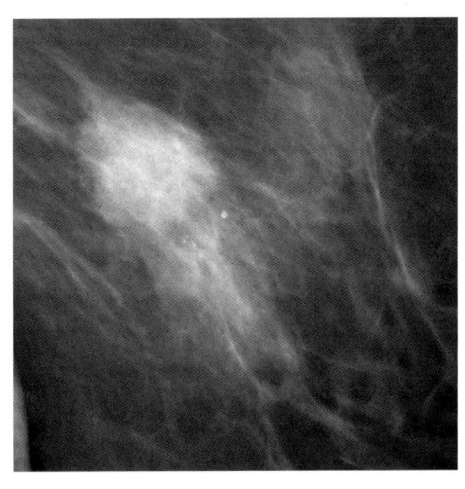

Abb. 11.**44 a**, **b**   **Mammakarzinom mit extensiver intraduktaler Tumorkomponente (EIC).**
Kurative Mammographie bei Tastbefund links außen.
a Überwiegend lipomatöses Parenchymmuster (Typ I). Korrespondierend zum Tastbefund runder Herdbefund mit teils glatter, teils unscharfer Begrenzung. Schweifartige Verdichtung vom Tumor in Richtung Mamillarregion ziehend. Peritumoral einzelne Mikrokalzifikationen.
b Im Zooming deutlichere Darstellung der peritumoralen Kalzifikationen. Einschätzung: BIRADS 5.

Befundabklärung durch perkutane Stanze. Mastektomie.
Histologie der Stanzzylinder: invasiv wachsendes duktales Karzinom.

Histologie nach TE: invasiv wachsendes duktales Karzinom von 16 mm Größe mit extensiver intraduktaler Tumorkomponente.

Endgültige Klassifikation: IDC pT1c + EIC, G2, pN1biii, M0 R0-Resektion.

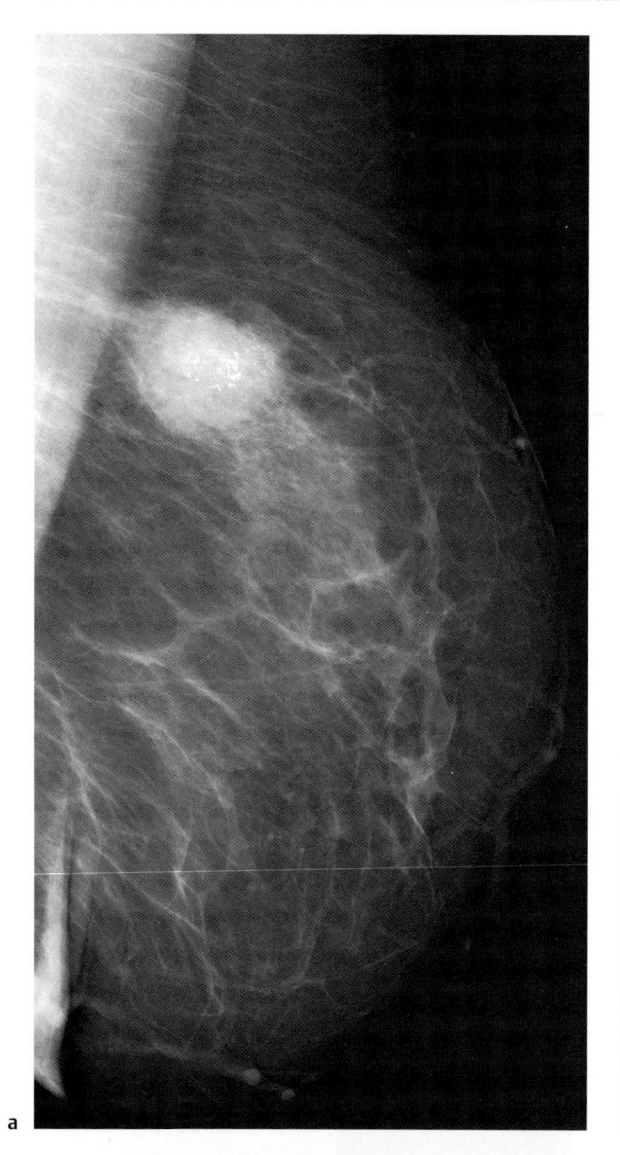

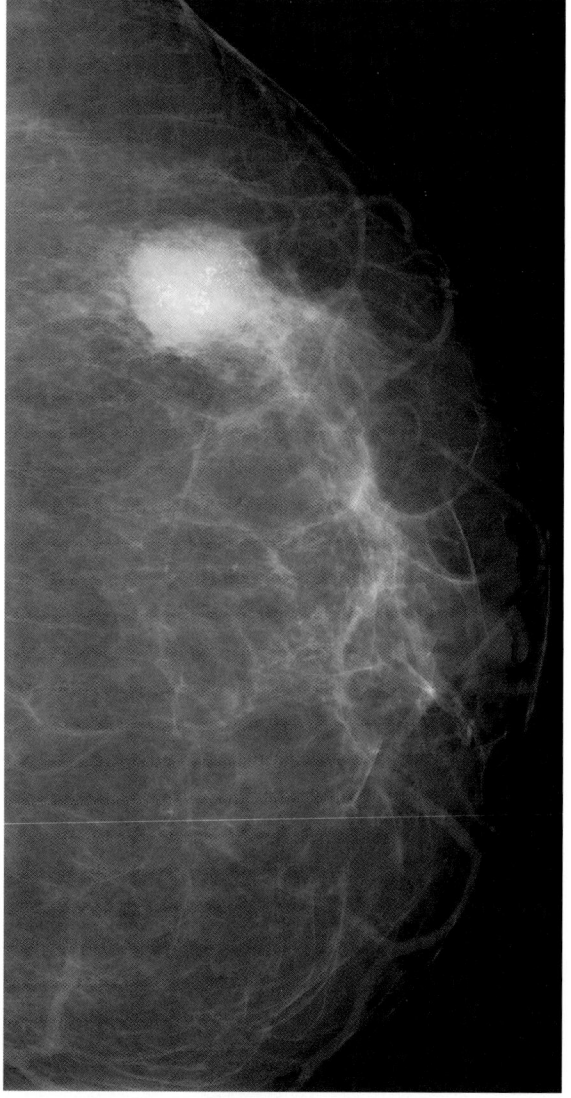

Abb. 11.45 a, b Mammakarzinom mit extensiver intraduktaler Tumorkomponente (EIC).
Kurative Mammographie bei Tastbefund links außen.
a, b Überwiegend lipomatöses Parenchymmuster (Typ I). Korrespondierend zum Tastbefund runder Herd mit teils glatter, teils unscharfer Begrenzung. Schweifartige Verdichtung vom Tumor in Richtung Mamillarregion ziehend. Endotumoral ausgeprägte pleomorphe Mikrokalzifikationen.
c Im Zooming deutlichere Darstellung der endotumoralen Kalzifikationen. Einschätzung: BIRADS 5.

Befundabklärung durch perkutane Stanze. Mastektomie.

Histologie der Stanzzylinder: invasiv wachsendes duktales Karzinom.

Histologie nach TE: invasiv wachsendes duktales Karzinom von 25 mm Größe mit extensiver intraduktaler Tumorkomponente.

Endgültige Klassifikation:
IDC pT2 + EIC, G3, pNx, M0, R0-Resektion.

Maligne Befunde **165**

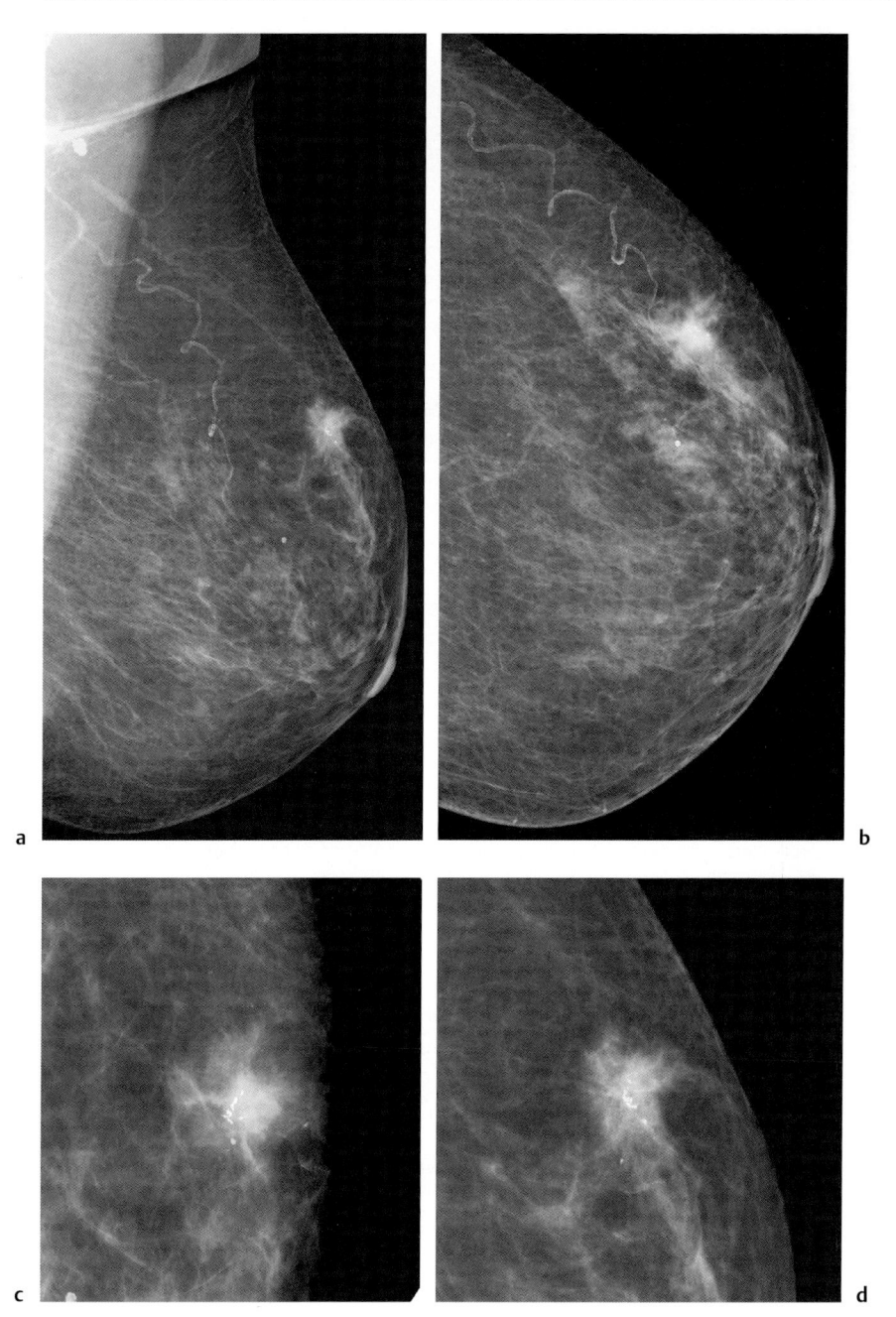

Abb. 11.46 a – d Mammakarzinom mit intraduktaler Tumorkomponente (PIC).
Mammographie im Rahmen der Tumornachsorge bei TE rechts vor 12 Jahren wegen eines Karzinoms. Aktuell Tastbefund links außen.

a, b Überwiegend lipomatöses Parenchymmuster (Typ I). Korrespondierend zum Tastbefund irregulärer Herd mit unscharfer Begrenzung. Schweifartige Verdichtung vom Tumor in Richtung Mamillarregion sowie zur Kutis ziehend. Endotumoral pleomorphe Mikrokalzifikationen.

c, d In der Tubuskompressionsaufnahme sowie im Zooming deutlichere Darstellung der morphologischen Veränderungen. Einschätzung: BIRADS 5.

Operative Befundabklärung. Quadrantektomie.

Histologie nach TE: Invasiv wachsendes duktales Karzinom von 13 mm Größe mit prädominanter intraduktaler Tumorkomponente.

Endgültige Klassifikation: IDC pT1 c + PIC, G2, pN0 (0/13), M0, R0-Resektion.

11 Borderline- und maligne Befunde

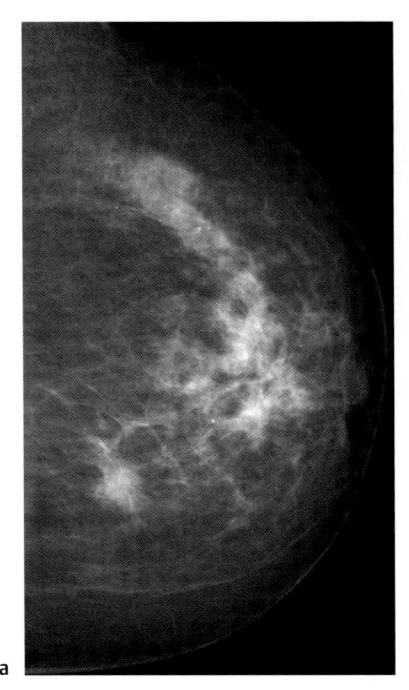

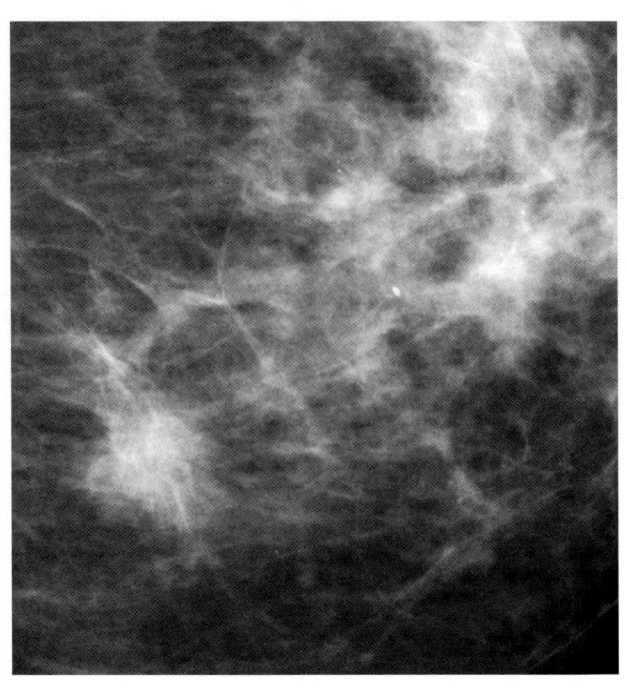

Abb. 11.47 a, b   Multifokales Mammakarzinom.
Kurative Mammographie bei Tastbefund links innen.
a Fibroglanduläres Parenchymmuster (Typ II). Korrespondierend zum Tastbefund runder Herd mit teils unscharfer, teils spikulierter Begrenzung links innen. Mamillenwärts hiervon weiterer irregulär geformter Herd mit spikulierter Begrenzung. Peritumoral einzelne eher monomorphe Mikrokalzifikationen.
b Im Zooming deutlichere Darstellung der Kalzifikationen. Einschätzung: BIRADS 5.

Operative Befundabklärung. Mastektomie.

Histologie nach TE: 2 Herde eines invasiv wachsenden duktalen Karzinoms, der größere 18 mm im Durchmesser.

Endgültige Klassifikation: IDC pT1c (multifokal), G2, pN1(1/22), Mx.

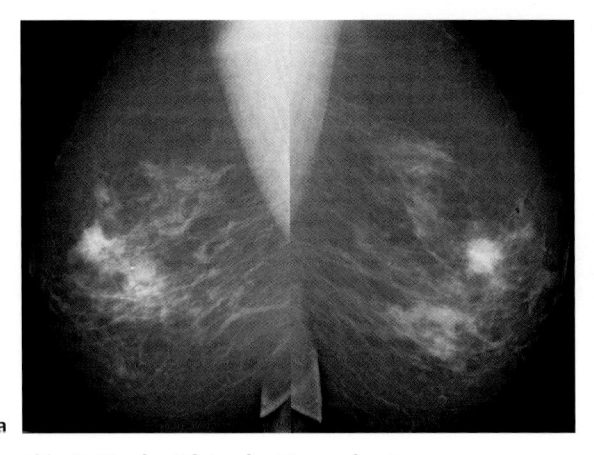

Abb. 11.48 a, b   Bilaterales Mammakarzinom.
Kurative Mammographie bei Tastbefund links zentral. Im Rahmen der klinischen Untersuchung zusätzlich auffälliger Palpationsbefund rechts zentral.
a Fibroglanduläres Parenchymmuster (Typ II). Rechts irregulärer Herdbefund mit unscharfer Begrenzung und parenchymäquivalenter Dichte Keine endo- oder peritumoralen Verkalkungen. Einschätzung: BIRADS 4.
b Links runder Herdbefund mit unscharfer Begrenzung. Keine endo- oder peritumoralen Verkalkungen. Dichte höher als umgebendes Gewebe. Einschätzung: BIRADS 4.

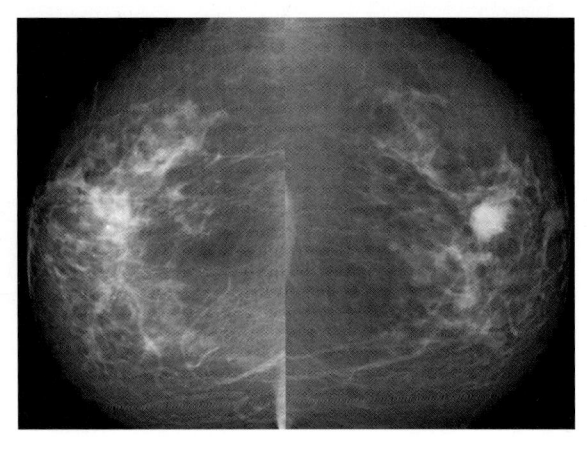

Befundabklärung durch beidseitige US-gestützte Stanzbiopsie. Tumorektomie beidseits.

Histologie der Gewebestanzen: Beidseits Nachweis eines invasiv wachsenden duktalen Karzinoms.

Histologie nach TE: rechts invasiv wachsendes duktales Karzinom von 15 mm Größe, links invasiv wachsendes duktales Karzinom von 16 mm Größe.

Endgültige Klassifikation: Rechts: IDC pT1c, G2, pN1(5/16): links: IDC pT1c, G2, pN0 (0/12), beidseits R0-Resektion.

Maligne Befunde 167

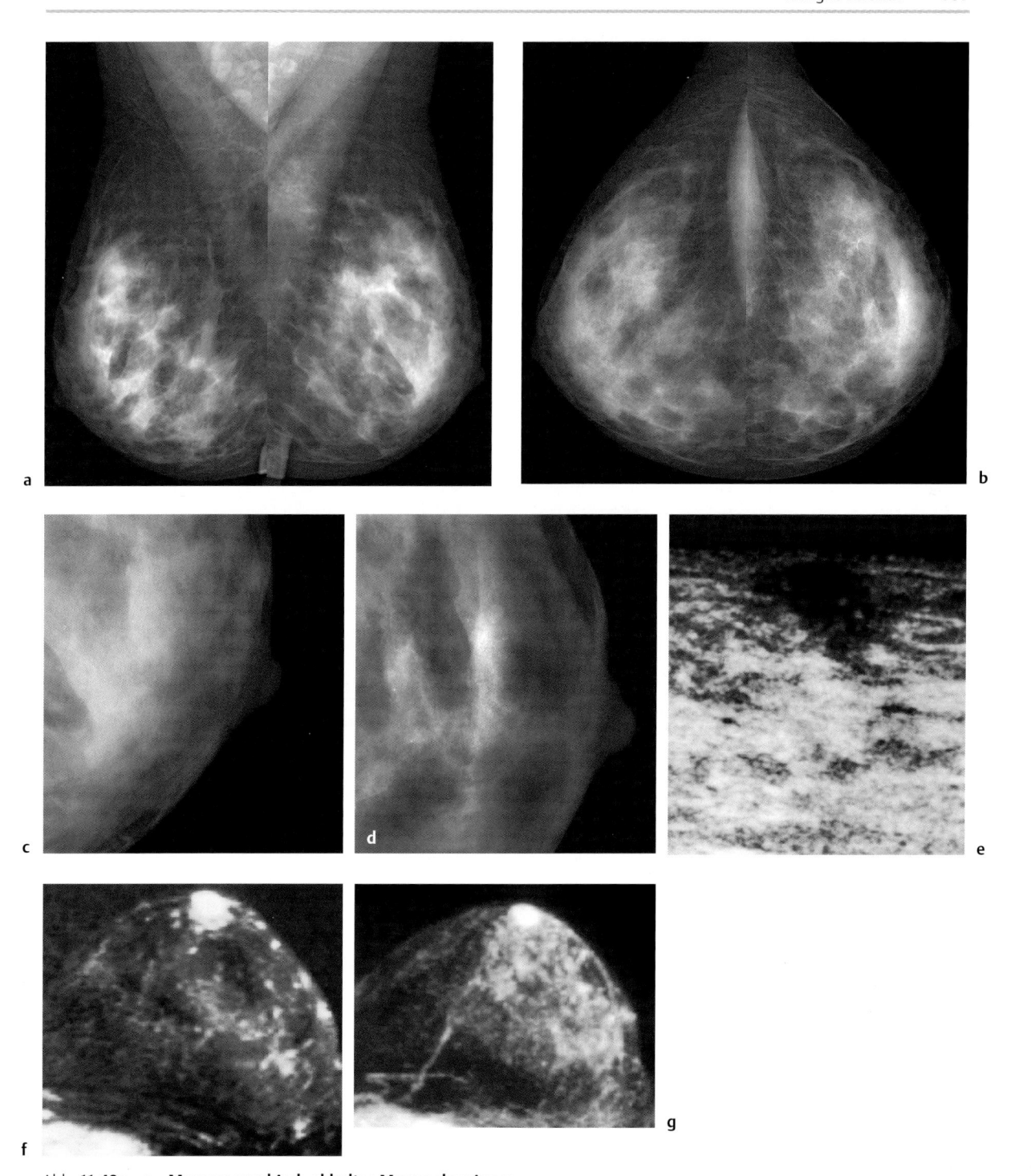

Abb. 11.49 a–g Mammographisch okkultes Mammakarzinom.
Kurative Mammographie bei Tastbefund am kaudalen Areolarand links.

a, b Extrem dichtes Parenchym (Typ IV). Symmetrische Darstellung der Parenchymstrukturen beidseits.

c, d Im Zooming der Areolaregion links in beiden Aufnahmeebenen keine Abgrenzbarkeit eines umschriebenen Herdbefundes. Keine Kalzifikationen. Einschätzung: BIRADS 1.

e Komplementärer Einsatz der Mammasonographie mit Darstellung eines lobulierten echoarmen Herdbefundes korrespondierend zum Palpationsbefund.

f, g Präoperative MR-Mammographie mit Darstellung eines hypervaskularisierten Herdbefundes im Bereich des Tastbefundes. Starke initiale KM-Anreicherung mit anschließendem milden wash out (ohne Abbildung). MRM-Score: 6 Punkte, MRM-BIRADS 5. Zusätzlich dendritische Mehranreicherungen in der Tumorumgebung als potentieller Hinweis auf eine umgebende intraduktale Tumorkomponente.

Operative Befundabklärung. Tumorektomie, anschließend Mastektomie.

Histologie nach TE: 11 mm großes invasiv wachsendes duktales Karzinom mit umgebender intraduktaler Tumorkomponente.

Endgültige Klassifikation: IDC pT1c + EIC, G3, pN0 (0/20).

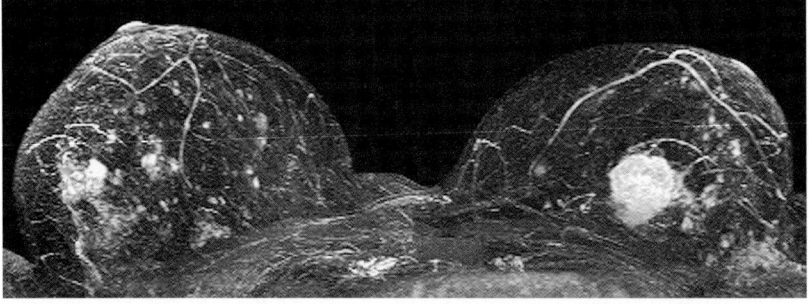

Abb. 11.50 a – c Mammographisch (annähernd) okkultes Mammakarzinom.
Kurative Mammographie bei Tastbefund links oben außen.

a, b Extrem dichtes Parenchym (Typ IV). Annähernd symmetrische Darstellung der Parenchymstrukturen beidseits. In der cc-Aufnahmeebene allerdings retroparenchymal links unscharf begrenzte, partiell überlagerte Verdichtungsstruktur (Pfeile). Disseminierte monomorphe Mikrokalzifikationen als Ausdruck einer sklerosierenden Adenose beidseits. Einschätzung: BIRADS 3, in Kenntnis des Palpationsbefundes BIRADS 5.
US-gestützte stanzbioptische Sicherung eines invasiv wachsenden duktalen Karzinoms (ID, G2).

c Präoperative MR-Mammographie. In MIP-Technik Darstellung eines hypervaskularisierten Herdbefundes mit Ringenhancement im Bereich des Tastbefundes links thoraxwandnah. Starke initiale KM-Anreicherung mit anschließendem wash out (ohne Abbildung). MRM-Score: 7 Punkte, MRM-BIRADS 5). Zusätzlich hypervaskularisierte Herdbefunde in der rechten Mamma (MRM-Score 4, MRM-BIRADS 4).

Operative Befundabklärung. Tumorektomie links (Tastbefund), Probeexzision rechts nach MRT-gestützter Lokalisation.

Histologie nach TE links: 29 mm großes, invasiv wachsendes duktales Karzinom, G3.
Histologie nach PE rechts: Duktale Hyperplasie mit mehreren Herden einer sklerosierenden Adenose. Keine Malignität.

Endgültige Klassifikation:
IDC pT2, G3, pN1 iv (4/22) links; SA rechts.

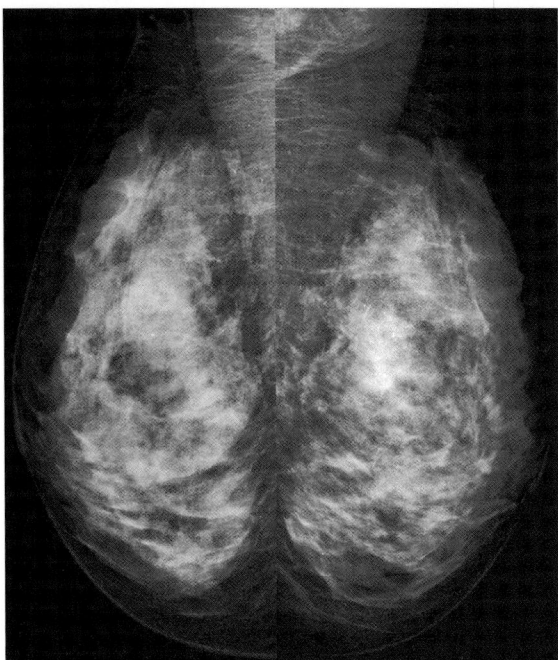

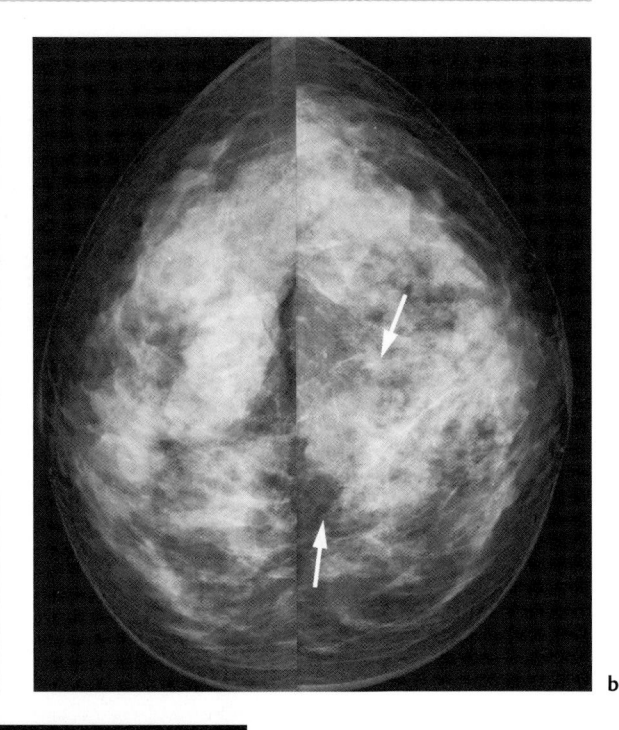

Maligne Befunde **169**

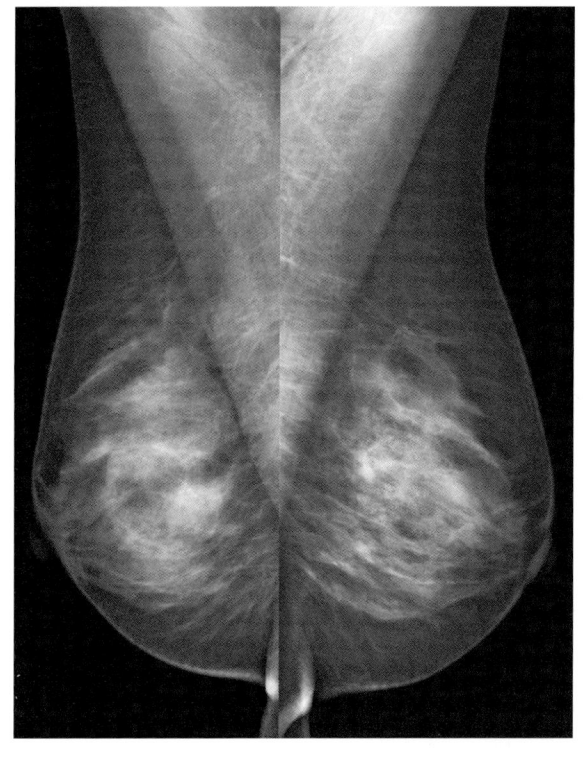

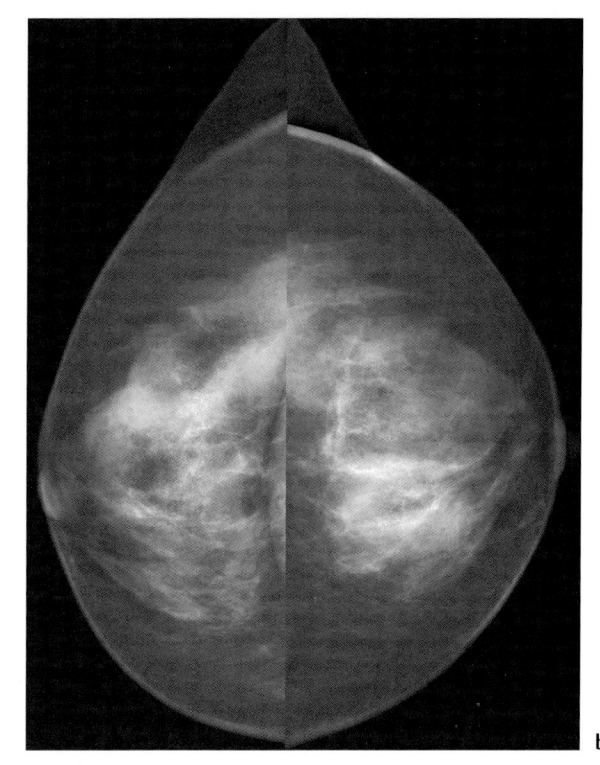

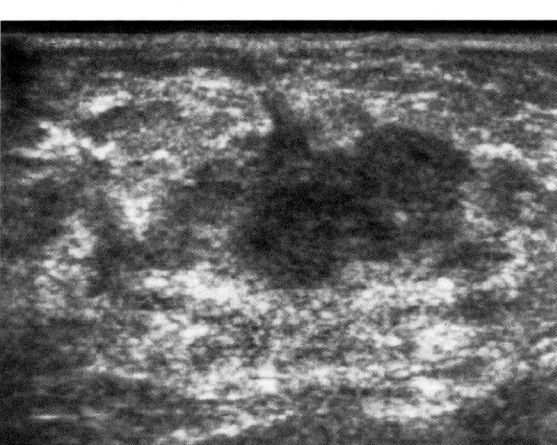

Abb. 11.**51 a–d**
Mammographisch okkultes Mammakarzinom.
Kurative Mammographie bei Tastbefund rechts retromamillär zentral.
a, b Extrem dichtes Parenchym (Typ IV). In beiden Aufnahmeebenen symmetrische Darstellung der Parenchymstrukturen beidseits. Insbesondere rechts retromamillär keine Abgrenzung eines umschriebenen Tumors. Keine Kalzifikationen. Einschätzung: BIRADS 1.
c Komplementärer Einsatz der Mammasonographie mit Darstellung eines lobulierten echoarmen und überwiegend glatt begrenzten Herdbefundes mit Ausläufer zur Mamille.
US-gestützte stanzbioptische Sicherung eines invasiv wachsenden duktalen Karzinoms (ID, G2).
d Präoperative MR-Mammographie. In MIP-Technik Darstellung eines hypervaskularisierten Herdbefundes rechts retromamillär/lateral mit Ringenhancement und Tumorausläufer in Richtung Brustwarze. Starke initiale KM-Anreicherung mit anschließendem Plateau (ohne Abbildung). MRM-Score: 6 Punkte, MRM-BIRADS 5).

Operative Befundabklärung. Tumorektomie rechts (Tastbefund).

Histologie nach TE rechts: 18 mm großes, invasiv wachsendes duktales Karzinom, G2.

Endgültige Klassifikation: IDC pT1 c, G2, pN0 (0/12).

11 Borderline- und maligne Befunde

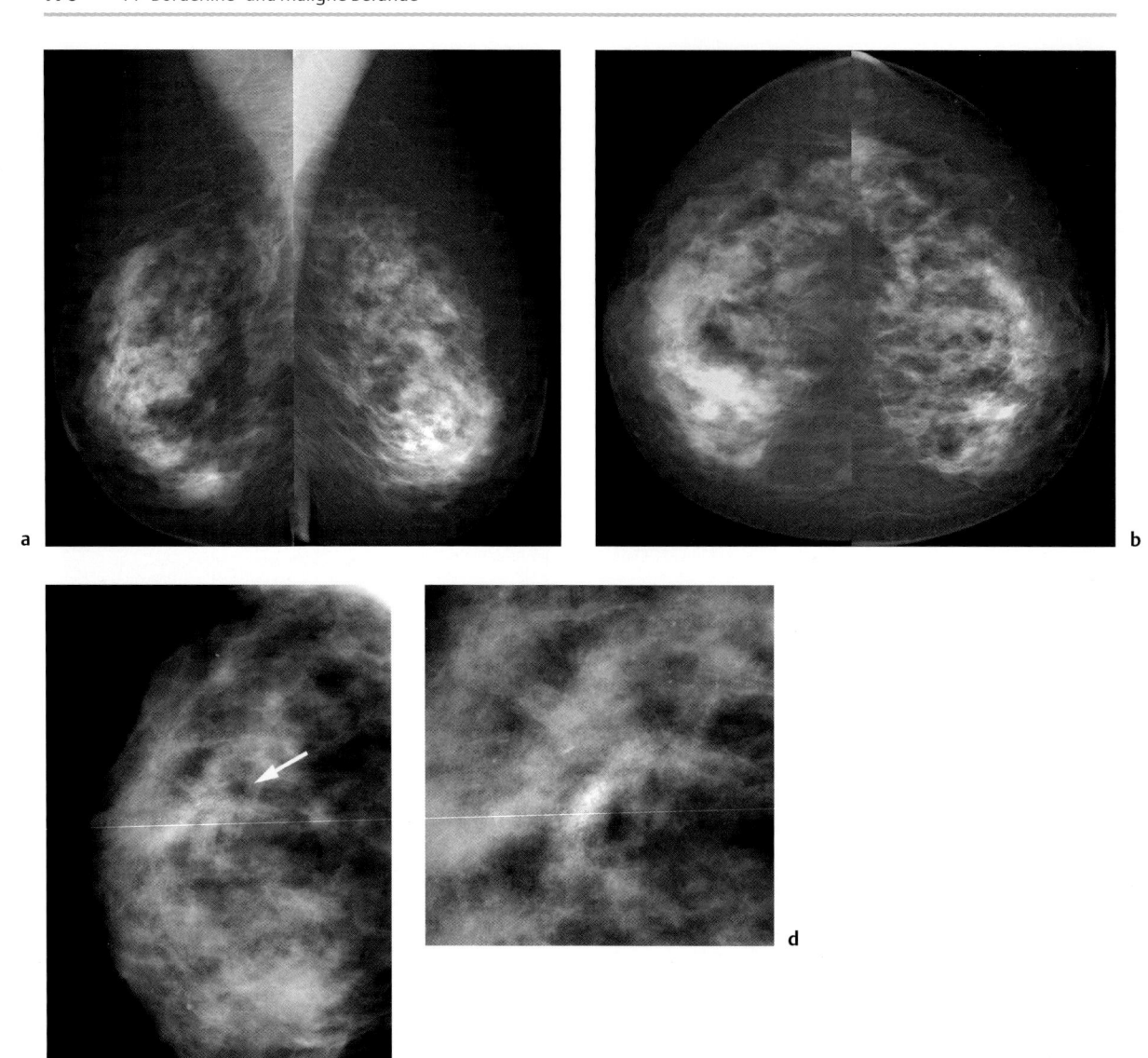

Abb. 11.52 a–d Narbenkarzinom.
Anamnestisch Status nach Probeexzision rechts oben außen vor 13 Jahren (gutartige Histologie).
Vorstellung im Rahmen der Früherkennung. In der klinischen Untersuchung Eindruck einer Resistenz im Narbenbereich rechts.

a, b Innerhalb der inhomogen dichten Parenchymstrukturen (Typ III) und insbesondere in der cc-Aufnahmeebene Eindruck einer Architekturstörung rechts oben außen. Einzelne Kalzifikationen.

c In der ergänzend angefertigten Tubuskompressionsaufnahme deutlichere Darstellung der Architekturstörung rechts (Pfeil).

d Zooming der Architekturstörung von der TKA. Dokumentation der teils rundlichen, teils länglichen Mikrokalzifikationen. Einschätzung: BIRADS 4.

Operative Befundabklärung nach präoperativer Markierung.

Histologie nach TE rechts: 9 mm großes, invasiv wachsendes duktales Karzinom, G2. Tumorektomie.

Endgültige Klassifikation: IDC pT1 b, G2, pN0.

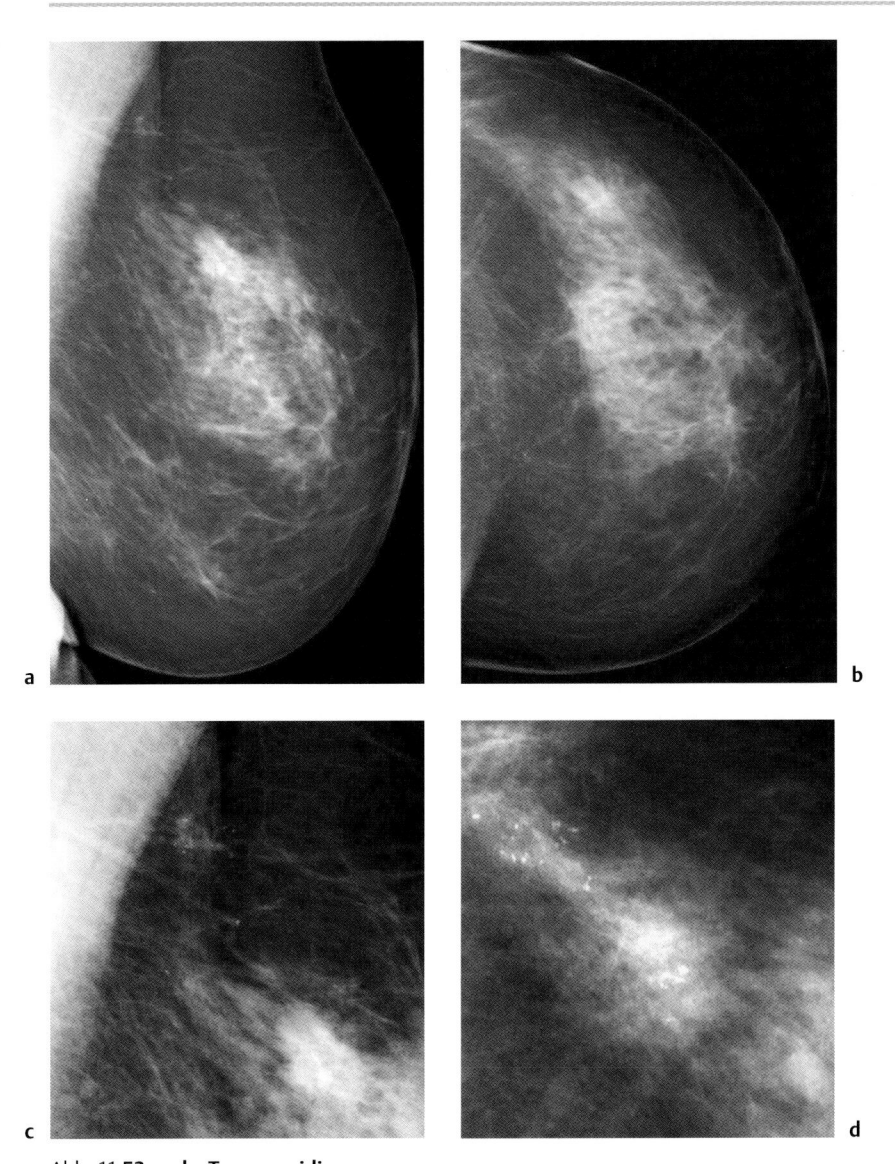

Abb. 11.**53 a–d Tumorrezidiv.**
Anamnestisch Status nach Tumorektomie links bei invasiv duktalem Karzinom vor 7 Jahren.
Vorstellung im Rahmen der Nachsorge. Palpationsbefund im Verlauf unverändert regelrecht.
- **a, b** In beiden Aufnahmeebenen oben außen – im Verlauf neu aufgetretene – lineare Anordnung pleomorpher (teils rundlicher, teils länglicher, teils V- und Y-förmiger) Mikroverkalkungen. Benachbart hierzu lobulierter Herdbefund mit unscharfer Begrenzung und parenchymäquivalenter Dichte. Einschätzung (mit Blick auf die Anamnese): BIRADS 5.
- **c, d** Befunddarstellung im Zooming.

Mastektomie nach histologischer Verifizierung der Malignität.

Endgültige Klassifikation: ID pT1c + EIC, G2, pN1 (1/5) M0.

11 Borderline- und maligne Befunde

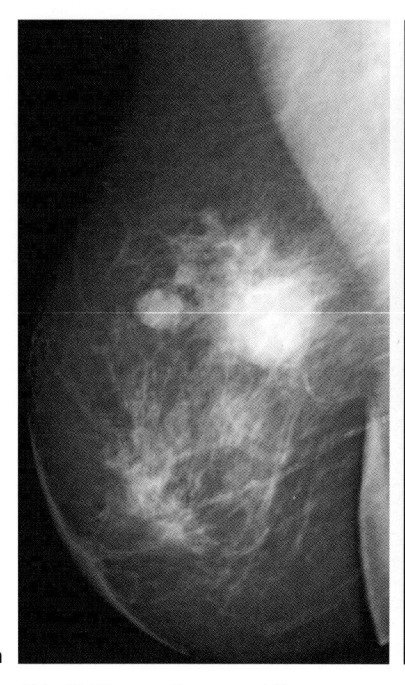

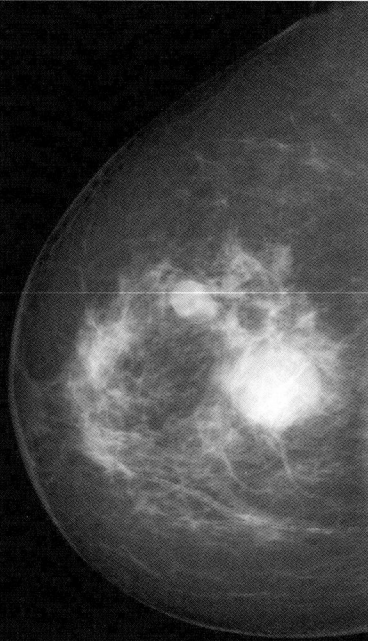

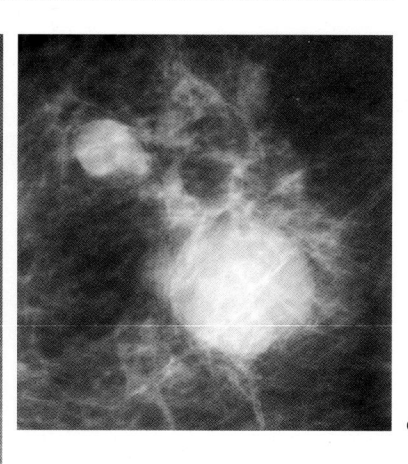

Abb. 11.54 a–c Tumorrezidiv.
Anamnestisch Status nach Tumorektomie rechts bei invasiv duktalem Karzinom vor 4 Jahren (s. Fall Abb. 11.37). Seinerzeit auf Wunsch der Patientin keine Nachbestrahlung. In der klinischen Untersuchung Eindruck einer Resistenz im Narbenbereich rechts.
a, b Innerhalb des überwiegend lipomatösen Parenchymmusters (Typ I) mehrere rundliche Herdbefunde – partiell mit Halo-Saum – in der rechten Mamma zentral. Peritumoral deutliche Gewebevermehrungen. Keine Kalzifikationen. Einschätzung (mit Blick auf die Anamnese): BIRADS 5.

c Befunddokumentation im Zooming.

Mastektomie nach histologischer Verifizierung der Malignität.

Endgültige Klassifikation: Mehrere ID- Manifestationen im Sinne von Tumorrezidiven/primär verbliebenen Tumoranteilen.

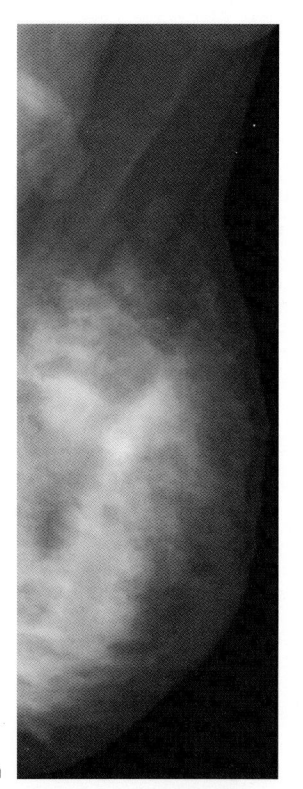

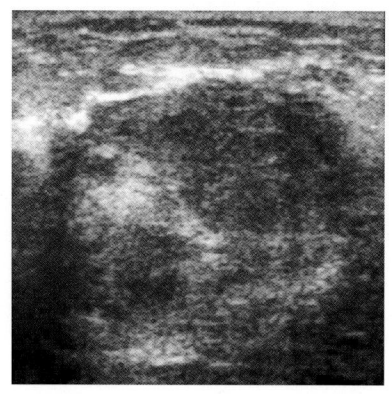

Abb. 11.55 a, b Karzinom in der Gravidität.
Neu aufgetretener Knoten in der linken Brust in der 27. Schwangerschaftswoche. Kurative Mammographie.
a In der mlo-Aufnahmeebene links erwartungsgemäß extrem dichtes Parenchym. Keine zweifelsfreie Differenzierung eines umschriebenen Herdbefundes. Keine Kalzifikationen. Einschätzung: BIRADS 1.
b In der ergänzend angefertigten Mammasonographie im Bereich des Tastbefundes lobulierter, partiell unscharfer Herdbefund mit inhomogenem Binnenecho.

US-gestützte perkutane Stanzbiopsie.
Histologie der Stanzzylinder: invasiv duktales Mammakarzinom.

Endgültige Klassifikation: ID pTx, Gx, pNx Mx.

Maligne Befunde **173**

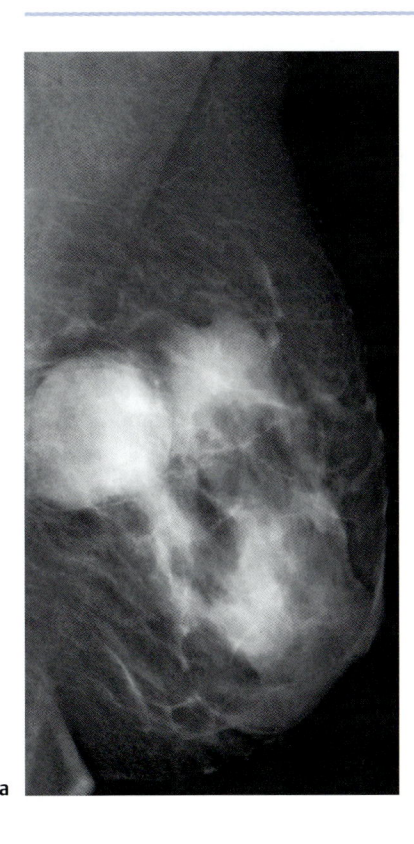

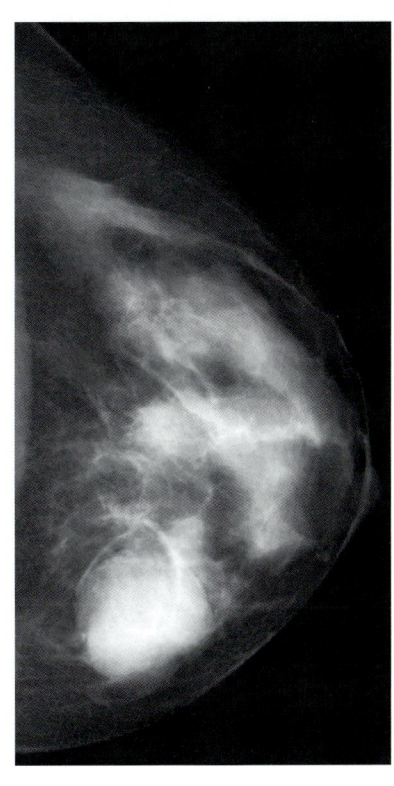

Abb. 11.56a, b Mammakarzinom post partum.
Anamnestisch Status nach Entbindung vor 8 Monaten. Knoten links seit 4 Monaten palpabel (auswärts als Zyste gedeutet). 2. Knoten links seit 4 Wochen tastbar.

a In der mlo-Aufnahmeebene bei extrem dichtem Parenchym (ACR Typ IV) lobulierter Herd thoraxwandnah mit glatter Begrenzung (Halo-Saum) und parenchymäquivalenter Dichte. Nur sehr vage Abgrenzbarkeit eines 2. Herdbefundes innerhalb des ausgesprochen dichten Gewebes. Keine auffälligen Kalzifikationen.
b Befunddarstellung in der cc-Projektion. Einschätzung: BIRADS 4.

Histologie: 2 Karzinome von 30 mm und 22 mm Größe, ID, G3.

Endgültige Klassifikation: ID pT2 ,G2, pN1 bii (7/22) M0,R0.

Klinische Stadieneinteilung TNM (Tab. 11.4)

Tabelle 11.4 Klinische Stadieneinteilung TNM (gemäß UICC)

Primärtumor	
TX	Primärtumor kann nicht beurteilt werden
T0	kein Hinweis auf einen Primärtumor
Tis	intraduktales Karzinom, Carcinoma lobulare in situ, Morbus Paget der Mamille ohne Tumornachweis
T1	Tumorausdehnung 2 cm oder weniger: – T1mic: ≤ 1 mm (Mikroinvasion) – T1a: > 1 – ≤ 5 mm – T1b: > 5 – ≤ 10 mm – T1c: > 10 – ≤ 20 mm
T2	Tumorausdehnung > 2 – ≤ 5 cm
T3	Tumorausdehnung > 5 cm
T4	direkter Tumorbefall der Brustwand (T4a), Brusthaut (T4b), beider Strukturen (T4c); inflammatorisches Mammakarzinom (T4 d)
Regionäre Lymphknoten	
NX	Lymphknoten klinisch nicht beurteilbar
N0	kein Hinweis auf regionäre Lymphknotenmetastasen
N1	Metastasen in beweglichen ipsilateralen axillären Lymphknoten
N2	Metastasen in ipsilateralen axillären Lymphknoten, untereinander oder an anderen Strukturen fixiert
N3	Metastasen in ipsilateralen Lymphknoten entlang der A. mammaria interna

Peritumorale intraduktale Tumorausbreitung

Der präoperative Nachweis eines intraduktalen Tumorbefalls in der unmittelbaren Umgebung des invasiv wachsenden Indextumors ist von hoher therapeutischer Relevanz, wenngleich bildgebend im Einzelfall schwierig nachzuweisen. In Abhängigkeit vom Ausmaß des intraduktalen Befalls werden unterschieden:
▶ PIC,
▶ EIC,
▶ SIC.

IDC mit prädominierender intraduktaler Komponente (PIC)

Hinsichtlich der gesamten Tumorausdehnung entfallen weniger als 20% auf den invasiven Anteil (IDC) und mehr als 80% auf die intraduktale Komponente.

IDC mit extensiver intraduktaler Komponente (EIC)

Hinsichtlich der gesamten Tumorausdehnung entfallen weniger als 75% auf den invasiven Anteil (IDC) und zwischen 25 und 80% auf die intraduktale Komponente.

IDC mit kleiner intraduktaler Komponente (SIC)

Hinsichtlich der gesamten Tumorausdehnung entfallen mehr als 75 % auf den invasiven Anteil (IDC) und weniger als 25 % auf die intraduktale Komponente.

Der Anteil des intraduktalen Tumoranteils am gesamten Tumorvolumen ist in Tab. 11.5 dargestellt.

Tabelle 11.5 Anteil des intraduktalen Tumoranteils am gesamten Tumorvolumen

Prozentualer Anteil	Intraduktaler Tumor
< 25 %	SIC
25–80 %	EIC
> 80 %	PIC

Multifokalität

Nachweis von 1 oder mehreren Herdbefunden in einem Abstand von maximal 2 cm zum Indextumor oder innerhalb eines Quadranten. Therapeutische Konsequenz: Ausweitung des operativen Eingriffes (z. B. Quadrantektomie).

Multizentrizität

Nachweis von 1 oder mehreren Herdbefunden in einem Abstand von mehr als 2 cm zum Indextumor, i. d. R. in verschiedenen Quadranten. Therapeutische Konsequenz: I. d. R. Mastektomie, da Multizentrizität üblicherweise eine Kontraindikation für die BET darstellt.

Maligne Befunde **175**

Invasiv lobuläres Karzinom (IL)

Beim invasiv lobulären Mammakarzinom finden sich histologisch desmoplastische Stromareaktionen, lineare und/oder perlschnurartige Anordnungen der um die Milchgänge und -läppchen in das umgebende Stroma einwachsenden Tumorzellen sowie Kleinzelligkeit. Gelegentlich sind zudem sog. Siegelringzellen und kleine unimorphe Tumorzellen zu finden.

! Das diffus wachsende invasiv lobuläre Karzinom ist mit allen bildgebenden Verfahren gelegentlich schwer zu detektieren.

! Bei dichten Parenchymstrukturen im Mammogramm (ACR Typ III und IV) und neu aufgetretener Verhärtung der Mamma muss an das Vorliegen eines IL gedacht werden. In dieser Konstellation sind weitere Untersuchungen (US, MRT, Stanze) notwendig.

Invasiv lobuläres Karzinom im Röntgenmammogramm (Abb. 11.57 – 11.73)

Befund:	Architekturstörung (diffuse Wachstumsform)
	„shrinking sign" ([insbesondere im Vergleich zur gesunden Gegenseite Eindruck einer umschriebenen oder diffusen Gewebeschrumpfung] diffuse Wachstumsform)
	Herdbefund (noduläre Wachstumsform)
Form:	überwiegend irregulär
Begrenzung:	unscharf, spikuliert
Dichte:	parenchymäquivalent oder höher, gelegentlich geringer
Verkalkungen:	selten (amorph, pleomorph)

Klinischer Steckbrief

Inspektion:	bei kleinen Befunden unauffällig
	bei größeren oder kutisnahen Karzinomen evtl. Kutis- oder Brustwarzenretraktion
Palpation:	bei kleinen Befunden unauffällig (klinisch okkultes Karzinom)
	Tastbefund in Abhängigkeit von Tumorgröße und Lage, bei ausgedehnten Befunden Verhärtung der gesamten Brust
Ultraschall:	irreguläre Form, fehlende Komprimierbarkeit, Echogenität variabel, oft dorsale Auslöschphänomene, gestörte Umgebungsarchitektur, bei ausgedehnten Befunden entsprechende Asymmetrie im Vergleich zur Gegenseite
MR-Mammographie:	
T1w:	unauffällig oder irregulärer Herd, hypointens
T2w:	unauffällig oder irregulärer Herd, intermediäres Signal
T1w post KM:	starke initiale KM-Aufnahme, später Plateau oder Wash-out

Klinische Bedeutung

| Diagnostische Konsequenzen: | Diagnosesicherung durch perkutane Biopsie sinnvoll |
| Therapeutische Konsequenzen: | operative Entfernung, ggf. nach neoadjuvanter Therapie („adäquate therapeutische Maßnahmen") |

11 Borderline- und maligne Befunde

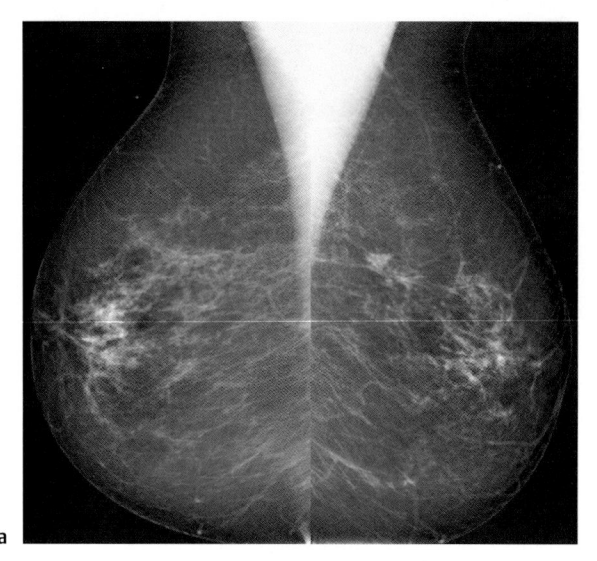

Abb. 11.57 a, b   Invasiv lobuläres Karzinom.
Untersuchung im Rahmen der Früherkennung.
a Innerhalb des überwiegend lipomatösen Drüsenparenchyms (ACR Typ I) irregulär geformte Verdichtungsstruktur mit unscharfer Begrenzung links zentral. Kein Nachweis von Mikroverkalkungen.
b Befunddokumentation im Zooming. Einschätzung: BIRADS 4. Abklärung des Befundes durch offene Biopsie nach stereotaktischer Drahtmarkierung.

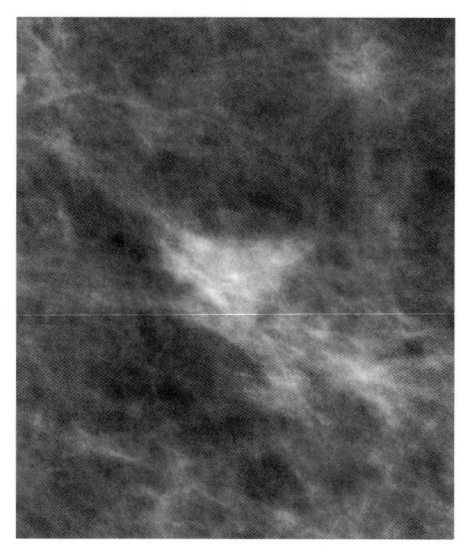

Histologie: invasiv lobuläres Mammakarzinom.

Endgültige Klassifikation: IL pT1 a, G2, pN0, R0-Resektion.

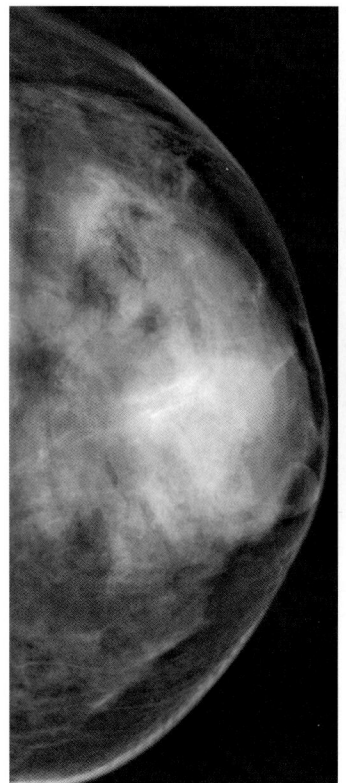

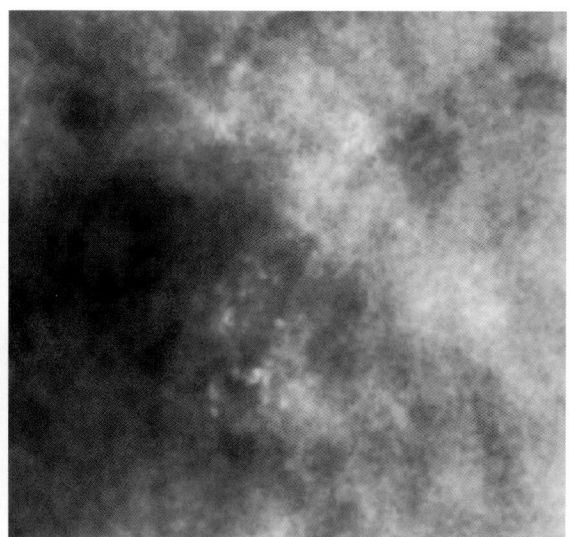

Abb. 11.58 a, b   Invasiv lobuläres Karzinom und CLIS.
Kurative Mammographie bei auffälligem Tastbefund.
a Dorsalseitig des extrem dichten Drüsenparenchyms (ACR Typ IV) amorphe Mikrokalzifikationen in gruppierter Anordnung in enger topographischer Beziehung zu einer hier nachweisbaren Architekturstörung.
b Befunddokumentation im Zooming. Einschätzung: BIRADS 4. Abklärung des Befundes durch offene Biopsie nach stereotaktischer Drahtmarkierung.

Histologie: bifokales invasiv lobuläres Mammakarzinom mit multifokalem CLIS in der Umgebung.

Endgültige Klassifikation: IL pT1 b, G2, pN0 [0/10]), R0-Resektion.

Maligne Befunde **177**

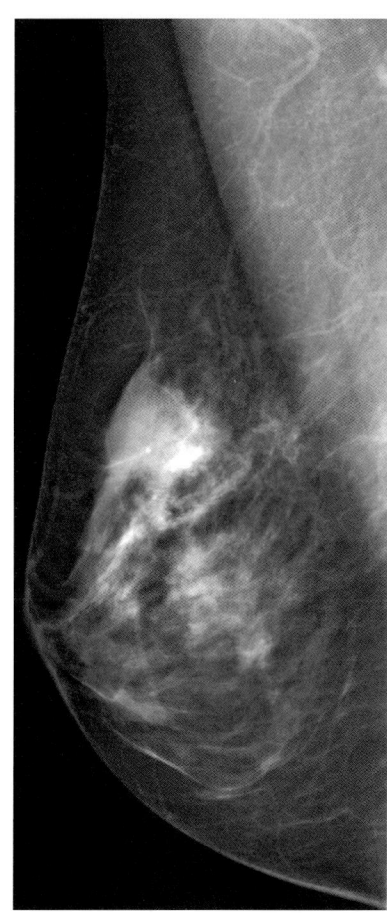

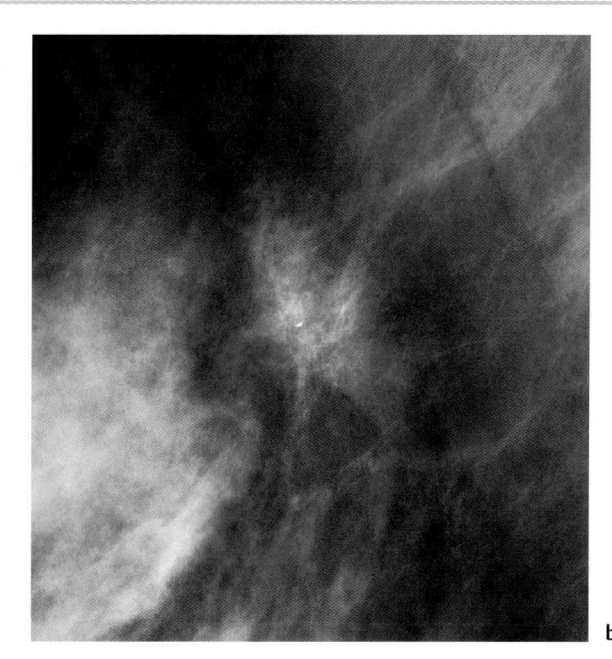

Abb. 11.59a, b Invasiv lobuläres Karzinom.
Untersuchung im Rahmen der Früherkennung.
a Inhomogen dichtes Drüsenparenchym (ACR Typ III) mit extrem dichtem Drüsenareal kranialseitig. Dorsal dieser Parenchymabschnittes irregulär konfigurierte Verdichtung mit zentral nachweisbaren amorphen Mikrokalzifikationen in gruppierter Anordnung.
b Befunddokumentation im Zooming. Einschätzung: BIRADS 4.

Abklärung des Befundes durch offene Biopsie nach stereotaktischer Drahtmarkierung.

Histologie: invasiv lobuläres Mammakarzinom.
Endgültige Klassifikation: IL pT1b, G2, pN0 [0/10]), R0-Resektion.

11 Borderline- und maligne Befunde

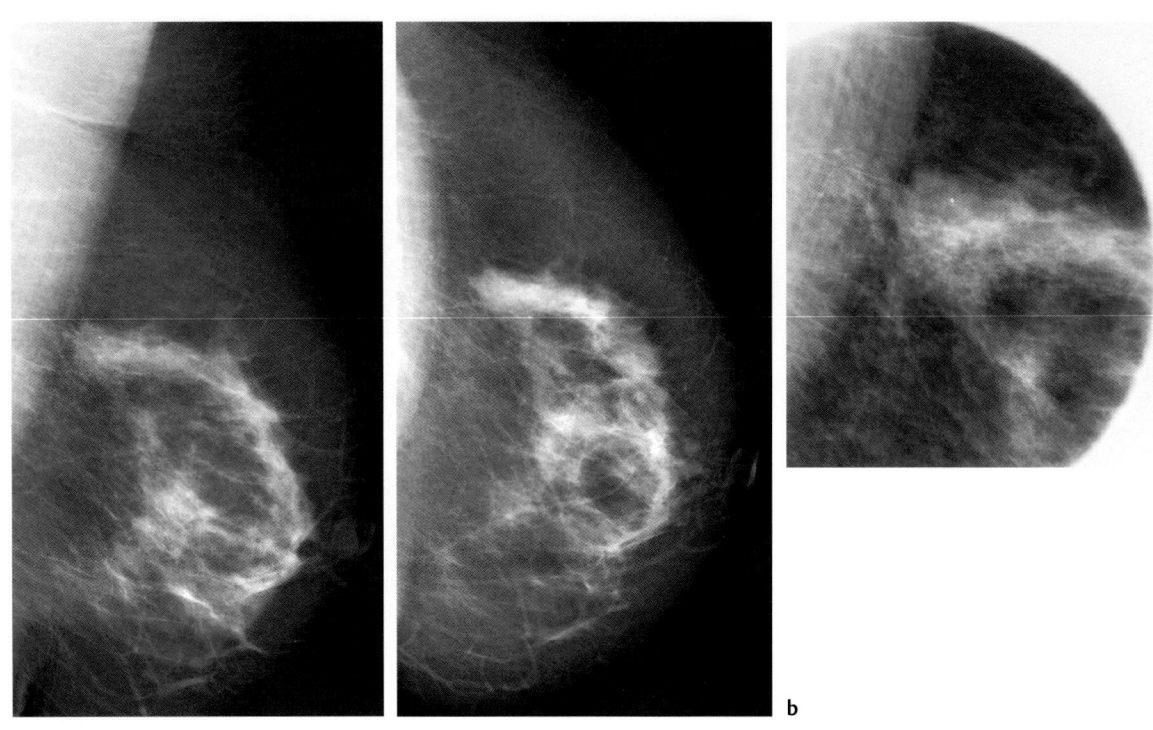

Abb. 11.60 a–c Invasiv lobuläres Karzinom.
Tumornachsorge bei Status nach Mastektomie rechts.
Asymptomatische Patientin.

a, b Noch fibroglanduläres Drüsenparenchym (ACR Typ II) mit dichtem Drüsenareal kranialseitig. An der oberen äußeren Begrenzung des Drüsenkörpers partiell überlagerter, eher rundlicher Herdbefund mit unscharfer Begrenzung und parenchymäquivalenter Dichte.
Solitäres rundliches Kalkpartikel.

c Darstellung des Befundes im Zooming.
Einschätzung BIRADS 4.

Abklärung des Befundes durch US-gestützte perkutane FNP.

Zytologie: Zellen eines Mammakarzinoms.

Endgültige Klassifikation: IL pT1 c, G3, pN0 (0/15).

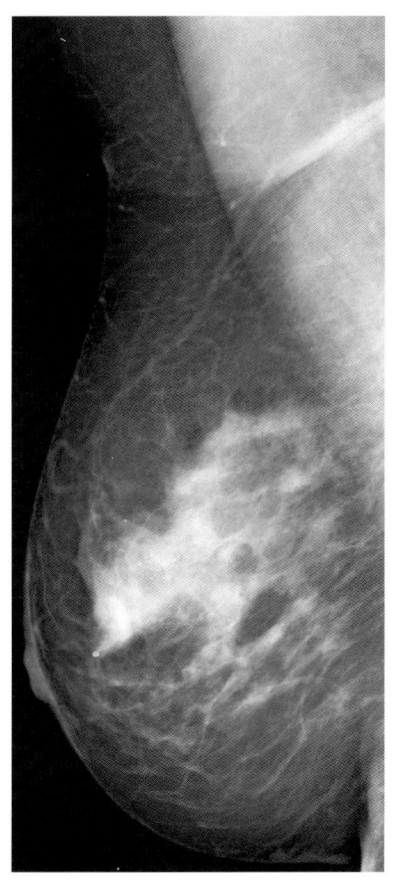

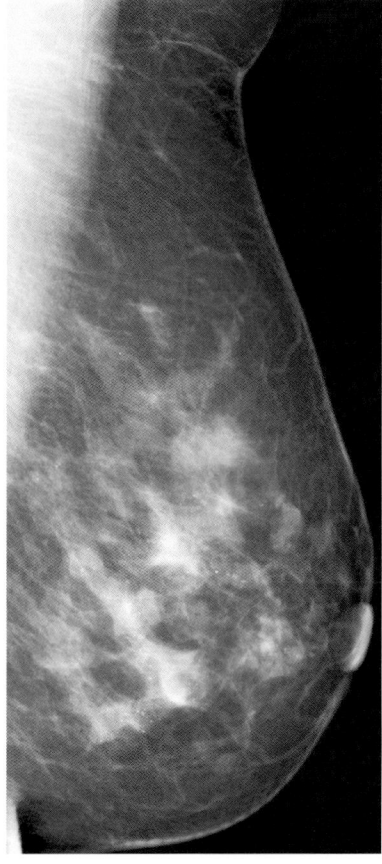

Maligne Befunde **179**

Abb. 11.**61 a – c**
Invasiv lobuläres Karzinom.
Tastbefund rechts retromamillär. Auswärts 2-malige US-gestützte Biopsie (jeweils benigne). Vorstellung zur Zweitmeinung. Kurative Mammographie.

- **a**, **b** Inhomogen dichtes Drüsenparenchym (ACR Typ III). Eindruck einer fokalen Schrumpfung des Parenchyms („shrinking sign") rechts retromamillär (korrespondierend zum Tastbefund) (**a**). Beidseits diffuse Anordnung überwiegend rundlicher Verkalkungen in symmetrischer Anordnung. Insbesondere rechts keine auf Malignität hinweisenden Kalzifikationen.
- **c** Vergrößerungsmammographie zur besseren Beurteilbarkeit der Kalzifikationen rechts.
- **d** Vergrößerungsmammographie zur besseren Beurteilbarkeit der Kalzifikationen links.

Operative Abklärung des Befundes. Tumorektomie.

Histologie: 15 mm großes, invasiv lobuläres Mammakarzinom.

Endgültige Klassifikation: IL pT1 c, G2, pN0 (0/11).

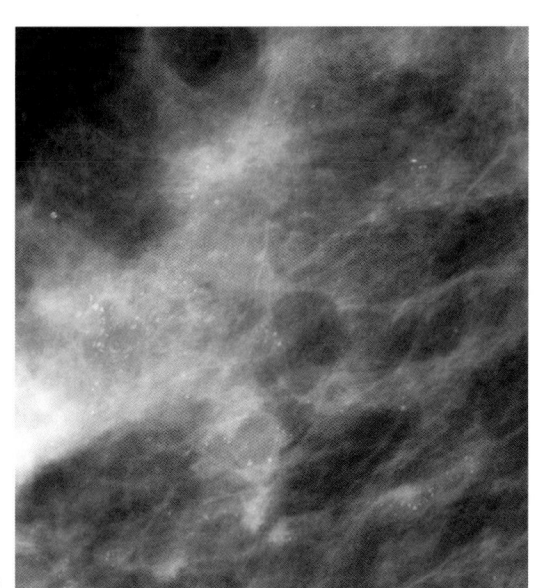

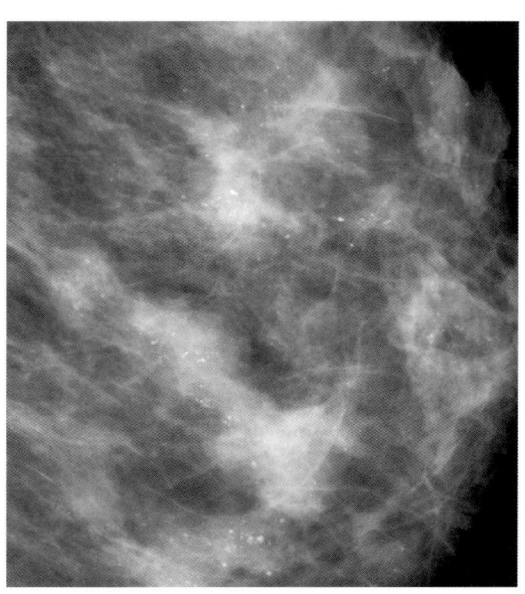

11 Borderline- und maligne Befunde

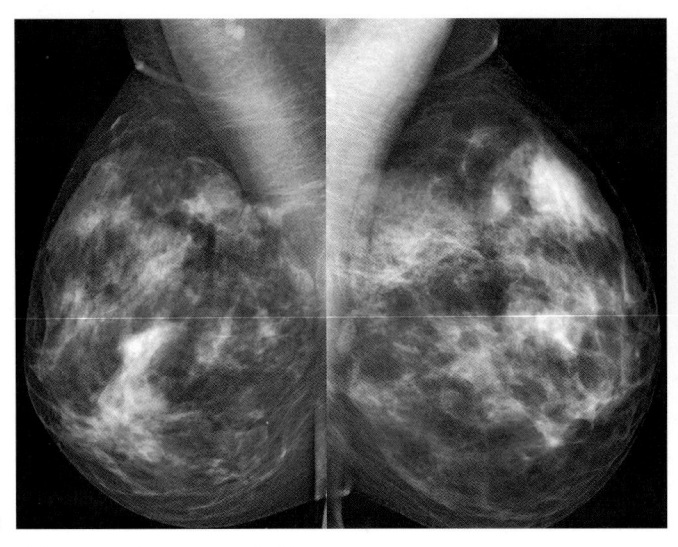

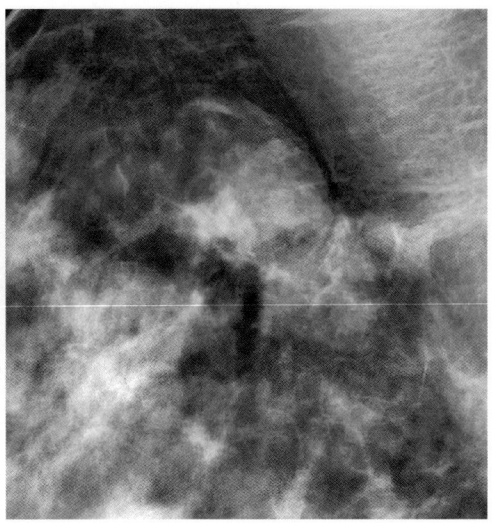

Abb. 11.**62 a**, **b** **Invasiv lobuläres Karzinom.**
Untersuchung im Rahmen der Früherkennung.
a Inhomogen dichtes Parenchym (ACR Typ III) in weitestgehend symmetrischer Anordnung. Schrumpfungstendenz („shrinking sign") der kranialen Drüsenkörperanteile (man beachte den Unterschied zu den korrespondierenden Drüsenabschnitten der Gegenseite). Keine Mikrokalzifikationen.
b Befunddarstellung im Zoom. Einschätzung: BIRADS 4.

Abklärung des Befundes durch perkutane Biopsie. Neoadjuvantes Therapiekonzept und anschließende Quadrantenresektion.

Histologie: invasives lobuläres Karzinom.

Endgültige Klassifikation: IL multifokal ypT1 c, G2, pN0, M0, R0-Resektion.

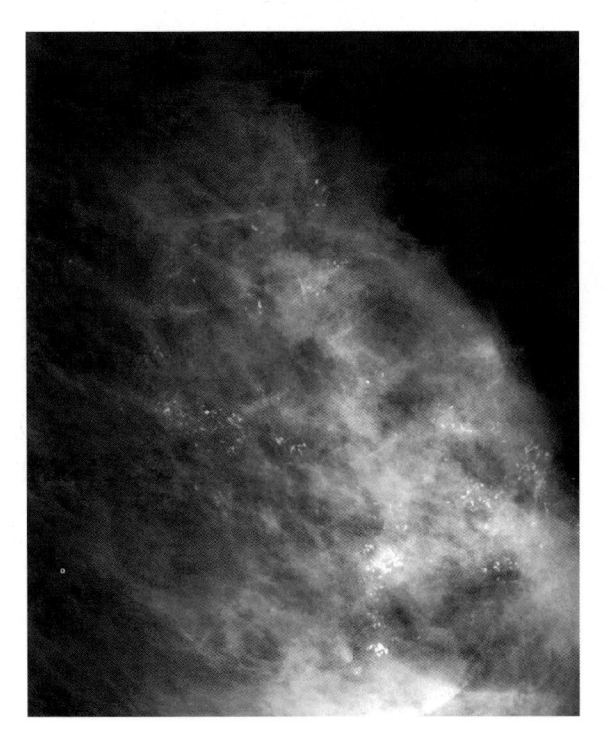

Abb. 11.**63** **Invasiv lobuläres Karzinom.**
Untersuchung im Rahmen der Früherkennung. Klinisch verhärtetes Drüsengewebe links oben außen.
Ausschnitt der Mammographie (äußere Quadranten). Extrem dichtes Parenchym (ACR Typ IV). Diffuse Anordnung pleomorpher Mikroverkalkungen (rund, länglich, V- und Y-förmig). Einschätzung: BIRADS 5.

Abklärung des Befundes durch offene Biopsie. Mastektomie.

Endgültige Klassifikation: IL pT1 c, G2, pN0 (0/17) sowie zusätzlich ausgedehntes multifokales DCIS.

Anmerkung: Die hochsuspekten Mikrokalzifikationen als diagnostische Leitschiene sind hier Korrelat des ausgedehnten DCIS, während eine eindeutige Zuordnung einer morphologischen Auffälligkeit zu dem IL nicht gelingt.

Maligne Befunde **181**

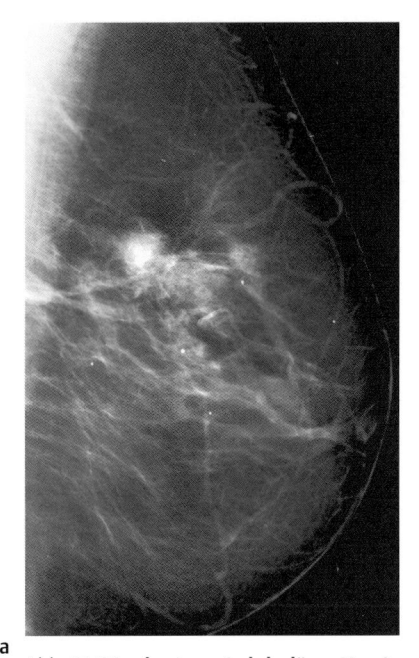

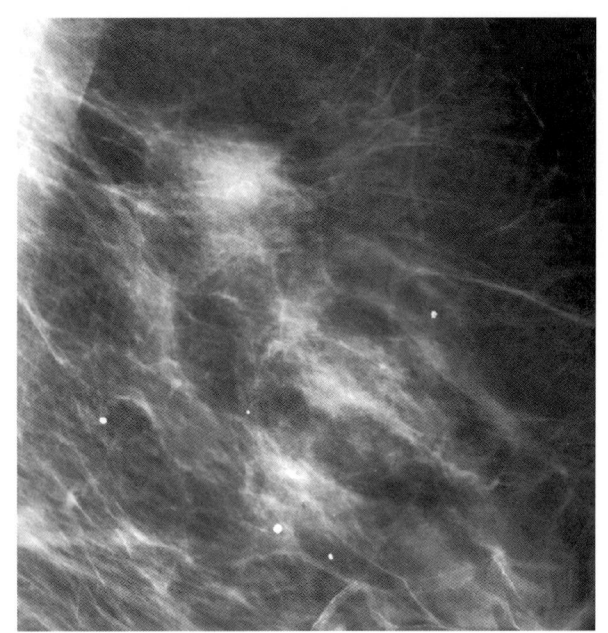

Abb. 11.**64a, b** **Invasiv lobuläres Karzinom.**
Untersuchung im Rahmen der Nachsorge bei Status nach Mastektomie rechts. Neu aufgetretener Knoten links.
a Fibroglanduläres Parenchym (ACR Typ II). Korrespondierend zum Tastbefund rundlicher, unscharf begrenzter Herd mit parenchymäquivalenter Dichte. Keine suspekten Kalzifikationen.
b Befunddarstellung in der cc-Aufnahmeebene im Zooming. Einschätzung: BIRADS 4.

Abklärung des Befundes durch US-gestützte perkutane Stanzbiopsie.
Histologie der Stanzzylinder: invasiv lobuläres Mammakarzinom.
Endgültige Klassifikation: IL pT1c, G2, pN0 (0/24), M0, R0-Resektion.

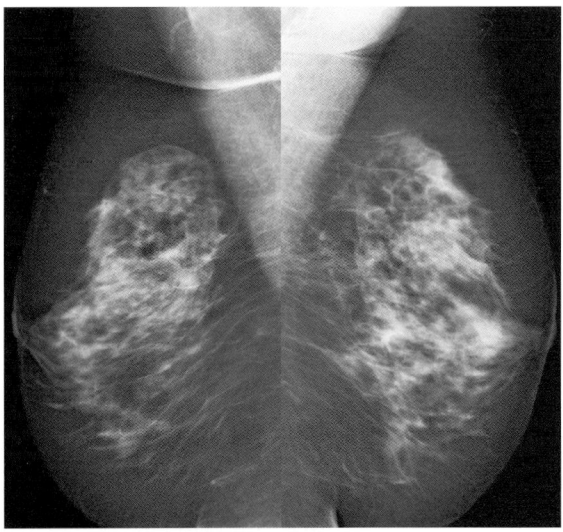

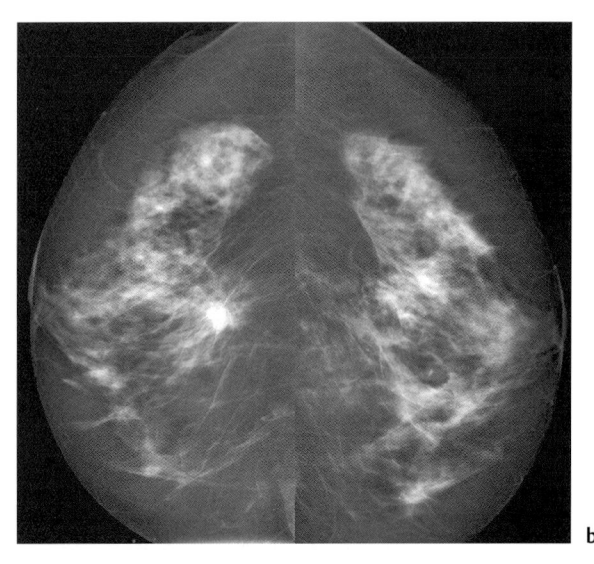

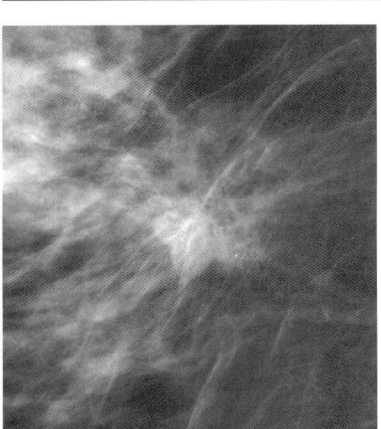

Abb. 11.**65a–c** **Invasiv lobuläres Karzinom.**
Kurative Mammographie aufgrund eines Knotens rechts oben innen.
a, b Inhomogen dichtes Parenchymmuster (ACR Typ III). Bei weitgehender Symmetrie Darstellung eines lobulierten Herdbefundes rechts retroparenchymal zentral. Peritumorale Retraktionsphänomene. Einzelne, eher monomorphe Kalzifikationen.
c Deutlichere Befunddemonstration im Zooming. Einschätzung: BIRADS 5.

Befundabklärung durch offene Biopsie. Tumorektomie.

Endgültige Klassifikation: IL pT2, G2, pN0 (0/18), M0,R0.

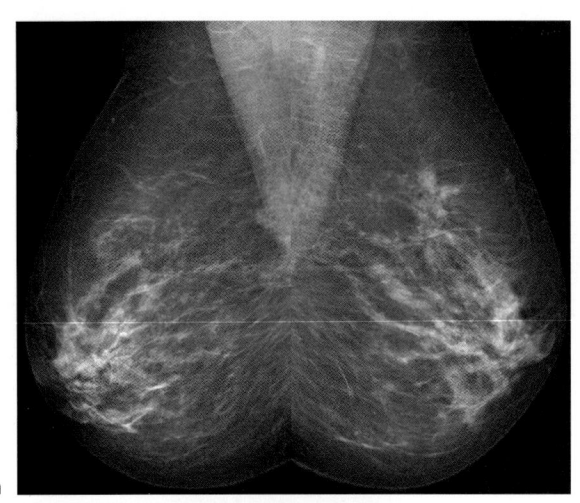

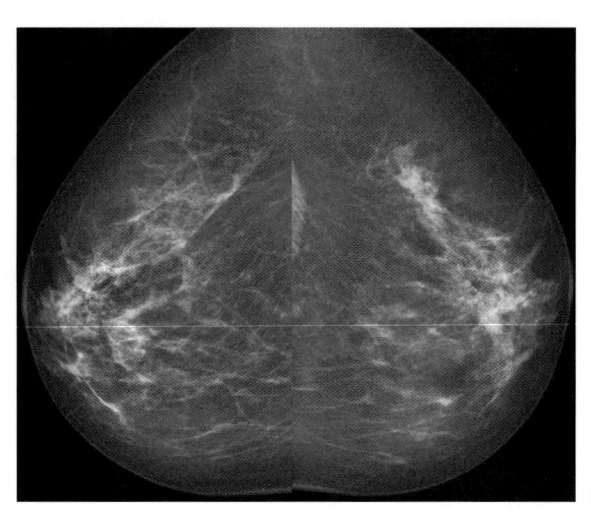

Abb. 11.66 a – c   Invasiv lobuläres Karzinom.
Untersuchung im Rahmen der Früherkennung. Status nach PE (benigne) rechts.
a, b Fibroglanduläres Parenchymmuster (ACR Typ II). Architekturstörung links oben außen. Einzelne monomorphe Kalzifikationen. Einschätzung: BIRADS 4.
c Deutlichere Befunddemonstration im Zooming.

Befundabklärung durch offene Biopsie nach stereotaktischer präoperativer Lokalisation. Quadrantektomie.

Histologie: 28 mm großes invasiv lobuläres Karzinom, weitere IL-Manifestationen.

Endgültige Klassifikation: IL multizentrisch, pT2, G2, pNx, M1 (Lebermetastasen).

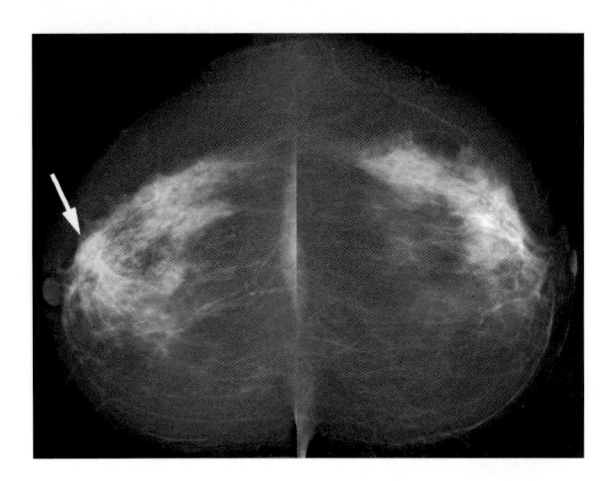

Abb. 11.67   Invasiv lobuläres Karzinom.
Kurative Mammographie bei Tastbefund rechts oben in der Mittellinie. Inhomogen dichtes Parenchym (ACR Typ III) in weitestgehend symmetrischer Anordnung. Ovaler Herdbefund rechts retroparenchymal mit unscharfer Begrenzung und parenchymäquivalenter Dichte. Keine Kalzifikationen (Pfeil). Einschätzung. BIRADS 4.

Abklärung des Befundes durch perkutane Zytologie. Quadrantenresektion.

Zytologie: Epithelproliferationen und Zellatypien.

Endgültige Klassifikation: IL pT2, G2, pN0, M0, R0-Resektion.

Maligne Befunde **183**

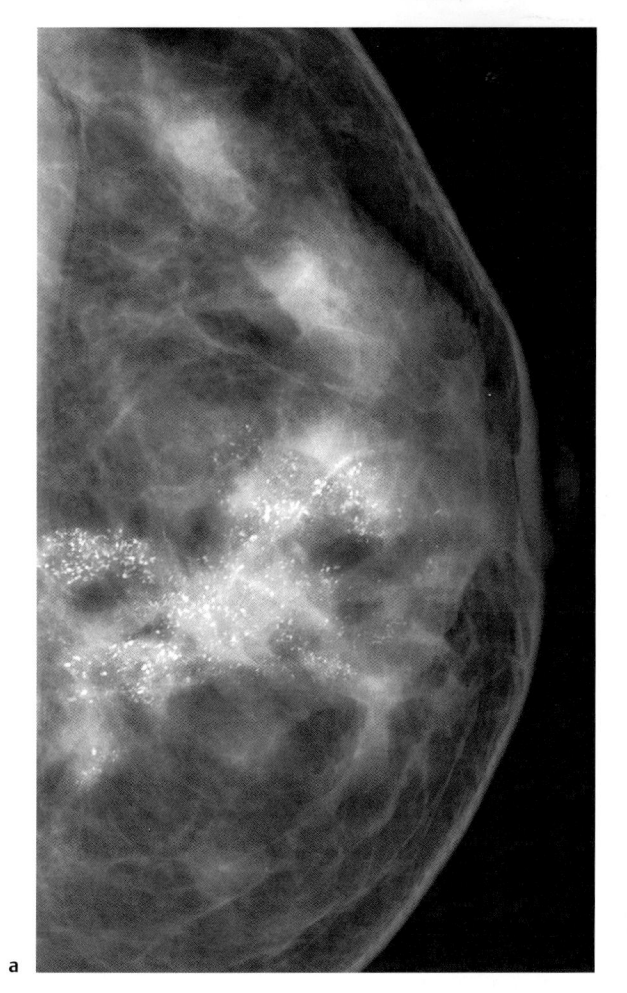

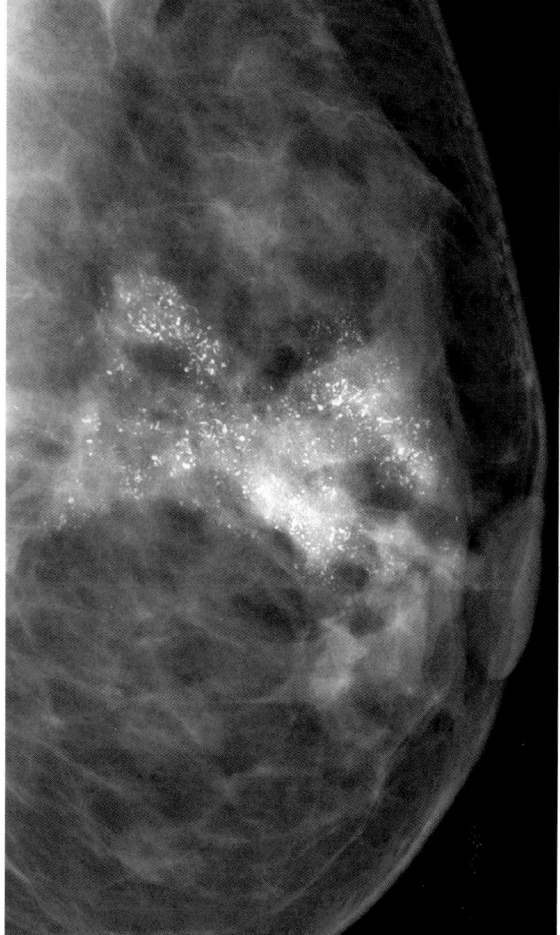

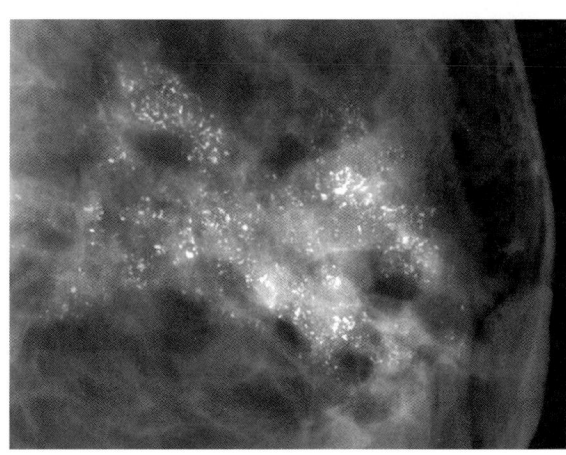

Abb. 11.**68 a – c** **Invasiv lobuläres Karzinom.**
Kurative Mammographie bei Tastbefund im Bereich der oberen Quadranten.
a, **b** Inhomogen dichtes Parenchym (ACR Typ III). Ausgedehnte segmentale Anordnung pleomorpher (alle Formen) Kalzifikationen zentral mit begleitender Gewebeverdichtung.
c Im Zooming Darstellung der mehrere Segmente umfassenden Kalzifikationen. Einschätzung: BIRADS 5.

Abklärung des Befundes durch perkutane Biopsie. Quadrantenresektion.

Histologie: 45 mm großes invasiv lobuläres Karzinom.
Endgültige Klassifikation: IL multifokal pT2, G2, pN1 bi (1/19), M0, R1-Resektion.

Anmerkung: Form und Anordnung der Kalzifikationen hätten hier eher ein (intra)duktales Karzinom erwarten lassen.

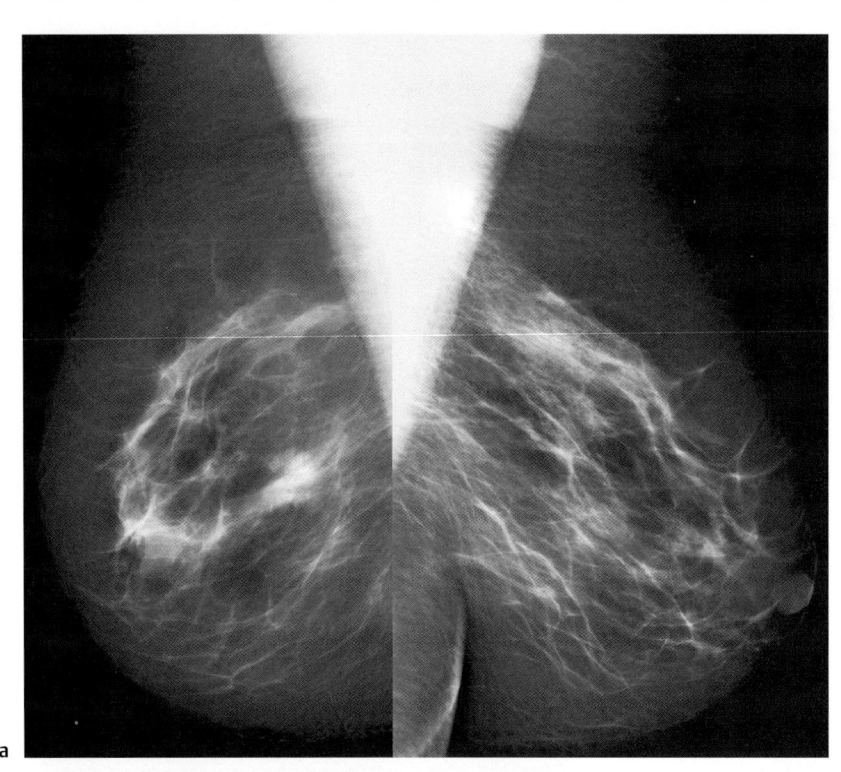

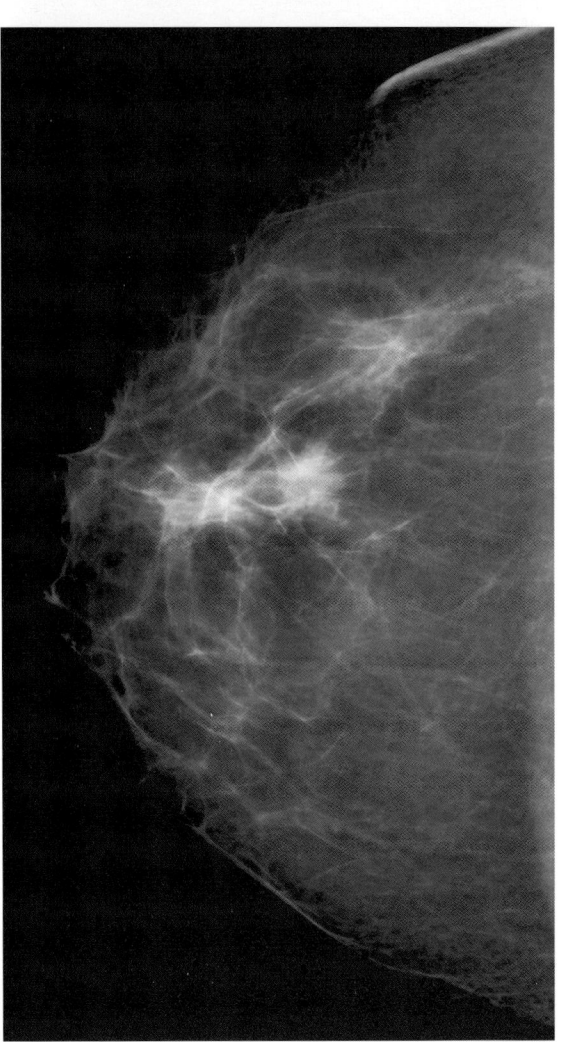

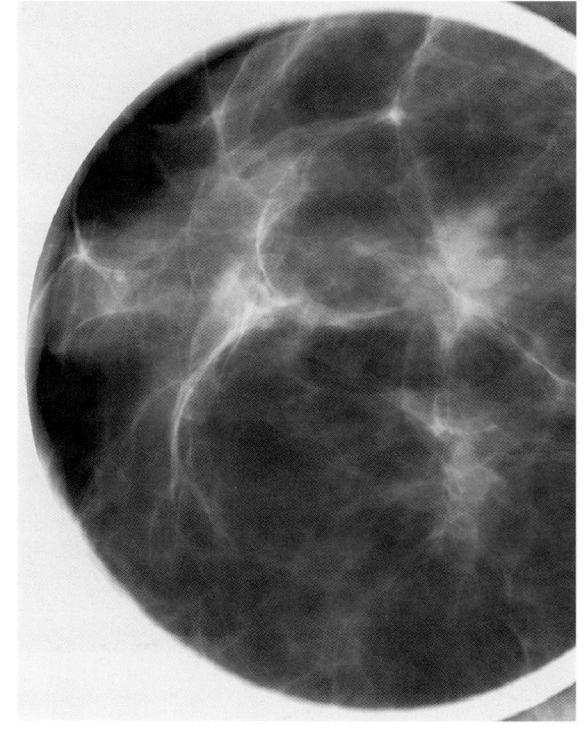

Abb. 11.69 a–c Invasiv lobuläres Karzinom.
Kurative Mammographie bei Resistenz in der rechten Mamma seit 4 Wochen.
a Fibroglanduläres Parenchymmuster (ACR Typ II). Rechts zentral lobulierter Herdbefund mit unscharfer, teils spikulierter Begrenzung und parenchymäquivalenter Dichte. Keine Kalzifikationen.
b Reproduzierbarkeit des Befundes in der cc-Aufnahmeebene.
c Darstellung des Befundes im Zooming. Einschätzung: BIRADS 5.

Operative Abklärung des Befundes nach US-gestützter präoperativer Lokalisation.

Histologie: 2 Herde eines invasiv lobulären Karzinoms (19 mm + 5 mm).

Endgültige Klassifikation: IL pT2, G2, pN1 bi, M0, R0-Resektion.

Maligne Befunde **185**

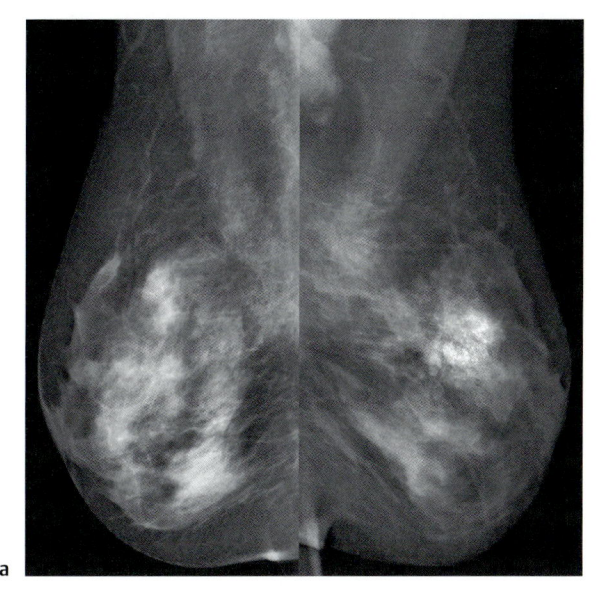

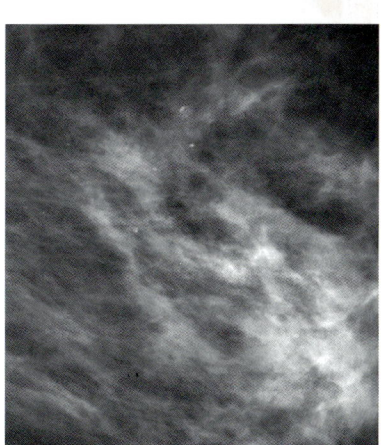

Abb. 11.**70 a**, **b** **Invasiv lobuläres Karzinom.**
Kurative Mammographie aufgrund eines Knotens in der linken Mamma.
a Extrem dichtes Parenchym (ACR Typ IV). In der cc-Aufnahmeebene deutliche Asymmetrie im Bereich der thoraxwandnahen Gewebeanteile medial. Keine Kalzifikationen.
b In der mlo-Projektion pathologische Parenchymtextur durch den Tumorknoten mit unscharfer Begrenzung der thoraxwandnahen Gewebeanteile in den oberen Quadranten.
Einschätzung: BIRADS 5.

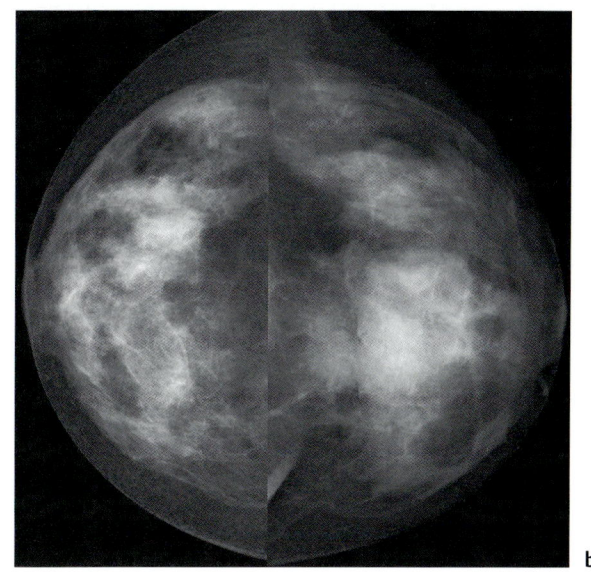

Befundsicherung durch perkutane Stanze. Neoadjuvantes Konzept. Mastektomie.

Histologie der Stanzzylinder: invasiv lobuläres Mammakarzinom.

Endgültige Klassifikation: IL pT2, G2, pN0, M0, R0-Resektion.

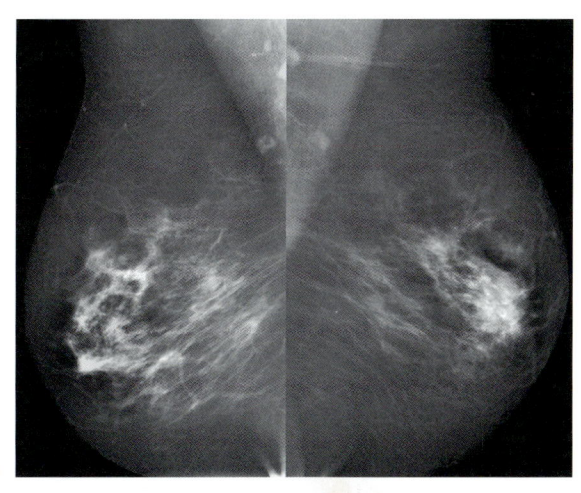

Abb. 11.**71 a–c** **Invasiv lobuläres Karzinom.**
Kurative Mammographie bei Resistenzvermehrung der gesamten linken Brust.
a, **b** Fibroglanduläres Parenchymmuster (ACR Typ II) mit typischer Schrumpfungstendenz („shrinking sign") des gesamten linken Drüsenkörpers im Vergleich zum unauffälligen rechtsseitigen Parenchymkörper. Im oberen äußeren Quadranten links zusätzlich einzelne monomorphe Mikrokalzifikationen.
c Zooming links oben außen. Einschätzung: BIRADS 5.

Abklärung des Befundes durch perkutane US-gestützte Hochgeschwindigkeitsstanzbiopsie. Mastektomie.

Histologie: Stanzzylinder mit Nachweis eines invasiven lobulären Karzinoms.

Endgültige Klassifikation: IL pT3, G2, pN0, R0-Resektion.

11 Borderline- und maligne Befunde

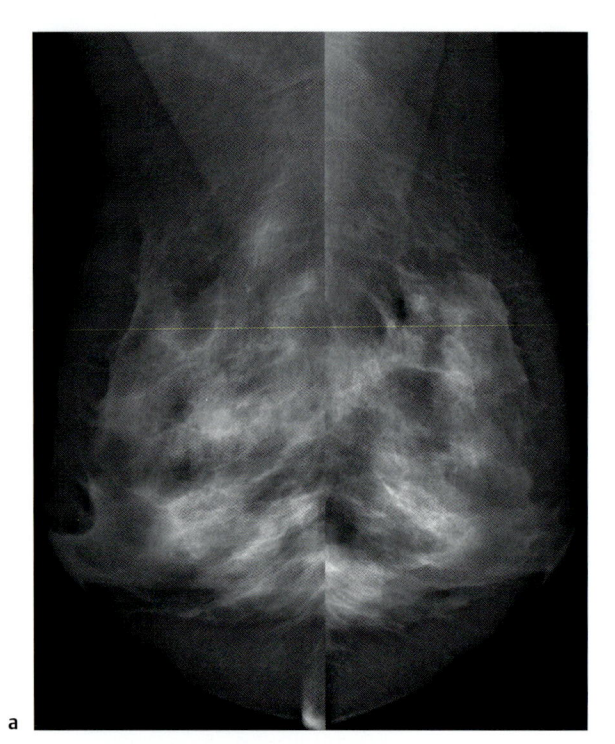

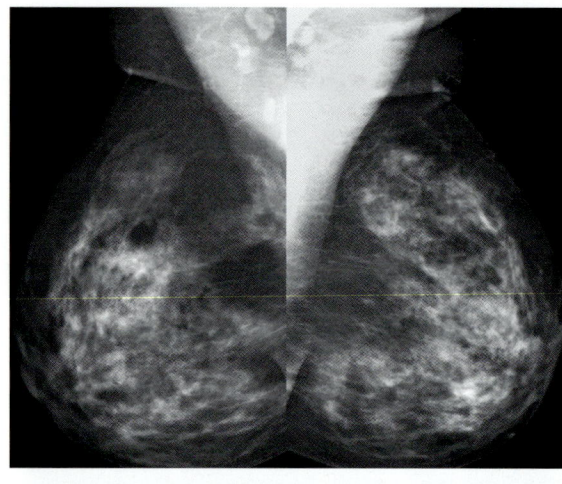

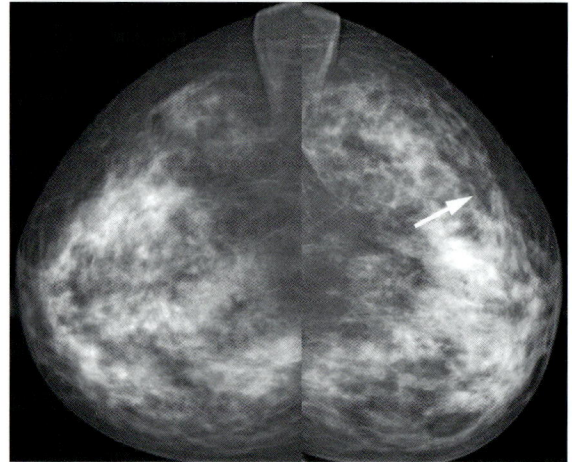

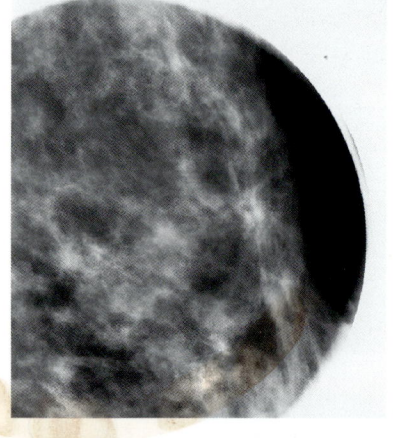

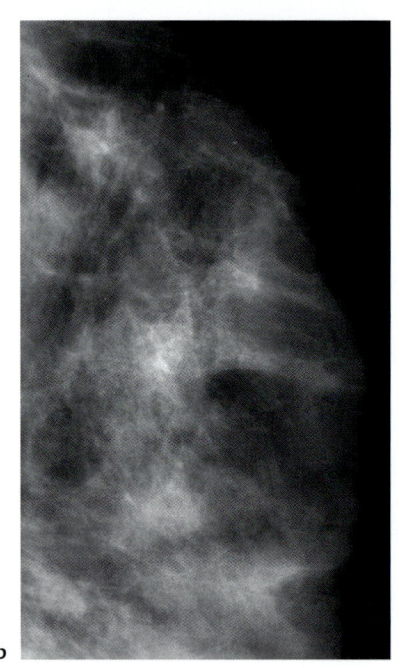

Abb. 11.72 a, b   Invasiv lobuläres Karzinom.
Tastbefund in der linken Mamma oben außen. Kurative Mammographie.
- **a** Extrem dichtes Parenchym (ACR Typ IV). Diskrete Architekturstörung links oben außen. Keine auffälligen Kalzifikationen.
- **b** Befunddemonstration in der Tubuskompressionsaufnahme. Einschätzung: BIRADS 4.

Befundabklärung durch US-gestützte perkutane Stanzbiopsie. Neoadjuvantes Konzept. Mastektomie.

Histologie der Stanzzylinder: invasiv lobuläres Karzinom.

Endgültige Klassifikation:
IL, Restinfiltrate nach Chemotherapie, G2, pN0.

Abb. 11.73 a–c   Invasiv lobuläres Karzinom.
Untersuchung im Rahmen der Früherkennung.
- **a, b** Inhomogen dichtes Drüsenparenchym (ACR Typ III). Besonders in cc-Aufnahmeebene erkennbare Architekturstörung links oben außen (Pfeil). Keine Kalzifikationen.
- **c** In der Tubuskompressionsaufnahme Reproduzierbarkeit der Architekturstörung mit Demarkierung einer zentralen Verdichtung mit diskret erhöhter Dichte und partiell spikulierter Begrenzung. Einschätzung: BIRADS 4.

Operative Abklärung des Befundes. Tumorektomie.

Endgültige Klassifikation:
IL pT1 a, G2, pN0 [0/10]), R0-Resektion.

Maligne Befunde **187**

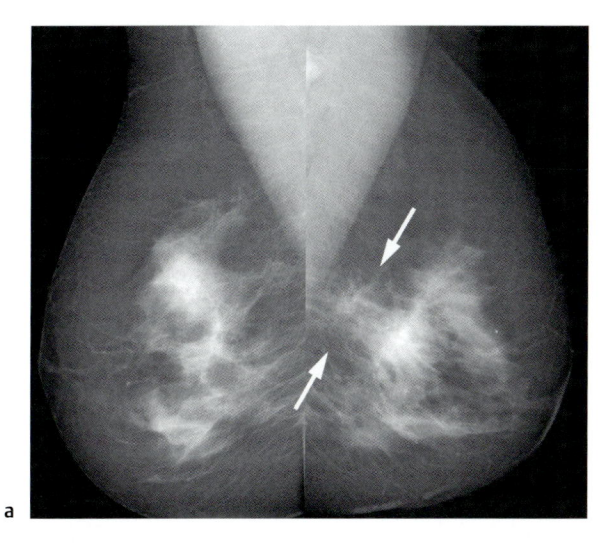

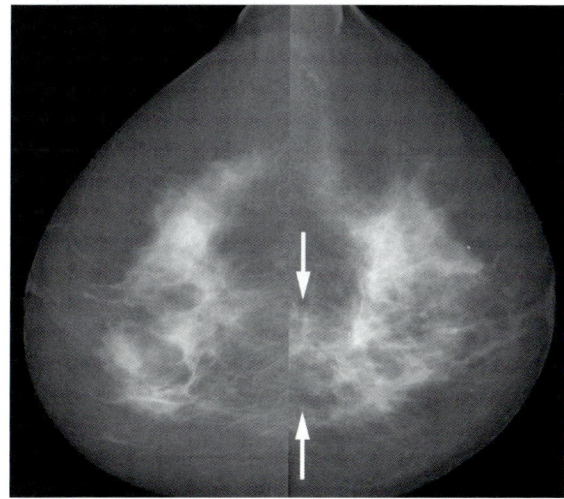

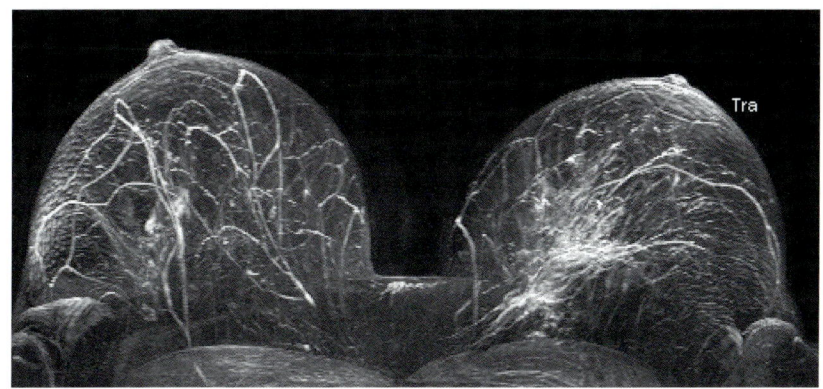

Abb. 11.**74 a – c****Invasiv lobuläres Karzinom.**
Kurative Mammographie bei Gewebeverhärtung links innen und deutlicher Kutisretraktion.

a, b Inhomogen dichtes Drüsenparenchym (ACR Typ III). Gewebeasymmetrie zugunsten des linken Drüsenkörpers insbesondere retroparenchymal und innen (Pfeile). Einzelne amorphe Mikrokalzifikationen links. Kein umschriebener Herdbefund. Einschätzung: BIRADS 4.

c In der ergänzend durchgeführten MR-Mammographie (Darstellung in MIP-Technik) überwiegend linear angeordnete Mehranreicherungen links innen als Hinweis auf die diffuse Ausbreitung des offensichtlich lobulären Karzinoms. MRM-Score 5 Punkte, MRM-BIRADS 4
(Signalkurven nicht abgebildet).

Abklärung des Befundes durch perkutane Stanzbiopsie des Tastbefundes. Neoadjuvantes Konzept. Mastektomie.

Histologie der Stanzzylinder:
invasiv lobuläres Mammakarzinom.

Endgültige Klassifikation: IL ypT2, G2, pNx.

Medulläres Karzinom (MC)

Große solide Zellverbände mit synzytialem Wachstum (ohne deutliche Zellgrenzen), große pleomorphe Zellkerne mit prominenten Nukleolen, hohe Mitoseraten (Grading 3), umschriebene Tumorränder und ausgeprägte lymphoplasmozytische Reaktionen charakterisieren das histologische Bild des medullären Mammakarzinoms. Werden nicht alle aufgeführten Kriterien erfüllt, so spricht man von einem sog. „atypischen medullären Karzinom".

Medulläres Karzinom im Röntgenmammogramm (Abb. 11.75)

Befund:	glatt begrenzter, runder oder ovaler, (mikro)lobulierter Herdbefund gelegentlich partielle Unschärfen der Zirkumferenz aufgrund lymphozytär-infiltrativer Veränderungen
Verkalkungen:	gelegentlich endotumorale Mikroverkalkungen

Klinischer Steckbrief

Inspektion:	i.d.R. unauffällig
Palpation:	glatt begrenzter Knoten (in Abhängigkeit von Lage und Größe des Tumors)
Ultraschall:	Herdbefund, rund/oval, glatt begrenzt, homogene echoarme Binnenstruktur
MR-Mammographie:	
T1w:	Herdbefund, rund/oval, glatt, hypointens
T2w:	Herdbefund, rund/oval, glatt, hypointens oder intermediär
T1w post KM:	hypervaskularisierter Herdbefund, rund/oval, glatt, i.d.R. karzinomtypische KM-Anreicherung

Klinische Bedeutung

Prognose:	eher günstiger als beim invasiv duktalen Karzinom
Diagnostische Konsequenzen:	bei Nachweis eines runden/ovalen, glattbegrenzten soliden Herdbefundes (DD: Fibroadenom, medulläres Karzinom) muss im Zweifelsfall eine ergänzende perkutane Biopsie erfolgen.
Therapeutische Konsequenzen:	i.d.R. Entfernung des Tumors

! Das medulläre Mammakarzinom tritt gehäuft bei Frauen mit familiärer Disposition und BRCA-Trägerinnen auf.

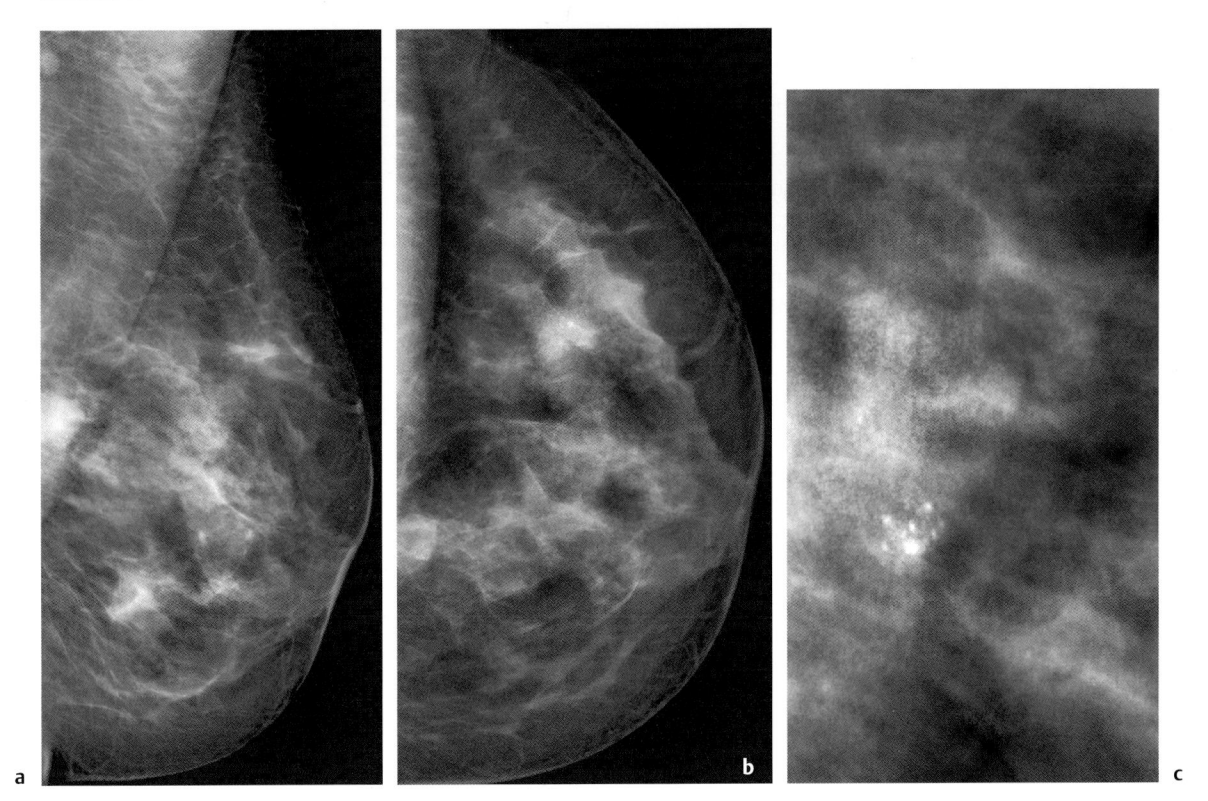

Abb. 11.**75 a–c Medulläres Karzinom.**
Tastbefund links oben innen. Kurative Mammographie.

a, b Inhomogen dichtes Parenchym (ACR Typ III). Gut 1 cm großer, inkomplett abgebildeter und partiell unscharf begrenzter lobulierter Herdbefund mit gewebeäquivalenter Dichte links zentral pektoralisnah. Endotumoral gruppierte Anordnung amorpher Mikrokalzifikationen. Einschätzung: BIRADS 4.

c Darstellung der Kalzifikationen im Zooming.

Abklärung des Tastbefundes durch offene Biopsie. Tumorektomie.

Histologie: medulläres Karzinom.

Endgültige Klassifikation: MC pT1 c, G3, pN0, R0-Resektion.

Muzinöses Karzinom

(Syn.: Gallertkarzinom, schleimbildendes Karzinom)
(CC)

Das muzinöse Karzinom ist in seiner typischen Form charakterisiert durch Tumorzellverbände, die inselartig innerhalb ausgedehnter Schleimansammlungen liegen. Die atypische Form weist zusätzlich andere Tumorkomponenten in einer Größenordnung von mehr als 10% auf.

Muzinöses Karzinom im Röntgenmammogramm (Abb. 11.76 u. 11.77)

Befund:	glatt begrenzter, runder oder ovaler, (mikro)lobulierter Herd gelegentlich Unschärfen der Zirkumferenz
Verkalkungen:	sehr selten

Klinischer Steckbrief

Inspektion:	i. d. R. unauffällig
Palpation:	glatt begrenzter Knoten (in Abhängigkeit von Lage und Größe des Tumors)
Ultraschall:	Herdbefund, rund/oval, glatt begrenzt, oft echoreiche Binnenstruktur
MR-Mammographie:	
T1w:	Herdbefund, rund/oval, glatt, hypointens
T2w:	Herdbefund, rund/oval, glatt, hypointens oder intermediär
T1w post KM:	hypervaskularisierter Herdbefund, rund/oval, glatt, i. d. R. karzinomtypische KM-Anreicherung Cave: Einzelbeschreibungen muzinöser Karzinome ohne KM-Anreicherung

Klinische Bedeutung

Prognose:	eher günstiger als beim invasiv duktalen Karzinom
Diagnostische Konsequenzen:	bei Nachweis eines runden/ovalen, glattbegrenzten soliden Herdbefundes (DD: Fibroadenom, muzinöses Karzinom) muss im Zweifelsfall eine ergänzende perkutane Biopsie erfolgen.
Therapeutische Konsequenzen:	i. d. R. Entfernung des Tumors

! Muzinöse Karzinome treten eher bei älteren Frauen auf.

Maligne Befunde **191**

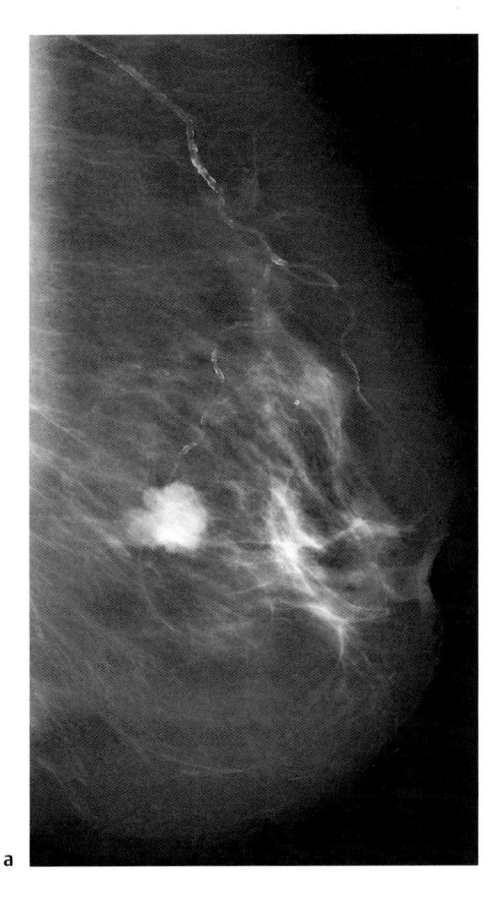

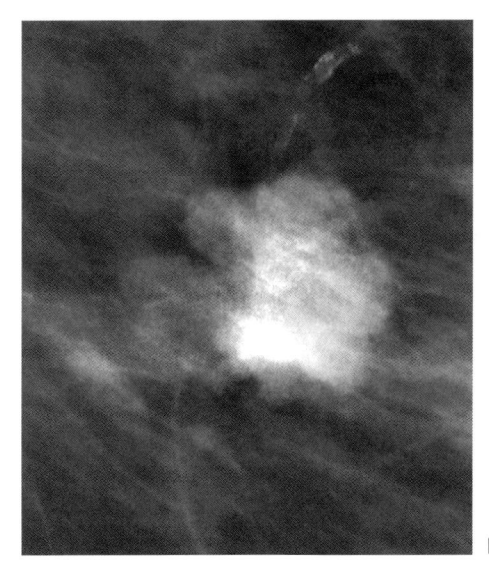

Abb. 11.76 a, b Muzinöses Karzinom.
Tastbefund links zentral. Kurative Mammographie.
a Überwiegend lipomatöses Parenchymmuster (ACR Typ I). Lobulierter und partiell unscharf begrenzter Herd links zentral. Keine suspekten Kalzifikationen. Einschätzung: BIRADS 4.
b Befunddarstellung im Zooming.

Abklärung des Tastbefundes durch offene Biopsie. Tumorektomie.

Histologie: muzinöses Karzinom.

Endgültige Klassifikation: CC pT1 c, G2, pN0.

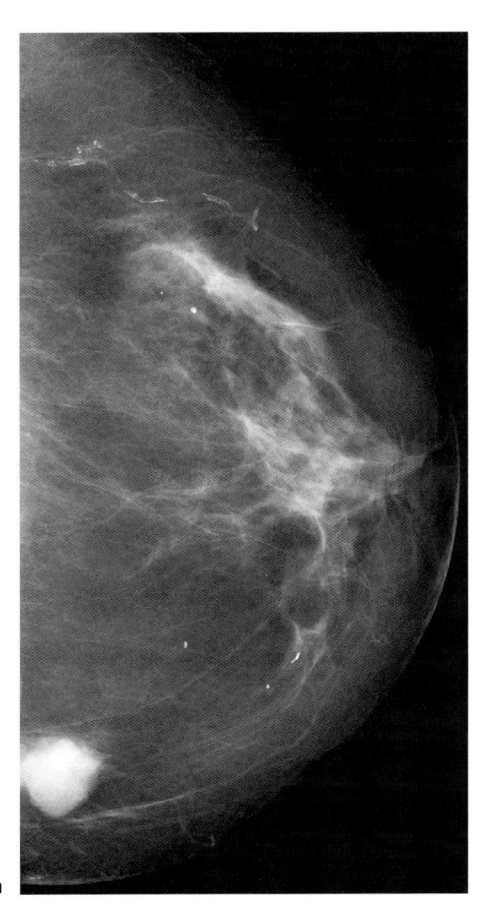

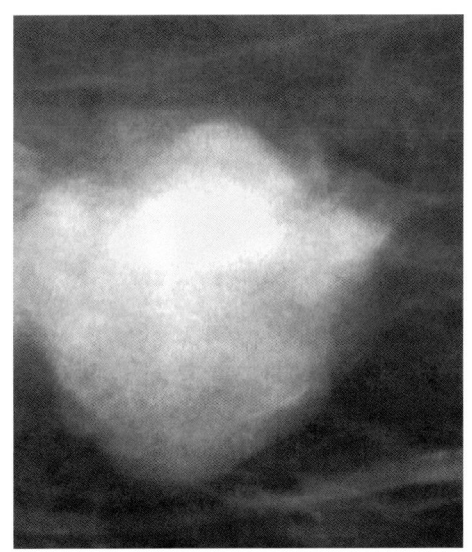

Abb. 11.77 a–c Muzinöses Karzinom.
Tastbefund links außen. Kurative Mammographie.
a Überwiegend lipomatöses Parenchymmuster (ACR Typ I). Lobulierter und partiell unscharf begrenzter Herd links außen. Dichte des Herdes höher als die des verbliebenen Drüsengewebes. Keine suspekten Kalzifikationen. Einschätzung: BIRADS 4.
b Befunddarstellung im Zooming.

Abklärung des Tastbefundes durch offene Biopsie. Tumorektomie.

Histologie: muzinöses Karzinom.

Endgültige Klassifikation: CC pT2, G2, pN0.

Tubuläres Karzinom (TC)

In seiner typischen Form finden sich beim tubulären Mammakarzinom zu über 75% hochdifferenzierte, partiell verzweigte oder abgewinkelte Tubuli, die von einem einreihigen kubischen Epithel ausgekleidet werden. Zudem liegen stark fibrotische und myxoide Komponenten vor. Die Tumorkonfiguration ist charakteristischerweise sternförmig. Ist der Anteil der Tubuli geringer (<75%), so spricht man von einer gemischten Form des tubulären Karzinoms.

Tubuläres Karzinom im Röntgenmammogramm (Abb. 11.78–11.81)

Befund:	Architekturstörung
	sternförmiger oder irregulär begrenzter Herd
Verkalkungen:	häufig (>50% der Fälle)
	i.d.R. polymorph

Klinischer Steckbrief

Inspektion:	i.d.R. unauffällig
Palpation:	knotige Resistenz (in Abhängigkeit von Lage und Größe des Tumors)
Ultraschall:	unscharf begrenzte Läsion, echoarm, dorsale Schallauslöschung
MR-Mammographie:	
T1w:	Läsion, sternförmig, hypointens
T2w:	Läsion, sternförmig, intermediäres Signal
T1w post KM:	Hypervaskularisation der sternförmigen Läsion
	i.d.R. karzinomtypische KM-Anreicherung

Klinische Bedeutung

Prognose:	eher günstiger als beim invasiv duktalen Karzinom
Diagnostische Konsequenzen:	Diagnosesicherung durch perkutane Biopsie sinnvoll
Therapeutische Konsequenzen:	operative Entfernung oder andere adäquate therapeutische Maßnahmen

> **!** Das tubuläre Karzinom ist mammographisch gelegentlich schwer gegenüber einer radiären Narbe oder einer postoperativen Narbe (Anamnese!) abzugrenzen.

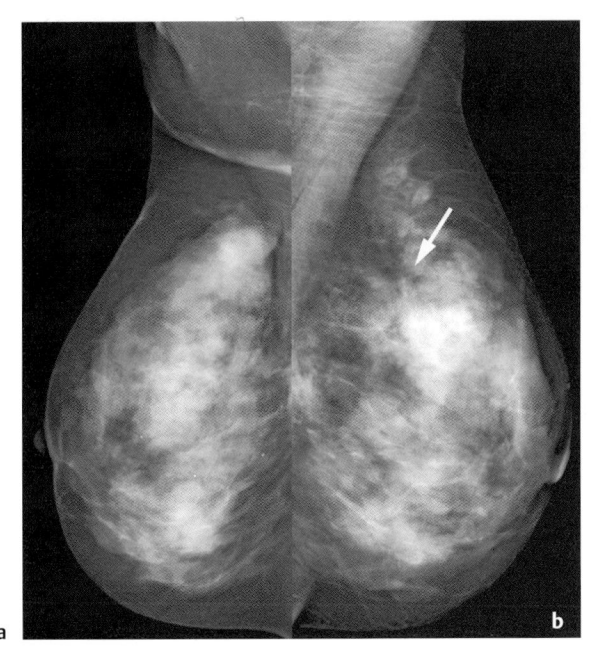

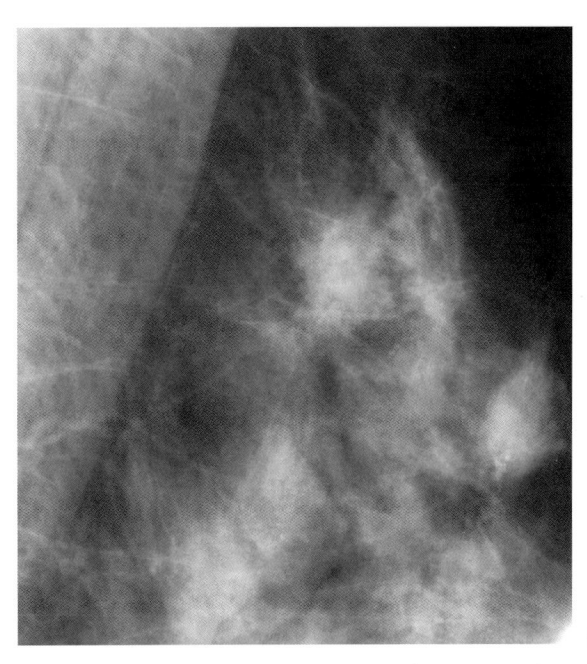

Maligne Befunde 193

Abb. 11.78 a – c Tubuläres Karzinom.
Untersuchung im Rahmen der Früherkennung. Mastodynie.
a, b Extrem dichtes Drüsenparenchym (ACR Typ IV). Architekturstörung des Parenchyms links oben außen (Vergleich mit der Gegenseite, Pfeil). In der unmittelbaren Nachbarschaft einzelne amorphe Mikrokalzifikationen.
c Befunddarstellung links oben außen in der TKA. Einschätzung: BIRADS 4.

Abklärung des Befundes durch offene Biopsie nach US-gestützter Drahtmarkierung.

Histologie: tubuläres Karzinom.

Endgültige Klassifikation: TC pT1 b, G1, pN0, R0-Resektion.

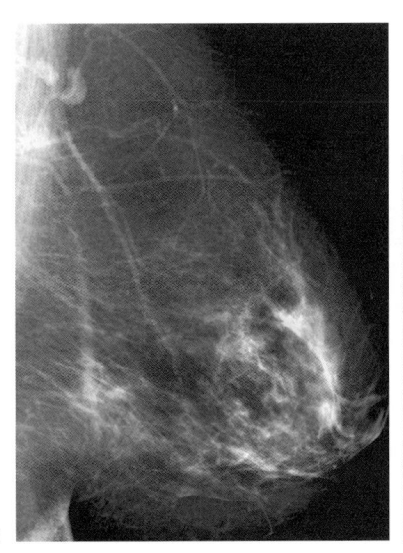

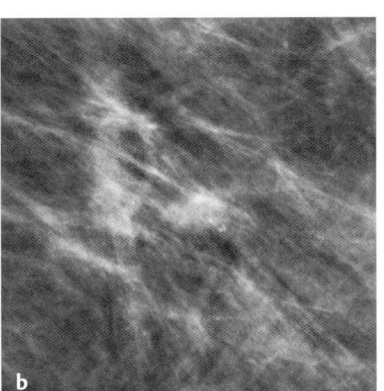

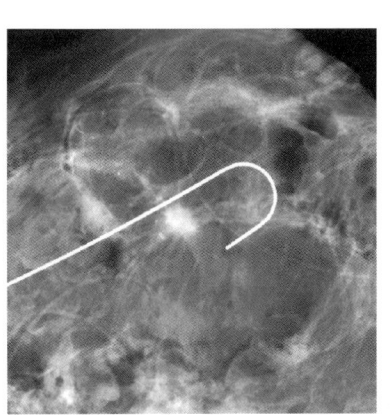

Abb. 11.79 a – c Tubuläres Karzinom.
Untersuchung im Rahmen der Früherkennung.
a Fibroglanduläres Parenchymmuster (ACR Typ II). Irreguläre Verdichtung innen mit unscharfer Begrenzung und geringerer Dichte als die des verbliebenen Drüsengewebes. Einzelne pleo- sowie amorphe Kalzifikationen. Einschätzung: BIRADS 4
b Exakte Darstellung des Tumors in der Präparateradiographie.
c Präparateradiogramm.

Befundabklärung durch Tumorektomie.

Histologie: 17 mm großes tubuläres Karzinom mit umgebenden DCIS-Anteilen.

Endgültige Klassifikation: TC pT1 b, G1, pN0 (0/21), Mo, R0-Resektion. Zusätzlich peritumorale DCIS-Anteile.

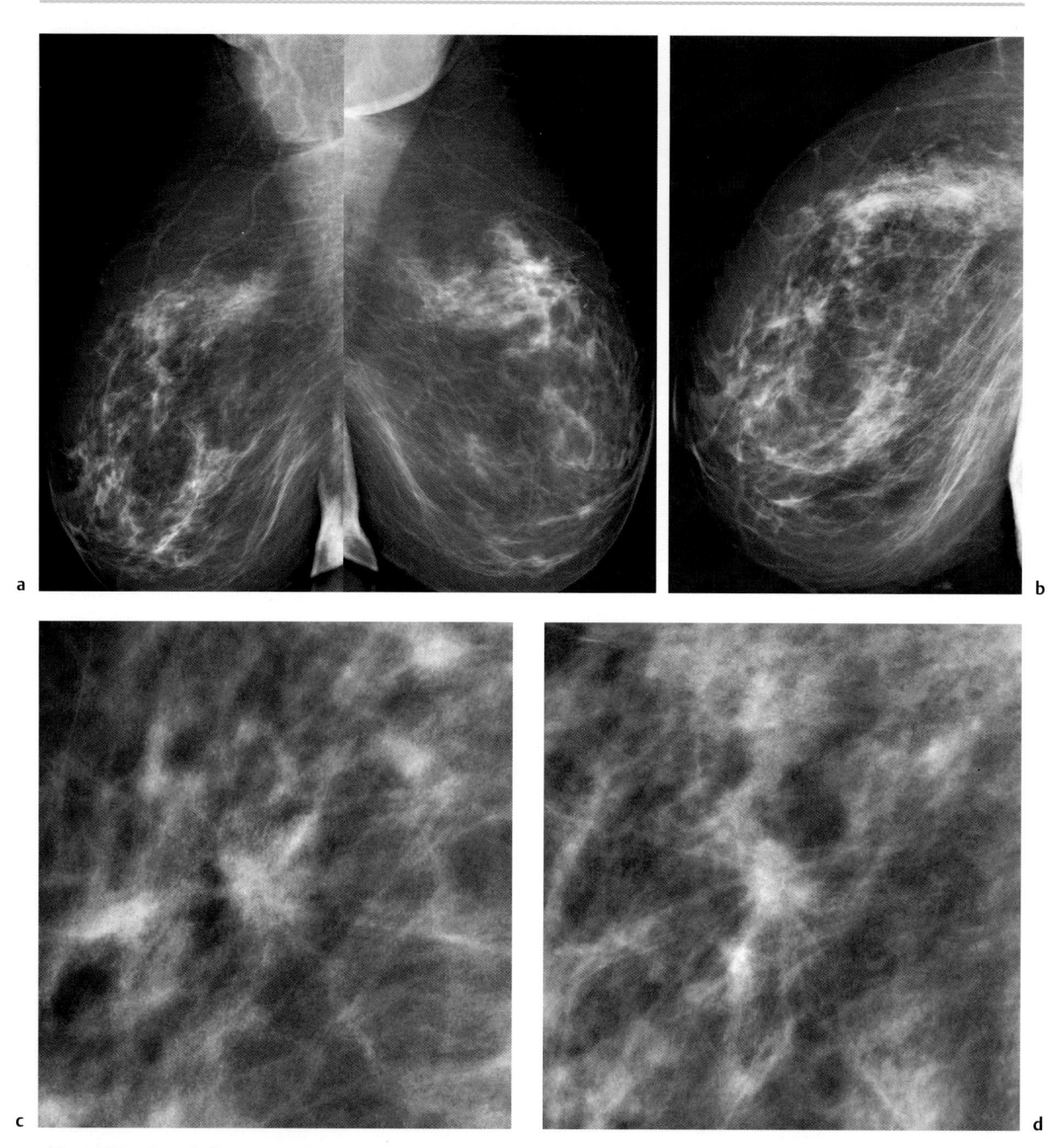

Abb. 11.80 a–d Tubuläres Karzinom.
Früherkennungsmammographie bei klinisch asymptomatischer Frau.
a, b Fibroglanduläres Parenchymmuster (ACR Typ II) mit irregulärem, sternförmig begrenztem Herdbefund rechts. Keine Kalzifikationen.
c, d Darstellung des Befundes in beiden Aufnahmeebenen im Zooming. Einschätzung: BIRADS 4.

Befundabklärung durch Probeexzision.

Histologie: 4 mm großes tubuläres Mammakarzinom rechts.

Endgültige Klassifikation: TC pT1a, G1, pN0, R0-Resektion.

Maligne Befunde **195**

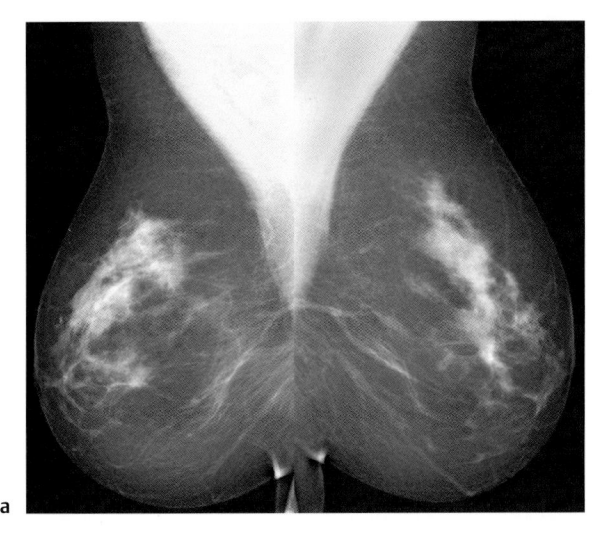

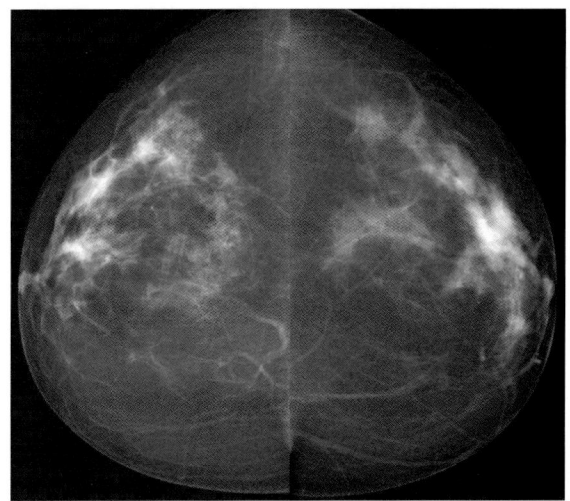

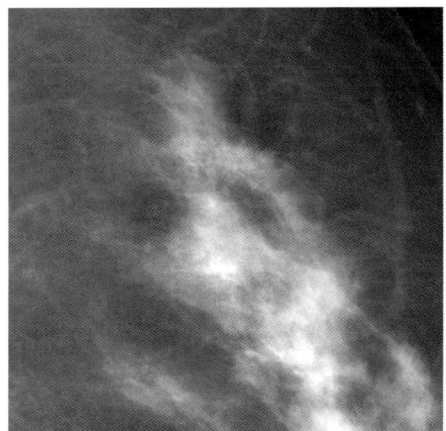

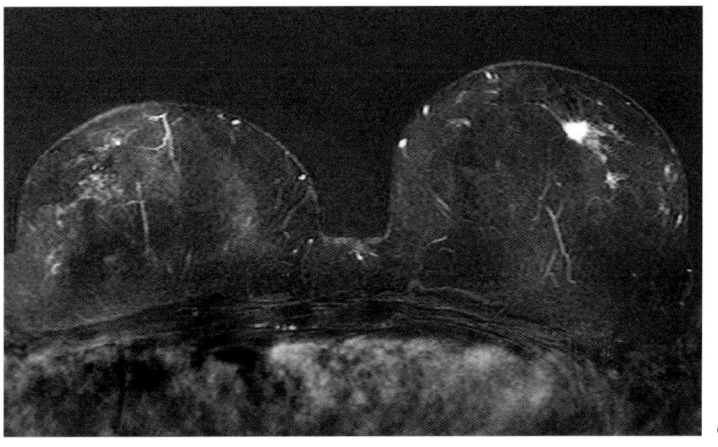

Abb. 11.81 a–d Tubuläres Karzinom.
Untersuchung im Rahmen der Früherkennung. Mastodynie.
- **a, b** Inhomogen dichtes Drüsenparenchym (ACR Typ III). Im Seitenvergleich Schrumpfung und Verdichtung des Gewebes („shrinking sign") links oben außen in beiden Aufnahmeebenen. Keine Kalzifikationen.
- **c** Darstellung der auffälligen Region links im Zooming. Einschätzung: BIRADS 4.
- **d** In der ergänzend angefertigten MR-Mammographie hypervaskularisierter Herd mit Ringenhancement und unscharfer Begrenzung. Unter Berücksichtigung der Kurvenanalyse (ohne Abbildung) MRM-Score 6 Punkte (MRM-BIRADS 5).

Abklärung des Befundes durch offene Biopsie nach MRT-gestützter Drahtmarkierung.

Histologie: 13 mm großes tubuläres Karzinom, G1.

Endgültige Klassifikation: TC pT1 c, G1, pN0 (0/13), R0-Resektion.

Invasiv papilläres Karzinom (IP)

Das invasiv papilläre Karzinom stellt einen malignen Tumor dar, der histopathologisch ein fingerförmiges Wachstumsmuster aufweist und gehäuft zusammen mit zystischen Formationen zu finden ist. Er ist abzugrenzen von den rein intrazystischen oder intraduktalen papillären Malignomen, die noch als In-situ-Tumoren klassifiziert werden.

Invasiv papilläres Karzinom im Röntgenmammogramm (Abb. 11.82)

Befund:	runder, ovaler oder lobulierter Herdbefund
Begrenzung:	scharf oder unscharf
Dichte:	oft parenchymäquivalent oder höher
Verkalkungen:	i. d. R. nicht

Klinischer Steckbrief

Inspektion:	gelegentlich blutige Sekretion, Mamillenretraktion
Palpation:	i. d. R. unauffällig, gelegentlich subareolärer Tastbefund
Ultraschall:	unscharf begrenzte Läsion, echoarme bis -leere Läsion, oftmals innerhalb einer zystischen Läsion, echoreicher Randsaum, dorsale Schallauslöschung
MR-Mammographie:	
T1w:	Herd, rund/oval, glatt begrenzt, hypointens, oft retromamillär
T2w:	Herd, rund/oval, glatt begrenzt, evt. intrazystisch, intermediär
T1w post KM:	Hypervaskularisation des glatt begrenzten Herdes, i. d. R. karzinomtypische KM-Anreicherung

Klinische Bedeutung

Prognose:	ähnlich der beim invasiv duktalen Karzinom
Diagnostische Konsequenzen:	Diagnosesicherung durch perkutane Biopsie sinnvoll, ggf. Galaktographie bei pathologischer Sekretion
Therapeutische Konsequenzen:	operative Entfernung oder andere adäquate therapeutische Maßnahmen

> **!** Wandüberschreitende solide Tumoren im Bereich einer Zyste oder eines Milchganges können Ausdruck eines invasiv papillären Mammakarzinoms sein.

Maligne Befunde **197**

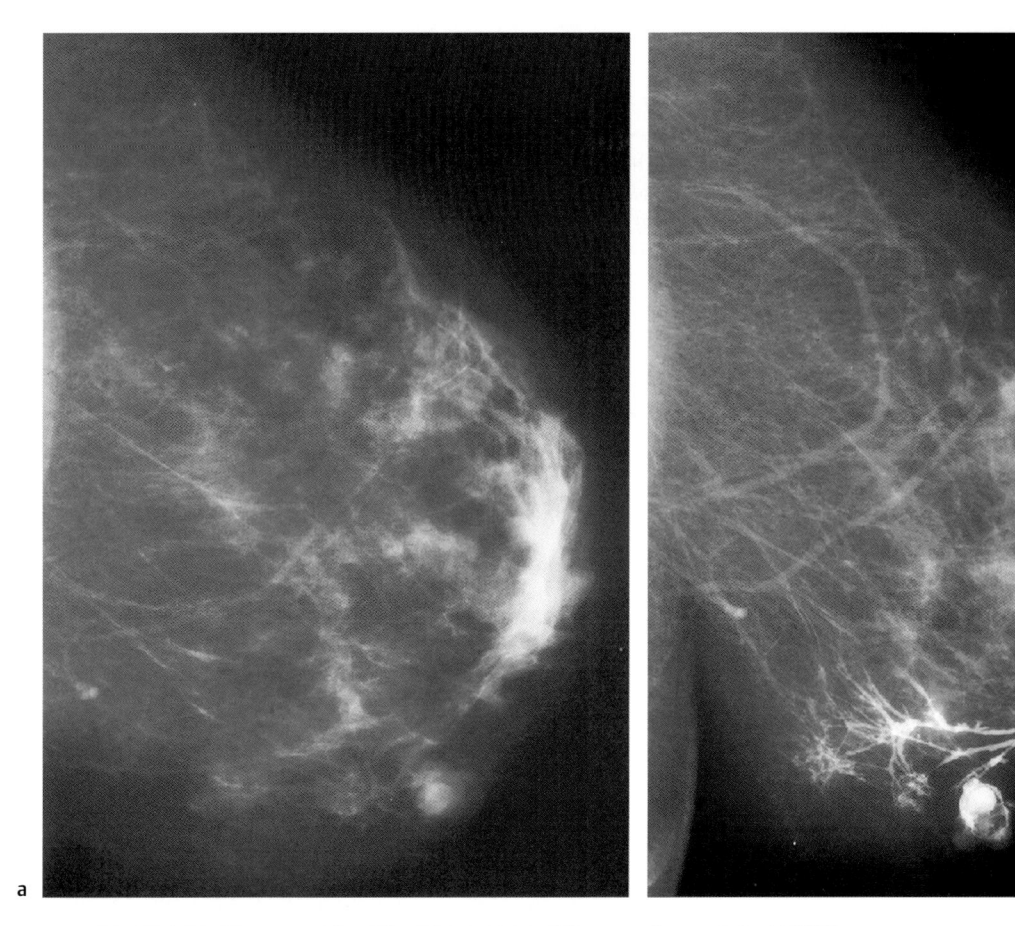

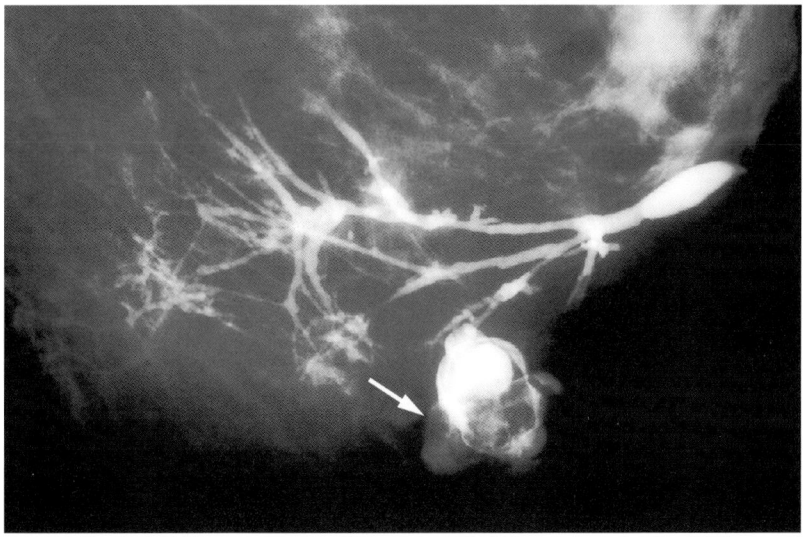

Abb. 11.**82 a – c Invasiv papilläres Karzinom** (analoge Mammographie). Knoten innen. Blutige Sekretion aus einem Milchgang. Kurative Mammographie.

a Fibroglanduläres Parenchymmuster (ACR Typ II). Runder, glatt begrenzter Herdbefund innen. Dichte geringer als die des verbliebenen Drüsengewebes. Keine Kalzifikationen.

b In der Galaktographie Darstellung eines Milchgangsegmentes mit Auffüllung einer teils soliden, teils zystischen Formation korrespondierend zum Tastbefund.

c Fototechnische Vergrößerung des Befundes mit Darstellung einer umschriebenen Aussparung innerhalb der KM-gefüllten Zyste. Nach medial zystenwandüberschreitendes Gewebeareal (Pfeil). Einschätzung: BIRADS 4.

Operative Befundabklärung.

Histologie: invasives papilläres Karzinom von 4 mm Größe.

Endgültige Klassifikation: IP pT1 a, G2, pN0, M0.

Morbus Paget (PD)

Unter dem Begriff des Morbus Paget der Mamma versteht man ein intraepidermales Carcinoma in situ, dessen Tumorzellen einzeln oder in Verbänden im Bereich der Mamille und der Areola verlaufen, aber auch auf die periareolären Kutisanteile übergehen können. Oft liegt gleichzeitig ein DCIS oder ein invasives Mammakarzinom vor.

Morbus Paget im Röntgenmammogramm (Abb. 11.83)

Befund:	Verdickung und Abflachung der Mamillenregion
	evtl. retromamilläre Trabekelverdickung
Verkalkungen:	evtl. retromamillär pleomorphe Mikroverkalkungen als Hinweis auf ein DCIS/invasives Karzinom
	evtl. intramammär pleomorphe Mikroverkalkungen als Hinweis auf ein DCIS/invasives Karzinom

Klinischer Steckbrief

Inspektion (Methode der Wahl):	ekzematöse Mamillen- und/oder Areolaveränderungen
Palpation:	unauffällig
Ultraschall:	keine spezifischen Veränderungen
MR-Mammographie:	keine spezifischen Veränderungen
	evtl. Mehrinformationen zur intramammären Tumorausdehnung
T1w:	keine spezifischen Veränderungen
T2w:	keine spezifischen Veränderungen
T1w post KM:	evtl. intramammär dendritische Mehranreicherungen

Klinische Bedeutung

Prognose:	eher günstiger als beim invasiv duktalen Karzinom
Diagnostische Konsequenzen:	Diagnosesicherung durch kutane Stanze des Ekzems
Therapeutische Konsequenzen:	operative Entfernung oder andere adäquate therapeutische Maßnahmen

! Der Morbus Paget ist in der Regel eine klinische Diagnose.

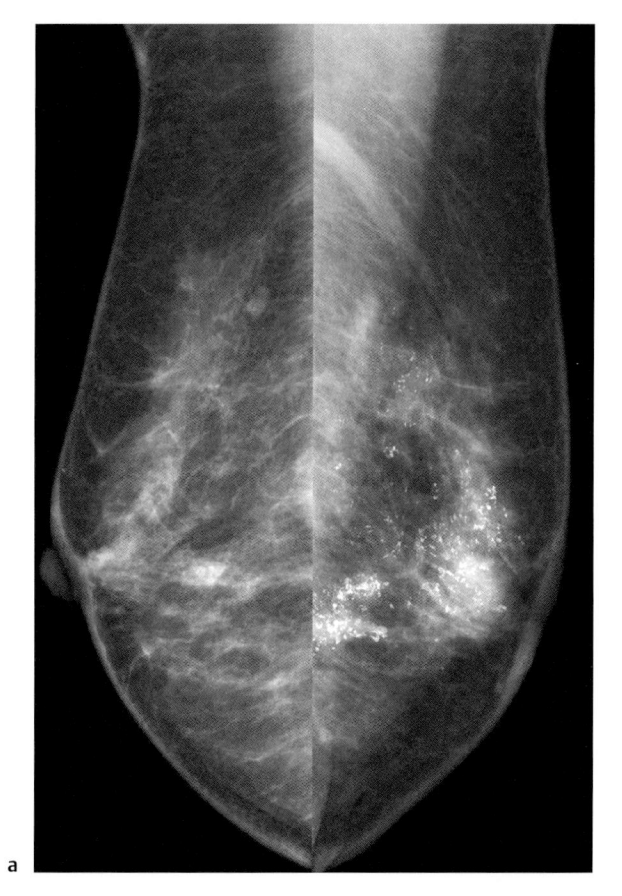

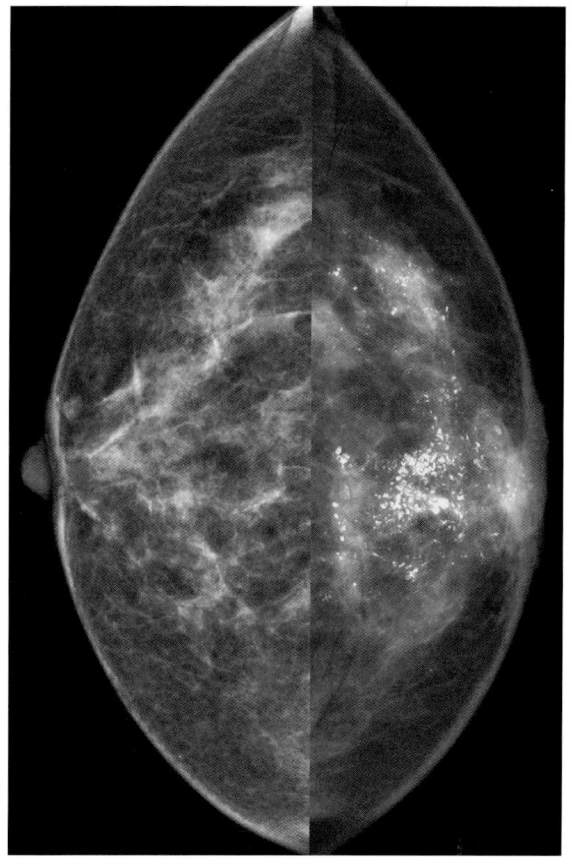

Abb. 11.**83 a – c   Morbus Paget der Mamma.**
Kurative Mammographie bei ekzematösen Veränderungen der linken Mamille und Areola.

a, b Fibroglanduläres Parenchymmuster (ACR Typ II). Abflachung und Verdickung der Mamillen- und Areolaregion links. Intramammär diffuse Anordnung pleomorpher (alle Formen) Mikrokalzifikationen.

c Zooming der linken Retromamillarregion. Einschätzung: BI-RADS 5.

Befundabklärung durch offene Biopsie und anschließende Mastektomie.

Histologie: Morbus Paget der Mamma mit intramammärer Ausdehnung
(DCIS + invasive Tumoranteile).

Inflammatorisches Mammakarzinom (IN)

Beim inflammatorischen Karzinom liegt eine diffuse Ausbreitung wenig differenzierter Tumorzellen vor, die häufig auch in dermalen Lymphgefäßen nachweisbar sind. Zudem ist ein Erythem zu finden, das i.d.R. mehr als $1/3$ der Kutis umfasst.

Inflammatorisches Karzinom im Röntgenmammogramm (Abb. 11.84 u. 11.85)

Befund:	Kutisverdickung
	Trabekelverdickung
	Asymmetrie der Parenchymdichte (Vergleich mit Gegenseite!)
	selten intramammärer Herdbefund
Verkalkungen:	selten diffuse Mikroverkalkungen

Klinischer Steckbrief

Inspektion (Methode der Wahl):	Rötung, Schwellung, Schmerzen, evtl. Peau d'orange
Palpation:	Überwärmung, Schmerzhaftigkeit, häufig bereits axilläre Lymphadenopathie
Ultraschall:	interstitielle Flüssigkeitsansammlungen, dadurch unterschiedliche Echogenität im Seitenvergleich, Kutisverdickung
MR-Mammographie:	unspezifisch
T1w:	Kutisverdickung
T2w:	diffuse Signalerhöhung
T1w post KM:	unspezifische Anreicherung der Kutis und ggf. des Parenchyms

Klinische Bedeutung

Prognose:	aggressivste Form des Mammakarzinoms
Diagnostische Konsequenzen:	Diagnosesicherung durch perkutane Stanze oder offene Biopsie
Therapeutische Konsequenzen:	adäquate therapeutische Maßnahmen, i.d.R. neoadjuvante Strategie

> **!** Die Differenzierung zwischen einem inflammatorischen Mammakarzinom und einer non-puerperalen Mastitis gelingt mit allen bildgebenden Untersuchungsverfahren nur sehr schwer.

Maligne Befunde **201**

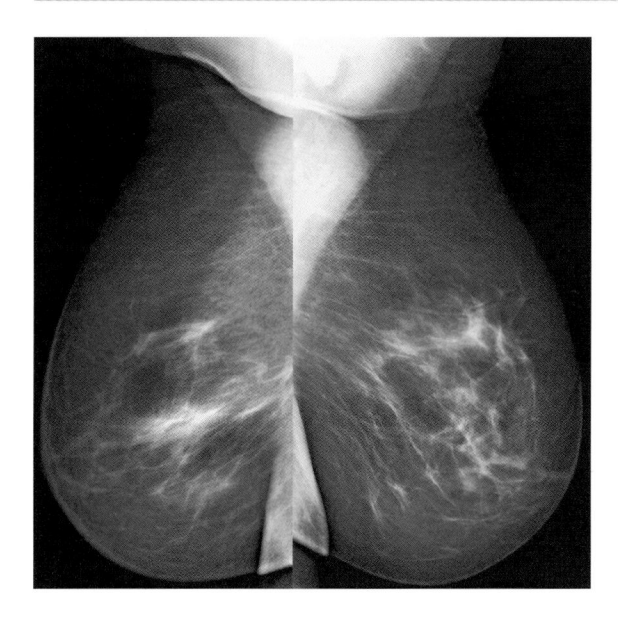

Abb. 11.84 Inflammatorisches Mammakarzinom.
Kurative Mammographie bei Inflammation der gesamten rechten Brust.
Überwiegend lipomatöses Parenchymmuster (ACR Typ I). Im Seitenvergleich Asymmetrie mit verwaschenen Parenchymstrukturen rechts. Keine Kalzifikationen. Kutisverdickung rechts. Einschätzung: BIRADS 4.

Befundabklärung durch offene Probeexzision.

Histologie: inflammatorisches Mammakarzinom rechts.

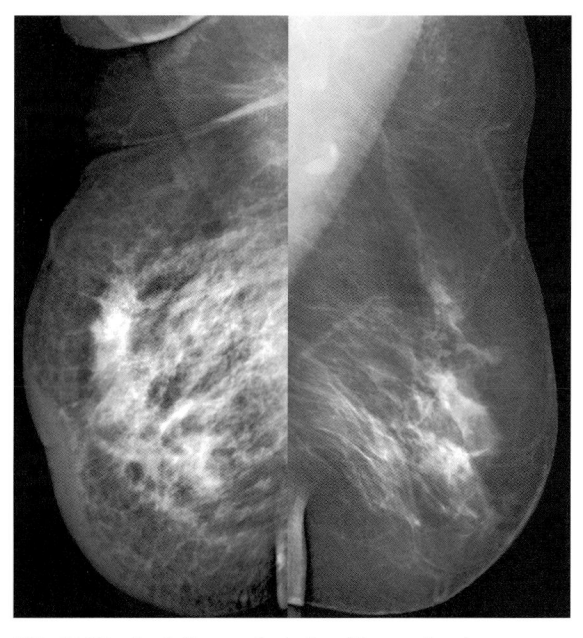

Abb. 11.85 a, b Inflammatorisches Mammakarzinom.
Kurative Mammographie bei Inflammation der gesamten rechten Brust.
a Fibroglanduläres Parenchymmuster (ACR Typ II). Im Seitenvergleich Asymmetrie mit deutlich ausgeprägteren und verdichteten Parenchymstrukturen rechts. Extreme Kutisverdickung mit Mamillenretraktion rechts. Regional Nachweis pleomorpher Mikrokalzifikationen.

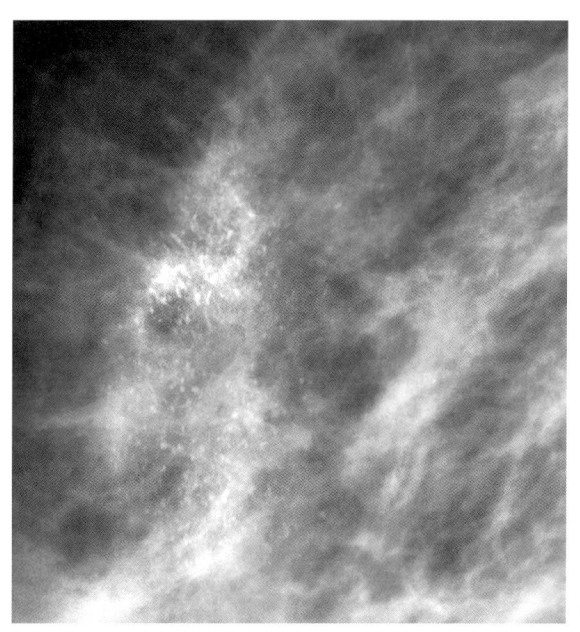

b Darstellung der Kalzifikationen im Zooming. Einschätzung: BIRADS 5.

Befundabklärung durch perkutane Biopsie mit Bestätigung eines invasiv wachsenden Karzinoms, G2. Neoadjuvantes Therapiekonzept.

Histologie: inflammatorisches Mammakarzinom rechts.

Maligner Phylloidestumor (MPT)

Fibroepithelialer, ausschließlich in der Brust vorkommender Tumor. Dignität in Abhängigkeit von der mitotischen Aktivität (benigne < 5 Mitosen/10 HPF; maligne ≥ 5 Mitosen/10 HPF). Maligne Form mit Nachweis zellulärer Atypien und ggf. Infiltrationen in das umgebende Gewebe.

Phylloidestumor im Röntgenmammogramm (Abb. 11.86)

Herdbefund:	typischerweise lobulierter, runder oder ovaler Herdbefund mit glatter Begrenzung und erhöhter Dichte i. Vgl. zum Umgebungsgewebe
Verkalkungen:	gelegentlich einzelne mono- oder polymorphe Mikroverkalkungen, seltener Makroverkalkungen

Klinischer Steckbrief

Inspektion:	bei großen Tumoren Asymmetrie, Hautausspannung, vermehrte Venenzeichnung, livide Kutisverfärbung
Palpation:	meist großer, glatter, höckriger Knoten
Ultraschall (Methode der Wahl):	lobulierter Herdbefund mit glatter Begrenzung und teils solider, teils zystischer Binnenstruktur
MR-Mammographie:	
T1w:	lobulierter Herd, glatt, hypointens
T2w:	lobulierter Herd, glatt, intermediär (solider Anteil) und hyperintens (zystischer Anteil)
T1w post KM:	deutliches Enhancement der soliden Tumoranteile

Klinische Bedeutung

Prognose:	günstiger als beim invasiv duktalen Karzinom.
Diagnostische Konsequenzen:	keine; benigner und maligner Phylloidestumor sind mit bildgebenden diagnostischen Verfahren nicht differenzierbar. Perkutane Stanze üblicherweise entbehrlich, da i. a. R. ohnehin Indikation zur Entfernung des Befundes
Therapeutische Konsequenzen:	chirurgische Entfernung des Tumors

> **!** Der schnell wachsende (6–8 Wochen), gut verschiebliche, glatt begrenzte und bereits mehrere Zentimeter große Knoten bei der älteren Patientin (~ 60 Jahre) sollte an das Vorliegen eines Phylloidestumors denken lassen.

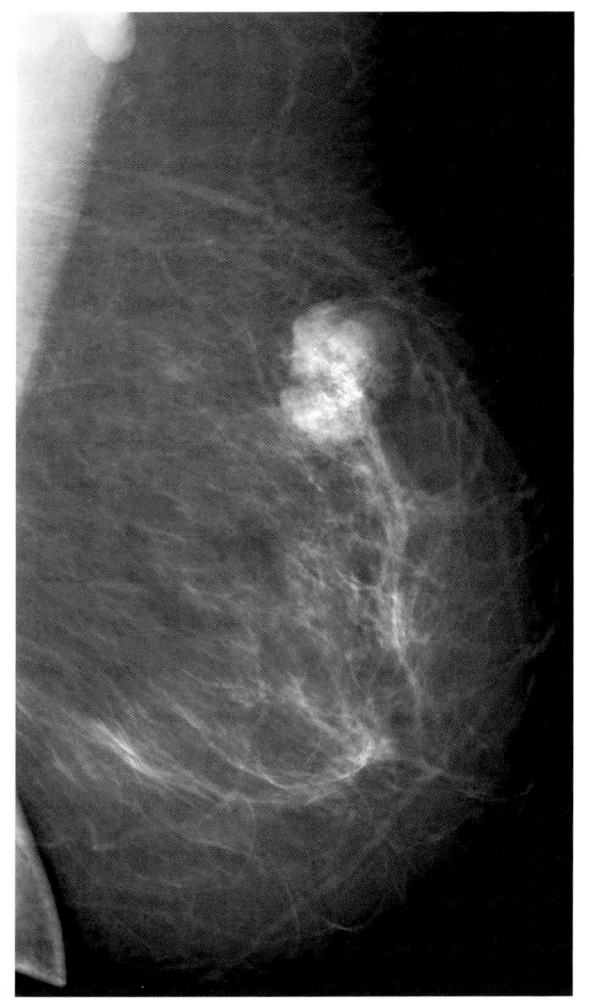

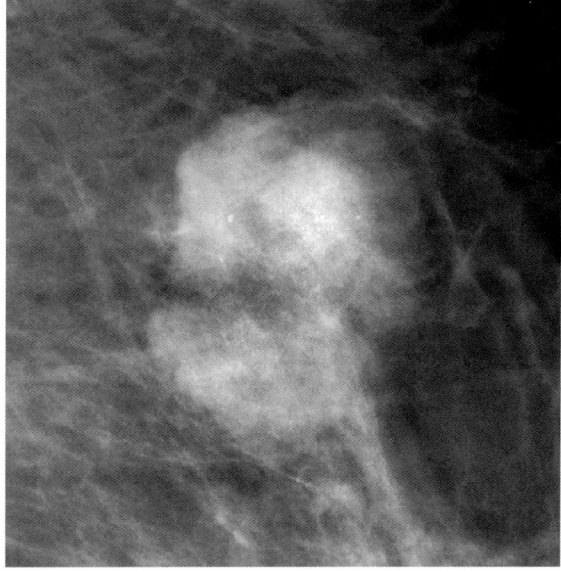

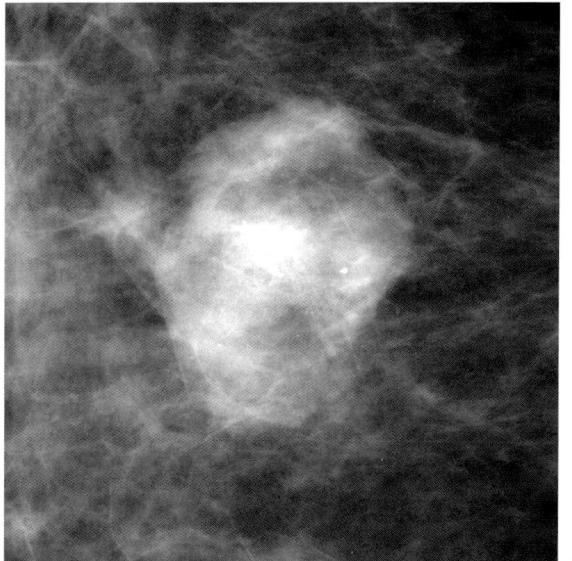

Abb. 11.**86 a – c** **Maligner Phylloidestumor.**
Kurative Mammographie bei Tastbefund.
a Überwiegend lipomatöses Parenchymmuster mit ovalem Herdbefund. Mikrolobulierte Begrenzung und endotumoral einzelne monomorphe Mikrokalzifikationen.
b Zooming des Befundes in der mlo-Aufnahmeebene.
c Vergrößerung des Befundes in der cc-Aufnahmeebene. BIRADS 4.

Befundabklärung durch Probeexzision.

Histologie: maligner Phylloidestumor.

Sarkom der Mamma

Heterogene Gruppe von malignen Tumoren, die vom periduktalen oder perilobulären Stroma ausgehen. Im Bereich der Mamma liegen überwiegend Mitteilungen über Angiosarkome (AS), maligne fibröse Histiozytome sowie in extrem seltenen Fällen Fibro- (FS), Leiomyo- (LMS), Chondro- (CDS) und Osteosarkome (OS) vor.

Intramammäres Sarkom im Röntgenmammogramm (Abb. 11.87)

Befund:	meist rundlicher oder lobulierter Herd,
Begrenzung:	oft scharf
Dichte:	variabel
Verkalkungen:	bei den meisten der Sarkome keine Verkalkungen
	Ausnahmen: Chondro- und Osteosarkom

Klinischer Steckbrief

Inspektion:	i. d. R. unauffällig
Palpation:	Knoten (in Abhängigkeit von Lage und Größe des Tumors)
Ultraschall:	Herdbefund, i. d. R. unspezifisch
MR-Mammographie:	i. d. R. unspezifisch (Ausnahme: Angiosarkom)
T1w:	Herd, rund/lobuliert, glatt begrenzt, hypointens
T2w:	Herd, rund/lobuliert, glatt begrenzt, oft hyperintens und
T1w post KM:	malignomtypisches Anreicherungsverhalten

Klinische Bedeutung

Prognose:	unterschiedlich in Abhängigkeit vom Grading
Diagnostische Konsequenzen:	perkutane Biopsie zur Diagnosesicherung sinnvoll
Therapeutische Konsequenzen:	adäquate therapeutische Maßnahmen

! Dem Sarkom kommt klinisch nur eine sehr geringe Bedeutung zu, da es sich um einen extrem seltenen Tumor in der Mamma handelt.

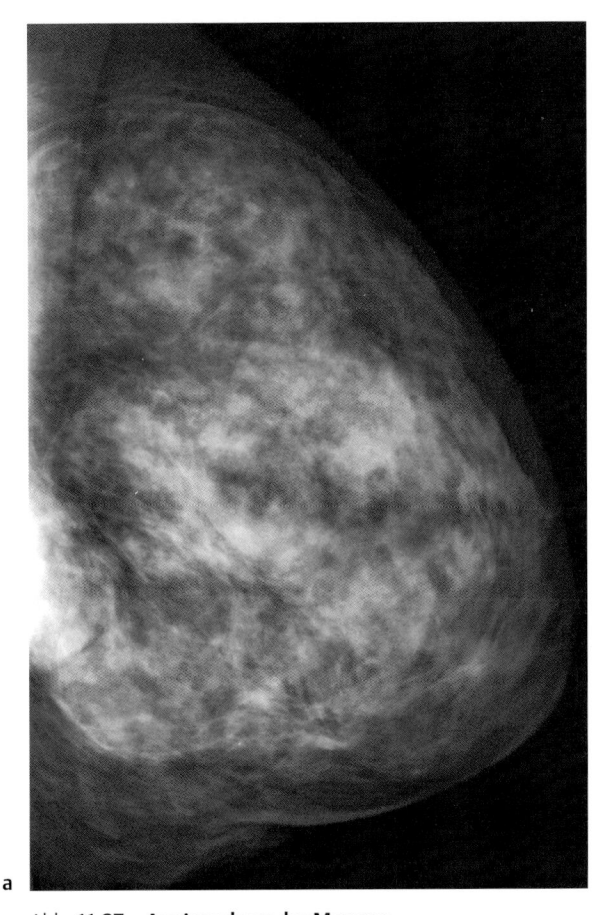

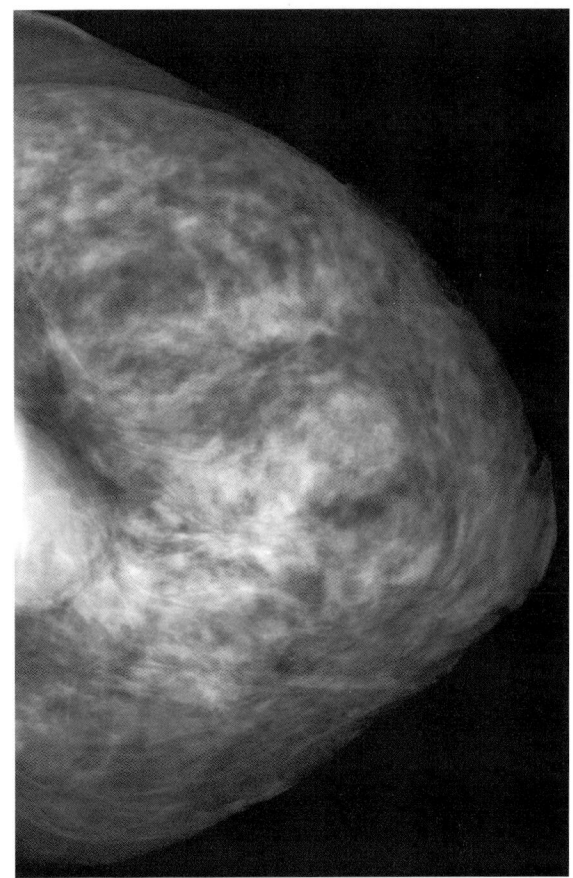

Abb. 11.**87 Angiosarkom der Mamma.**
Neu aufgetretener Knoten am kaudalen Brustansatz. Kurative Mammographie.

a, b Inhomogen dichtes Parenchym (ACR Typ III). Aufgrund des thoraxwandnahen Sitzes nur partielle Abbildung des ovalen Herdbefundes. Teils glatte, teils unscharfe Begrenzung. Dichte höher als die des umgebenden Drüsengewebes. Keine Kalzifikationen. Einschätzung: BIRADS 4.

Operative Befundabklärung.

Diagnose: Angiosarkom der Mamma.

Intramammäre Metastasierung

Hämatogene Absiedlungen eines primär extramammär lokalisierten Primärtumors in der Brust. Primärtumoren sind z.B. das kontralaterale Mammakarzinom, Melanom, Bronchialkarzinom, urogenitale Karzinome, Ovarialtumoren und Karzinoide.

Intramammäre Metastasen im Röntgenmammogramm (Abb. 11.88)

Befund:	typischerweise bilateral mehrere runde Herdbefunde
Begrenzung:	glatt
Dichte:	variabel
Verkalkungen:	i.d.R. keine Kalzifikationen
	Ausnahme: Metastasen eines Osteosarkoms

Klinischer Steckbrief

Inspektion:	unauffällig
Palpation:	i.d.R. unauffällig
Ultraschall:	multiple Herde, rund, glatt, homogene/inhomogene Textur
MR-Mammographie:	unspezifisch
T1w:	multiple Herde, rund, glatt, hypointens
T2w:	multiple Herde, rund, glatt, hyperintens oder intermediär
T1w post KM:	meist malignomtypisches Anreicherungsmuster

Klinische Bedeutung

Prognose:	in Abhängigkeit vom Primärtumor, i.d.R. palliativ
Diagnostische Konsequenzen:	Diagnosesicherung durch perkutane Stanze sinnvoll
	Suche nach Primärtumor, falls unbekannt (CUP-Syndrom)
Therapeutische Konsequenzen:	in Abhängigkeit vom Primärtumor

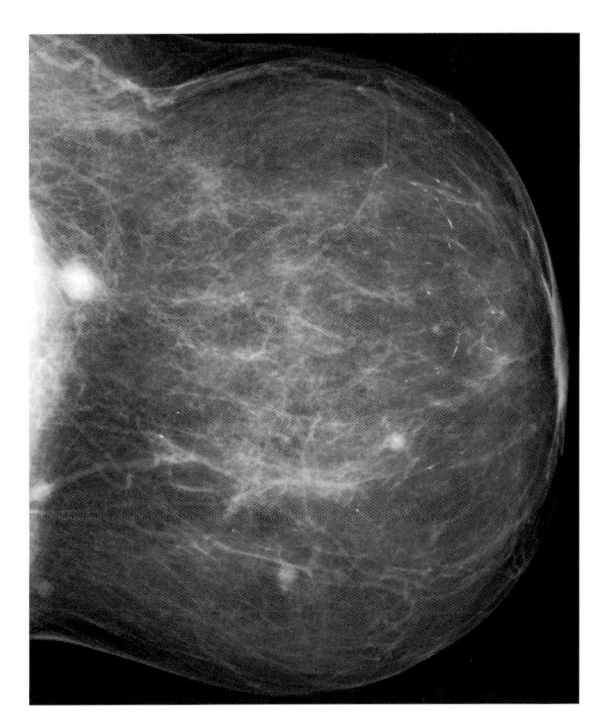

Abb. 11.88 Intramammäre Metastasierung.
Anamnestisch Status nach Mastektomie rechts bei invasiv duktalem Karzinom. Generalisierte hämatogene Metastasierung (zerebral, pulmonal, hepatisch).
In der cc-Aufnahme der linken Mamma Nachweis mehrerer, im Verlauf neu aufgetretener intramammärer Herdbefunde mit runder Form und überwiegend glatter Begrenzung. Keine malignomassoziierten Kalzifikationen. Nebenbefund: Plasmazellmastitis.
Mit Blick auf das Alter der Patientin (77 Jahre) und die Gesamtkonstellation Verzicht auf histologische Diagnosesicherung.

Diagnose: intramammäre Metastasen des kontralateralen Mammakarzinoms.

Befall der Mamma bei maligner Systemerkrankung

Intramammäre Manifestation einer malignen Systemerkrankung, z.B. Morbus Hodgkin (HD), Non-Hodgkin-Lymphom (NHL), Leukämie (LI) oder Plasmozytom (PC).

Maligne Systemerkrankung im Röntgenmammogramm (Abb. 11.89 u. 11.90)

Befund:	evtl. Herdbefund in variabler Form und Begrenzung
	evtl. Kutisverdickung
	evtl. diffuse Parenchym- und/oder Trabekelverdickung
Verkalkungen:	i.d.R. keine Kalzifikationen

Klinischer Steckbrief

Inspektion:	i.d.R. unauffällig; abhängig von Grunderkrankung
Palpation:	i.d.R. unauffällig, evtl. Knoten (in Abhängigkeit von Lage und Größe des Tumors)
Ultraschall:	Herdbefund oder diffuse Parenchymveränderungen, abhängig von Grunderkrankung
MR-Mammographie:	unterschiedlich, abhängig von Grunderkrankung
T1w:	Herdbefund oder diffuse Veränderungen, hypointens
T2w:	Herdbefund oder diffuse Veränderungen, eher hyperintens
T1w post KM:	häufig malignomtypisches Anreicherungsverhalten

Klinische Bedeutung

Prognose:	abhängig von Grunderkrankung und Stadium
Diagnostische Konsequenzen:	Diagnosesicherung durch perkutane Stanze sinnvoll
Therapeutische Konsequenzen:	in Abhängigkeit von der Grunderkrankung und vom Stadium

Maligne Befunde **209**

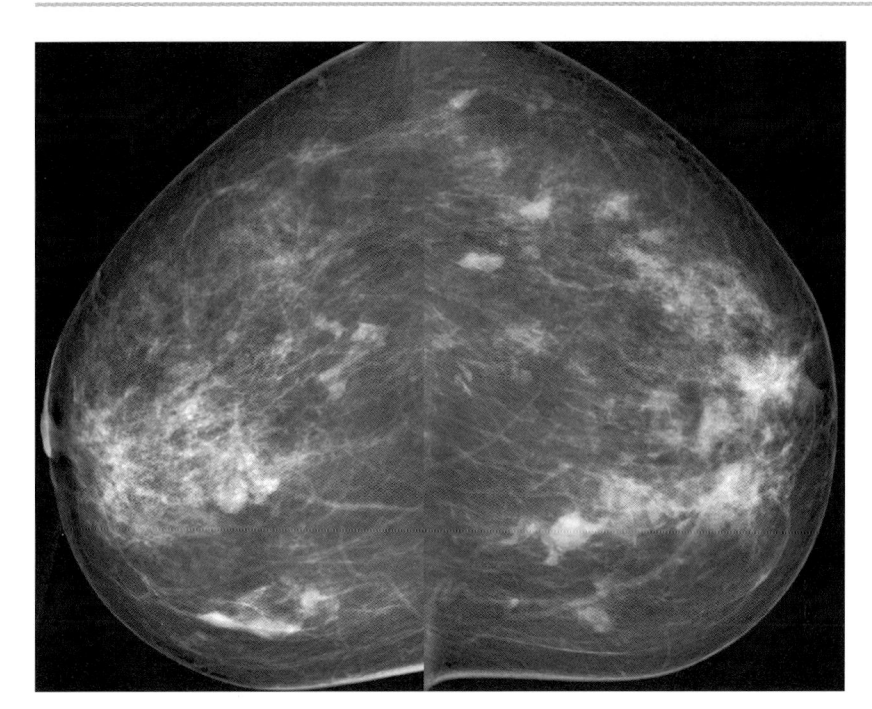

Abb. 11.89 Non-Hodgkin-Lymphom beider Mammae.
Bekanntes NHL-Stadium IVa.
In der cc-Aufnahme beidseits teils rundliche, teils irregulär begrenzte Herde mit überwiegend unscharfer Begrenzung. Keine Kalzifikationen. Keine morphologischen Veränderungen der Kutis.

Diagnosesicherung durch perkutane Zytologie.

Diagnose:
NHL-Befall beider Mammae.

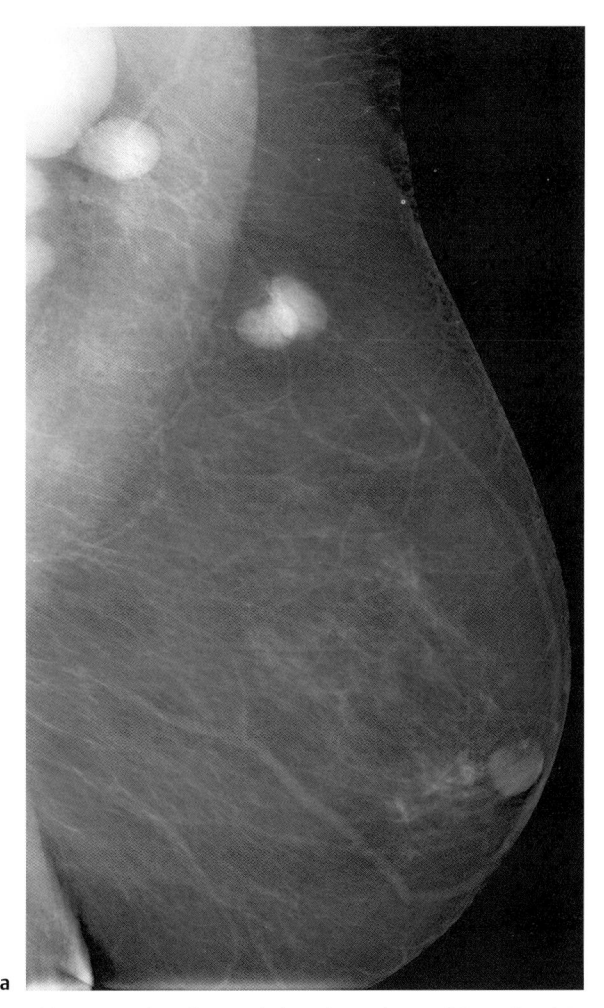

Abb. 11.90 a, b Chronisch lymphatische Leukämie (CLL) in der Mammographie.
Anamnestisch Status nach Mastektomie rechts vor 20 Jahren. Bekannte CLL seit 3 Jahren.

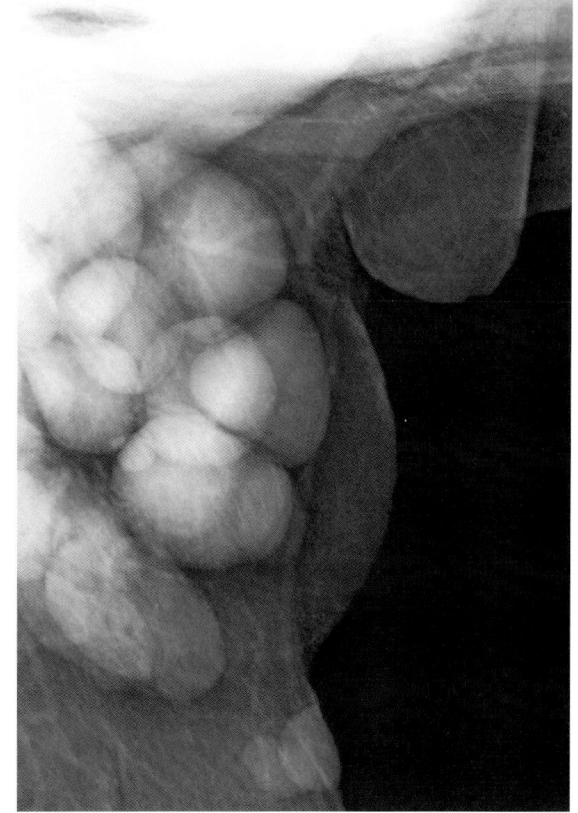

a In der mlo-Aufnahme Vergrößerung des präpektoralen Lymphknotens sowie der partiell abgebildeten axillären Lymphknoten.
b In der Spezialaufnahme der Axilla deutlichere Darstellung des Lymphknotenkonglomerattumors axillär.

Keine histologische Diagnosesicherung.

Diagnose:
Befall intramammärer und axillärer Lymphknoten bei CLL.

12 Diagnostische Algorithmen

U. Fischer

Asymptomatische Frau (Früherkennung, Screening)

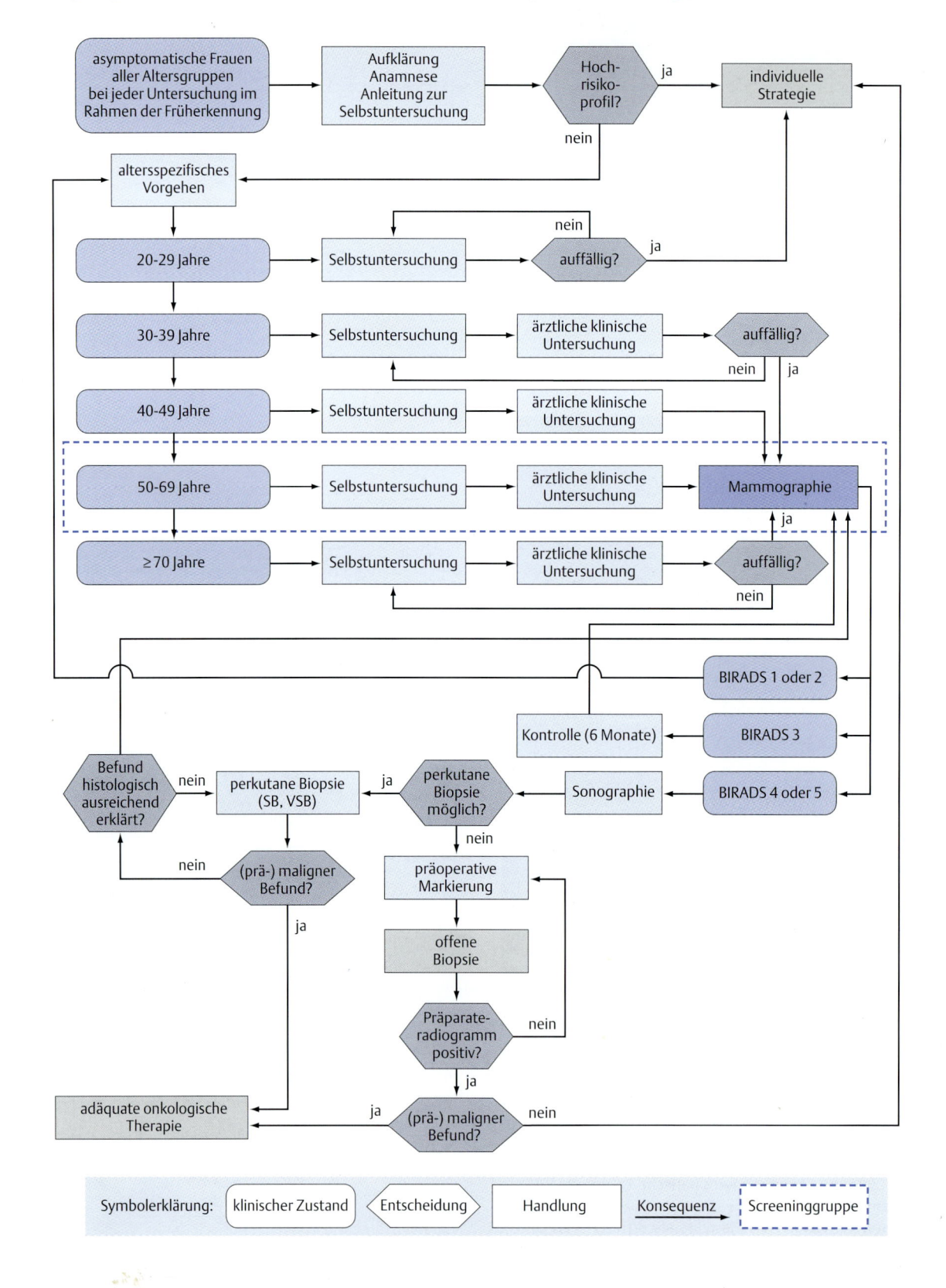

```
asymptomatische Frauen aller Altersgruppen bei jeder Untersuchung im Rahmen der Früherkennung
    → Aufklärung, Anamnese, Anleitung zur Selbstuntersuchung
    → Hochrisikoprofil?
        ja → individuelle Strategie
        nein → altersspezifisches Vorgehen

20–29 Jahre → Selbstuntersuchung → auffällig?
    nein → (zurück)
    ja → individuelle Strategie

30–39 Jahre → Selbstuntersuchung → ärztliche klinische Untersuchung → auffällig?
    nein → (zurück)
    ja → Mammographie

40–49 Jahre → Selbstuntersuchung → ärztliche klinische Untersuchung

50–69 Jahre → Selbstuntersuchung → ärztliche klinische Untersuchung → Mammographie   [Screeninggruppe]

≥ 70 Jahre → Selbstuntersuchung → ärztliche klinische Untersuchung → auffällig?
    nein → (zurück)
    ja → Mammographie

Mammographie →
    BIRADS 1 oder 2
    BIRADS 3 → Kontrolle (6 Monate)
    BIRADS 4 oder 5 → Sonographie → perkutane Biopsie möglich?
        ja → perkutane Biopsie (SB, VSB) → (prä-) maligner Befund?
            ja → adäquate onkologische Therapie
            nein → Befund histologisch ausreichend erklärt?
                ja → (zurück)
                nein → präoperative Markierung
        nein → präoperative Markierung → offene Biopsie → Präparateradiogramm positiv?
            nein → präoperative Markierung
            ja → (prä-) maligner Befund?
                ja → adäquate onkologische Therapie
                nein → (zurück)
```

Symbolerklärung: klinischer Zustand | Entscheidung | Handlung | Konsequenz → | Screeninggruppe

Hochrisikofrau

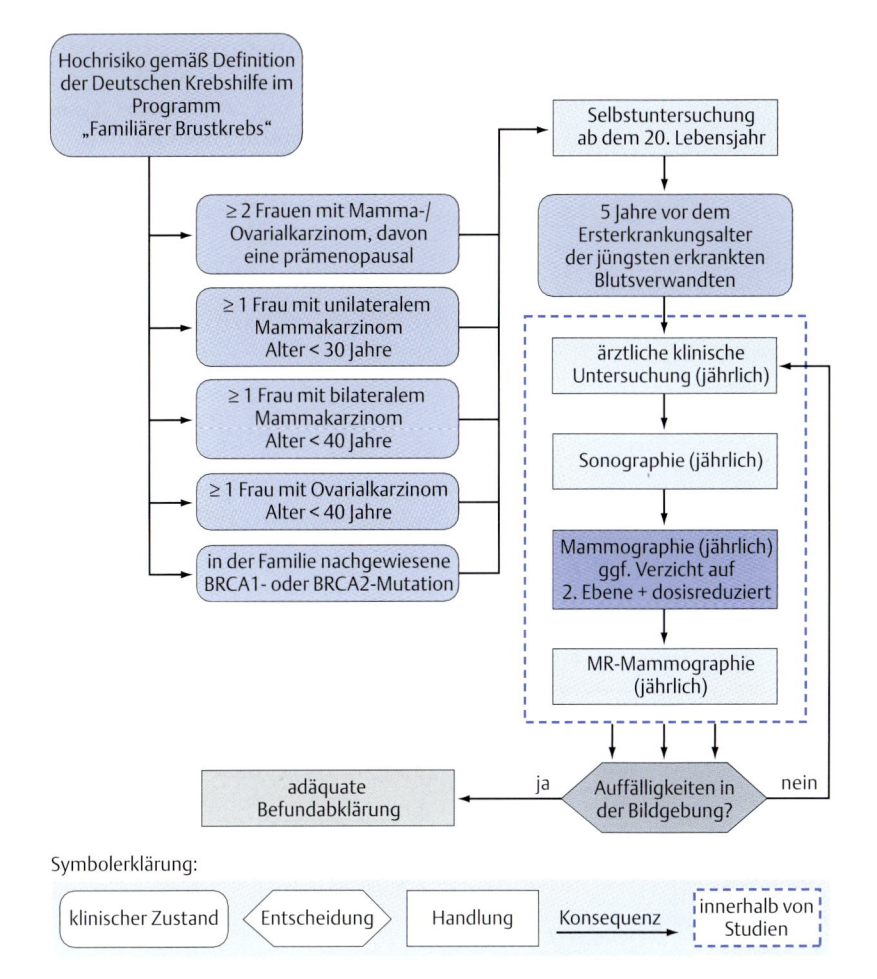

Abb. 12.2 **Algorithmus „Hochrisikofrau"**.

◄ Abb. 12.1 **Algorithmus „Asymptomatische Frau (Früherkennung, Screening)"** modifiziert nach Koller M et al (2001).

Symptomatische Patientin

Knoten, Verhärtung (Alter < 30 Jahre)

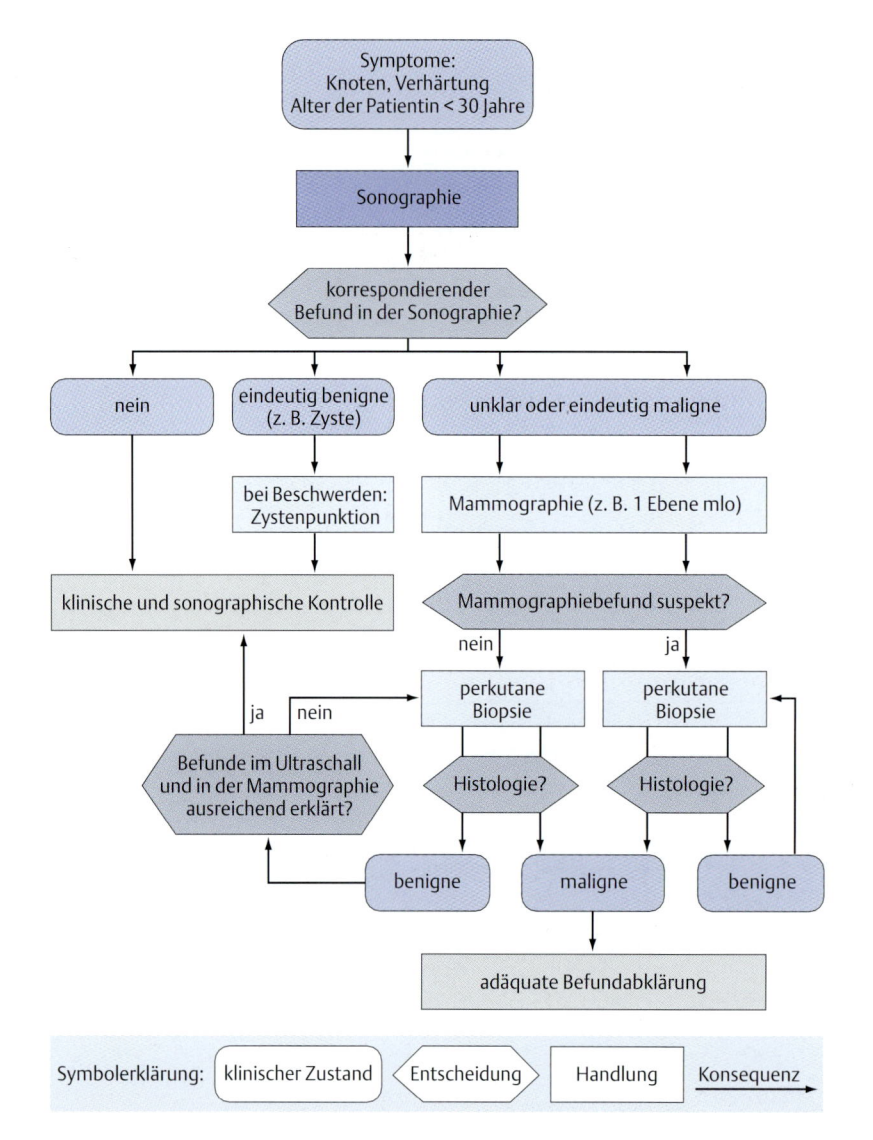

```
Symptome:
Knoten, Verhärtung
Alter der Patientin < 30 Jahre
        │
        ▼
   Sonographie
        │
        ▼
korrespondierender
Befund in der Sonographie?
   │        │              │
  nein   eindeutig benigne  unklar oder eindeutig maligne
         (z. B. Zyste)
              │                     │
         bei Beschwerden:     Mammographie (z. B. 1 Ebene mlo)
         Zystenpunktion              │
              │              Mammographiebefund suspekt?
              │                 nein │      │ ja
   klinische und sonographische    perkutane    perkutane
   Kontrolle                       Biopsie      Biopsie
        ▲                            │            │
        │ ja    nein              Histologie?  Histologie?
   Befunde im Ultraschall          │      │      │
   und in der Mammographie      benigne  maligne benigne
   ausreichend erklärt?                   │
                                          ▼
                               adäquate Befundabklärung
```

Abb. 12.3 Algorithmus „Symptomatische Patientin" unter 30 Jahre.

Symbolerklärung: klinischer Zustand · Entscheidung · Handlung · Konsequenz →

Knoten Verhärtung (Alter > 30 Jahre)

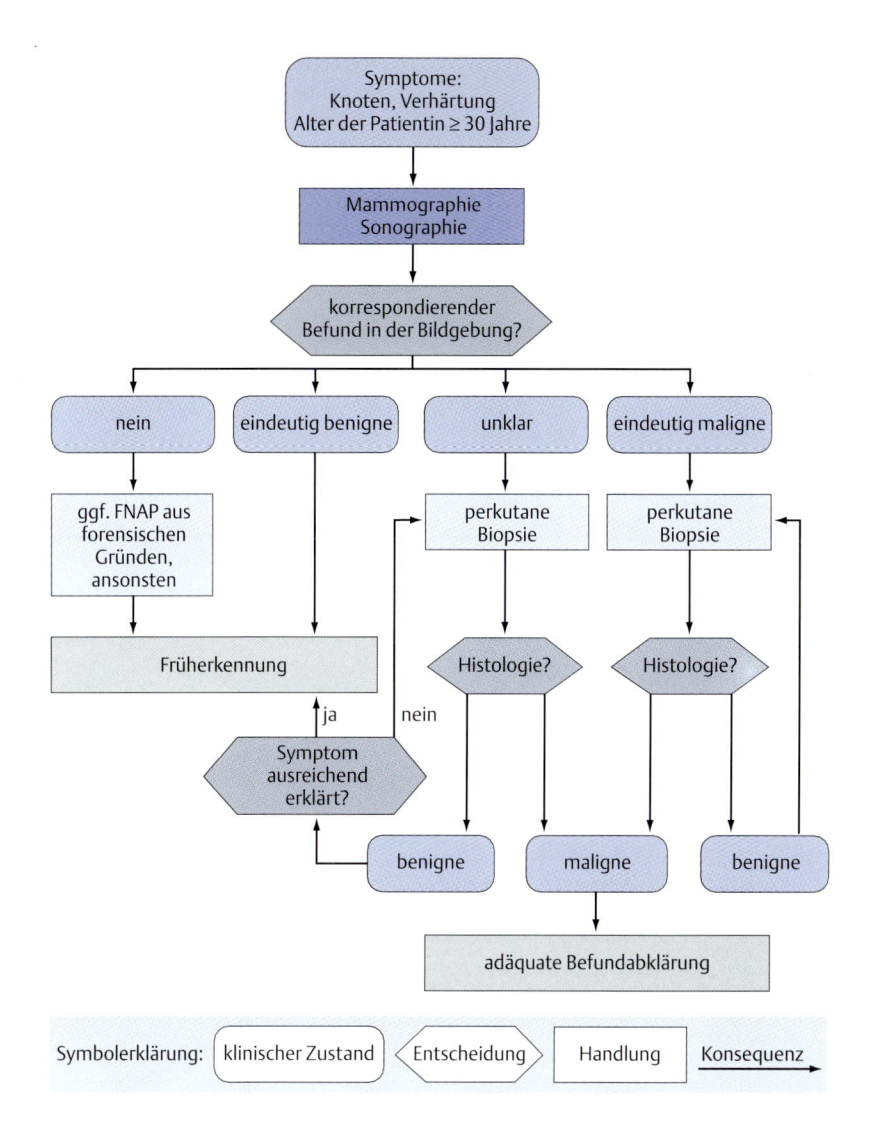

Abb. 12.4 Algorithmus „Symptomatische Patientin" über 30 Jahre.

Inflammation

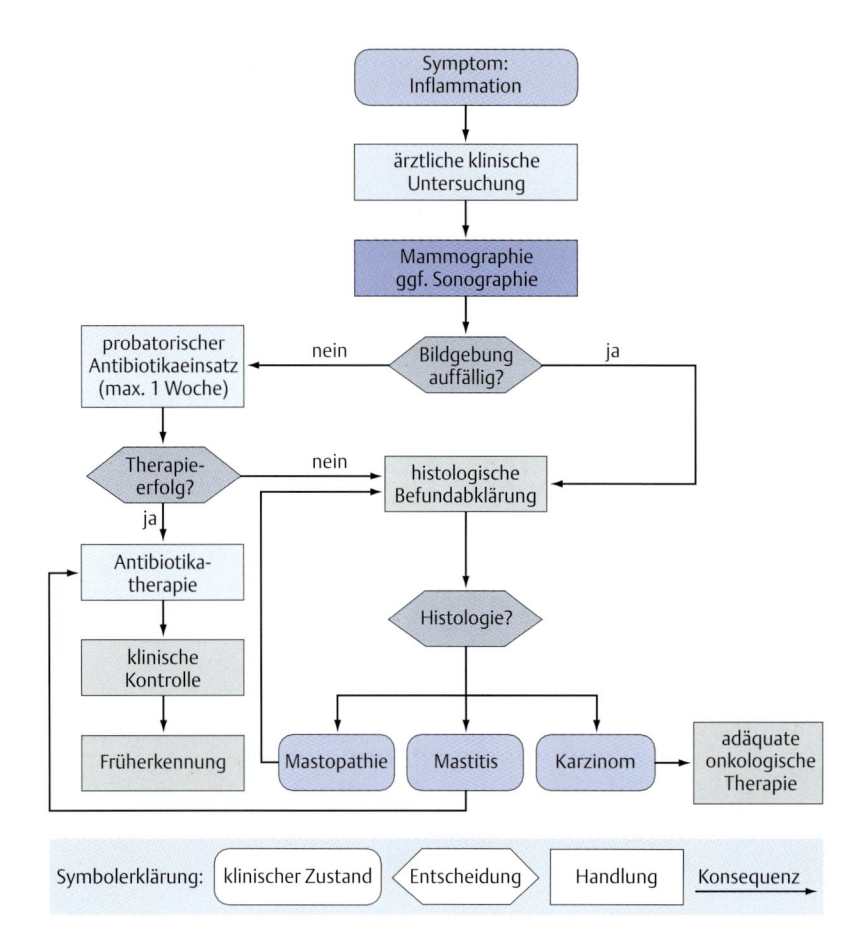

Abb. 12.5 **Algorithmus „Symptomatische Patientin".**

```
Symptom: Inflammation
   ↓
ärztliche klinische Untersuchung
   ↓
Mammographie ggf. Sonographie
   ↓
Bildgebung auffällig?
   ├── nein → probatorischer Antibiotikaeinsatz (max. 1 Woche)
   │            ↓
   │         Therapieerfolg?
   │            ├── ja → Antibiotikatherapie → klinische Kontrolle → Früherkennung
   │            └── nein → histologische Befundabklärung
   └── ja → histologische Befundabklärung
              ↓
           Histologie?
              ├── Mastopathie
              ├── Mastitis
              └── Karzinom → adäquate onkologische Therapie
```

Symbolerklärung: klinischer Zustand | Entscheidung | Handlung | Konsequenz →

Sekretion

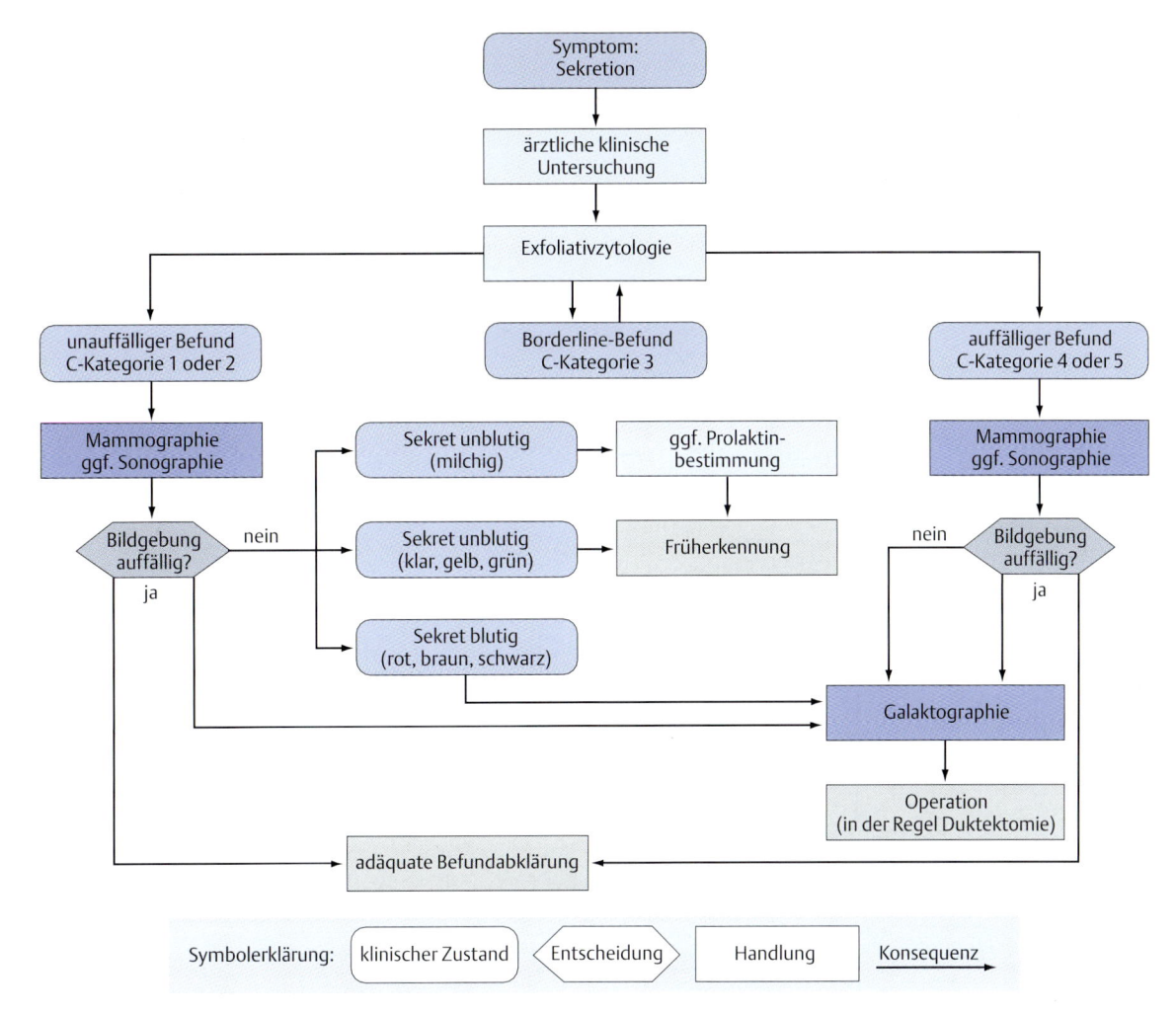

Abb. 12.6 Algorithmus „Symptomatische Patientin".

Ekzem der Mamille

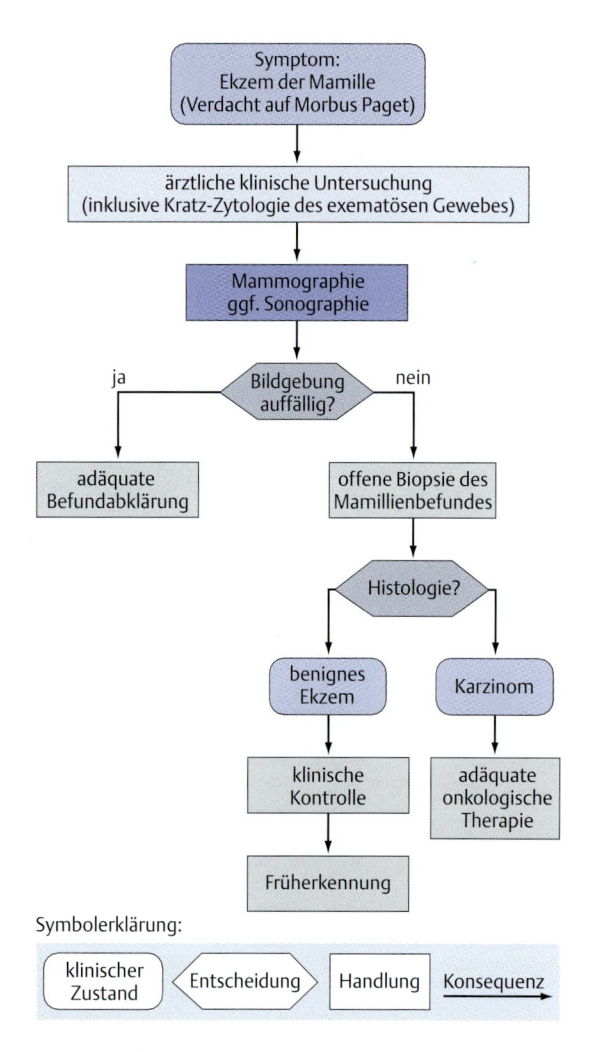

```
         ┌─────────────────────────┐
         │       Symptom:          │
         │   Ekzem der Mamille     │
         │ (Verdacht auf Morbus Paget) │
         └───────────┬─────────────┘
                     ▼
     ┌───────────────────────────────────┐
     │   ärztliche klinische Untersuchung │
     │ (inklusive Kratz-Zytologie des    │
     │      exematösen Gewebes)          │
     └───────────────┬───────────────────┘
                     ▼
              ┌──────────────┐
              │ Mammographie │
              │ ggf. Sonographie │
              └──────┬───────┘
                     ▼
           ┌─────────────────┐
      ja   │   Bildgebung    │   nein
    ◄──────│    auffällig?   │──────►
           └─────────────────┘
     │                              │
     ▼                              ▼
┌──────────────┐         ┌────────────────────┐
│  adäquate    │         │ offene Biopsie des │
│ Befundabklärung │      │ Mamillienbefundes  │
└──────────────┘         └──────────┬─────────┘
                                    ▼
                            ┌───────────────┐
                            │  Histologie?  │
                            └───────┬───────┘
                         ┌──────────┴──────────┐
                         ▼                     ▼
                   ┌───────────┐         ┌──────────┐
                   │ benignes  │         │ Karzinom │
                   │   Ekzem   │         └─────┬────┘
                   └─────┬─────┘               ▼
                         ▼             ┌──────────────┐
                   ┌───────────┐       │   adäquate   │
                   │ klinische │       │ onkologische │
                   │ Kontrolle │       │   Therapie   │
                   └─────┬─────┘       └──────────────┘
                         ▼
                   ┌──────────────┐
                   │ Früherkennung │
                   └──────────────┘
```

Symbolerklärung:

| klinischer Zustand | Entscheidung | Handlung | Konsequenz → |

Abb. 12.7 Algorithmus „Symptomatische Patientin".

Lokales Staging des Mammakarzinoms

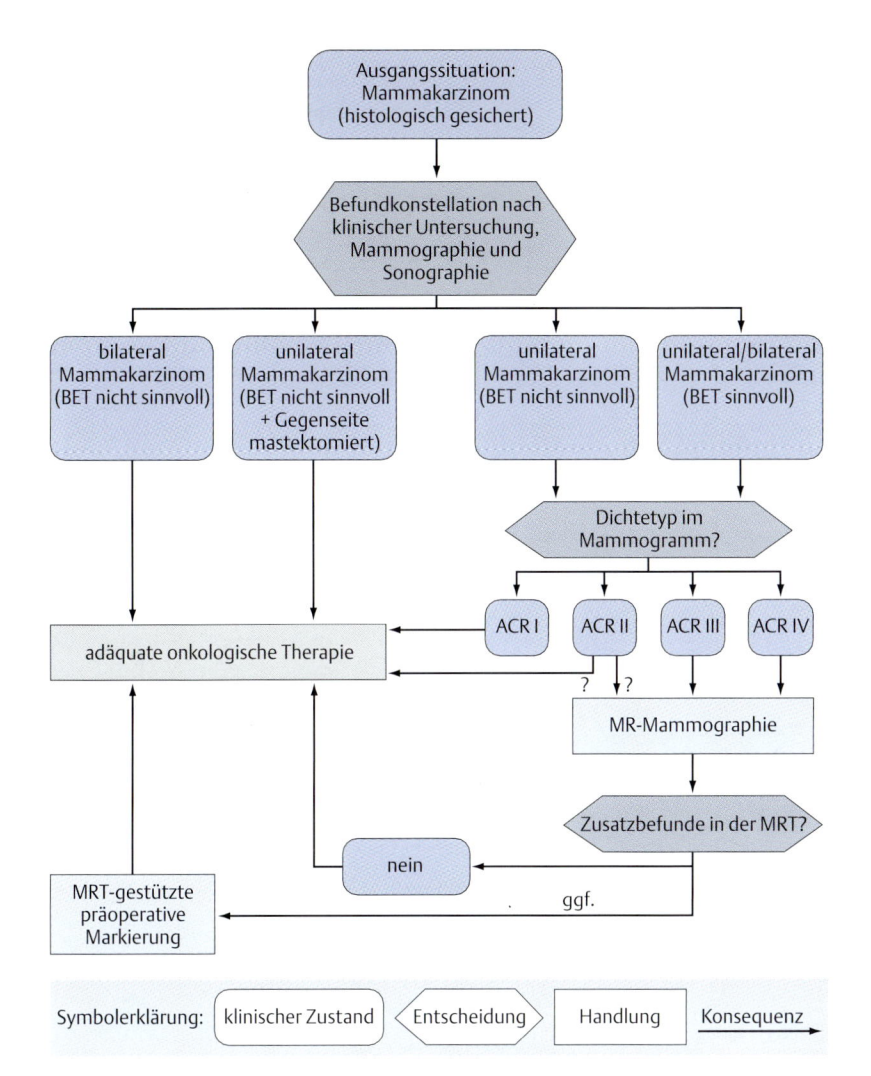

Abb. 12.8 Algorithmus „Lokales Staging des Mammakarzinoms".

Nachsorge des Mammakarzinoms

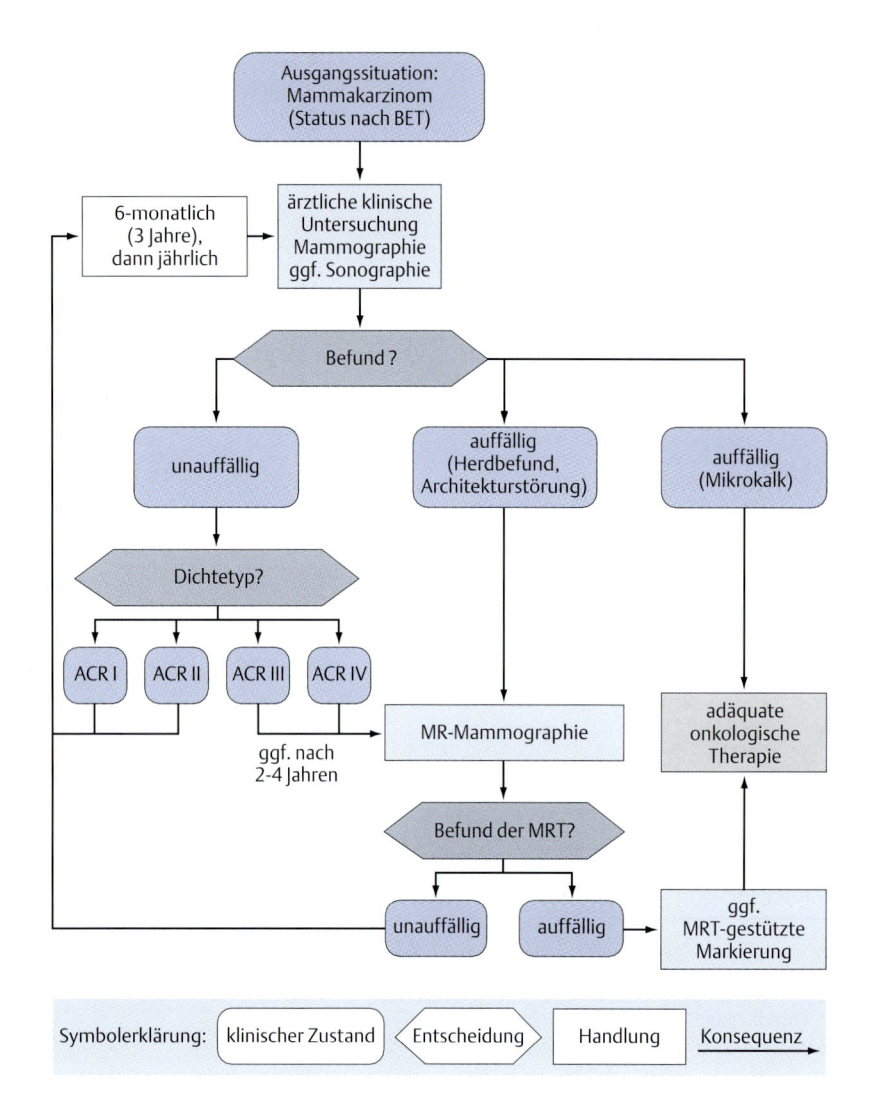

Abb. 12.9 Algorithmus „Nachsorge bei brusterhaltender Therapie".

13 Plastische Eingriffe und Prothesen

U. Fischer

Mammographie nach plastischen Eingriffen

Reduktionsplastik

Die chirurgische Verkleinerung der weiblichen Brust kann bei Frauen mit einer Makro- oder Gigantomastie aus verschiedenen Gründen indiziert sein. Einerseits betrifft dies die Gruppe der adoleszenten Mädchen (16–20 Jahre), bei denen psychosoziale Gründen bestehen können. Andererseits kommen Frauen mittleren Alters (40–50 Jahre) in Betracht, bei denen aufgrund von Haltungsfehlern eine deutliche Beschwerdesymptomatik vorliegt (Tab. 13.1).

Weiterhin kann bei ausgeprägter Asymmetrie eine Indikation zur unilateralen Reduktions- und ggf. kontralateralen Aufbauplastik gegeben sein, da es hierdurch insbesondere bei heranwachsenden Mädchen zu ausgeprägten psychosozialen Entwicklungsstörungen kommen kann (Tab. 13.2).

Die Röntgenmammographie zeigt nach einer Reduktionsplastik gelegentlich eine Rarefizierung der ligamentären Strukturen, während der primär vorhandene Parenchymtyp i. a. R. erhalten bleibt. Es können einzelne, gelegentlich aber auch zahlreiche Fettgewebsnekrosen und Ölzysten zur Darstellung kommen. Der klassische präpektorale Lymphknoten kann aufgrund der Gewebereduktion nach zentral verlagert sein und in intramammärer Lage dominieren (Abb. 13.1).

Tabelle 13.1 Klinische Einteilung der Brustgröße

Terminus	Volumen pro Mamma
Hypoplasie	$< 200\,cm^3$
Idealgröße	$250 – 350\,cm^3$
Geringe Hypertrophie	$350 – 600\,cm^3$
Mittelstarke Hypertrophie (Makromastie)	$600 – 800\,cm^3$
Ausgeprägte Hypertrophie (Makromastie)	$800 – 1.500\,cm^3$
Gigantomastie	$> 1500\,cm^3$

Tabelle 13.2 Einteilung der Brustasymmetrien

1. Beidseitige Hypoplasie mit Asymmetrie oder beidseitige Aplasie
2. Einseitige Hypo- oder Aplasie bei normaler kontralateraler Brust
3. Einseitige Hypoplasie und kontralaterale Hypertrophie
4. Einseitige Hypertrophie und normale kontralaterale Brust
5. Beidseitige Hypertrophie mit Asymmetrie
6. Asymmetrie infolge Skelettanomalien

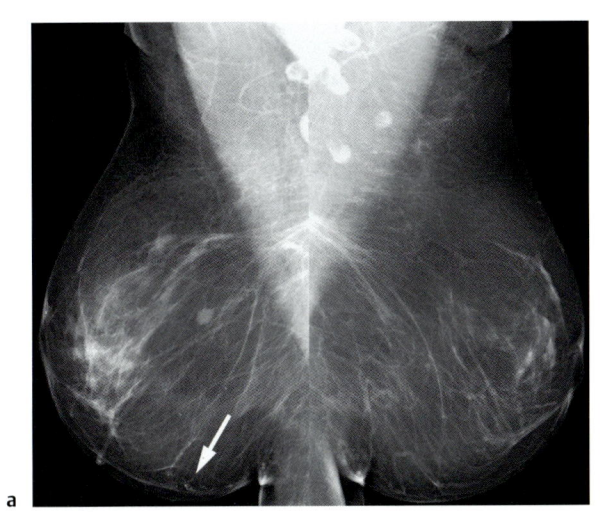

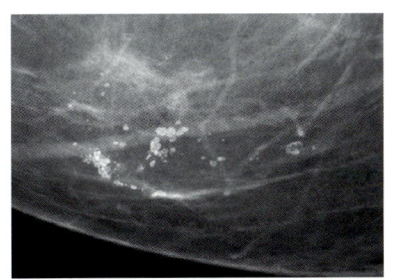

Abb. 13.1 a, b Mammographie nach bilateraler Reduktionsplastik.
Eindruck einer Rarefizierung der ligamentären Gewebestrukturen nach Reduktionsplastik vor mehreren Jahren. Rechts solitärer intramammärer Lymphknoten. Rechts unten innen zahlreiche Makroverkalkungen im Sinne von Liponekrosen (Pfeil).
a mlo-Aufnahme-Ebene.
b Ausschnitt der Liponekrosen.

Rekonstruktion der weiblichen Brust nach Mastektomie (WAP)

Für den Wiederaufbau der weiblichen Brust nach tumorbedingter Mastektomie (sog. Wiederaufbauplastik, WAP) stehen heute – in Abhängigkeit von den individuellen Voraussetzungen – verschiedene operative Möglichkeiten zur Verfügung. Mit der Wiederaufbauplastik sind eine Reihe von Zielsetzungen verbunden (Tab. 13.**3** u. 13.**4**).

Die Röntgenmammographie zeigt nach einer üblicherweise unilateral durchgeführten Wiederaufbauplastik in aller Regel eine Asymmetrie der Parenchymstrukturen zwischen gesunder und operierter Seite. Nach WAP zeigen sich typischerweise große Brustanteile lipomatös, gelegentlich stellt sich thoraxwandnah eine Gewebeverdichtung als Korrelat des zuführenden Gefäßstieles des Flaps dar. Es können natürlich auch nach einer WAP einzelne, gelegentlich aber auch zahlreiche Fettgewebsnekrosen und Ölzysten zur Darstellung kommen (Abb. 13.**2** u. 13.**3**).

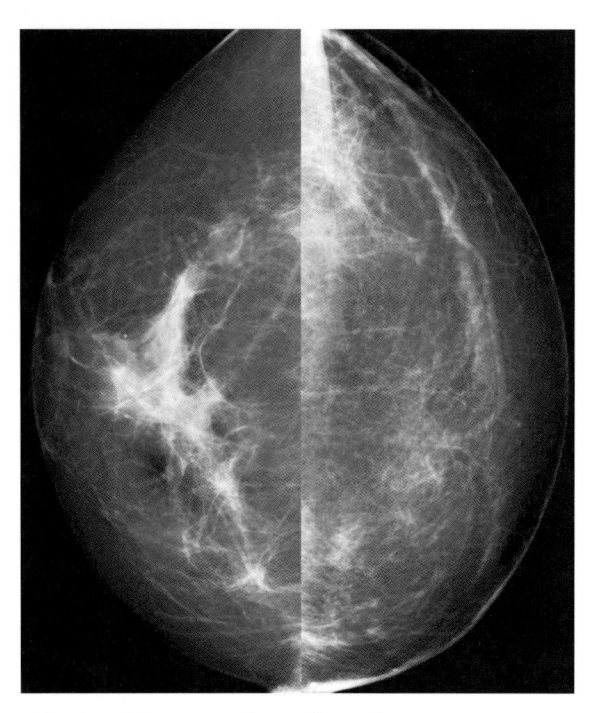

Abb. 13.**2** **Mammographie nach autologer Wiederaufbauplastik.**
Anamnestisch Mastektomie links bei Mammakarzinom vor mehreren Jahren. Wiederaufbauplastik. Mammographisch Asymmetrie der Gewebestrukturen mit überwiegend lipomatösen Strukturen links. Normalbefund.

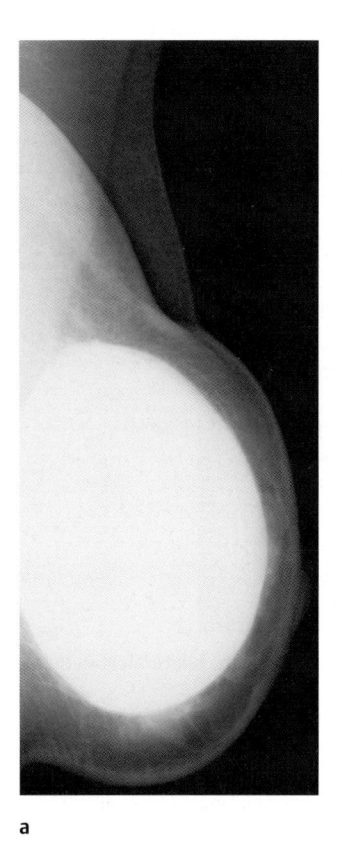

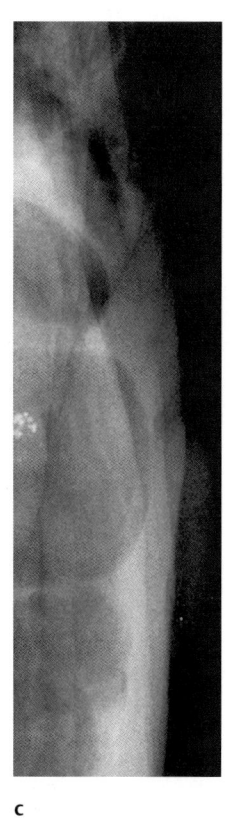

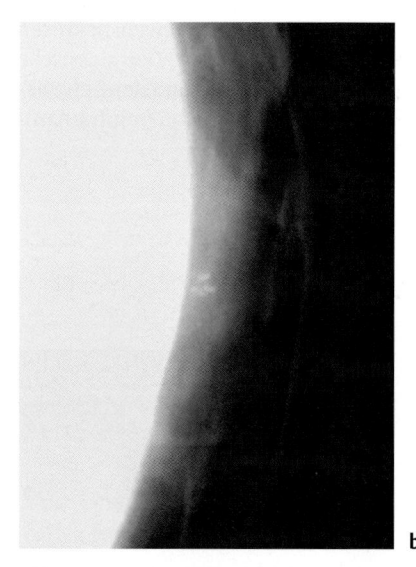

Abb. 13.**3 a–c** **Mammographie nach allogener Wiederaufbauplastik. Tumorrezidiv.**
Anamnestisch Mastektomie links bei Mammakarzinom vor mehreren Jahren. Prothetische Wiederaufbauplastik. Mammographisch regelrechte Darstellung der Prothese. Periprothetisch im Verlauf neu aufgetretene gruppierte pleomorphe Mikroverkalkungen als Hinweis auf ein hier entstandenes Tumorrezidiv.
a mlo-Aufnahme der linken Brust mit regelrechter Darstellung der Prothese.
b Monitorzooming mit Darstellung der periprothetisch gelegenen Kalzifikationen.
c Vergrößerungsmammographie der Kalzifikationen.

Tabelle 13.3 Operationsverfahren zum Wiederaufbau der weiblichen Brust

Operationsverfahren zum Wiederaufbau (*autologe* Plastik):
- abdominale Verschiebeplastik
- thorakoepigastrischer Lappen
- kontralateraler thorakoepigastrischer Haut-Muskel-Lappen – oberer Rektuslappen (upper-rectus flap)
- Latissimus-dorsi-Haut-Muskel-Lappen
- unterer Rektuslappen (transverse lower rectus abdominis musculocutaneous flap = TRAM)
- vertikaler Rektuslappen (vertikaler Rectus-abdominis-Haut-Muskel-Lappen)

Operationsverfahren zum Wiederaufbau (*allogene* Plastik):
- Einbringung von Prothesen

Tabelle 13.4 Zielsetzungen der Wiederaufbauplastik

Ausgleich des Hautdefizits
Wiederherstellung der Brustkontur
Wiederherstellung der vorderen Axillarfalte
Rekonstruktion der Mamille und Areola
Herstellung der Symmetrie

Mammographie nach Brustprothetik (Implantate)

Sowohl nach stattgefundenen operativen Eingriffen, aber auch ohne einen vorausgegangenen chirurgischen Eingriff ist eine Vergrößerung der Mammae durch die Einbringung von Prothesen möglich. Prinzipiell wird hierbei zwischen einer **subpektoralen** und einer **subglandulären** (präpektoralen) Lage des Implantates unterschieden.

Hinsichtlich der Terminologie wird zwischen der Hülle der Prothese und der umgebenden Kapsel unterschieden. Die häufig texturierte **Prothesenhülle** wird industriell hergestellt. Sie weist als Diffusionsbarriere häufig innenseitig eine fluorierte Silikonschicht auf. Die Ausbildung der **periprothetischen Kapsel** geschieht reaktiv nach Einbringung der Prothese. Sie beginnt etwa 4–8 Wochen nach Implantation und dauert mehrere Monate an. Im Einzelfall kann es hierbei zur überschießenden Reaktion mit Ausbildung einer schmerzhaften und verformenden Kapselfibrose kommen, die mammographisch gelegentlich durch Makrokalzifikationen innerhalb der verdickten Kapsel auffällt (Tab. 13.5).

Die Vielzahl der in der Vergangenheit und gegenwärtig eingesetzten Prothesentypen kann im Rahmen eines solchen Buches nicht aufgeführt werden. Es sollen jedoch die grundsätzlichen Gruppen an Implantattypen nachfolgend aufgelistet werden (Tab. 13.6, Abb. 13.4).

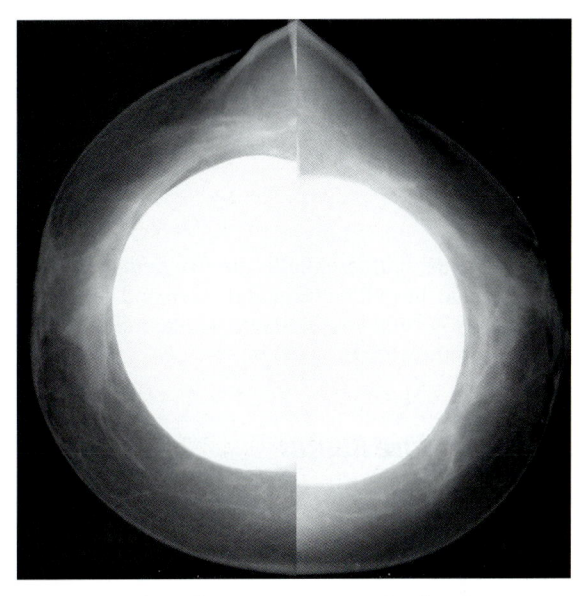

Abb. 13.4 Bilaterale Augmentationsplastik im Mammogramm.
Darstellung der beidseits präpektoral eingebrachten Silikonimplantate und des jeweils nach ventral verlagerten Drüsenparenchyms. Normalbefund.

Tabelle 13.5 Klinische Stadieneinteilung der Kapselfibrose (nach Baker)

Stadium	Konsistenz der Prothese	Form
Grad 1	Prothese weich	Prothesenform regelrecht
Grad 2	Prothese derb	Prothesenform regelrecht
Grad 3	Prothese derb	beginnende Prothesenverformung
Grad 4	Prothese hart	starke Prothesenverformung (Form: rund)

Tabelle 13.6 Prothesentypen

Silikonprothese mit silikontexturierter Hülle

Doppel-Lumen-Prothese:
- inverser Typ (innen Silikon, außen Kochsalz): häufig
- reverser Typ (innen Kochsalz, außen Silikon): sehr selten

Kochsalzimplantate mit texturierter Hülle

Biokompatible Gel-Implantate (z. B. gefüllt mit Öl)

Polyurethan-Gel-Implantate

Prothesenkomplikationen

Im Verlauf von Jahren – üblicherweise etwa 15–25 Jahre nach Einbringung von Prothesen – kommt es zu Defektbildungen, die im Sinne einer Materialermüdung zu verstehen sind. Hierbei stellen die normalerweise vorhandenen Einfaltungen des Prothesenmaterials („radial folds") offensichtlich eine Schwachstelle dar, in deren Bereich es zuerst zu Leckagen, dann zu Zerreißungen des Hüllenmaterials und später zu Defekten der periprothetischen Kapsel kommen kann (Tab. 13.7).

Tabelle 13.7 Prothesenkomplikationen

Prothese intakt:
- Verformung und Verhärtung (z. B. bei Kapselfibrose)
- Dislokation

Prothese defekt:
- Gelbluten
- intrakapsuläre Ruptur
- extrakapsuläre Ruptur
- Silikonom(e)

Gelbluten

Leckagen in der Prothesenhülle, die zu einem Durchtritt von Silikon in die radiären Einfaltelungen und den Raum zwischen Hülle und Kapsel führen. Hülle und Kapsel in ihrer Gesamtheit intakt.

Intrakapsuläre Ruptur

Zerreißung der Prothesenhülle bei intakter periprothetischer Kapsel. Hüllenmaterial schwimmt innerhalb des Silikons („Linguini-Zeichen"). Gelegentlich Vermischung von Silikon und Kochsalz bei Doppellumentypen („Salatöl-Phänomen") (Abb. 13.5).

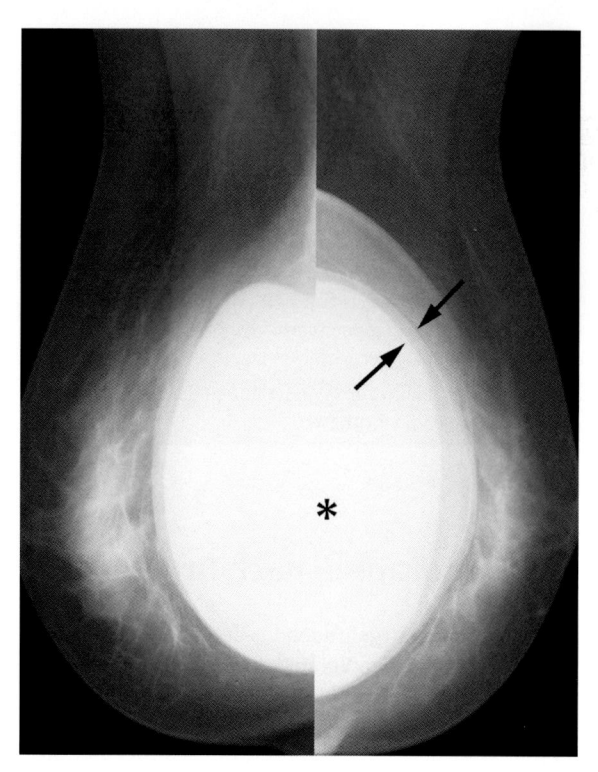

Abb. 13.5 **Intrakapsuläre Ruptur (Ruptur der inneren Hülle) bei Doppellumenprothese.**
Status nach bilateraler Augmentation mit einer Doppellumenprothese. Links regelrechte Darstellung der inneren, silikongefüllten Komponente (*) sowie der weniger röntgendichten umgebenden Kochsalzkomponente (Pfeile) sowie der jeweils abgrenzenden Prothesenhüllen. Rechts unauffällige Darstellung der inneren, silikongefüllten Komponente, jedoch fehlende Abbildung der umgebenden Kochsalzkomponente. Beidseits kein Hinweis auf extrakapsuläre Silikonanteile.

Diagnose: Ruptur der äußeren (Kochsalz-) Hülle rechts bei intakter Kapsel. Bestätigung der Diagnose in der MRT.

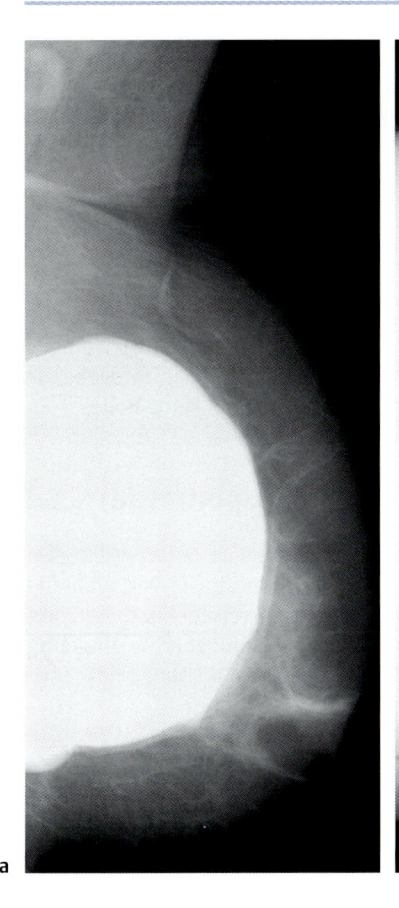

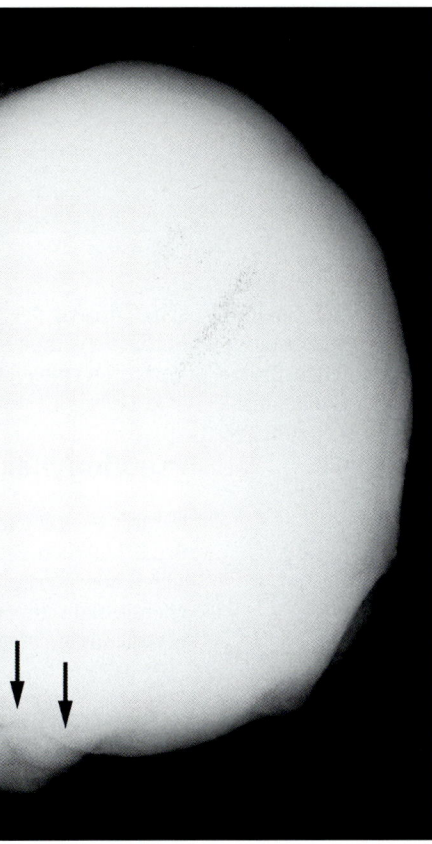

Mammographie nach Brustprothetik (Implantate) **223**

Abb. 13.6a, b Extrakapsuläre Ruptur der Prothese links.
Status nach Prothesenaugmentation vor mehreren Jahren. Mammographisch wellige Konturirregularitäten der Prothesenbegrenzung im kaudalen Anteil als Hinweis auf extrakapsulär vorhandenes Silikon.
a Digitale Mammographie in üblicher Ausspielung.
b Nachbearbeitung des digitalen Bildes mit deutlicherer Abbildung der extrakapsulär gelegenen Silikonanteile (Pfeile).

Diagnose: Extrakapsuläre Prothesenruptur. Bestätigung durch MRT und anschließende operative Entfernung des Implantates.

Extrakapsuläre Ruptur

Zerreißen der Prothesenhülle und der periprothetischen Kapsel mit Austritt von endoprothetischer Flüssigkeit (z.B. Silikon) in das umgebende Drüsenparenchym (Abb. 13.6).

Silikonom(e)

Freie Silikonansammlungen innerhalb des Drüsengewebes, z.B. im Rahmen einer operativen Implantatentfernung und intraoperativen Prothesenruptur.

> ▸ Die MRT (Spezialprotokoll) stellt das aussagekräftigste Untersuchungsverfahren in der Abklärung von Prothesenkomplikationen dar.
> ▸ Die KM-gestützte MR-Mammographie weist die höchste Sensitivität im Nachweis von Tumorrezidiven bei Patientinnen mit WAP nach Mastektomie auf. Sie erlaubt insbesondere auch eine Beurteilung der retroprothetischen Abschnitte.
> ▸ Mammographie und Mammasonographie sind in der Diagnostik von Frauen mit Mammaprothesen in ihrer Aussagekraft limitiert.

14 Mammographie beim Mann

U. Fischer

Gynäkomastie

Der Begriff der „Gynäkomastie" geht auf Galenus (129–200 n.Chr.) zurück und beschreibt eine einseitige oder beidseitige Vergrößerung der männlichen Brustdrüse. Es werden verschiedene Formen der Gynäkomastie unterschieden, die zum Teil physiologisch, zum Teil Ausdruck pathologischer Veränderungen sind.

Neugeborenengynäkomastie, Pubertätsgynäkomastie, Altersgynäkomastie

Neugeborenengynäkomastie, Pubertätsgynäkomastie (Abb. 14.1) und Altersgynäkomastie stellen physiologische Formen der Gynäkomastie unter dem jeweiligen Einfluss hormoneller Veränderungen dar. Bildgebende Verfahren spielen hierbei in der Regel keine Rolle.

Pseudogynäkomastie (Lipomastie)

Bei der Pseudogynäkomastie liegt in der vergrößerten Brust lediglich Fettgewebe (Adipositas!) vor, während sich Drüsengewebe nicht nachweisen lässt. Entsprechende Befunde sind in der Mammographie eindeutig und schließen eine Gynäkomastie aus (Abb. 14.2).

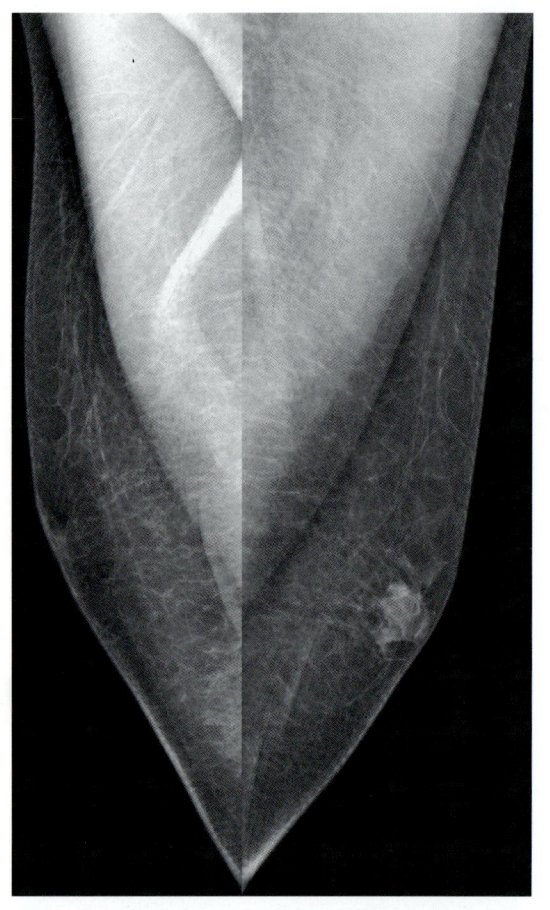

Abb. 14.1 Unilaterale Pubertätsgynäkomastie.
Klinisch knotige Verhärtung hinter der linken Brustwarze. Mammographisch umschriebene Gewebevermehrung korrespondierend zum Tastbefund. Keine Malignitätskriterien.

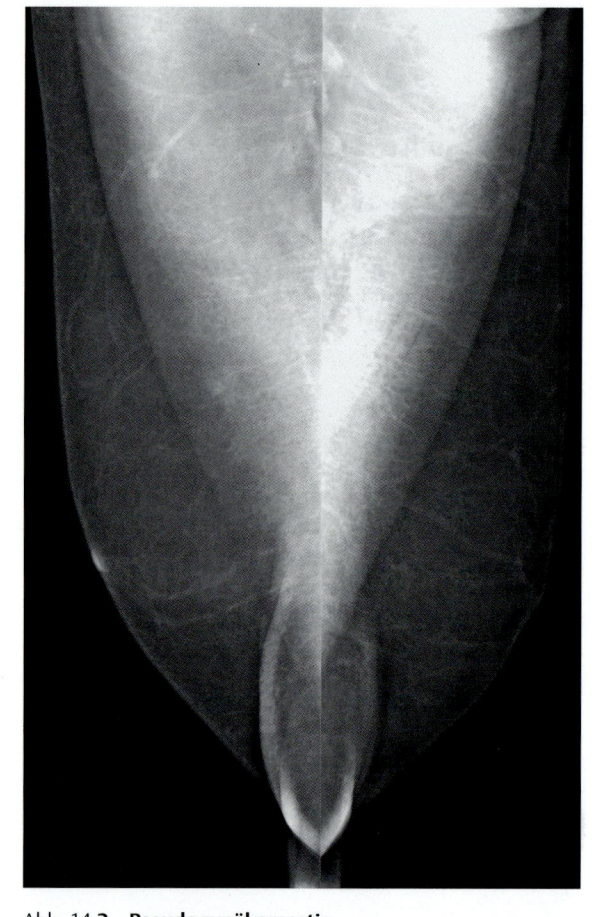

Abb. 14.2 Pseudogynäkomastie.
Klinisch Schwellung der Brust beidseits. Mammographisch symmetrische Verdickung beider Mammae ohne Nachweis eines Drüsenkörpers.

Gynäkomastie

Die pathologische Gynäkomastie (14.3 u. 14.4) des erwachsenen Mannes entsteht unter dem Einfluss eines Östrogenüberschusses oder eines Androgenmangels. Darüber hinaus ist sie nach Einnahme von Medikamenten mit Östrogeneffekt zu beobachten. Es gilt insbesondere zu beachten:
- Östrogentherapie, östrogen- oder HCG-bildende Hoden- oder Nebennierentumoren, paraneoplastisches Syndrom, Leberzirrhose,
- Anorchie, Kastration, Hypogonadismus, Klinefelter-Syndrom, Hyperthyreose,
- Einnahme von Spironolacton, Cimetidin, Verapamil; Marihuanakonsum.

In der Röntgenmammographie findet sich retromamillär uni- oder bilateral typischerweise eine Gewebeverdichtung, die dem Parenchym der weiblichen Brust im Mammogramm gleicht. Finden sich Kriterien der Malignität (z. B. Mikroverkalkungen, Herdbefunde), so ist eine weitergehende Abklärung (Sonographie, perkutane Biopsieverfahren) in aller Regel unerlässlich.

Neben den angesprochenen Formen der Gynäkomastie kann es auch beim Mann zu Entzündungen im Bereich der Brust kommen, wenngleich entsprechende Veränderungen extrem selten sind (Abb. 14.5).

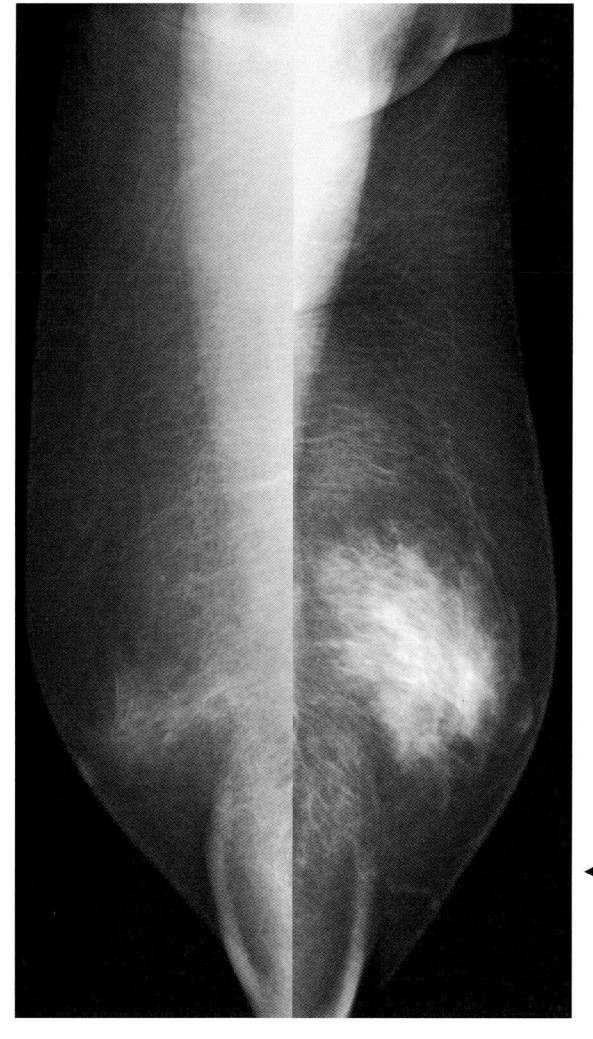

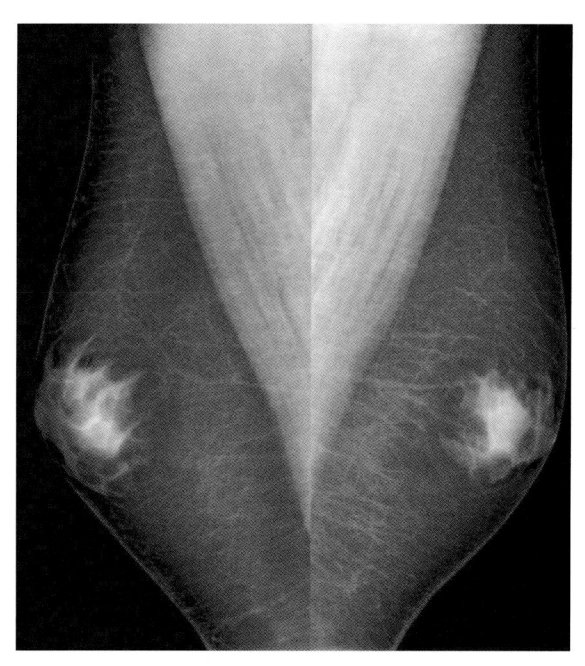

Abb. 14.4 Bilaterale Gynäkomastie beim Erwachsenen. Klinisch knotige Resistenzen retromamillär beidseits. Mammographisch symmetrische Gewebevermehrung in beiden Mammae retromamillär. Keine Malignitätskriterien.

◀ **Abb. 14.3 Unilaterale Gynäkomastie beim Erwachsenen.** Klinisch extreme Verhärtung in der linksseitig angeschwollenen Brust. Positive Medikamentenanamnese. Mammographisch ausgeprägte Gewebevermehrung links korrespondierend zum Tastbefund. Rechts allenfalls diskrete Gewebevermehrung. Keine Malignitätskriterien.

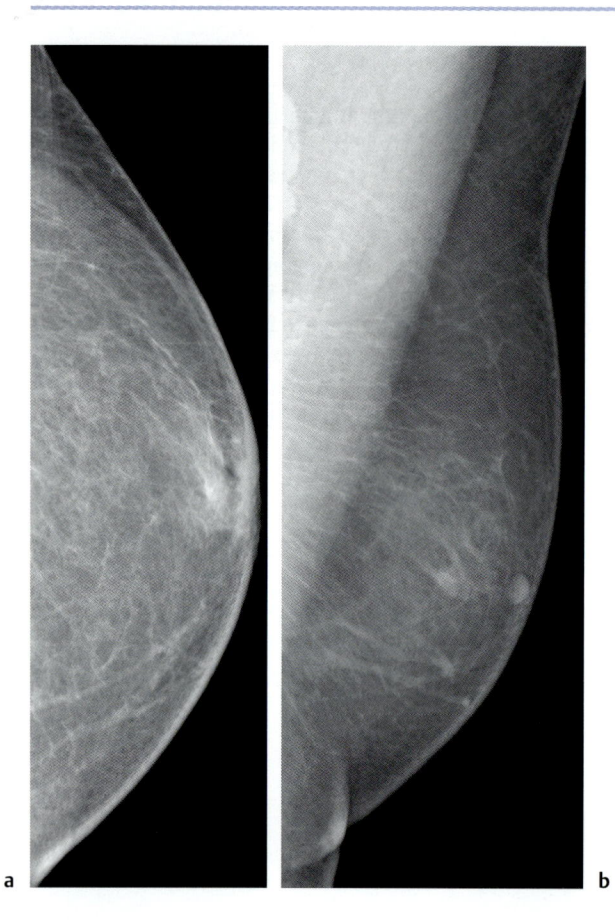

Abb. 14.**5a**, **b** **Mastitis beim Mann.**
Klinisch Inflammation der linken Brust. Mammographisch Kutisverdickung (insbesondere areolär), Trabekelverdickung und geringe Gewebevermehrung retromamillär. Keine Malignitätskriterien (**a**). Komplette klinische Befundrückbildung nach Antibiotikatherapie (**b**).

Mammakarzinom des Mannes

Das Mammakarzinom des Mannes ist sehr selten. In den westlichen Ländern beträgt das Verhältnis von Brustkrebs beim Mann im Vergleich zu dem der Frau etwa 1 : 100. Es macht damit etwa 1 % aller Mammakarzinome aus. Die Rate an Neuerkrankungen pro Jahr steigt mit zunehmendem Alter. Sie beträgt 0,1/100.000 bei 35-Jährigen und 11/100.000 bei 85-Jährigen. Das mediane Erkrankungsalter liegt zwischen dem 61. und 65. Lebensjahr, sodass Männer statistisch etwa 10 Jahre später erkranken als Frauen (Tab. 14.**1**, Abb. 14.**6**).

Diagnose

Die Diagnostik des männlichen Mammakarzinoms stützt sich im Wesentlichen auf die Röntgenmammographie und die perkutane Biopsie. Differentialdiagnostisch ist die Gynäkomastie abzugrenzen, die selbst kein erhöhtes Risiko für die Entstehung eines Karzinoms darstellt. Für alle bildgebenden Verfahren gilt, dass die Malignitätskriterien des Mammakarzinoms beim Mann mit denen bei der Frau identisch sind.

Histologie

Entgegen früheren Ansichten unterscheidet sich das männliche Mammakarzinom histologisch kaum von dem Mammakarzinom der Frau. Allerdings finden sich beim Mann in aller Regel keine tubulären Strukturen, sodass es nur einzelne Mitteilungen über invasiv wachsende lobuläre Karzinome des Mannes gibt. Ansonsten werden alle histopathologischen Typen (NOS, medullär, papillär, kolloid, Paget-Karzinom) beschrieben, wenngleich es sich überwiegend um duktale Tumorformen handelt.

Tabelle 14.**1** Risikofaktoren für die Entstehung von Brustkrebs beim Mann

Familiäre Belastung (u. a. BRCA 1, BRCA 2) bei 15–30 % der Männer
Fehlender Hodendeszensus
Orchitis
Infertilität
Hypercholesterinämie
Östrogeneinnahme
Strahlenexposition (Latenz 12–35 Jahre)

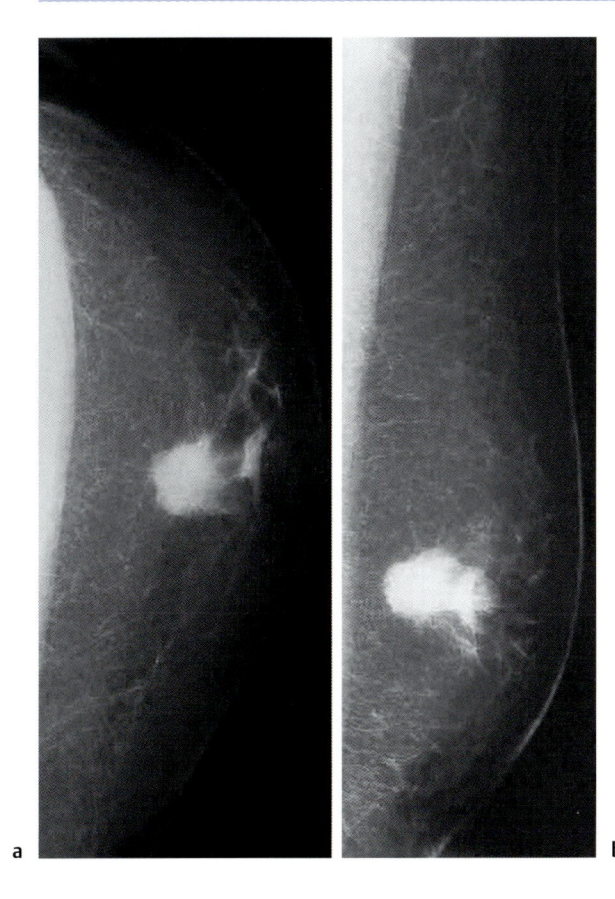

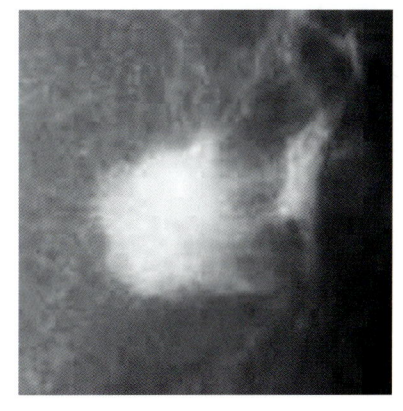

Abb. 14.6 Mammakarzinom beim Mann.
Neu aufgetretener Tastbefund in der linken Mamma. Klinisch beidseitige Gynäkomastie mit derbem Knoten links retromamillär sowie Brustwarzenretraktion. Mammographisch ovaler Herdbefund mit teils unscharfer, teils spikulierter Begrenzung. Tumorbedingte Retraktion der Mamille. Keine Mikrokalzifikationen. Einschätzung: BIRADS 5.

Befundabklärung: Modifizierte Mastektomie links, Axillarevision.

Histologie: Invasives duktales Mammakarzinom von 17 mm Größe.

Endgültige Klassifikation: ID pT1c, G2, pN0 (0/12), M0, R0-Resektion.

Therapie

Die Behandlungsstrategien orientieren sich beim Mammakarzinom des Mannes im Wesentlichen an denen des Brustkrebses der Frau. Pro 100.000 Einwohner sterben etwa 0,3% der Männer, jedoch 23,9% der Frauen an einem Mammakarzinom.

15 Interventionen
F. Baum

Feinnadelpunktion

Für die Feinnadel(aspirations)punktion (FNAP, FNP) werden Nadeln der Stärke 22 G bis 18 G verwendet. Die Gewebegewinnung erfolgt üblicherweise mit aufgesetzter Spritze unter Sog, wobei die Nadel fächerförmig in der abzuklären Region auf und ab bewegt wird. Das gewonnene Material wird anschließend auf einem Objektträger ausgestrichen und luftgetrocknet zur zytologischen Untersuchung versandt. Abzugrenzen hiervon ist die Zystenpunktion, bei der die Flüssigkeit sehr großer oder symptomatischer Zysten nach einmaliger Nadelpositionierung abgesogen und anschließend zytologisch untersucht wird. Indikationen für die FNAP sowie die Klassifikationsstufen der zytologischen Befunde sind in Tab. 15.1 und 15.2 dargestellt.

Vorteile der FNAP
- hohe Verfügbarkeit,
- schnelle Handhabung,
- geringe Kosten,
- keine relevante Traumatisierung des Gewebes.

Nachteile der FNAP
- gelegentlich nicht ausreichendes Gewebematerial (Cave: falsch negative Befunde),
- mögliche Fehlpunktionen (Cave: falsch negative Befunde),
- notwendige hohe Expertise des Zytologen,
- limitierte Aussagekraft.

Tabelle 15.1 Indikationen für die Feinnadelaspirationsbiopsie (FNAP)

Entlastung symptomatischer Zysten
Unklarer, wahrscheinlich gutartiger Tastbefund (z. B. drüsige Resistenz)
Abklärung auffälliger axillärer Lymphknoten
Diagnostik (sub)kutaner Auffälligkeiten im Rahmen der Tumornachsorge (z. B. Thoraxwandrezidiv)

Tabelle 15.2 Klassifikation zytologischer Befunde nach FNAP

Klassifikation	Befund
C1	keine diagnostische Aussagekraft (ungenügendes Material, mangelhafte Ausstriche)
C2	eindeutig benigner Befund (Zellmaterial diagnostisch ausreichend)
C3	gutartig mit Atypien (Kernveränderungen oder Dissoziationen innerhalb der Variationsbreite benigner Befunde)
C4	verdächtiger Befund mit Atypien (Kriterien für Malignität nicht komplett erfüllt, da entweder Material ungenügend oder Atypienachweis unzureichend)
C5	eindeutig maligner Befund (zweifelsfreier Nachweis von Tumorzellverbänden und einzelnen malignen Tumorzellen)

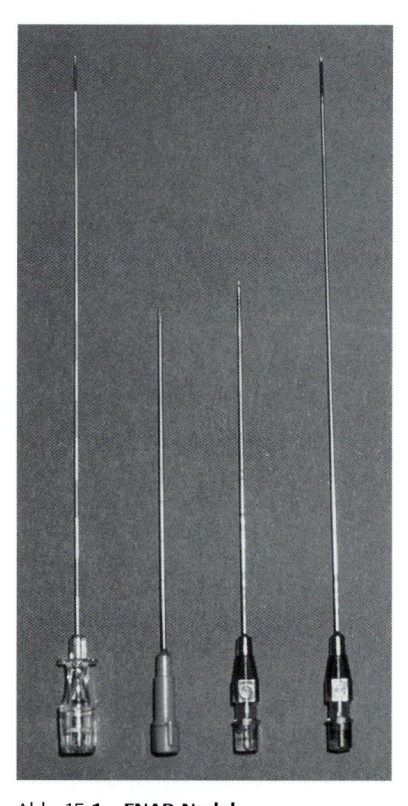

Abb. 15.1 **FNAP-Nadel.**
Darstellung verschiedener Nadeln für die FNAP in unterschiedlicher Stärke und Länge sowie mit unterschiedlichem Schliff der Nadelspitze.

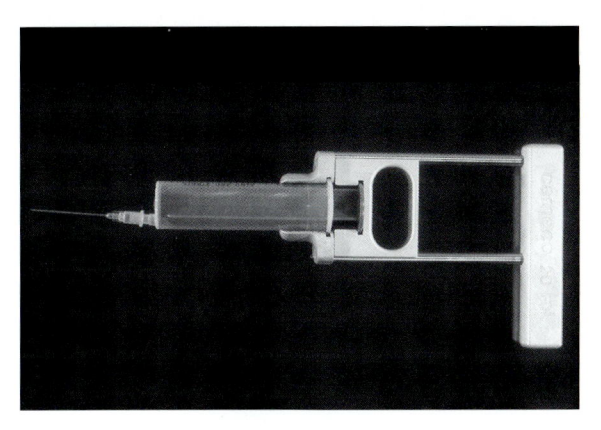

Abb. 15.2 FNAP-Nadelhalterung.
Cameco-Nadelhalterung für den Gebrauch von 20-ml-Spritzen.

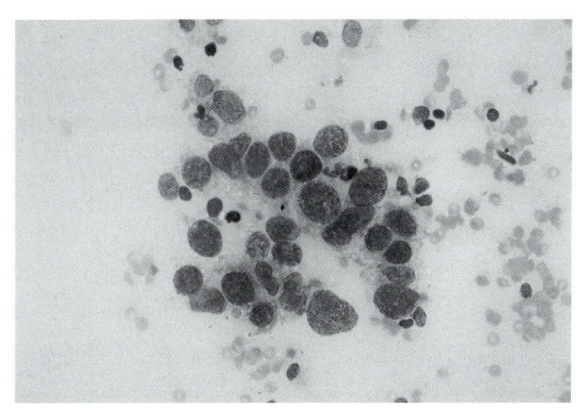

Abb. 15.3 Exfoliativzytologie.
Repräsentatives Ausstrichpräparat nach FNAP eines Mammakarzinoms.

Hochgeschwindigkeitsstanzbiopsie (SB)

Unter dem Terminus Stanzbiopsie versteht man die Entnahme von Gewebezylindern mit speziellen Punktionsvorrichtungen der Nadelstärke 16–14 G. Die Techniken der Gewebeentnahme mit manuell zu positionierenden Drill- oder Stanznadeln wurden weitestgehend verlassen. Heutzutage werden üblicherweise sog. Hochgeschwindigkeitsbiopsiepistolen verwendet. Diese erlauben nacheinander einen definierten Vorschub einer Innennadel, die eine Aussparung für die Gewebeprobe (Probenkammer) aufweist, sowie einer Außennadel, die den Gewebezylinder ausstanzt. Die Einschusstiefen sind variabel einstellbar und betragen durchschnittlich 2–2,5 cm. Für die Entnahme der Stanzzylinder wird der Einsatz der sog. Koaxialtechnik empfohlen, bei der eine geringfügig kaliberstärkere Hohlnadel (z. B. 13 G) vor der Läsion positioniert wird und nacheinander die gewünschte Anzahl an Stanzen durch diese Punktionsschiene entnommen werden kann. Die Empfehlungen zur Anzahl der zu entnehmenden Gewebezylinder variieren und schwanken zwischen 5–10 Stanzen bei Herdbefunden sowie 10–20 Stanzen bei Mikroverkalkungen. Die Stanzbiopsie erlaubt neben der histologischen Untersuchung des Gewebes in der Regel eine Bestimmung des Hormonrezeptorstatus und weitere, z. B. immunhistochemische Spezialfärbungen (Tab. 15.3 u. Tab. 15.4, Abb. 15.4–15.7).

Tabelle 15.3 Indikationen für die Hochgeschwindigkeitsstanzbiopsie (SB)

Abklärung von Herdbefunden oder Mikrokalzifikationen BIRADS 3 (alternativ zum Follow-up)
Abklärung von Herdbefunden oder Mikrokalzifikationen BIRADS 4
Diagnosesicherung bei Befunden der Kategorie BIRADS 5 vor geplanter OP
Diagnosesicherung bei Befunden der Kategorie BIRADS 5 vor neoadjuvanter Chemotherapie

Tabelle 15.4 Klassifikation histologischer Befunde nach Stanzbiopsie

Klassifikation	Befund
B1	keine diagnostische Aussagekraft (z. B. unauffälliges Drüsengewebe)
B2	eindeutig gutartiger Befund (z. B. Fibroadenom, sklerosierende Adenose)
B3	wahrscheinlich benigner Befund (z. B. ADH)
B4	wahrscheinlich maligner Befund (Epithelproliferationen und Atypien ohne eindeutigen Hinweis auf einen malignen Tumor
B5	eindeutig maligner Befund (zweifelsfreier Nachweis von intraduktal oder invasiv wachsendem Tumorgewebe)

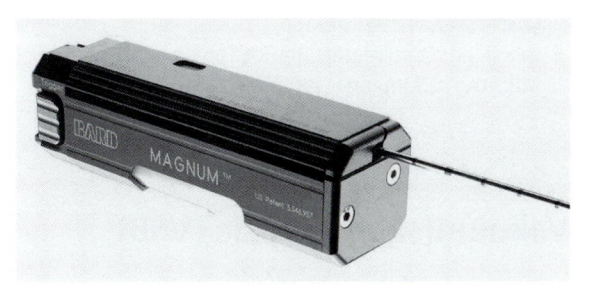

Abb. 15.4 Hochgeschwindigkeit-Biopsiepistole.
Darstellung der mit einer Punktionsnadel geladenen Biopsiepistole (Fa. Bard).

! Die Hochgeschwindigkeitsstanzbiopsie ist ein diagnostisches Untersuchungsverfahren. Bei histologischem Nachweis eines Borderlinebefundes oder eines Malignoms ist eine offene Biopsie notwendig.

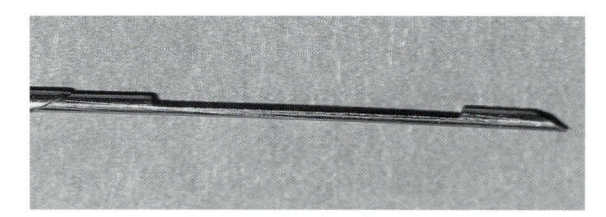

Abb. 15.5 **Stanzbiopsienadel mit Funktionseinheit.**

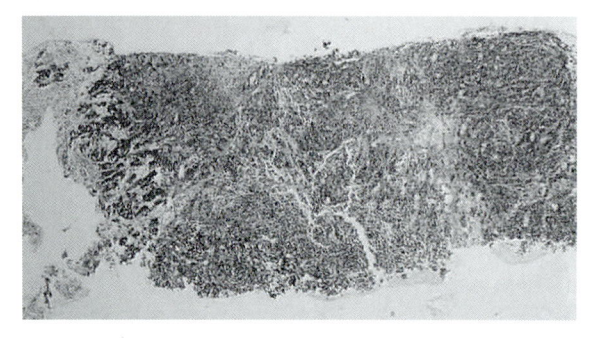

Abb. 15.7 **Histologie eines Gewebezylinders.**
HE-Färbung eines 14-G-Gewebezylinders in 25facher Vergrößerung.

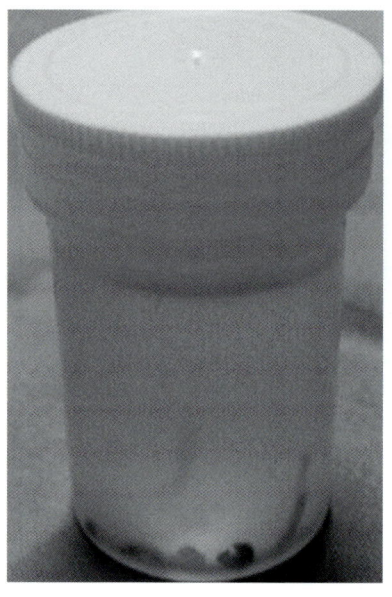

Abb. 15.6 **Stanzbioptisch gewonnene Gewebezylinder.**
Dokumentation mehrerer stanzbioptisch gewonnener Gewebezylinder (14 G). Lagerung in Formalin (Schwimmprobe): Suffiziente Gewebeproben aus dem Parenchym bzw. Tumorareal sinken typischerweise zu Boden, überwiegend lipomatöse Gewebestanzen schwimmen an der Oberfläche.

Vorteile der SB

- relativ hohe Verfügbarkeit,
- schnelle und relativ kostengünstige Methode,
- hohe Aussagekraft bei repräsentativer Gewebeentnahme,
- histologische Beurteilung der Stanzen inklusive des Hormonrezeptorstatus bei Karzinomen.

Nachteile der SB

- mögliche Fehlpunktion bei Herdbefunden (Cave: falsch negative Befunde),
- mögliche nicht-repräsentative Gewebeentnahme bei Mikroverkalkungen („sampling error").

Tabelle 15.5 Indikationen für die Vakuum(saug)biopsie (VSB)

Abklärung von Mikrokalzifikationen BIRADS 3 (alternativ zum Follow-up)
Abklärung von Mikrokalzifikationen BIRADS 4 (Hauptindikation)
Abklärung von klinisch okkulten Herdbefunden BIRADS 4

Vakuum(saug)biopsie (VSB)

Bei der Vakuumsaugbiopsie handelt es sich um eine Weiterentwicklung der klassischen Stanzbiopsie, wobei über einen einmaligen perkutanen Zugang eine kaliberstarke Nadel (13 G, 11 G) in der abzuklärenden Region positioniert wird. Anschließend wird Gewebe in eine Nadelaussparung eingesogen und mit einer Schneidbiopsiekanüle reseziert. Der auf diese Weise gewonnene Gewebezylinder wird über ein Vakuum abgesogen und für die histologische Aufarbeitung gelagert. Dieser Vorgang wird nach definierter Rotation der Schneidkanüle mehrfach wiederholt, so dass bei belassener Nadel zahlreiche Gewebeproben entnommen werden können. Aktuell stehen zwei Systeme (Mammotome, VacuFlash) für die VSB zu Verfügung, die beide sowohl handgeführt (Hand-held-System) als auch stereotaktisch eingesetzt werden können. Bei Verwendung der 11-G-Nadel wird die Gewinnung von durchschnittlich 20 Gewebezylindern empfohlen, bei kaliberstärkeren Nadeln ein diesem entsprechendes Volumen (Tab. 15.5 u. 15.6, Abb. 15.8 – 15.10).

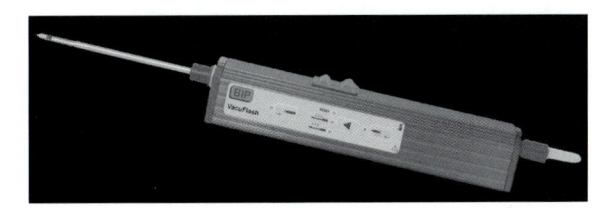

Abb. 15.8 **Vakuumsaugbiopsievorrichtung VacuFlash (Fa. BIP).**

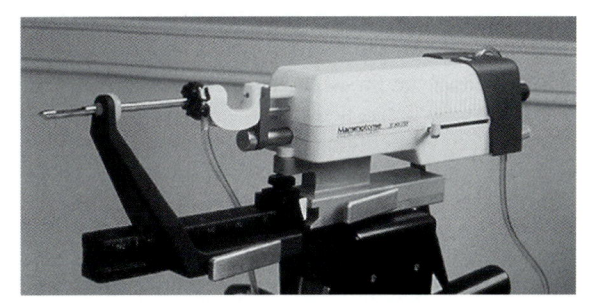

Abb. 15.9 **Vakuumsaugbiopsievorrichtung Mammotome (Fa. Ethicon Surgery).**

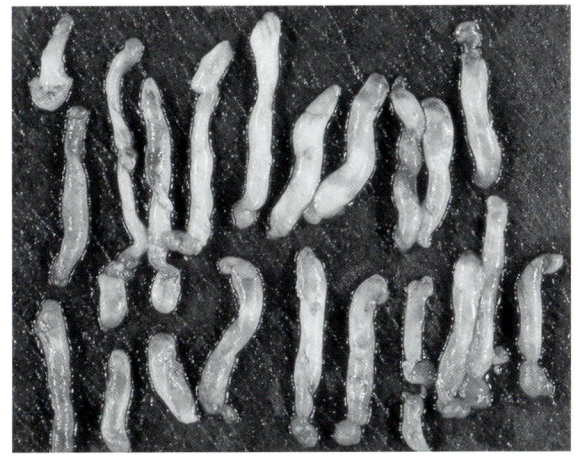

Abb. 15.**10 a**, **b**
Sortiment an Gewebestanzen (11 G) nach Vakuumsaugbiopsie.

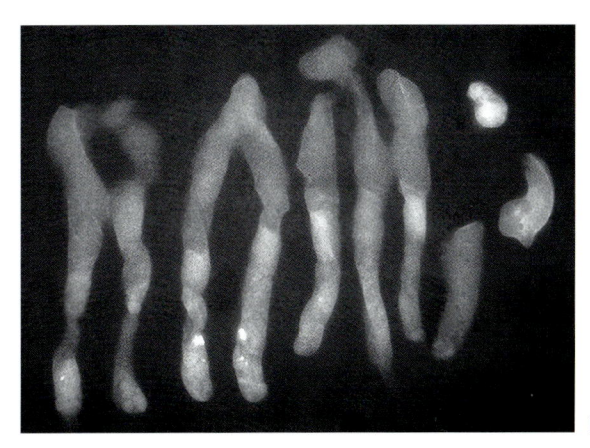

a Lagerung auf Tuch.
b Präparateradiogramm mit Dokumentation einzelner Kalkpartikel in einzelnen Stanzbiopsaten.

Tabelle 15.6   Klassifikation histologischer Befunde nach VSB

Klassifikation	Befund
B1	keine diagnostische Aussagekraft (z. B. unauffälliges Drüsengewebe)
B2	eindeutig benigner Befund (z. B. Fibroadenom, sklerosierende Adenose)
B3	wahrscheinlich benigner Befund (z. B. ADH)
B4	wahrscheinlich maligner Befund (Epithelproliferationen und Atypien ohne eindeutigen Hinweis auf einen malignen Tumor
B5	eindeutig maligner Befund (zweifelsfreier Nachweis von intraduktal oder invasiv wachsendem Tumorgewebe)

Vorteile der VSB

- repräsentative Gewebeentnahme bei Mikroverkalkungen (geringer bzw. kein „sampling error"),
- geringe Quote an Fehlpunktionen bei Herdbefunden,
- hohe Aussagekraft bei repräsentativer Gewebeentnahme,
- histologische Beurteilung der Stanzen inklusive des Hormonrezeptorstatus bei Karzinomen.

Nachteile der VSB

- limitierte Verfügbarkeit,
- hoher Kostenaufwand für Grundausstattung und Einmalmaterial,
- mögliche nicht-repräsentative Gewebeentnahme bei sehr derben Herdbefunden.

! Die Vakuumsaugbiopsie ist ein diagnostisches Untersuchungsverfahren. Bei histologischem Nachweis eines Borderlinebefundes oder eines Malignoms ist eine offene Biopsie notwendig.

Minimalinvasive perkutane Gewebeentnahme (ABBI, site select)

Das sog. Advanced Breast Biopsy Instrumentarium (ABBI-System) sowie das deutlich weniger verbreitete Site Select stellen Vorrichtungen dar, die eine perkutane En-bloc-Resektion von Gewebe erlauben und damit als minimalinvasive Eingriffe zu bewerten sind. Es können Gewebeproben mit unterschiedlichen Durchmessern (z.B. ABBI: 5, 10, 15 oder 20 mm) entnommen werden. Der Einsatz dieser Systeme erfolgt typischerweise stereotaktisch in Verbindung mit geeigneten Lagerungstischen. Aktuell gibt es keine klaren Empfehlungen für den Einsatz entsprechender Biopsievorrichtungen (Abb. 15.**11** – 15.**13**, Tab. 15.**7**).

Histologie

Die histologische Beurteilung der kaliberstarken Gewebezylinder nach ABBI-Biopsie erfolgt nach den Kriterien der histologischen Beurteilung von Exzisionspräparaten nach offener Biopsie.

Vorteile des ABBI-Systems

- repräsentative Gewebeentnahme bei Mikroverkalkungen (geringer „sampling error"),
- Komplettentfernung kleiner Herdbefunde,
- hohe Aussagekraft bei repräsentativer Gewebeentnahme,
- histologische Beurteilung des Gewebeblockes inklusive des Hormonrezeptorstatus bei Karzinomen.

Tabelle 15.**7** Indikationen für die ABBI-Biopsie

Abklärung von gruppierten Mikrokalzifikationen BIRADS 4
Abklärung von klinisch okkulten, insbesondere sehr kleinen Herdbefunden BIRADS 4

Nachteile des ABBI-Systems

- minimalinvasiv, jedoch nicht therapeutischer Eingriff,
- aufwendige und sehr kostenintensive Methode.

!
Die Gewebeentnahme mit dem ABBI-System stellt ein diagnostisches Untersuchungsverfahren dar. Bei histologischem Nachweis eines Borderlinebefundes oder eines Malignoms ist eine offene Nachresektion notwendig.

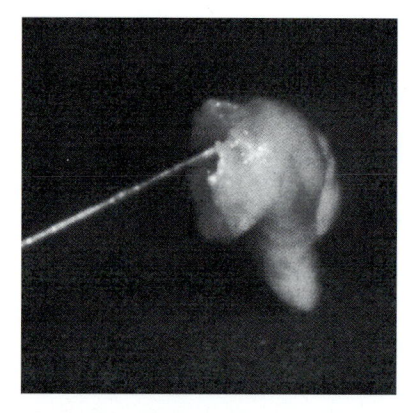

Abb. 15.**12** Entnommenes Gewebepräparat nach ABBI-Biopsie.

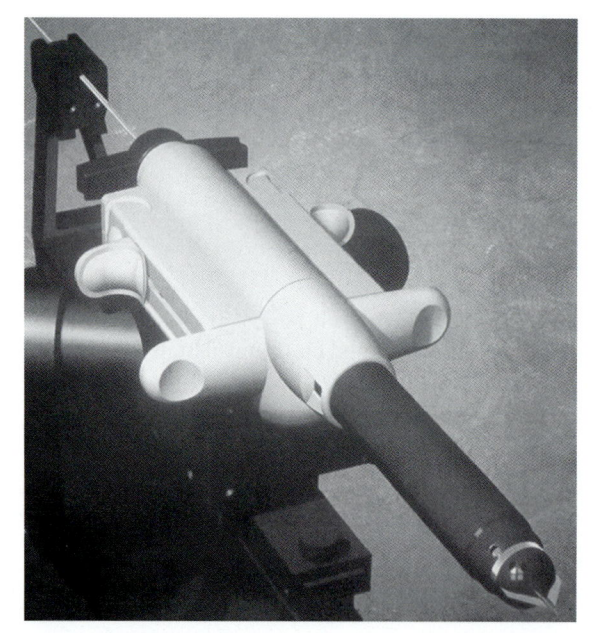

Abb. 15.**11** ABBI-System.

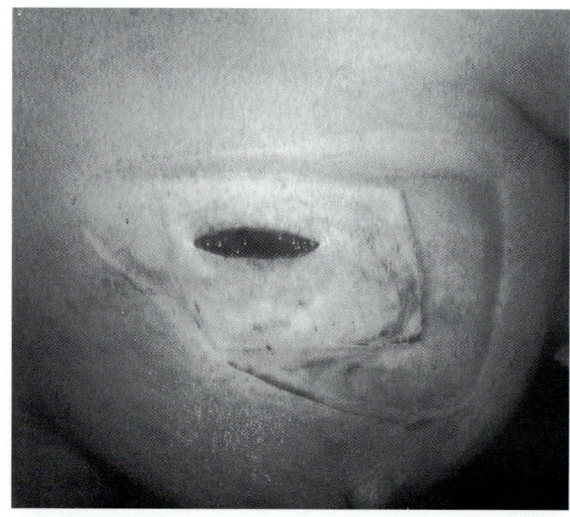

Abb. 15.**13** Kutane Inzision der Brust nach Entfernung des ABBI-Systems.

Präoperative Markierung

Auffällige Befunde, die klinisch okkult sind, müssen präoperativ markiert werden, um zum einen das Ausmaß des chirurgischen Eingriffes auf das notwendige Maß zu reduzieren und zum anderen eine gezielte histologische Untersuchung an repräsentativer Stelle zu ermöglichen. Für die präoperative Markierung stehen verschiedene Möglichkeiten zur Verfügung, die in Tab. 15.8 u. 15.9 aufgeführt sind.

Für die Durchführung der Markierung und die bildgebende Kontrolle sollte **die** Methode zum Einsatz kommen, die am einfachsten durchführbar und damit am kostengünstigsten ist und die die Befunddarstellung und Steuerung der Punktion am sichersten gewährleistet. Die entsprechenden Möglichkeiten sind in Tab. 15.10 dargestellt (Abb. 15.**14** – 15.**19**).

Herdbefunde sollten in aller Regel US-gesteuert markiert werden, während suspekte Mikroverkalkungen üblicherweise stereotaktisch lokalisiert werden. MRT-gestützte Punktionen sollten nur solchen Situationen vorbehalten bleiben, in denen der Befund mit anderen bildgebenden Verfahren nicht eindeutig oder gar nicht abzubilden ist. Entsprechende Interventionen werden üblicherweise an spezialisierten Zentren durchgeführt.

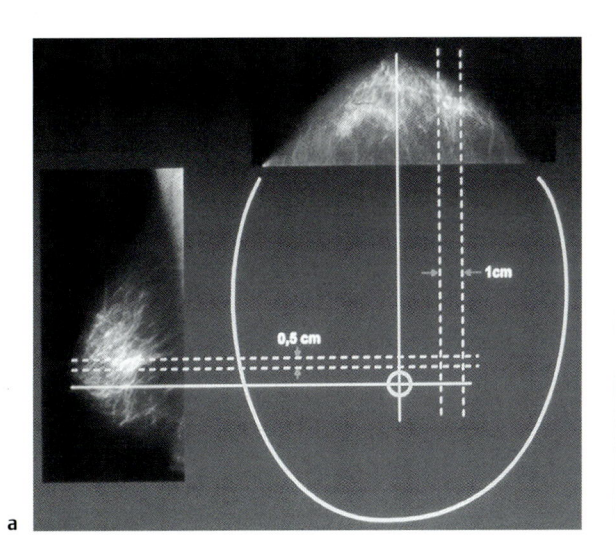

Tabelle 15.**8** Möglichkeiten der präoperativen Befundlokalisation

Methode	Mittel zur Lokalisation
Farbstoffmarkierung	Suspension aus Kohle und iodhaltigem KM
Drahtmarkierung	korrigierbare Drähte: – U- oder J-förmiger Draht – Doppelankerdraht nicht korrigierbare Drähte: – Widerhakendraht (hook wire) – Doppelhakendraht (double hook wire)
Faden-/Coilmarkierung	Ariadne-Faden

Tabelle 15.**9** Qualität der präoperativen Drahtmarkierung

Distanz Drahtende – Befund (cm)	Einstufung
< 5 mm	gut
5 – 10 mm	akzeptabel
> 10 mm	ungenügend

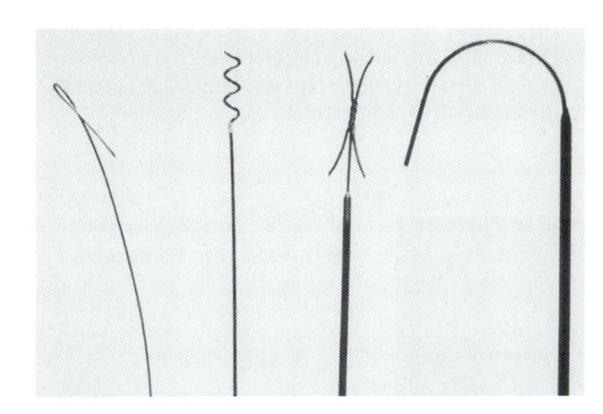

Abb. 15.**14**
Konfiguration verschiedener Markierungsdrähte.

Abb. 15.**15 a, b Präoperative Freihandmarkierung nach Berger.**
a Projektion von Mamille und suspektem Herdbefund aus der cc- und ml-Aufnahme-Ebene auf eine Mammaschablone. Berechnung des Zugangsweges und der Befundtiefe ab Kutis.
b Übertragung der Quadranten und des Zugangsweges auf die klinischen Verhältnisse.
▼

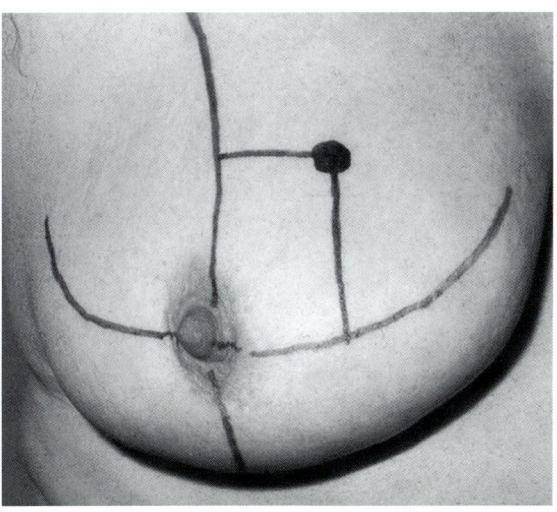

Für stereotaktische Interventionen stehen aktuell verschiedene Vorrichtungen zur Verfügung, die vom stereotaktischen Aufsatz (z. B. Lochraster) bis zu stereotaktischen Lagerungstischen mit Untertisch-Mammographie-Einheit (z. B. Fischer-Tisch, Lorad-Tisch) reichen (Abb. 15.**20** – 15.**25**).

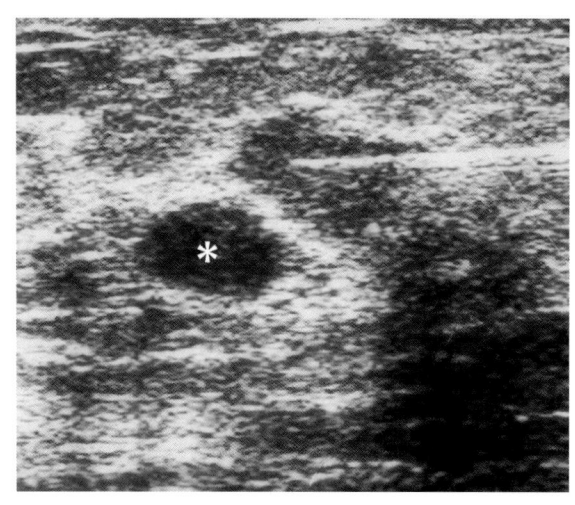

Abb. 15.**16** **US-gestützte Markierung.**
Dokumentation der Nadel inklusive des noch nicht freigesetzten Markierungsdrahtes in der zu entfernenden Läsion. Nebenaspekt: Zyste in enger topographischer Beziehung zum markierten Herdbefund (*).

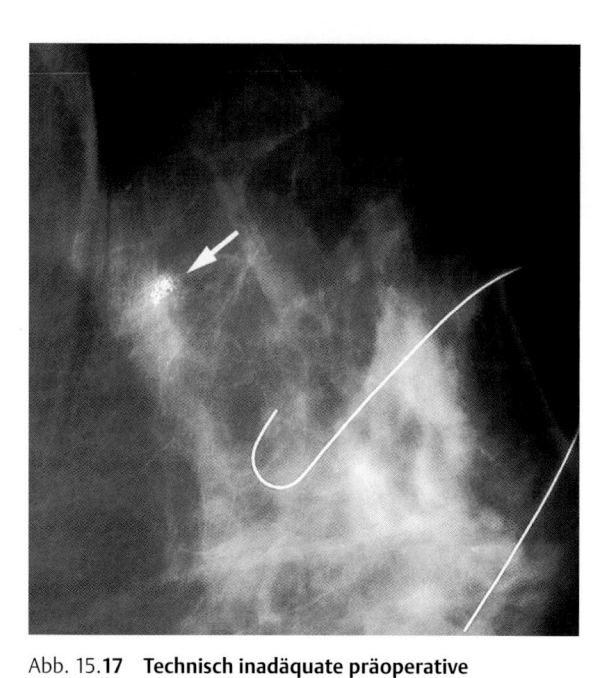

Abb. 15.**17** **Technisch inadäquate präoperative Markierung.**
Dokumentation des korrigierbaren Markierungsdrahtes im Mammogramm. Distanz zwischen Drahtende und zu entfernender Kalzifikation (Pfeil) etwa 2 cm und somit nicht akzeptabel. Notwendigkeit der erneuten Lokalisation.

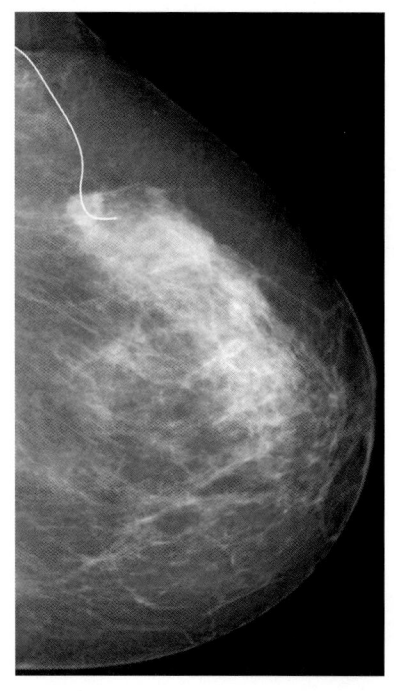

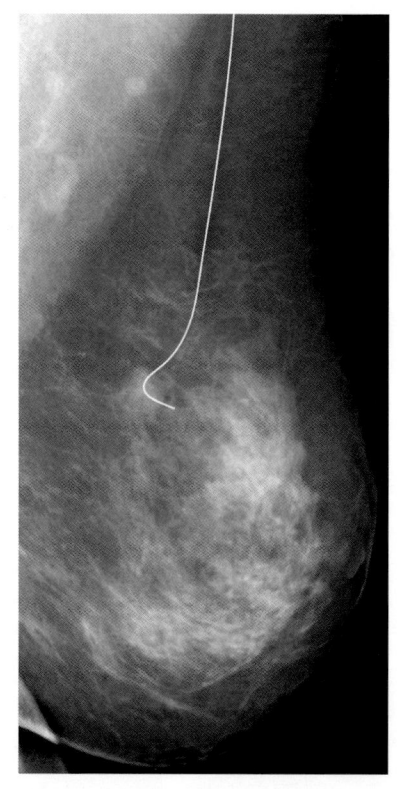

Abb. 15.**18** **Technisch einwandfreie präoperative Markierung.**
Dokumentation des Markierungsdrahtes in beiden Aufnahmeebenen (cc und ml) direkt in dem zu entfernenden Herdbefund.

Präoperative Markierung **235**

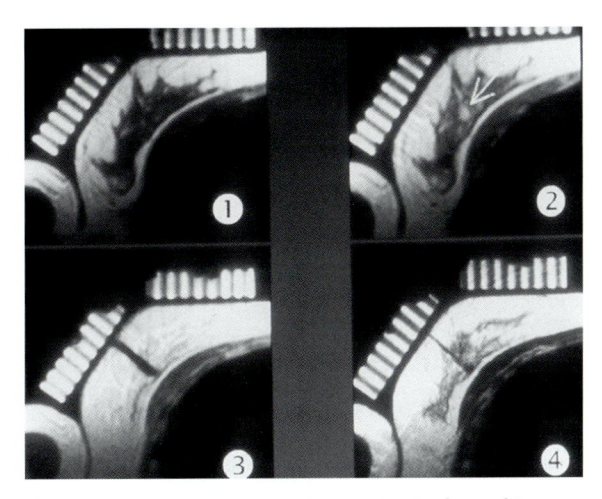

Abb. 15.**19 MRT-gestützte präoperative Drahtmarkierung.** In Rückenlage der Patientin Darstellung der Brust vor KM-Gabe (oben links). Demarkierung eines hypervaskularisierten Herdbefundes innerhalb des Parenchyms nach KM-Gabe (oben rechts, Pfeil). Dokumentation der Nadel inklusive des noch nicht freigesetzten MR-kompatiblen Widerhakendrahtes (unten links). Abschließende Darstellung des Lokalisationsdrahtes nach Nadelentfernung (unten rechts).

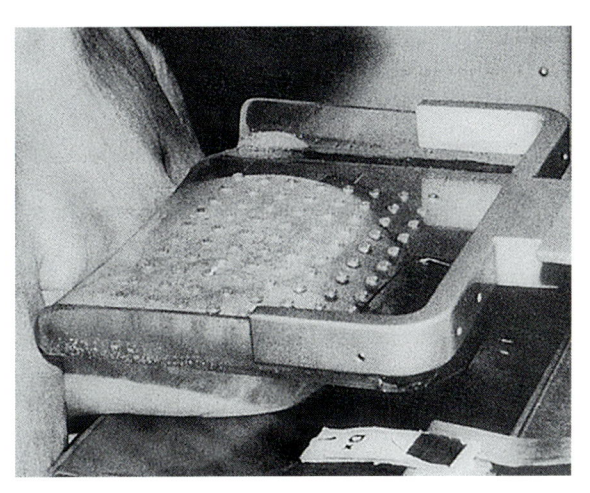

Abb. 15.**20 Stereotaktische Intervention mit Lochrasteraufsatz eines herkömmlichen Mammographiesystems.**

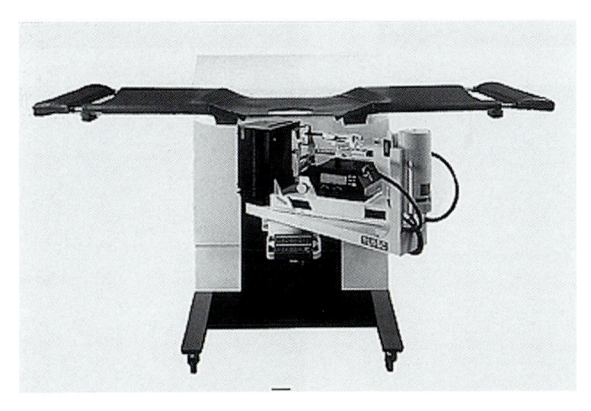

Abb. 15.**21 Lagerungstisch für stereotaktische Interventionen (Lorad-Tisch).**

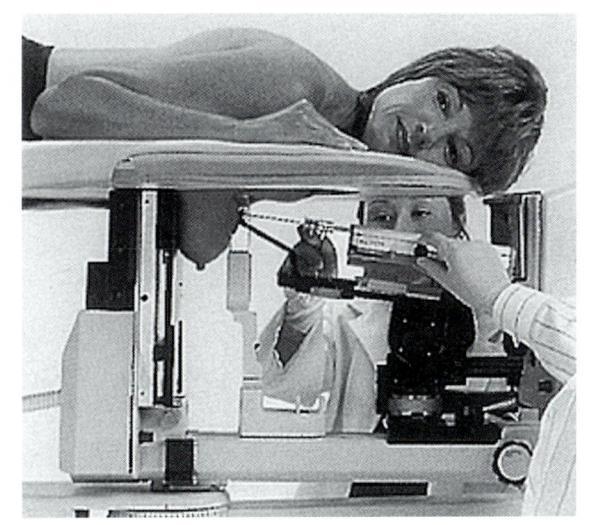

Abb. 15.**22 Lagerungstisch für stereotaktische Interventionen (Fischer-Tisch).**

Tabelle 15.**10** Steuerung der präoperativen Befundlokalisation

Methode	Durchführbarkeit	Kostenfaktor	Zuverlässigkeit
Freihandtechnik	schnell	kostengünstig	gelegentlich ungenau
US-gesteuert	schnell	kostengünstig	zuverlässig
Stereotaktisch	zeitaufwendig	kostenintensiv	zuverlässig
MRT-gesteuert	sehr zeitaufwendig	sehr kostenintensiv	zuverlässig

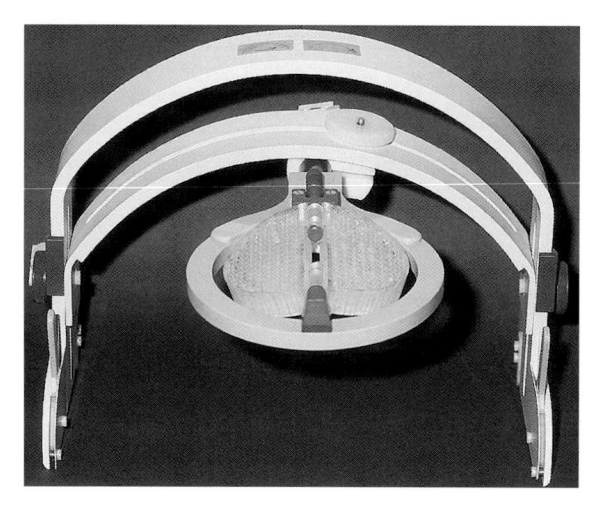

Abb. 15.**23** MRT-kompatible Lokalisations- und Punktionsvorrichtung (Göttinger Modell).

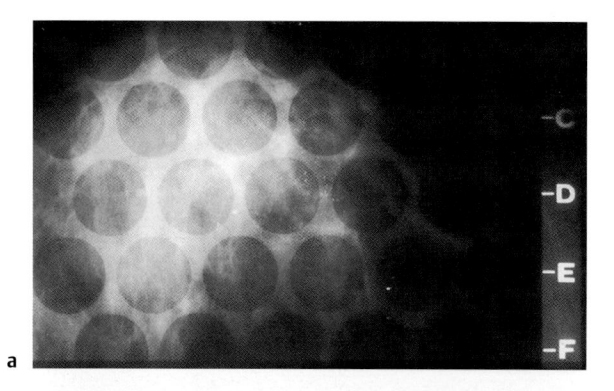

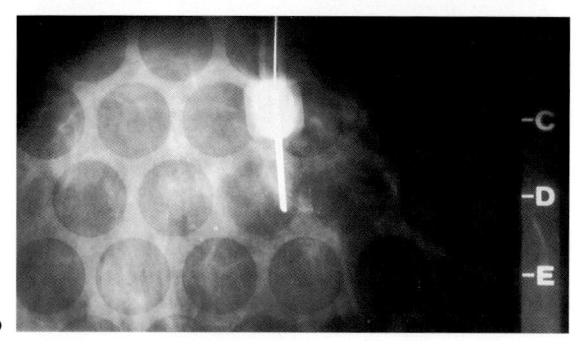

Abb. 15.**24 a**, **b** Stereotaktische perkutane Biopsie am Lochraster.
a Mammographie mit Lochraster zur Festlegung eines repräsentativen Punktionsweges bei Mikrokalzifikationen.
b Dokumentation der Stanznadel vor Entnahme der Gewebezylinder.

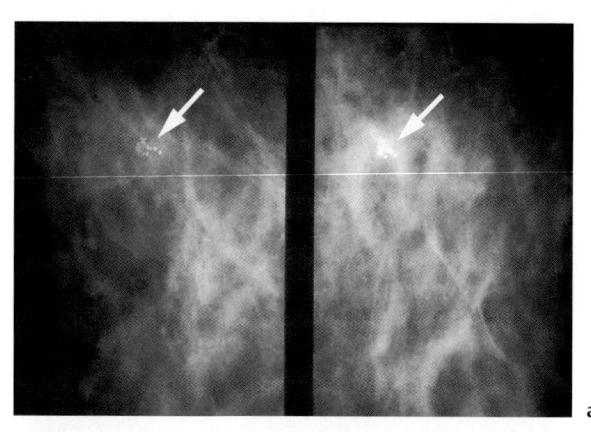

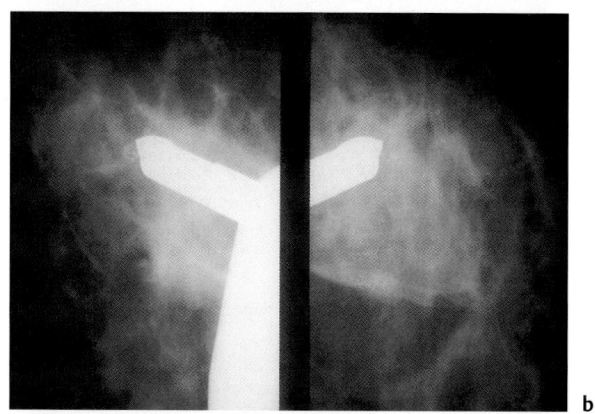

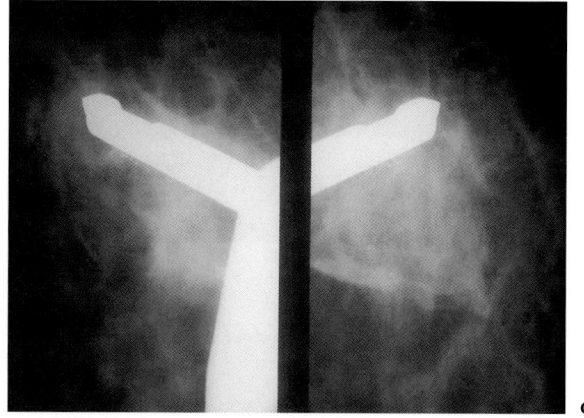

Abb. 15.**25 a–c** Stereotaktische perkutane Biopsie am Fischer-Tisch.
a Dokumentation der suspekten Mikrokalkgruppe in +15° und in −15°-Position (Pfeile).
b Darstellung der Stanznadel vor der Gewebeentnahme (Pre-Fire-Aufnahme).
c Darstellung der Stanznadel nach der Gewebeentnahme (Post-Fire-Aufnahme).

Präparateradiographie und -sonographie

Bei klinisch okkulten Befunden, die präoperativ mit einem der in Tab. 15.**8** angesprochenen Verfahren markiert wurden, sollte perioperativ eine bildgebende Kontrolle zum Nachweis der vollständigen Entfernung erfolgen. Diese kann sonographisch (Präparatesonographie nach US-gestützter Lokalisation) oder mammographisch (Präparateradiographie nach US-gestützter oder stereotaktischer Lokalisation) erfolgen. Insbesondere bei Vorliegen suspekter Mikroverkalkungen ist die Präparateradiographie zur Beurteilung der vollständigen Entfernung der Kalzifikationen unabdingbar. Das Exzidat sollte hierbei durch den Operateur hinsichtlich seiner Beziehung zu den belassenen Resektionsrändern markiert werden, um in Abhängigkeit vom Befund des Radiogramms gezielt eine Nachresektion durchführen zu können.

Auch nach stanzbioptischer Abklärung unklarer Mikroverkalkungen (Stanzbiopsie, Vakuumstanzbiopsie, ABBI) ist eine Präparateradiographie der/s gewonnenen Stanzzylinder/s notwendig. Auf diese Weise kann noch während der Intervention geklärt werden, ob die entnommenen Gewebeproben repräsentativ sind.

Für den Pathologen sollten die relevanten Gewebebezirke bzw. kalkhaltigen Regionen des OP-Präparates bzw. der Stanzzylinder auf dem Präparateradiogramm markiert werden, so dass diese Gewebeabschnitte durch Feinschnitt-Technik gezielt subtil aufgearbeitet und histologisch untersucht werden können.

Alternativ sind spezielle Behältnisse verfügbar, die mit einem röntgendichten Koordinatensystem versehen sind und so eine Lokalisation des auffälligen Befundes im Präparat ermöglichen (Abb. 15.**26**). Das Präparateradiogramm sollte dem Pathologen für die Aufarbeitung des Präparates zur Kenntnisnahme vorliegen (Abb. 15.**27** u. 15.**28**).

Nach MRT-gestützter präoperativer Markierung bestehen weiterhin keine Möglichkeiten der gezielten Präparate-MRT zur Frage der korrekten Befundresektion. Bei Befunddiskrepanz zwischen MRT-Befund und histologischem Ergebnis wird daher die Kontroll-MRT in den ersten beiden postoperativen Wochen empfohlen. Alternativ besteht die Möglichkeit der Kontroll-MRT etwa 6 Monate nach dem operativen Eingriff.

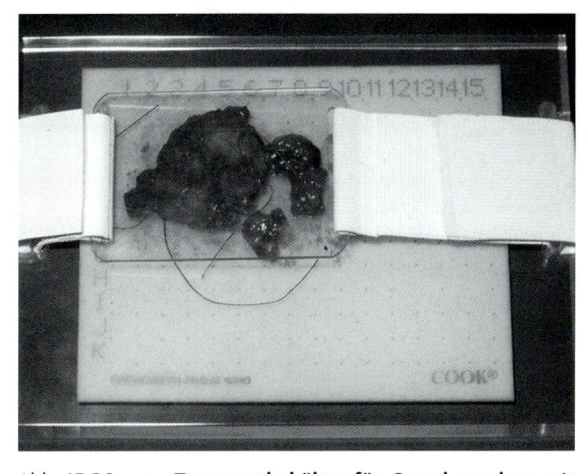

Abb. 15.**26a–c** **Transportbehälter für Gewebeproben mit röntgendichtem Koordinatensystem.**

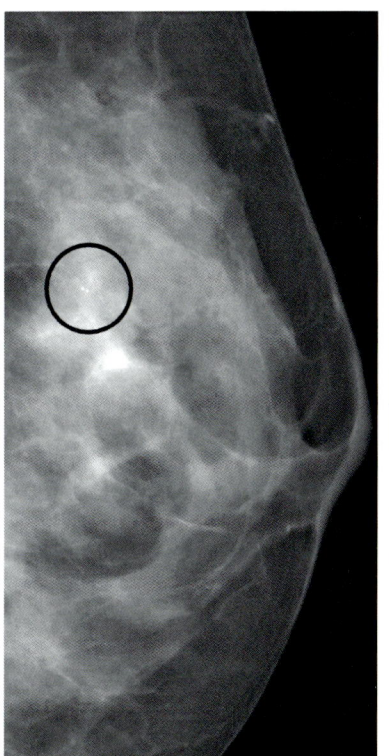

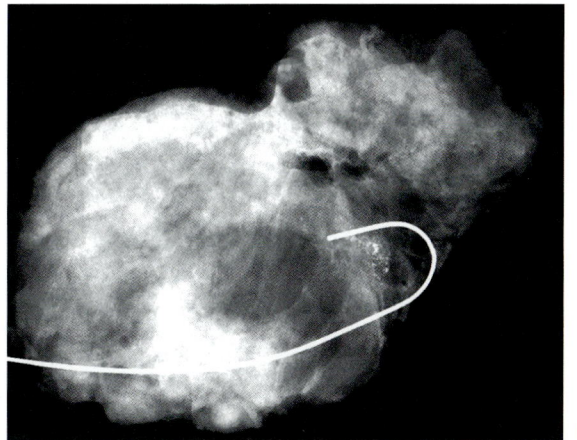

Abb. 15.**27a, b** **Präparateradiogramm bei Mikrokalk.**
a Mammogramm mit suspekter Mikroverkalkung (Markierung).
b Präparateradiogramm mit randständiger Darstellung der entfernten Mikroverkalkung.

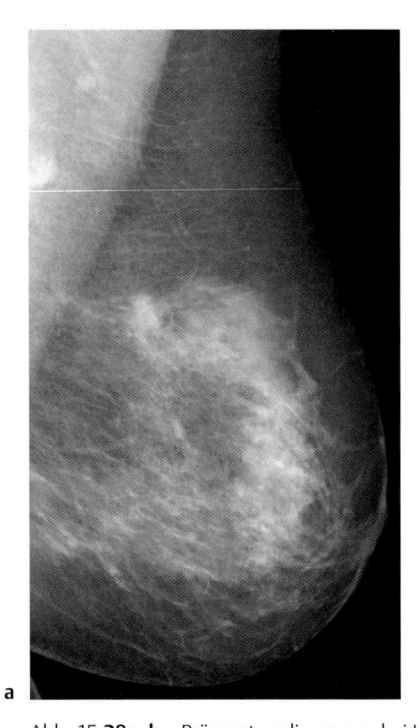

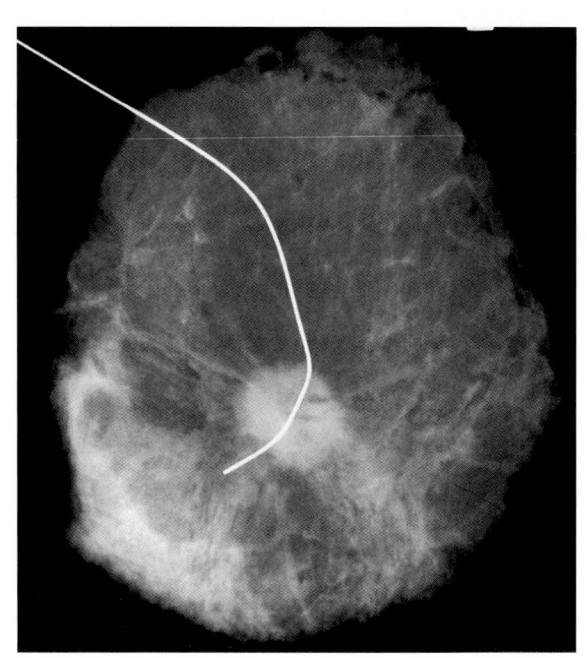

Abb. 15.**28a, b** Präparateradiogramm bei Herdbefund (s. auch Abb. 15.**18**).
a Mammogramm mit suspektem Herdbefund.
b Präparateradiogramm mit Darstellung der kompletten Herdentfernung.

16 Steckbriefe anderer bildgebender Verfahren

U. Fischer

Sonographie (Tab. 16.1 – 16.5)

Technische Bedingungen der Mammasonographie

Schallkopffrequenz	> 5 MHz, Multifrequenztransducer
Bildrate	> 12 Bilder/s
Bildfeldbreite	≥ 3,8 cm
Vorlaufstrecke	fest angebrachte Vorlaufstrecke, wenn Auflösung im Nahbereich nicht ausreicht
Bildschirmdisplay	Patientenidentität, Datum, Schallkopfbezeichnung, Messkaliber, Bodymarker, Leistung, Tiefenausgleich, Preset, Tiefenskalierung
Gerätesicherheit	gemäß MedGV
Biopsie	freihändig oder Punktionsführung mit Bildschirmdisplay

Tabelle 16.1 Bildgüte der Mammasonographie

128 Graustufen
Differenzierte Darstellung von Brustgewebe (Weichteildifferenzierung)
Darstellung von Strukturunregelmäßigkeiten im Brustgewebe
Darstellung von Wandunregelmäßigkeiten bei Tumoren
Differenzierte Darstellung von Zysten ab einer Größe von 2 mm
Differenzierte Darstellung von soliden Tumoren ab einer Größe von 5 mm
Schallpenetration von mindestens 4 cm Schichtdicke mit guter Auflösung
Darstellung einer 20-G-Nadel im Brustgewebe entlang der Bildebene

Tabelle 16.2 Indikationen zur Mammasonographie

Primärdiagnostik bei Frauen unter 30 Jahren
Weitergehende Abklärung auffälliger Palpationsbefunde
Weitergehende Abklärung klinisch okkulter und mammographisch unklarer Herdbefunde
Dichte Parenchymstrukturen (Typ ACR III und IV) im Mammogramm bei asymptomatischen Frauen
Abklärung von Frauen mit Silikonprothesen
Perkutane Markierung oder Biopsie palpabler oder sonographisch nachweisbarer Läsionen (US-gestützte Lokalisation oder Biopsie)

Tabelle 16.3 Auswertekriterien und Zusatzbefunde der Sonographie

Parameter	Eher benigne			Eher maligne
Echoverhalten	echofrei	hyporeflexiv	isoreflexiv	hyperreflexiv
Form	rund, oval			komplex
Kontur	glatt		gelappt	unregelmäßig
Berandung	scharf			unscharf
Binnenstruktur	homogen			inhomogen
Komprimierbarkeit	gut		gering	fehlend
Tumorhauptachse	parallel zur Kutis			senkrecht zur Kutis
Schallfortleitung	verstärkt		indifferent	abgeschwächt
Axilläre Lymphknoten	verfettet		indifferent	vergrößert, homogen
Zusatzbefunde: Satelliten, Zweitherde, kontralaterale Herde, axilläre Lymphknoten				

Tabelle 16.4 BIRADS der Mammasonographie

US-BIRADS	Befund
1	unauffällig
2	benigne (z. B. Zysten)
3	solide Befunde ohne Malignitätskriterien oder verlaufskonstant
4	abklärungsbedürftig
5	malignitätsverdächtig

Tabelle 16.5 Stellenwert der Mammasonographie

Additiv zur Röntgenmammographie für gezielte Fragestellungen
Zuverlässige Differenzierung zwischen zystischen und soliden Tumoren
Im Vergleich zur Mammographie Überlegenheit der Methode für den Nachweis nichtkalzifizierter Tumoren innerhalb dichter Parenchymstrukturen
Geringe Sensitivität für den Nachweis intraduktaler Tumorformen
Kontrolle perkutaner Punktionen und Biopsien palpabler und US-nachweisbarer Befunde

MR-Mammographie (Tab. 16.6 – 16.11)

Methodik der MR-Mammographie

Hardware	Ganzkörpergerät (1,0 – 1,5 T), Mammaoberflächenspule
Software	T1w GE-Sequenzen zur dynamischen Untersuchung T2w Sequenzen (TSE, IR) als ergänzende Messung
KM	0,1 mmol Gd-DTPA/kgKG i. v. (2-D-Technik) 0,1 – 0,2 mmol Gd-DTPA/ kgKG i. v. (3-D-Technik)
Zeitliche Auflösung/ T1-Sequenz	< 2 min
Räumliche Auflösung	≤ 4 mm Schichtdicke, wenn möglich 512er Matrix
Angulierung	axial oder koronar (für Prothesen auch sagittal)
Nachbearbeitung (obligat)	Bildsubtraktion, Kurvenanalyse

Tabelle 16.7
Indikationen zur KM-gestützten MR-Mammographie

Präoperatives Staging von Patientinnen mit malignomverdächtigen oder -typischen Befunden (BIRADS 4 oder 5) und noch vorhandenem Parenchym im Mammogramm (ACR Typ II, III oder IV) zur Klärung folgender Fragen:
- Tumorgröße
- Tumorumgebung
- Multizentrizität
- kontralateraler Zweittumor

Postoperative Befundabklärung bei unklaren mammographischen und sonographischen Veränderungen zur Differenzierung zwischen Narbe und Karzinom bzw. Rezidiv

Postoperatives Follow-up nach brusterhaltender Therapie (BET) eines Mammakarzinoms bei noch vorhandenem Parenchym im Mammogramm (ACR Typ II, III, oder IV) zum Ausschluss eines Tumorrezidives, z. B. im 2. – 3. Jahr post operationem (Maximum des Auftretens von Rezidiven)

CUP-Syndrom mit Metastasierung eines unbekannten Primärtumors, z. B. in einen axillären Lymphknoten; MRT bei unauffälligem Mammo- und Sonogramm

Monitoring von Patientinnen unter laufender **neoadjuvanter Chemotherapie** zur Verlaufskontrolle und der Unterscheidung zwischen Responder und Non-Responder

Problemfall im Mammogramm/Sonogramm

Tabelle 16.6 Untersuchungszeitpunkt für die MR-Mammographie

	Untersuchungszeitpunkt
Prämenopausale Frauen	2. Zykluswoche optimal, 3. Zykluswoche akzeptabel*)
Postmenopausale Frauen	keine Einschränkungen
Nach Hormoneinnahme	gelegentlich störende Mehranreicherungen (insbesondere bei Gestagenpräparat; ggf. Wiederholung der MRT 3 – 6 Wochen nach Absetzen der HRT*)
Nach FNP, Stanzbiopsie	keine Limitationen**)
Nach Vakuumbiopsie	keine Limitationen**)
Nach offener Biopsie	6 Monate post operationem
Nach BET und Bestrahlung	12 Monate nach Bestrahlungsende (große interindividuelle Schwankungen)

*) Falls die Indikation dies erlaubt.
**) Falls möglich: MRT vor der Intervention.

Tabelle 16.8 Indikationen zur MR-Mammographie (spezielles Prothesenprotokoll)

Prothesendiagnostik zur Klärung folgender Komplikationen:
– Prothesenhernierung – Gelbluten – intrakapsuläre Ruptur – extrakapsuläre Ruptur – Silikonom

Tabelle 16.9 Auswertekriterien der MR-Mammographie

Kriterien	Punkte		
	0	1	2
Morphologische Kriterien:			
– Form	rund, oval	dendritisch, irregulär	–
– Begrenzung	glatt	unscharf	–
– KM-Verteilung	homogen	inhomogen	Rim Sign
Dynamische Kriterien:			
– initialer Signalanstieg (1.–3. min)	gering	mäßig	stark
– postinitialer Signalverlauf	kontinuierlich	Plateauphase	Wash-out
Gesamtpunktzahl einer anreichernden Läsion (Göttinger Score):	0–8 Punkte		

Tabelle 16.10 „BIRADS" der MR-Mammographie

Kategorie	Göttinger Score	Bewertung
MRM-BIRADS 1	1 Punkt	unauffällig
MRM-BIRADS 2	2 Punkte	benigne
MRM-BIRADS 3	3 Punkte	wahrscheinlich benigne
MRM-BIRADS 4	4–5 Punkte	wahrscheinlich maligne
MRM-BIRADS 5	6–8 Punkte	sicher maligne

Tabelle 16.11 Stellenwert der MR-Mammographie

Additiv zur Röntgenmammographie für gezielte Fragestellungen.
Höchste Sensitivität für den Nachweis invasiv wachsender Tumoren (95–98%) im Vergleich zu anderen bildgebenden Verfahren.
Limitierte Sensitivität für den Nachweis intraduktaler Tumorformen (50–70%).
Akzeptable Spezifität bei Beachtung morphologischer und dynamischer Auswertekriterien (70–90%).

17 Grundlagen der Behandlung des Mammakarzinoms
U. Fischer

Operative Behandlung

Die operative Entfernung stellt die wesentliche Grundlage der Behandlung des Mammakarzinoms dar. Das Ausmaß des operativen Eingriffes wird vom klinischen, bildgebenden und histopathologischen Befund sowie von den Wünschen der Patientin bestimmt. Generell werden organerhaltende Strategien angestrebt, wobei die Zielsetzung in jedem Fall die R0-Resektion sein muss (Tab. 17.**1**).

Die Voraussetzungen für eine brusterhaltende Therapie einerseits, die Kontraindikationen für eine brusterhaltende Therapie andererseits sind in Tabelle 17.**2** bzw. Tab. 17.**3** dargestellt.

Die Kriterien zur Beurteilung der Resektionsränder beim DCIS sind nicht einheitlich geregelt (Tab. 17.**4**). Übereinstimmung besteht lediglich darin, dass der Resektionsrand nicht als karzinomfrei erachtet wird, wenn hier Karzinomzellen im Milchgang nachzuweisen sind. Die Empfehlungen zur Behandlung des DCIS sind in Tab. 17.**5** angeben.

Axilladissektion

Die diagnostische en-bloc-Entnahme axillärer Lymphknoten (Level I + II, in Ausnahmefällen Level III) bei Vorliegen eines invasiven Mammakarzinoms ist obligat. Sie dient in erster Linie der Festlegung weiterer adjuvanter Therapiemaßnahmen. Für die Klassifizierung pN0 wird die Entnahme von mindestens 10 axillären Lymphknoten der Level I und II gefordert. Bei Vorliegen eines DCIS kann auf die Axilladissektion verzichtet werden Tab. 17.**6**).

Tabelle 17.**1** Operative Verfahren zur kurativen Behandlung des Mammakarzinoms

Brusterhaltende Therapie (BET)*) (primär oder sekundär**)):
– Tumorektomie (TE), Lumpektomie
– weite Exzision (wide excision)
– Segmentektomie
– Quadrantektomie (QE)
Mastektomie (ME)*):
– radikale Mastektomie nach Halsted***
– modifiziert radikale Mastektomie nach Patey
– subkutane Mastektomie
Onkoplastische Operation*):
– Mobilisation und Readaptation des Drüsenkörpers
– Mastopexie
– Defektdeckung durch Lappenplastik:
– lokale Verschiebelappen
– Distanzlappen
– myokutane Plastiken (Latissimuslappen, Tram-Flap-Verschiebelappen)

*) Und zusätzliche Axilladissektion.
**) Nach neoadjuvanter Chemotherapie.
***) Historisch, heute nicht mehr durchgeführt.

Tabelle 17.**2** Voraussetzungen für eine brusterhaltende Therapie (TE, QE)

Günstiges Verhältnis von Tumor- und Brustgröße
Solitäres Karzinom bis 4 cm Größe oder 2 Karzinome im Abstand von weniger als 4 cm
Keine peritumorösen Mikrokalzifikationen im Mammogramm (z. B. als Ausdruck einer EIC)
Keine kutane Beteiligung des Karzinoms
Fehlender Hinweis auf eine Lymphangiosis carcinomatosa (z. B. in Bildgebung oder Histologie)
Bei alleiniger Operation Gewährleistung eines tumorfreien Resektionsrandes (> 5 mm [R0] für invasive Karzinome, > 10 mm für DCIS, ansonsten Nachresektion
Bei Radiotherapie nach BET Gewährleistung eines tumorfreien Resektionsrandes (> 2 mm [R0]), ansonsten Nachresektion

Tabelle 17.**3** Kontraindikationen für eine brusterhaltende Therapie (TE, QE)

Inkomplette Tumorentfernung (R1- [fakultativ], R2-Status [obligat])
Multizentrizität
Ausgedehnte intraduktale Tumorkomponente (EIC) > 40 mm
Ausgedehnte Lymphangiomatosis carcinomatosa
Inflammatorisches Mammakarzinom
Ungünstige Tumorlokalisation
Ungünstiges Verhältnis von Tumor- und Brustgröße

Tabelle 17.**4** Klassifikation der Resektionsränder beim invasiven Mammakarzinom

RX	Karzinomränder nicht beurteilbar
R0	mikroskopisch karzinomfreier Resektionsrand (Forderung > 5 mm)
R1	mikroskopischer Tumornachweis am Resektionsrand oder tumorfreier Resektionsrand ≤ 5 mm
R2	makroskopischer Tumornachweis am Resektionsrand

Tabelle 17.5 Empfehlungen zur Behandlung des DCIS auf der Basis des VNPI

Faktor	VNPI (klassisch) Punkte	VNPI (inklusive Kriterium „Alter") Punkte
Exzision ohne Bestrahlung	3, 4	4, 5
Exzision + Bestrahlung	5 – 7	6 – 9
Mastektomie	8 – 9	10 – 12

Tabelle 17.6 Lokoregionäre Lymphknotenstationen der Mamma (nach McDivitt)

Level I	Lymphknoten lateral und kaudal des M. pectoralis minor
Level II	Lymphknoten unter dem M. pectoralis minor
Level III	Lymphknoten medial und kranial des M. pectoralis minor

Neue Konzepte sehen eine Darstellung des sog. Wächter-Lymphknotens (sentinel node) vor. Ist dieser Lymphknoten nicht befallen, so wird davon ausgegangen, dass die Wahrscheinlichkeit eines Befalls weiter kranial gelegener Lymphknoten sehr gering ist. Ist der Sentinel Node befallen, so wird die o. g. Vorgehensweise der Axilladissektion empfohlen.

Strahlentherapeutische Behandlung

Die Strahlentherapie stellt einen wesentlichen Teil der Behandlung des Mammakarzinoms dar. Prinzipiell muss beim Einsatz strahlentherapeutischer Konzepte zwischen einem **adjuvanten** (Tab. 17.7), einem **additiven** und einem **palliativen** Einsatz unterschieden werden. Durch den Einsatz der Radiotherapie wird eine signifikante Reduktion der Brustkrebsmortalität erreicht.

Indikationen zur additiven Bestrahlungsbehandlung

Kuratives Konzept:
- Nach R1- oder R2-Resektion ohne LK- oder Fernmetastasen (sofern aus patientenseitigen Gründen keine tumorfreie Resektion möglich ist),
- nicht oder inkomplett operierte Axilla,
- BET mit marginaler oder fraglicher R0-Resektion (sofern aus patientenseitigen Gründen keine tumorfreie Resektion möglich ist),
- alleinige Strahlentherapie des Mammakarzinoms bei Kontraindikation für einen operativen Eingriff.

Tabelle 17.7 Indikationen zur adjuvanten Bestrahlungsbehandlung

Obligat
Bestrahlung der operierten Mamma nach BET, R0-Status
Bestrahlung der Thoraxwand nach Mastektomie, wenn:
– Primärtumor pT3 oder pT4
– Befall der Pektoralismuskulatur
– Multifokalität, Multizentrizität
– Lymphangiosis carcinomatosa
– Alter unter 35 Jahren
– ≥ 4 axilläre LK-Metastasen (pN1 bii), Kapseldurchbruch
– (pN1 biii), LK-Metastase ≥ 2 cm (pN1 biv)
– Resektionsränder fraglich tumorfrei
– R1-Resektion ohne Option einer Nachresektion
Optional
Medialer Quadrantenbefall
Grading G3
Rezeptornegativität
EIC
1 – 3 LK-Metastasen
Diffuser Mikrokalk in der abladierten Mamma

Indikationen zur Strahlentherapie der Lymphabflusswege

(Empfehlung der Dt. Arbeitsgemeinschaft onkologische Radiologie)

- Axillärer LK-Befall ab Stadium pN1, biii,
- Befall von Level III der Axilla,
- Nicht oder unvollständig operierte Axilla (fakultativ),
- Risiko für den Befall parasternaler Lymphknoten (medialer Tumorsitz, fakultativ).

Strahlentherapie nach brusterhaltender Therapie (BET) oder Mastektomie (ME)

(Leitlinien der Kommission „Qualitätssicherung in der Radioonkologie")

Gerät	Linearbeschleuniger (4 – 6 MV) oder Kobaltgerät (SSD > 80 cm)
Zielvolumen	BET: gesamte Brustdrüse + 2 cm Sicherheitssaum
	ME: Thoraxwand inklusive Ablationsnarbe
Technik	Photonen über opponierende Felder (Benutzung von Keilfiltern)
Dosierung	50,4 Gy (1,8 – 2,0 Gy/Tag)

| Boost | BET: Aufsättigung auf 60 Gy mit 2 Gy ED (Elektronen) bei R0
BET: Aufsättigung auf 66–70 Gy (Elektronen) bei R1 oder R2
ME: Aufsättigung auf 60 Gy im Narbenbereich (fakultativ) |

Indikation zur palliativen Bestrahlungsbehandlung

Palliatives Konzept:
- Nach R1- oder R2-Resektion eines metastasierten Karzinoms (fakultativ),
- Lokalrezidiv im Rahmen eines palliativen Therapiekonzeptes,
- Hautmetastasen,
- Skelettmetastasen (symptomatisch oder frakturgefährdet),
- Weichteilmetastasen (symptomatisch),
- spinale Metastasen (symptomatisch),
- Hirnmetastasen oder Meningeosis carcinomatosa.

Medikamentöse Behandlung

Prinzipiell muss bei der medikamentösen Therapie zwischen **neoadjuvanten** und **adjuvanten** Konzepten unterschieden werden. Neoadjuvante Therapien erfolgen vor der chirurgischen Tumorentfernung, während adjuvante Therapien spätestens 4–6 Wochen postoperativ durchgeführt werden sollten. Bei kombinierter Vorgehensweise (medikamentöse Therapie + Bestrahlung) erfolgt die Radiatio simultan, in Sandwich-Technik oder nach der systemischen Therapie. Mit Blick auf den systemischen Charakter der Brustkrebserkrankung ist die Zielsetzung einer medikamentösen Therapie die Behandlung einer möglicherweise vorliegenden okkulten Mikrometastasierung. Prinzipiell kommen für diese Zielsetzung eine Chemotherapie und/oder eine Hormontherapie in Frage.

Neoadjuvante Therapie

(Syn.: präoperative, Induktions-) Therapie

Bei den neoadjuvanten Therapiekonzepten wird zwischen einer **Hormon-** und einer **Chemotherapie** unterschieden. Der Vorteil der präoperativ eingesetzten medikamentösen Therapie besteht darin, dass die Effektivität der Behandlung mit Blick auf den belassenen Indextumor direkt und individuell beurteilt werden kann, während dies bei adjuvanten Therapiekonzepten erst durch eine Langzeitbeobachtung größerer Kollektive möglich ist.

Zielsetzungen neoadjuvanter Behandlungskonzepte

- Beurteilung des Ansprechens des Karzinoms auf die Therapie und damit auch Markerfunktion für die Chemosensitivität etwaiger Mikrometastasen,
- Remission von Tumor und möglichen lokoregionären Lymphknotenmetastasen,
- Erhöhung der Anzahl brusterhaltender operativer Eingriffe (?).

Adjuvante Chemotherapie

Der Nutzen einer adjuvanten systemischen Polychemotherapie wurde in einer Vielzahl an Studien nachgewiesen. Es konnten in diesem Zusammenhang insbesondere eine Reduktion des relativen Rezidivrisikos (um ca. 5%) und eine Erhöhung der 10-Jahres-Überlebensrate (bis ca. 10%) statistisch gesichert werden. Aktuelle Konsensusberichte favorisieren Anthrazyklin-haltige Chemotherapiekonzepte, wenngleich das CMF-Schema weiterhin als akzeptable Alternative bewertet wird. Hinsichtlich detaillierterer Therapiekonzepte und den Einsatz weiterer Chemotherapeutika (z.B. Epirubicin, Paclitaxel, Docetaxel, Adriamycin, Fluorouracil, Cyclophosphamid) wird auf die einschlägige Literatur verwiesen (Tab. 17.**8** u. 17.**9**).

Empfehlungen zur adjuvanten Chemotherapie

(Konsensus-Konferenz des National Institutes of Health (NIH-Konsensus) 2000, in Auszügen)

- Durchführung bei Frauen mit Lymphknotenmetastasen (nodal-positiv) (<70 Jahre),
- Durchführung bei Frauen mit einer Tumorgröße über 1 cm (<70 Jahre),
- Durchführung bei histologisch ungünstigen Subtypen (z.B. ID, IL),
- Durchführung von 4–6 Zyklen einer Polychemotherapie (≥2 Substanzen).

Tabelle 17.8 Therapieempfehlungen bei *nodal negativen* Patientinnen (St. Gallen, Konsensusbericht 2001)

Risikogruppe	Rezeptorpositiv		Rezeptornegativ	
	Prämenopausal	Postmenopausal	Prämenopausal	Postmenopausal
Niedriges Risiko*)	TAM oder keine Therapie	TAM oder keine Therapie	–	–
Alle anderen Risikogruppen:				
< 35 Jahre	CT + endokrine Therapie	–	CT	–
≥ 35 Jahre	Ovarektomie + TAM oder CT + TAM	–	CT	–

*) Niedriges Risiko: T ≤ 2 cm, ER/PR positiv, Grading 1, N0, Alter ≥ 35 Jahre
 TAM = Tamoxifen
 CT = Polychemotherapie

Tabelle 17.9 Therapieempfehlungen bei *nodal positiven* Patientinnen (St. Gallen, Konsensusbericht 2001)

Risikogruppe	Rezeptorpositiv			Rezeptornegativ
	Prämenopausal	Postmenopausal	Prämenopausal	Postmenopausal
Nodal positiv	CT + TAM oder Ovarektomie, evtl. + Chemotherapie	CT + TAM oder TAM	Chemotherapie	–
≥ 35 Jahre	Ovarektomie + TAM oder CT + TAM	–	CT	–

TAM = Tamoxifen
CT = Polychemotherapie

Adjuvante Hormontherapie

Der Einsatz einer Hormontherapie basiert prinzipiell auf dem Effekt des Östrogenentzugs. Das Medikament der Wahl ist das antiöstrogen wirkende Tamoxifen (TAM-Therapie). Weitere Möglichkeiten der Östrogensuppression bestehen in der Gabe von GnRH-Analoga oder durch eine adjuvante Ovarektomie, die beide zu einer Suppression der ovariellen Funktion führen. Nach Tamoxifen-Gabe konnte eine Reduktion des relativen Rezidivrisikos um etwa 50% und eine Erhöhung der 10-Jahres-Überlebensrate um ca. 10% in Studien nachgewiesen werden. Hormontherapie und Chemotherapie sind kombinierbar und wirken synergistisch. Hinsichtlich detaillierterer Therapiekonzepte und den Einsatz weiterer antiöstrogen wirkender Präparate (z.B. Goserelin, Leuprorelin, Anastrozol, Exemestan, Formestan, Letrozol, Megestrolazetat, Toremifen) wird auf die einschlägige Literatur verwiesen.

Empfehlungen zur adjuvanten Hormontherapie

(Konsensus-Konferenz des National Institutes of Health [NIH-Konsensus] 2000, in Auszügen, St. Gallen Konsensusbericht 2001)

- Durchführung bei Frauen mit immunhistochemischem Nachweis des Hormonrezeptorproteins (ER/PR),
- Durchführung einer Tamoxifentherapie über einen Zeitraum von mindestens 5 Jahren,
- Durchführung einer Therapie mit GnRH-Analoga über einen Zeitraum von mindestens 2 Jahren bei prämenopausalen Patientinnen.

Therapieempfehlungen bei DCIS

(St. Gallen Konsensusbericht 2001, vorläufiger Konsensus)

- BET mit nachfolgender Bestrahlungsbehandlung (bei Hochrisikokonstellation),
- Tamoxifentherapie.

18 Abkürzungsverzeichnis

ACR	American College of Radiology	LK	Lymphknoten
ADH	atypisch duktale Hyperplasie	Lp/mm	Linienpaare pro Millimeter
ALH	atypische lobuläre Hyperplasie	MC	medulläres Karzinom
ASCO	American Society of Clinical Oncology	MCC	multizentrisches Mammakarzinom
AT	Ataxia teleangiectasia	ME	Mastektomie
BCDDP	Breast Cancer Detection Demonstration Project	MFC	multifokales Mammakarzinom
		MLO	Einstellebene mediolateral oblique (schräg)
BET	brusterhaltende Therapie	MPT	maligner Phylloidestumor
BIRADS	Breast Imaging Reporting and Data System	MRM	MR-Mammographie
BRCA	Breast Cancer	MRT	Magnetresonanztomographie
BW	Brustwarze	MTRA	medizinisch-technische Radiologie-assistent/in
CAD	Computer Aided Detection, Computer Assisted Diagnosis	MÜF	Modulationsübertragungsfunktion
CC	muzinöses Karzinom	NBSS	National Breast Screening Study
CDD	Charge Coupled Device	NHSBSB	National Health Service Breast Screening Programme
CLIS	lobuläres carcinoma in situ (LCIS)		
CLL	chronisch lymphatische Leukämie	NIH	National Institute of Health
CMF	Cyclophosphamid-Methotrexan-Fluoruracil	NOS	invasiv duktales Karzinom („not otherwise specified")
CT	Chemotherapie		
CUP	Carcinoma of unknown primary	PD	Morbus Paget
DCIS	duktales carcinoma in situ	PE	Probeexzision
DH	duktale Hyperplasie	PGMI	Kriterien der Bildqualität (perfekt, gut, moderat, inadäquat)
DQE	effektive Quantenausbeute		
EIC	Extensive Intraductal Component	PIC	Predominant Intraductal Component
ER	Östrogenrezeptor	PNL	Pektoralis-Nipple-Linie
FNAB	Feinnadelaspirationsbiopsie	PR	Progesteronrezeptor
FNAP	Feinnadelaspirationspunktion	QE	Quadrantektomie
FNP	Feinnadelpunktion	RöV	Röntgenverordnung
GAL	Galaktographie	SB	Stanzbiopsie
Gd-DTPA	Gadolinium-DTPA	SGB	Sozialgesetzbuch
HIP	Health Insurance Plan	SIC	Small Intraductal Component
HR	„High Resolution" (hochauflösend)	TAM	Tamoxifen
HSB	Hochgeschwindigkeitsstanzbiopsie	TC	tubuläres Karzinom
HST	Hormonsubstitutionstherapie	TE	Tumorektomie
i.v.	intravenös	TEDBC	Trial of Early Detection of Breast Cancer
ID, IDC	invasiv duktales Karzinom	TKA	Tubuskompressionsaufnahme
I.D.R.	in der Regel	TNM	Tumor, Nodulus, Metastase
IL	invasiv lobuläres Karzinom	TP53	Tumorsuppressorgen 53
IN	inflammatorisches Mammakarzinom	TRAM	Transverse rectus abdominus myocutaneous
IP	invasiv papilläres Karzinom	UICC	International Union Against Cancer
KG	Körpergewicht	VNPI	Van-Nuys-Prognoste Index
KM	Kontrastmittel	VSB	Vakuumstanzbiopsie
LCIS	lobuläres carcinoma in situ (CLIS)	WAP	Wiederaufbauplastik
LH	lobuläre Hyperplasie		

19 Literaturhinweise

Atlas der MR-Mammographie
Fischer U. Georg Thieme 2000 Stuttgart New York

Bildgebende Mammadiagnostik
Heywang-Köbrunner, SH, Schreer I.
Georg Thieme 2003 Stuttgart New York

Breast Imaging
Kopans DB. Lippincott-Raven 1998 Philadelphia New York

Das Mammakarzinom
Beck Th, Knapstein PG, Kreienberg. Enke 1994 Stuttgart

Diagnosis of the Diseases of the Breast
Bassett LW, Jackson VP, Jahan R, Fu YS, Gold RH.
WB Saunders Comp 1997 Philadelphia London

Diagnostik und Differentialdiagnostik der Mammaverkalkungen
Lanyi. Springer 1986 Berlin Heidelberg

Diseases of the Breast
Harris JR, Lippman ME, Morrow M, Hellman S. Lippincott-Raven 1996 Philadelphia New York

European guidelines for quality assurance in mammography screening.
Perry N, Broeders M, de Wolf C, Törnberg S. 3. Edition, ISBN 92-894-1145-7
Bundesanzeiger Verlag GmbH, Vertriebsabteilung, Amsterdamer Strasse 192, 50735 Köln (vertrieb@bundesanzeiger.de)

Haut und Brust. Atlas und Lehrbuch
Bork K. Gustav Fischer 1995 Stuttgart Jena New York

Illustrated Breast Imaging Reporting and Data System
American College of Radiology (ACR). Reston 1998

Kursbuch Mammasonographie
Madjar H. Georg Thieme 1999 Stuttgart New York

Lehratlas der Mammasonographie
Friedrich M. Wissenschaftliche Verlagsgesellschaft mbH 1999 Stuttgart

Lehratlas der Mammasonographie
Leucht W, Rabe D. Thieme 1989 Stuttgart New York

Lehratlas der Mammographie
Tabar L, Dean PB. Georg Thieme 1999 Stuttgart New York

Lexikon der Mammadiagnostik
Pietschmann D, Pietschmann V. Springer 1998 Berlin Heidelberg

Mammadiagnostik für MTRA und Ärzte
Otto H. Springer 2002 Berlin Heidelberg

Mammakarzinom
Meuret G. Georg Thieme 1995 Stuttgart New York

Mammakarzinom – aktuelle Diagnostik und Therapie
Jonat W, Holweg M. Uni-Med 2001 Bremen London Boston

Mammasonographie
Sohn Chr, Blohmer J-U. Georg Thieme 1996 Stuttgart New York

Mammographie.
Intensivkurs und Atlas für Fortgeschrittene
Barth V. Enke 1994 Stuttgart

Mammographie-Handbuch für die tägliche Praxis
Roth-Ganter G, Fischer U. Thieme 2002 Stuttgart New York

Mammography Quality Control Manual
American College of Radiology (ACR). Reston 1999

Management des Mammakarzinoms
Kreienberg R, Volm T, Möbus V, Alt A.
Springer 2002 Berlin Heidelberg

Radiologische Mammadiagnostik
Dronkers DJ, Hendriks JHCL, Holland R, Rosenbusch G.
Georg Thieme 1999 Stuttgart New York

The augmented Breast
Gorczyca DP, Brenner RJ. Thieme 1997 New York Stuttgart

Stichwortverzeichnis

A

Abbildungsmaßstab 5
ABBI-System 232
Abnahmeprüfung 26
Abszess 61, 130, 131
Adenom 110, 111
Adenose 96, 97
– Blunt-Duct 91
– sklerosierende 75, 91, 97
ADH 91, 132, 133
„Air-Gap"- Technik 6
Amorphismus 76
Anatomie der Brust 63
Angiosarkom 205
Anoden-Filter-Kombinationen 4
Anodenmaterial 3
Architekturstörung 79, 80, 98, 125, 192
Asymmetrie 81, 219
Auflösungsvermögen 5
Augmentationsplastik 221
– Komplikationen 222
Axilladissektion 242

B

Befunderstellung 89, 90
Belichtungsautomatik 6
Bestrahlungsbedingte Veränderungen 126, 127
Bilateralität 166
Bildqualität 9
BIRADS-0-Kategorie 85
– -1-Kategorie 85
– -2-Kategorie 86
– -3-Kategorie 87
– -4-Kategorie 87, 88
– -5-Kategorie 88
BIRADS-Lexikon **70 ff, 85 ff**
Borderline-Befunde 132
BRCA-Gen 58, 188
Brennfleckmaße 4
Brustgrößenklassifikation 219
Brustkrebsrisiko 58
Brustwarzenveränderungen 61, 82

C

CAD 19
CCD-Detektoren 15
CC-Einstellebene 37
CC-Qualitätskriterien 38
Chemotherapie, adjuvant 244, 245
– neoadjuvant 62, 244
Cleavage-Aufnahme 40, 41
CLIS 91, 92, 134, 135
CLL 209
Computergestützte Befundung 19
Cooper-Ligamente 64

D

DCIS **136 ff**, 243, 245
– Grading 145
Deokalk 53
Detektortechnologie 13
Digitale Bildverarbeitung 17
Digitale Mammographie (Technische Aspekte)
– Bildverarbeitung (digital) 17
– CAD 19
– CCD-Detektoren 15
– computergestützte Befundung 19
– Detektortechnologie 13
– DIN-Normen 32
– Dynamikbereich 12
– effektive Quantenausnutzung 13
– kontrastmittelgestützte Untersuchung 21
– Pixelgröße 11
– Qualitätssicherung 31
– Silicium, amorphes 15
– Speicherfolien 14
– Tomosynthese, 3D-Technik 20
– Zooming 18
DIN-Normen 26, 27, 32
Dosisgrößen 23
Duktales Carcinoma in situ **136 ff**, 243
Dynamikbereich 12

E

Egan, Robert L. 1
EIC **163 ff**, 173
Ernährung und Mammographie 65, 67
Extensive intraduktale Tumorkomponente (EIC) **163 ff**, 173

F

Fehlbelichtung 50
Fehlermöglichkeit Einstelltechnik 47 ff, 54
Feinnadelpunktion 228
Fettgewebsnekrose 128, 129
Fibroadenom **104 ff**
Fibrosis mammae 100, 101
Film-Folien-Technik 7, 51
Filmverarbeitung 29, 51
Freihandmarkierung 231
Friedrich, Michael 2
Früherkennungsmammographie 58

G

Galaktographie 45, 46, 84, 117, 197, 215
Geometrische Unschärfe 5
Gerollte Aufnahme 40, 41
Gershon-Cohen, Jacob 1
Giant fibroadenoma 104
Gravidität 65, 172
Gregl, Anton 1
Gros, Charles 1
Gynäkomastie 224, 225

H

Hamartom 112, 113
Hämatom 130, 131
Herdbefund, Definition 70
– Deskription nach ACR **70 ff**
Hicken, Frederic 1
Histologie nach Stanze, Klassifikation 229
Hochgeschwindigkeitsstanzbiopsie 229
Hoeffken, Walther 2
Hormone 67
Hormonsubstitution 65, 66
Hyperplasie, atypisch duktal 91, 132, 133
– atypisch lobulär 91, 134, 135
– duktal 91
– lobulär 91, 92

I

Implantate **221 ff**
Indikation, rechtfertigende 23
Inflammatorisches Karzinom 61, 198, 201, 214
Ingleby, Helen 1
Intraduktale Tumorkomponente (SIC, EIC, PIC) **163 ff**, 173
Invasiv duktales Karzinom **146 ff**
– lobuläres Karzinom **175 ff**
– papilläres Karzinom 196, 197

K

Kapselfibrose 221
Kassette 8, 30
Kleinschmidt, Otto 1
Kleopatra-Aufnahme 40
Kompressionstechnik 6, 48, 49
Konstanzprüfung 27, 28
Kontrast 9
Kontrastmittel-Mammographie 21
Kutisveränderungen 61, 82, 83

L

Lanyi, Morton 2
Leborgne, Raul 1
Linienpaare 31
Lipom 102, 103
Lokalisation, präoperativ 89, **233 ff**
Lymphknoten 81, 83, 122, 123

M

Makroverkalkungen 75
Mamillenekzem 60
Mamillenveränderungen 60, 216
Mammakarzinom beim Mann 225, 227
– lokales Staging 217
Mammographie, kurative 60, **212 ff**
Mammographie (technische Aspekte)
– Anlagekomponenten 4
– Anoden-Filter-Kombinationen 4
– Auflösungsvermögen 5
– Belichtungsautomatik 6
– Bildkontrast 9
– Bildqualität 9
– Bildrauschen 10
– Bildschärfe 9
– Brennfleckmaße 4
– digitale Mammographie 11
– Dosisgrößen 23
– effektive Quantenausnutzung 13
– Filmbetrachtung 30
– Film-Folien-Technik 7, 51
– Filmverarbeitung 29, 51

- geometrische Unschärfe 5
- Gradationskurve 7, 12
- Kassette 8, 30
- Kompression 6
- Konstanzprüfung 27, 28
- Modulationsübertragungsfunktion (MÜF) 9
- Ortsauflösung 9
- Pixelgröße 11
- Rauschen 10
- Speicherfolien 14
- Strahlenexposition 23
- Strahlenrisiko 24
- Streustrahlenraster 6
- Vergrößerungstechnik 5
- Verstärkerfolie 7
Mammographiefilm 7
Mammographieintervall 58
Markierung, präoperativ **233 ff**
Markierungsdrähte 233
Maligne Mammatumoren
- DCIS **136 ff**, 144
- Historie 1
- inflammatorisches Mammakarzinom 200, 201
- invasiv duktales Karzinom **146 ff**
- invasiv lobuläres Karzinom **175 ff**
- invasiv papilläres Karzinom 84, 194, 195
- medulläres Karzinom 188, 189
- minimalinvasives duktales Karzinom **141 ff**
- Morbus Paget 198, 199
- muzinöses Karzinom 190, 191
- Phylloidestumor, maligne 202, 203
- Risikofaktoren 58
- Sarkom 204
- tubuläres Karzinom **192 ff**
Mastitis, granulomatös 95
- non-puerperal 60, **118 ff**, 226, 214
Mastodynie 92
Mastopathie 91
Medulläres Karzinom 188, 189
Menstruationszyklus 65
Metastasierung, intramammär 206, 207
Mikroverkalkungen **76 ff**
Minimalinvasives duktales Karzinom **141 ff**
ML-Einstellebene 39
MLO-Einstellebene 36
MLO-Qualitätskriterien 37
Modulationsübertragungsfunktion (MÜF) 9
Molybdänanode 3
Monomorphismus 76
Morbus Mondor 60
- Paget 61, 198, 199, 216
MR-Mammographie 240, 241
Multifokalität 166, 174
Multizentrizität 174, 242
Muzinöses Karzinom 190, 191

N

Narbe 79
- postoperativ 79, 124, 125
- radiär 79, 98, 99
Narbenkarzinom 170
Neoadjuvante Chemotherapie 62, 244
Non-Hodgkin-Lymphom 209

O

Ölzyste 128, 129
Operative Behandlung 242
Ortsauflösung 9

P

Papillom 84, 116, 117
Parenchymdichte 65 ff
Pektoralis-Nipple-Linie (PNL-Linie) 35
PGMI-Klassifikation 35 ff
Phylloidestumor, benigne 114, 115
- maligne 202, 203
Physiologie der Brustdrüse 65
Pixelgröße 11
Plasmazellmastitis 75
Pleomorphismus 76
Pneumozystographie 45, 46, 93
Polymorphismus 76
Postoperative Narbe 79, 124, 125
Präparateradiographie 231, 237, 238
Prothetik **221 ff**
Pseudogynäkomastie 224
Pubertätsgynäkomastie 224

Q

Qualitätssicherung 26

R

Radiäre Narbe 79, 98, 99
Raster, stehendes 52
Rauschen 10
Recall-Rate 57
Reduktionsplastik 219
Resektionsränder, Klassifikation 242
Rezidiv 141, 142, 171, 172
Rhodiumanode 3
Rhodiumfilter 3
Riesenfibroadenom 104, 109
Risikoprofil 58, 132, 134, 226, 211
Röntgenanatomie der Brust 64
Röntgenstrahler 3

S

Salomon, Albert 1
Sarkom 204
Schärfe 9
Screeningmammographie 25, **56 ff**, 210
Screeningstudien 56
Sekretion 61, 215
Serom 130, 131
Shrinking Sign 79, 175, 179, 180
Silicium, amorphes 15
Site Select 232
Sonographie 239, 240
Speicherfolien 14
Staging, lokales 217
Standardprojektionen 36 ff
Stanzbiopsie 229
Stereotaxie 236
Stereotaxietisch 235
Strahlenexposition 23, 25
Strahlenrisiko 24
Strahlentherapeutische Behandlung 243
Streustrahlenraster 6
Surrogat-Indikationen 57
Systemempfindlichkeit 8
Systemerkrankung, maligne 208

T

Teetassenphänomen 75
Therapeutische Maßnahmen **242 ff**
TNM-Stadieneinteilung 173
Tomosynthese, 3D 20
Tubuläres Karzinom **192 ff**
Tubuskompression 42
Tumorektomie 141, 142
Tumornachsorge 59, 218

U

Ultraschall 239, 240

V

Vakuumstanzbiopsie 230
Van-Nuys-Index 144, 145, 243
Vergrößerungsmammographie 43
Verschattung, Definition 70
Verstärkerfolie 7
Vogel, Walter 1

W

Wiederaufbauplastik 220
Wolframanode 3

Z

Zosterinfektion 60
Zyste, blande 92 ff
– komplizierte 94 ff
Zytologie, Klassifikation 228